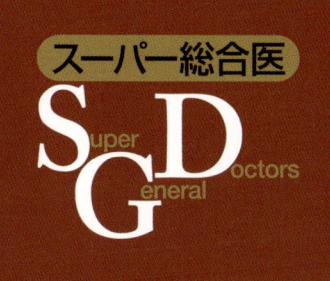

スーパー総合医
Super General Doctors

在宅医療のすべて

専門編集◉平原佐斗司
監修◉垂井清一郎／総編集◉長尾和宏

中山書店

＜スーパー総合医＞

監　　修　垂井清一郎　大阪大学名誉教授
総 編 集　長尾和宏　長尾クリニック
編集委員　太田秀樹　おやま城北クリニック
　　　　　名郷直樹　武蔵国分寺公園クリニック
　　　　　和田忠志　いらはら診療所

シリーズ〈スーパー総合医〉
刊行に寄せて

　日本医師会では，地域医療の提供に最大の責任を持つ団体として，「かかりつけ医」を充実させる施策を実行してきており，今後も「かかりつけ医」を中心とした切れ目のない医療・介護を安定的に提供することが，社会保障の基盤を充実させ，国民の幸福を守ることに繋がると考え，会務を運営しているところです．

　日本が超高齢社会を迎えたことに伴い，国民の健康を守るため，医療がその人口構造・社会構造の変化に柔軟に対応する必要があることは言うまでもありません．

　社会情勢の変化に対応するために，医療界では，いわゆる患者さんを総合的に診察することができる医師の必要性が高まってきており，さまざまな場面で「総合的に診られる医師」を育成すべきとする意見が出され，それに対する対応が急務となっています．

　この「総合的に診られる医師」は，日常診療のほかに，疾病の早期発見，重症化予防，病診連携・診診連携，専門医への紹介，健康相談，健診・がん検診，母子保健，学校保健，産業保健，地域保健に至るまで，医療的な機能と社会的な機能を担っており，幅広い知識を持ち，また，それを実践できる力量を備えなければなりません．

　本シリーズ〈スーパー総合医〉は，従来の診療科目ごとの編集ではなく，医療活動を行う上で直面する場面から解説が加えられるということで，これから地域医療を実践されていく医師，また，すでに地域医療の現場で日々の診療に従事されている医師にも有用な書となると考えております．

　地域医療の再興と質の向上は，現在の日本医師会が取り組んでいる大きな課題でもありますので，本シリーズが，「かかりつけ医」が現場で必要とする実践的知識や技術を新たな視点から解説する診療ガイドとして，地域医療の最前線で活躍される先生方の一助となり，地域医療の充実に繋がることを期待いたします．

2014 年 2 月

日本医師会会長
横倉義武

シリーズ＜スーパー総合医＞刊行にあたって

「人」を診て生活に寄り添う総合医を目指して

　プライマリ・ケアや総合医の必要性が叫ばれて久しいにもかかわらず，科学技術の進歩に伴う臓器別縦割り，専門分化の勢いに押されて，議論も実践もあまり進んでいません．その結果，たいへん残念ながら，ともすれば木を見て森を見ず，あるいは病気を診て人を診ず，となりがちなのが臨床現場の実状です．今，超高齢社会の日本に求められているのは，人間も診てくれる，さらにその人の生活にも寄り添ってくれる「総合医」であることは，間違いありません．

　「プライマリ・ケア」「総合医」という言葉は決して新しいものではなく，本来あるべき医療の姿のはずです．初診医の専門科によって患者さんの運命が大きく変わってしまう現状は，すべての医療の土台を総合医マインドとすることで変えることができます．日常ありふれた病気を，その背景をも十分に探索したうえで，薬物療法だけでなく，根本的な解決策をアドバイスできるのが総合医であると考えます．臓器別縦割りの専門医を縦糸とするならば，総合医は横糸に相当します．縦糸と横糸が上手く織り合ってこそ，患者さんが満足する，納得する医療を提供できるはずです．

　本シリーズは，超高齢社会を迎えた日本の医療ニーズに応えるべく，こうした横糸を通すことを目的に企画されました．現代版赤ひげ医学書シリーズともいえる，本邦初の大胆な企画です．執筆者は第一線の臨床現場でご活躍中の先生方ばかりで，「現場の目線」からご執筆いただきました．開業医のみならず，勤務医，そして医学生にも読んでいただけるよう，今日からすぐに役立つ情報を満載しさまざまな工夫を施して編集されています．

　本来，「総合医という思想」は，開業医であるとか勤務医であるとかにかかわらず，すべての臨床現場に必須であると考えます．また内科系，外科系を問いません．このシリーズ＜スーパー総合医＞が，手に取っていただいた先生方の日常診療のお役に立ち，そしてなによりも目の前におられる患者さんのお役に立てることを期待しています．

2014年2月

総編集　長尾和宏
長尾クリニック院長

『在宅医療のすべて』
序

　21世紀前半のわが国は「超高齢社会」,「需要爆発」,「多死社会」という未曾有の事態に直面する．そして，私たちには財政危機，労働力危機の中で，地域社会を支えるという困難な課題が提示されている．

　この困難な課題を解決するキーワードは，地域包括ケアであり，在宅医療である．

　現代的在宅医療が入院医療，外来医療に次ぐ「第三の医療」と法律にうたわれたのは1992年のことであった．当時は無論，在宅医療のテキストも，学会などの学びの場もなかった．草創期の在宅医たちは，手探りで自分の在宅医療の形を探してきたように思う．

　20年の歳月の中で，学会活動も活発化し，いくつかのテキストや専門医制度もつくられ，在宅医療という学問の体系化が進んだ．私たちはこれまで数年かけて学んできたことを，今では短い期間で学べるようになった．

　今世紀に入ってからは，介護保険制度のもと，多くの専門職が地域で活躍するようになった．他職種の経験値も上がり，在宅ケアを支える多職種連携も飛躍的に進んだ．

　その一方で，この20年で在宅医療の困難性が増したという側面も否定できない．独居高齢者の増加や多問題家族の増加など，患者の在宅療養を支える家族の機能は量的にも質的にも脆弱化した．そして，家族を支える地域社会の機能も弱くなってきている．在宅医療の実践が以前よりずいぶん難しいものになったという側面もある

　さまざまな難しい課題に対応し，標準的な在宅医療を提供するために，在宅医はさらに多くのことを学ばなくてはならなくなった．

　〈スーパー総合医〉シリーズ第一弾として発刊される本書は，これから在宅医療を学び始めようとする医師のよい手引書になるであろう．多くの人に，新しい学問としての「在宅医学」の楽しさを感じてほしい．

2014年2月

専門編集 平原佐斗司
東京ふれあい医療生活協同組合梶原診療所在宅サポートセンター長
一般社団法人日本在宅医学会副代表理事

CONTENTS

〈スーパー総合医〉在宅医療のすべて

はじめに
在宅医学は確立されたのか？ ……………………………… 平原佐斗司　2

1章　在宅医療の諸相
在宅医療の導入と在宅でのアセスメント ……………… 舩木良真　12
急性期のアセスメントと対応 …………………………… 石川美緒　20
在宅における看取り …………………………… 吉澤明孝，吉澤孝之　27

2章　在宅医療の諸課題
栄養アセスメントと栄養処方 ………………… 小川滋彦，手塚波子　36
サルコペニアとリハビリテーション栄養 ……………… 若林秀隆　44
嚥下障害のアセスメントと嚥下リハビリテーション ……… 大石善也　53
包括的呼吸リハビリテーション ………………………… 平原佐斗司　63
在宅リハビリテーションのアセスメント・処方と環境整備 … 恒川幸子　74
在宅での褥瘡マネジメント ……………………………… 岡田晋吾　90
医療・介護関連肺炎の在宅管理 ………………………… 平原佐斗司　102
転倒・骨折や変形性関節症への対応 …………………… 木下朋雄　112
在宅でみることができる排尿障害とカテーテル管理 …… 尾山博則　120
在宅での歯科医療 ………………………………………… 原　龍馬　131

3章　緩和ケア
がんの在宅緩和ケア
　疼痛管理 ………………………………………………… 茅根義和　142
　嘔気・嘔吐，呼吸困難感，せん妄 …………………… 浜野　淳　152
　Special Lecture 緩和ケアに必要な腫瘍学 ………… 平原佐斗司　159
非がん疾患の緩和ケア …………………………………… 大石　愛　167

〈スーパー総合医〉に関する最新情報は，中山書店 HP「スーパー総合医特設サイト」をご覧下さい
http://www.nakayamashoten.co.jp/bookss/define/sogo/index.html

4章　病態別重度期のケアと終末期の緩和ケア

脳卒中の在宅医療	桑原直行	178
重度認知症の在宅ケア	大澤　誠	192
終末期呼吸器疾患の緩和ケア	平原佐斗司	201
重度心不全の在宅管理	山中　崇	211
慢性腎臓病（CKD）の在宅管理	髙谷陽子	224
肝不全の在宅管理	吉崎秀夫	235
ALS（筋萎縮性側索硬化症）の在宅医療	小川朋子	247
パーキンソン病関連疾患の在宅管理	難波玲子	256

5章　小児在宅医療

小児在宅緩和ケアという概念からのアプローチ	戸谷　剛	266

6章　在宅医療に必要な手技

気管切開の管理	小森栄作	284
在宅人工呼吸療法	武知由佳子	298
経管栄養の管理	小野沢滋	308
在宅静脈栄養	望月弘彦	318

索引 331

【読者の方々へ】

本書に記載されている診断法・治療法については，出版時の最新の情報に基づいて正確を期するよう最善の努力が払われていますが，医学・医療の進歩からみて，その内容が全て正確かつ完全であることを保証するものではありません．したがって読者ご自身の診療にそれらを応用される場合には，医薬品添付文書や機器の説明書など，常に最新の情報に当たり，十分な注意を払われることを要望いたします．

中山書店

執筆者一覧 (執筆順)

平原佐斗司	東京ふれあい医療生活協同組合梶原診療所（東京都）
舩木良真	三つ葉在宅クリニック（愛知県）
石川美緒	東京ふれあい医療生活協同組合梶原診療所（東京都）
吉澤明孝	要町病院／要町ホームケアクリニック（東京都）
吉澤孝之	要町病院（東京都）
小川滋彦	小川医院（石川県）
手塚波子	小川医院（石川県）
若林秀隆	横浜市立大学附属市民総合医療センターリハビリテーション科（神奈川県）
大石善也	大石歯科医院（千葉県）
恒川幸子	東京ふれあい医療生活協同組合梶原診療所（東京都）
岡田晋吾	北美原クリニック（北海道）
木下朋雄	コンフォガーデンクリニック（東京都）
尾山博則	おやまクリニック（東京都）
原龍馬	原歯科医院（東京都）
茅根義和	東芝病院緩和ケア科（東京都）
浜野淳	筑波大学医学医療系（茨城県）
大石愛	東京慈恵会医科大学総合医科学研究センター臨床疫学研究室（東京都）
桑原直行	秋田組合総合病院救急・総合診療部／脳神経外科　秋田県総合診療・家庭医研修センター（秋田県）
大澤誠	医療法人あづま会 大井戸診療所（群馬県）
山中崇	東京女子医科大学東医療センター在宅医療部（東京都）
髙谷陽子	あおぞら診療所（千葉県）
吉崎秀夫	札幌在宅クリニックそよ風（北海道）
小川朋子	国際医療福祉大学病院神経内科（栃木県）
難波玲子	神経内科クリニックなんば（岡山県）
戸谷剛	子ども在宅クリニックあおぞら診療所墨田（東京都）
小森栄作	ももたろう往診クリニック（岡山県）
武知由佳子	医療法人社団愛友会 いきいきクリニック（神奈川県）
小野沢滋	北里大学病院トータルサポートセンター（神奈川県）
望月弘彦	クローバーホスピタル消化器科（神奈川県）

はじめに

在宅医学は確立されたのか？

平原佐斗司

在宅医療の歴史

古典的在宅医療の衰退

　入院医療は世界の医療の歴史をみても，20世紀になって主に先進国で新しく誕生した医療の形である[1]．わが国においては，入院医療は，20世紀後半，とりわけ第二次世界大戦後に飛躍的に発展した．

　それ以前の医療の主たる形態は，医師の自宅に通院する宅診(外来)と医師が患家に出向く往診の二つであった．

　昭和20年代，わが国には入院施設は少なく，入院しても実施可能な検査も，特別な治療もほとんどなく，入院医療の質は現在とは比較にならないほど悪かった．また，医療保険制度がなく，国民の多くは経済的にも入院は困難であった．

　一方，当時は三世代同居が普通のことであり，"家"には今以上の存在感があった．ほとんどの家には主婦がいて，急病の介護は通常主婦の役割であった．

　この時代，死に至る主たる疾患は肺結核や肺炎などの感染症や脳卒中であり，死亡者の多くは働き盛りの世代や子どもたちであった．当時は脳卒中などの疾患の急性期には安静が第一と信じられており，医師を自宅に呼ぶ「往診」は医療のスタンダードな形態として広く普及していた．

　昭和25年(1950年)には，全死亡者のうち64歳以下の死亡が67.5％に対し，後期高齢者の死亡は14.8％にすぎず，8割以上が自宅で死亡していた．つまり，当時の在宅医療は，急性疾患に対しての臨時往診であり，当時多かった在宅死は，現在であれば集中的な治療によって救命できたであろう感染症や脳卒中などの急性疾患で，若い世代が自宅で死亡していたというのが実態である．

　昭和30年代から40年代にかけて，全身麻酔手術や各種検査法が発展するなど，入院医療の質が飛躍的に向上した．また，脳卒中等の早期治療の有効性に関する学術的根拠が集積され，それまで急性期に多くの人が脱水で死亡していた脳卒中患者も，早期に治療をすれば救命できることが知られるようになった．

　急性期医療における入院医療の優位性は，誰の目からみても明らかであった．加えて，昭和30年代後半には国民皆保険制度が創設され，救急医療のシステム化やモータリゼーションの普及も相まって，国民が早期に病院にアクセスすることが容易となり，医療の中心は次第に病院医療に移っていった．

　一方，かつてはスタンダードであった往診は，急性期の医療としては，病院医療に劣ることが明確になった．さらに，国民皆保険制度施行後は，往診医は，乱診乱療を行う"神風医者"という世論の批判を浴び，臨時往診を主体とした「古典的在宅医療」は急

速に廃れていった．

現代的在宅医療の発展

　昭和50年代には，CT撮影装置や超音波，MRI，血管造影等の医療機器が普及し，病院の高度医療はいっそう発展した．一方で，救命はできたが，身体の障害を残した高齢者に対してのリハビリテーションや慢性期のケアがなおざりにされ，多くの"ねたきり高齢者"が生み出された．さらに，昭和48年（1973年）の老人医療費の無料化と福祉施設の圧倒的な不足の中で，昭和40年代後半から病院，病床の乱設が起こり，ねたきり高齢者の長期入院の受け皿となる老人病院が数多く誕生し，これが国民総医療費の高騰を招いた．

　このような状況をうけて，国は昭和57年（1982年）の老人保健法制定，昭和58年（1983年）の市町村保健婦による訪問指導事業の開始など，昭和50年代には早くも入院偏重医療に対しての軌道修正を模索し始めた．昭和60年代には，地域医療計画による病床規制が始まり，社会的入院に本格的にメスがいれられるようになった．当時，老人病院からの高齢者の追い出しが社会問題化する一方，昭和61年（1986年）には在宅復帰の中間施設として老人保健施設が誕生した．この頃，訪問看護が医療保険で初めて点数化され，政策的にも在宅医療が推進されるようになった．

　社会の進歩と医学の発達により，国民の疾病構造は変化した．抗菌薬の進歩により，肺炎などの感染症や結核による死亡は戦後10年で急速に低下した．がん，脳卒中，心臓病のいわゆる三大成人病が死亡原因の上位を占めるようになった．昭和50年代には長らく日本人の死因の第一位であった脳卒中に代わって，がんが第一位となった．

　疾病構造の変化の中で，おそらく昭和40年代から50年代には，治癒を望めない再発がんの患者や脳卒中の急性期を乗り越えた後，重い障害をもった高齢障害者が，地域においてもみられるようになった．外来患者に比べて病状が重く，通院が困難なこのような患者に対して，計画的に往診する「定期往診」という新しい在宅医療の形が一部の病院や診療所の医師の中で自然発生的に出現した．とりわけ，第一世代といわれる当時の在宅医療先駆者たちは，24時間体制をとり，計画的に定期往診を行うという「現代的在宅医療」の形をすでに作り出していたことは注目に値する．

　しかし，当時は，病院医療全盛時代であり，また，在宅医療の主たる担い手であるべき開業医の多くが高齢化していたため，このような「現代的在宅医療」の飛躍的な普及を期待できる状況にはなく，在宅医療は非常に衰退していた．

　平成の時代に入り，「現代的在宅医療」は飛躍の時を迎える．平成元年（1989年）にゴールドプランが，平成3年（1991年）に訪問看護制度（訪問看護ステーション）がスタートした．そして，平成4年（1992年）の医療法の改正によって，在宅医療は入院，外来につぐ第三の医療であることが明記された．在宅医療の復権である．

　一方，地域では，慢性的な疾患や重度な障害をもつ高齢者や進行期のがんの緩和ケアを必要とする患者がさらに増加した．このような地域のニーズに応えるべく1990年代から，第二世代といわれる在宅医療を担う若い世代の医師が台頭し始めた．当時の在宅医療の実践者が中心となって，在宅医療を推進する医師の会（現在の日本在宅医学会の

前身），在宅ケアを支える診療所・市民全国ネットワーク，在宅医療研究会（現在の日本在宅医療学会）といった在宅医療の各種学会・研究会等が設立され，活動を開始した．これらの学会活動によって，在宅医療のさまざまな経験を共有し，在宅医療のエビデンスを蓄積し，在宅医学の枠組みを形成してきた．

21世紀になって，在宅医療は時代の要請としてさらに大きくクローズアップされるようになる．平成12年（2000年）の介護保険制度の施行によって，在宅医療は政策的に強く推し進められ，多くの国民に認知されるところとなった．

そのような中，わが国は2007年に高齢化率が21％を超える超高齢社会に突入した．高齢化に伴い，治せない病や障害が増え，治療モデルでは対応できない課題が地域にあふれ出すようになった．具体的には，高齢障害者とがん患者の急速な増加が，現代的在宅医療のニーズを急速に拡大させたのである．

治療医学全盛の20世紀後半は，死亡者のうち75歳以上の後期高齢者の占める割合は少なく（1955年22.5％，1965年33.5％，1975年40％，1980年46％），多くの人が若くして死を迎えていた時代であった．それゆえ，治療や救命が最優先されることは自然なことであった．しかし，今世紀に入り，2005年には死亡者の65％が後期高齢者となった．今後2025年には死亡者のうち約5人に4人，2035年には6人に5人近くが後期高齢者となると予測されている．このような人口構造や疾病構造の変化は，国民や医療者の考え方にも影響を及ぼした．

つまり，多くの人が人生を全うし，老いとともに死を迎える時代にあって，人としての最期のありようについても見つめ直すべきだと考えられるようになった．国民の望む医療の姿も，延命や救命をとことん追求する医療から，その人らしさやQOLを保ちながら生きていくことを支援する医療へと変化してきた．それとともに，医療界においても徹底的に救命や延命を追求する医療（治療モデル）から，障害をもちながら，その人らしくどう生きるのかを支える医療（生活モデル）へのパラダイムシフトが起こっている．

このような中で，人生の最期の時間をどこで過ごすのかということは極めて重要なテーマとなった．何故なら，最期の時間を望んだ場所で過ごせた人のほうが，圧倒的にQOLが高いことがわかっているからである．そして，最期の望みを選択し，それが実現できる社会が豊かな社会といえるであろう．ところが実際は，わが国では国民の6割以上が人生の最期の時間を自宅で過ごしたいと願っているにもかかわらず，最期まで自宅で過ごすことができる人の割合は今世紀に入っても下がり続け，12.4％まで低下した（2004年）．わが国は，約8割の人が病院で死亡するという先進国の中でも特殊な国になった．

望んだ場所で最期まで生きていくことを支えるという在宅医療の意義があらためて見直されてきた．

国は在宅医療をさらに進めるため，平成18年（2006年）に在宅療養支援診療所を創った．これは，在宅医療の量的普及に一定の効果をもたらした．

2010年，本格的な，「超高齢社会」「需要爆発」そして「多死社会」の到来が目前に迫る中で，今後日本の医療や介護，そして地域社会のあり方を示す概念として，「地域包括ケア」の考え方が示された．国民がどの地域で生活しようとも，安心して地域で生を

全うできるためのシステムとして，地域包括ケアが重要であり，その安心を支えるシステムとして在宅医療が必須であると考えられるようになった．

そして，2012年には，在宅医療を推進するための施策を総動員した「在宅医療・介護あんしん2012」が打ち上げられた．ここでは，少数の在宅医が地域を点で支える時代から，地域医療を実践する開業医も当たり前に在宅医療に参入し，多職種と協同して地域を面として支えていく，いわゆる面展開に大きく舵が切られたのである．

在宅医療の基本的価値

時代によって在宅医療の形が変わろうとも，在宅医療の基本的価値は変わらない．

末期がんの方が自宅に帰ると痛みが和らぎ，オピオイドの使用量が減り，入院中にせん妄が著明であった高齢者が自宅に帰ると，誇りと尊厳を取り戻していく姿を経験する．在宅医療を推進していく本当の意味は，患者にとって「こころのやすらぎと苦痛の緩和」が得られやすく，「療養の主体を貫きやすい環境」で，その人らしい生活を継続できることにある．

在宅医療の最も本質的な価値は，スピリチュアリティの問題であろう．患者がどのようなよりどころを求めるにしても，"家"にはスピリチュアル ペインを癒す力がある．在宅医が在宅医療に優位性を見出すのは，在宅医療が患者のスピリチュアル ケアにおいて最大の効果があると確信しているからである．

患者とともに家族を一体的に支援することも在宅医療の本質的な役割である．自宅や地域で看取りを行うことは，家族がいのちを受け継ぎ，自分の人生を生きていくことを容易にする．在宅での緩和ケアを通じて，肉親の死，肉親のいのちを受け止めることができた家族は，いのちや医療に対して前向きな思いを抱くことができる．

在宅医療のもつ今日的な意味

地域の文化をつくる

在宅医療は日本人にとって大切な，文化や価値観について発信する場でもある．

生老病死は誰にでも起こることであり，ほとんどの人が一生の中で，誰かのケアを受けるという事実を隠さずに語り合い，看取りの経験や生，いのち，老い，死などの課題から，生き方をみつめる活動を展開し，いのちを考える活動や文化を創っていくことも在宅医療の役割かもしれない．

また，介護は否定的な側面だけが強調されているが，人のケアをすることで学ぶことはたくさんある．在宅介護の経験は人に死生観と健康観を高める機会を提供してくれ，支えあうことの大切さを学ぶ機会を与えてくれ，健康の大切さやそれを高める方法さえ教えてくれる．

在宅医療の現場を多くの専門職の教育の場として，また，医療のあり方や"いのち"について市民に発信する場として積極的に生かしていく視点も重要であろう．

地域で生きるという選択を保証する

　在宅医療の社会的な意味を考える時，地域医療全体の中で在宅医療の役割を考える必要がある．在宅が医療のゴールであると定められた以上，在宅医療は地域で最期まで生きるという選択を保証するものでなければならない．

　在宅医は，このような安心の医療やケアのシステムを地域につくることにも積極的に参画していくことが求められている．

在宅医学とは

現代的在宅医療が扱う領域

　「在宅医療とは，治癒が期待できない疾患を患い，障害のため何らかのケアが必要な患者とその家族を支えるための医療であり，住み慣れた地域で安心して生きていくことを保障するための地域医療システムである．」とし，「狭義の在宅医療は医師が患者宅を訪問し，居宅で医療を行うこと（訪問診療）を指し，広義の在宅医療は，診療形態に関わらず，地域でケアを必要とする人と家族を支援する医療のことをいう．」と定義[2]される．

　具体的に現在の在宅医療が扱う医学的領域は，①末期がんの緩和ケアの領域，②老年病に対しての高齢者ケアの領域，③進行期あるいは終末期の内部障害（神経難病を含む）に対してのケアに関する領域，④小児在宅医療の領域，⑤統合失調症等の精神科在宅医療の領域である．

　在宅医学は総合的かつ応用的学問であり，ほとんどの医学領域と関連している．なかでも①〜③が主要な領域であるため，在宅医学の学問的土台となるのは，緩和医療学，内科学（特に老年内科学），家庭医療学，そしてリハビリテーション医学であると考えられている．

在宅医療と家庭医療

　家庭医は，基本的には，子どもから高齢者まで地域の健康問題の大半に責任をもって対応できる医師であり，家庭医の取り扱う範囲は非常に広い．21世紀の日本社会における地域の最重要課題である在宅医療に対応できること，つまり質の高い在宅医療を実践できることはこれからの家庭医の必須条件であろう．

　一方，在宅医は，定期往診を医療活動の柱とし，通院が困難な地域の重度患者と家族を支援する医師である．

　つまり，在宅医療は家庭医療の重要な構成要素であるともいえるが，家庭医療のほうがより包括的な概念である．しかし，診る対象者を限定してはいるが，在宅患者に対して主治医として継続的に関わり，24時間責任をもち，包括的・総合的に患者を診るという点で，在宅医は究極の家庭医といえよう．

　在宅医療は地域医療の限られた領域を扱う医療活動ではあるが，そこから地域全体の医療活動に広がる可能性を秘めている．実際，経験を積んだ在宅医のほとんどは，さまざまな地域の活動を生み出している．そして，これからの在宅医療は，地域全体の医療や地域包括ケアシステムの構築に関わることが求められている．

在宅医学とは何か

　医療と医学，医師の関係はしばしば，釣りと釣りの技術，そして釣り人にたとえられる．

　「ケアの必要な方と家族を地域で支援する医療活動」を在宅医療（釣り）とするならば，釣り人が「在宅医」であり，そして，釣り方を教える学問が「在宅医学」といえる．つまり，地域で生活している在宅医療を必要とする多様な方々と家族を支えるための知識や技術を体系的にまとめたものが「在宅医学」である．この中には，医学的な知識や技術だけではなく，社会的な知識や技術も包含されよう．

　同じ地域医療を実践するための学問である家庭医療学を念頭に，在宅医学の特徴についてまとめてみる．

（1）在宅患者特有の臨床課題を取り扱う

　　在宅医が扱う在宅患者のコモンディジーズとその臨床課題は，家庭医が通常外来で扱うそれとは明らかに異なっている．在宅医は，このような臨床課題に精通することが求められる．

（2）多職種連携が非常に重要である

　　在宅医療では，必ず何らかのケアが必要な患者，そして多くは複雑なケアニーズをもつ患者を扱う．したがって，外来患者以上に多職種で関わることが多く，多職種連携の実践が極めて重要となる．

（3）制限因子の中での高度な判断が求められる

　　在宅医療では，居宅という制限された非医療的環境の中での臨床判断が求められる．また，主に対象とする高齢者は，症状が顕在化しにくく，侵襲的検査も困難であるため，緩和的な手技の範囲内で工夫を重ねることが求められる．

（4）生き方を支えることが医療の目的である

　　在宅医療では，限られた時間を生きる患者を対象にすることが多い．そのため，患者の価値観に沿った医療を提供し，生き方を支援するということが何よりも重視される．

　在宅医学は，その対象と臨床課題，医療の直接的目的，臨床判断の要素，アプローチ法などが，在宅医療がほとんど存在しない欧米を中心に発達してきた家庭医療学とは大きく異なっており，独自の学問体系が必要であった．

　前述した20年以上にわたる学会活動，テキスト作成や専門医教育システムの構築の議論の中で，在宅医学の枠組みが明らかになってきている．

在宅医療の未来

地域包括ケアを支える在宅医療

　これからの地域医療は，地域包括ケアに向かう．具体的には，地域で在宅医療を担う医師を増やし，在宅医療を核とした一次医療システムを構築し，地域の多職種とダイナミックな連携ができることにより，地域のほとんどのケアニーズに対応できる体制を確

立する．そして，「現代的在宅医療」は，単に地域の断片的なニーズに対して訪問医療サービスを提供するだけではなく，ケアの必要な患者と家族を地域で支援する地域医療システムとして，そして地域包括ケアを医療面から支えるシステムとして位置づけられる．

急性期のアウトリーチとしての在宅医療
疾病構造の変化と急性期医療

　急速な高齢化の進行に伴い，日本人の疾病構造や死亡原因にも変化が起こっている．日本人の死因として増加が著しいのは，がんと肺炎である．今後，がんで死亡する人がおそらく年間70万人くらいまで増加すると予測されているが，最大のポイントは多くが後期高齢者であることである．がん患者の高齢化により，がんに伴う問題だけでなく，老年病や合併症に伴う複雑なケアニーズをもち，合併症によって診断時にはすでにがん治療が困難であり，在宅の介護基盤が脆弱な高齢がん患者が地域に増加する．

　平成23年（2011年）には，肺炎による死亡が，脳卒中を抜いて死亡原因の第三位になった．そして，肺炎で死亡している日本人のほとんどが後期高齢者であり，わが国で発生している肺炎の6割が，要介護状態の人に起こる医療・介護関連肺炎であり，この中にはしばしば構造的に治癒しない末期の肺炎も含まれている．

　このような患者の場合，たとえ急性期であっても，入院医療が最適な医療といえるだろうか？

地域の急性期医療と在宅ゼロ次救急

　今後増えていく急性期の問題の多くは，もともと複雑な医療やケアニーズを抱えた高齢者の急性期医療である．このような患者の場合，一刻も早く，救急病院に運ぶことが必ずしもベストな選択でない場合がある．

　かつて，入院医療の質が飛躍的に向上した結果，診断や治療を適正に，効率的に行うことができるという点で，入院医療は当時の往診に比べて圧倒的な優位性をもっていた．しかし，今日増加している高齢者や要介護者の急性期医療に対しては，必ずしも現在の病院医療が上手く機能していない．例えば，入院によってリロケーションダメージを起こし，時に臓器別医療の弊害によって隠れていた合併症を併発し，過度の安静と絶食によって廃用症候群やサルコペニアを進行させる．現在の病院は，時として高齢者にとって危険な場所にさえなりうる．

　二つ目に，在宅患者の場合，急性期においても生き方を含めた判断が必要になることが多い．しかし，現在の救急システムの中では，救急車をよぶことは，全力で救命する医療にシフトすることを容認したことになる．つまり生活モデルから，無条件に救命モデルに転換するという意思表明であり，極端にいえば患者・家族の望む生き方，死に方は棚上げにされてもしかたない．

　三つ目に，地域の医療システムを維持する上でも，医療者がアウトリーチするゼロ次救急が重要となる．本格的な超高齢社会の到来とともに，対象者の高齢化，重症者の増加，医療機関の到着時間の遅延等救急医療を取り巻く問題が年々深刻化している．また，在宅高齢者の受け皿となる地域密着型病床の数が，今後20年間で極度に不足することが予測されており，危機的状況にある．

このような中で,急性期に医師が居宅に赴き,最善の判断をすること(ゼロ次救急)で,入院せずに問題を解決し,患者の予後を大きく改善することが期待できる.もともと,病で動けない人が動くのではなく,元気な医師が動く(往診)というシステムは,急性期医療においてもある意味合理的である側面をもっていた.かつては,急性期を自宅で診療する技術が未発達であり,急性期医療では明らかに在宅医療は病院医療に劣っていた.しかし,医療技術の進歩と現代的在宅医療の経験の中で,在宅での診療技術は格段に向上しており,さまざまな制約のある自宅においても,最善の判断が可能である.

今後,このような急性期の在宅医療のニーズは確実に増えていくと予測され,急性期の臨時往診は再び見直されるであろう.

おわりに

在宅医療の歴史をふりかえりつつ,在宅医療の本質的価値,社会的意義,そして本格的な超高齢社会,需要爆発,多死社会を迎える中での,在宅医療の新たな意義について解説した.

在宅医療は時代とともに変化する.在宅医療の原点を見据えながら,新しい時代の在宅医療を創造していかなければならない.

文献

1) 猪飼周平.病院の世紀の理論.有斐閣;2010.
2) 平原佐斗司.在宅医療辞典.中央法規出版;2009, p112.

参考文献

- 川上武.内科往診学.医学書院;1967.
- 佐藤智.これからの在宅ケア―「ライフケアシステム」の経験から.医学書院;1988.

在宅医療の諸相

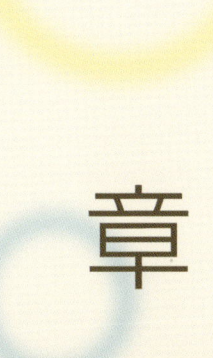

1章

在宅医療の諸相

在宅医療の導入と在宅でのアセスメント

舩木良真
三つ葉在宅クリニック

- ◆ 在宅医療は，患者が自分らしく生きることを支える医療である．
- ◆ 在宅医療導入時の情報入手においては，患者・家族が何を望んでいるのかを，時間をかけてじっくりと聞き出す．特に本人の語りから直接得られることを大切にする．
- ◆ 情報の提供においては，在宅医療でできること・できないことをあらかじめ理解してもらうよう努める．
- ◆ 初診に至るまでに，患者に関わるさまざまな関係者との調整をできる限り行っておく．
- ◆ アセスメントで得た情報，療養計画，今後の方向性などをしっかりまとめて，患者・家族およびケアスタッフ，院内スタッフとも共有する．

在宅医療導入の目的

- 在宅医療は患者が自分らしく生きることを支える医療である．在宅医療の目的は，QOLの維持向上および苦痛の緩和であることが多く，導入に当たっては，患者が家で生活・療養していくためにどのような支援を行っていくかという視点で考える．
- 患者が家で療養するに当たって最も不安に感じることは，急な病状変化の際の対応である．在宅医療では，病状の変化があれば24時間いつでも，医療者に相談できる状態であると伝えることにより，患者・家族に安心感をもってもらうことが望まれる．
- 外来に通院していた患者，入院していた患者が在宅へ移行するに当たり，切れ目のないケアが必要である．それまでの病歴・治療歴，そのほか社会的・心理的な面における情報を得ておくことが必要である．
- 在宅医療導入の目的を患者・家族がどのようにとらえているのか，それを提供者側も共有・理解しておくことが大事である．

在宅医療導入のステップ

- 在宅医療導入には，入院中の患者が退院して開始するケースと，外来に通院していたものが通院困難となり開始するケースがある（**1**）．
- 入院中の患者が在宅医療に移行するケースでは，在宅療養について大きな不

1 在宅医療導入のステップ

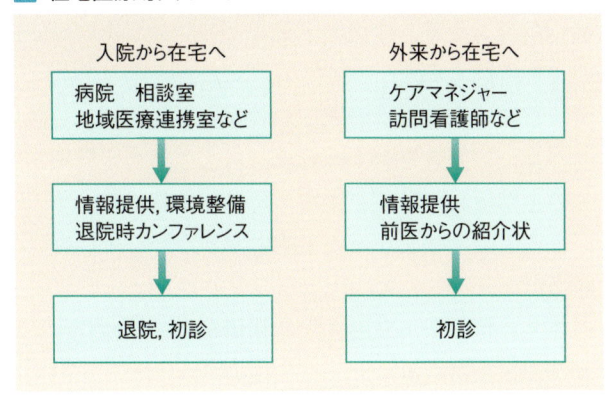

```
入院から在宅へ                    外来から在宅へ

病院　相談室                      ケアマネジャー
地域医療連携室など                 訪問看護師など
      ↓                              ↓
情報提供，環境整備                 情報提供
退院時カンファレンス               前医からの紹介状
      ↓                              ↓
退院, 初診                         初診
```

安を抱えていることが多い．本人・家族が現状をどのようにとらえ，今後についてどのような希望や不安をもっているかを直接面談して聞き出す（**導入面接**）．病院からの診療情報提供と，患者・家族の認識が必ずしも一致していないこともあるため，自身の言葉で語ってもらうことが大切である．そのうえで，在宅療養の目的や今後の方針について医師と患者との間で共通の認識を形成する．

- 入院から在宅移行の場合に，必要な情報を一度に得られる機会が「**退院時カンファレンス**」である．病院側からは医師，病棟看護師，退院支援看護師，医療ソーシャルワーカーなど，在宅側からは医師，訪問看護師，ケアマネジャーなど，そして患者と家族が一堂に会し，病状および必要な医療の確認，在宅側の受け入れ態勢，療養計画などを打ち合わせる機会となっている．本人・家族の希望も確認することができる．

- 急性期病院からの退院後すぐに在宅導入するケースでは，ターミナルケアや複数の医療処置を必要とする病態である場合も多く，切れ目のないケアのため病院側と在宅側できめ細かく情報共有する．

- 退院時カンファレンスは，患者を中心に多くのスタッフが顔を合わせる貴重な機会であり，なるべく事前に必要な情報収集や調整を済ませたうえで，効率よく話し合いを進め，患者・家族が安心できるように進めたい．

- 虚弱高齢者や認知症の患者などで，外来に通院していたものが困難となり在宅へ移行する場合は，これまでのかかりつけ医のほか，ケアマネジャーや訪問看護師が情報をもっていることが多いため，できるだけ関係者から情報を得るようにする．可能であれば，導入前に患者・家族と事前面接を行い，在宅医療について理解を深めておくことが望ましい．

初診までに入手しておくべき情報

- 病院の相談室や地域医療連携室，地域のケアマネジャーや訪問看護師などより紹介を受けた時点で，在宅医療導入を決定するに当たり，まず自院の診療提供の枠内に当てはまる患者・状態であるかの確認が必要である．

Point
在宅医療導入のチェックポイント
- 居住地が診療圏内であるか
- 患者が必要とする医療が自院で提供できるものであるか
- 本人・家族は希望しているか
- 現在の主治医は在宅移行を了解しているか（紹介状は提供されるか）

- 前医からの紹介状等により，患者の正確な病名，その他医学的な情報を集める．疾患の進行具合，治療，今後の予後などの見通しをつけるため，病状・既往歴についても確認する．
- 経鼻経管栄養，胃瘻管理，気管切開口の管理，褥瘡管理，点滴，高カロリー輸液の管理，バルーンカテーテルの管理，自己血糖測定管理といった医療処置で必要なものを確認し，必要な機器・物品を準備する．その時点で訪問看護師，あるいは在宅酸素療法などの事業者がかかわっていれば事前に情報交換を行っておく．
- 健康保険の種類・負担割合，介護保険の利用有無（要介護度），公費・福祉制度の利用などの情報を集める．
- 患者本人・家族が，現状をどう理解し，どのような希望をもっているのか，今後の治療・ケア方針についてどのような認識であるのかを確認する．
- 家族の状況を確認する．意思決定のキーパーソンはだれか，訪問診療時に同席できるのか，家族のスケジュール，介護力などについて情報を集める．
- 経済状況についても確認する．

> **ここに注目**　これらの情報は，紹介元の病院やケアマネジャー，家族などから集められるだけ集めたうえで，初診に先立ち，看護師・医療ソーシャルワーカーなどによる「事前インテーク」を行って本人・家族から直接聞き取ることが望ましい（**2**）．在宅医療を継続し，医師−患者間の信頼関係を構築していくうえで障害になりそうなことがあれば，事前に関係者と相談・検討し，早期解決に努める．

2 当院において医療ソーシャルワーカーが初診前インテークで使用しているアセスメントシート

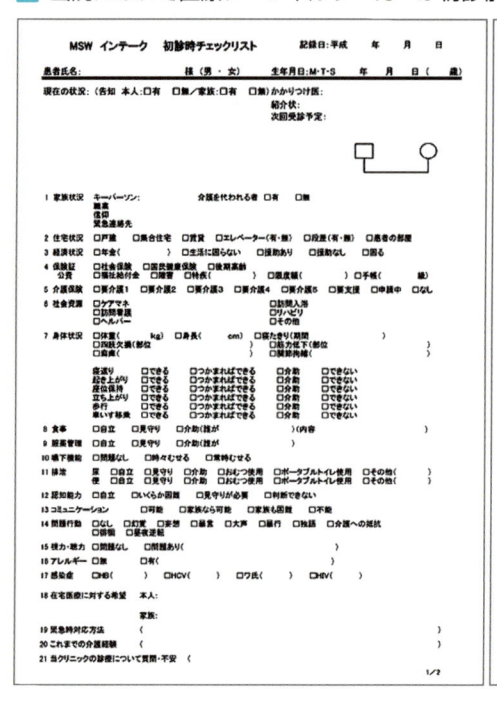

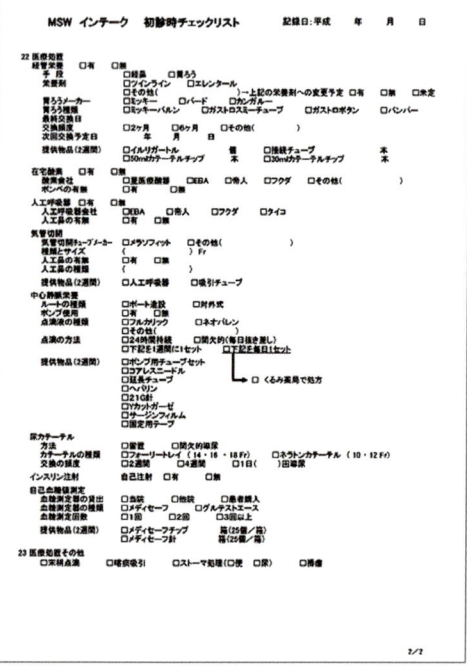

在宅医療に関する説明

- 在宅医療を導入するに当たって，病院医療との違いや病気の治療・延命のためにできることの限界などについて，説明をしておく必要がある．具体的には，高度救命医療や CT・MRI などの画像検査は病院に依頼すること，在宅医療ではプライマリ・ケアの救急対応，QOL の維持，苦痛緩和などに主眼を置いた治療をしていくことに患者・家族の同意を得ておく．
- 患者の一番の不安である急な病状変化への対応について説明する．24 時間いつでも相談に乗ること，必要に応じて緊急訪問することを伝える．
- 24 時間 365 日体制のために採っているシステムについて説明し，了解を得る．具体的には，院内での複数医師体制あるいは地域の診療所との連携体制，訪問看護ステーションとの連携体制などである．
- 「在宅時医学総合管理料」を算定する場合，それに基づく在宅医療のしくみについて説明する．具体的には，「訪問診療」と「緊急往診」がそれぞれ何であるか，月 2 回以上の訪問診療が「緊急往診」の前提となること，そして医療費がどの程度になるか，などである．
- 薬を院外処方とする場合，処方箋の受け渡しおよび保険薬局に持っていく手順を説明する．家族等も薬局に赴くことが難しい場合は，訪問薬剤サービスの利用が可能である．訪問薬剤管理指導を行う場合には，その手順について説明する．
- 定期訪問の予定はどのように伝えられるか，変更の場合はどのように連絡するかといった往診スケジュールに関すること，通常および緊急時の連絡方法等について案内しておく．
- 介護保険の「居宅療養管理指導費」を算定する場合は，その内容について説明を行い，同意を得ておくことが必要である．
- 医療費の請求と支払方法（通常は月単位である）について説明する．

当院は院内複数医師体制であり，基本的に主治医制を採用しているが，夜間・休日は当番医が対応する．そのため緊急往診時には普段とは異なる医師が訪問する可能性が高いことを事前に説明し，了解を得ている．

在宅時医学総合管理料
「在医総管」と略される．2006 年に創設された在宅療養支援診療所の制度に基づく診療報酬上の算定項目で，在宅で療養する患者のかかりつけ医機能の確立と在宅療養の推進を図ることが目的とされる．患者の同意を得たうえで，在宅療養計画に基づき月 2 回以上訪問診療（往診を含む）を継続して行った場合に月 1 回算定することができる．算定要件として，個別の患者ごとに総合的な在宅療養計画を作成し，その内容を患者，家族およびその看護に当たる者等へ説明し，在宅療養計画および説明の要点を診療録に記載することが必要となる．

---

column

どこまで自宅で診療するか──在宅医療の限界

患者の状態が変化した場合に「どこまで自宅で診療するか」という心づもりを家族に確認しておく必要がある．必ずしも方針を決定しておく必要はなく，もちろん後から変更することも可能である．それは家族にもはっきり伝える．

意思決定者を確認しておくこと（例えば患者本人が意思決定できない場合に，だれの意見を尊重するのかなどの同意を得ておくこと）も必要である．

また在宅医療，特に緊急往診のプライマリ・ケア的な位置づけとその限界を家族に説明しておくことも大変重要である．患者の容体によっては往診では対応できないと判断され救急車を呼ぶことも考えられるが，それでも「在宅」を希望する家族もあるので，時が近づいたら起こり得ることを説明し，それに対して可能な対処について事前に情報提供していくことが求められる．

居宅療養管理指導

介護保険下で制度化されているサービス．医師が行うものは，在宅患者の居宅を訪問して行う計画的な医学的管理に基づき，ケアマネジャーやその他の介護事業者に対し，介護サービス計画の策定等に必要な情報提供や，患者・家族に対して介護サービスを利用するうえでの留意点，介護方法等についての指導・助言を行った場合に，月1回を限度として算定するもの．提供される情報は利用者の同意を得て行うものに限られるため，これを行うことについて最初に同意を得ておくことが必要である．

Point

医学的・社会的・心理学的な側面から診療し，患者の生活を支援していくため，患者自身が自らの病気や暮らしの様子，今後の希望・想いなどについて語る言葉に着目し，耳を傾ける．診察した内容と合わせて総合的に患者を理解することに努める．

ここに注目：在宅医療の医療費は高いのか，安いのか？

在宅時医学総合管理料（在医総管）は2012年改定の診療報酬で，病床を有せず院外処方を行う診療所の場合に月4,200点．これに最低月2回の訪問診療料や往診料などが追加で算定されていく．また診療所側の条件によっても点数が異なる．総合すると，特別な医療処置のない1割負担の患者の場合でも月6,000〜7,000円くらいであり，入院費用に比べれば安いが，外来通院と比べると高くなる．

24時間の緊急往診対応には「月2回訪問」（＝在医総管の算定）が条件であることなどをきちんと説明して，納得してもらう必要がある．なお，負担軽減のために利用可能な高額療養費制度や給付金等について，案内することも大切である．

初診時のアセスメント

- 事前に得た情報を踏まえ，全身くまなく診察する．
- 本人や家族と話しながら，ADLと認知機能の評価を行う．
- ADLについては，自宅で実際の生活動作ができるかが重要なので，例えばベッド上で寝ている患者も，座ってもらったり歩いてもらったりして，実際のADLを把握するとよい．認知機能に関しては，問診の中で自分の病気についてどの程度理解しているかなど会話の中からつかめるものも多い．
- 前医から処方された残薬の確認をする．実際に飲んでいたのか，頓服薬の使用歴などについても確認を行う．
- 患者・家族が，病名や病状あるいは在宅医療導入の目的を理解しているかをいま一度確認する．家族は理解しているが本人には告知されていない，事象として認識はしているが受け止めていないなどの可能性もあるため，注意する．
- 介護力を評価する．在宅医療の継続には，十分な介護力が必要である．家族が提供するもの，社会資源により提供されるもの，その形態はさまざまである．単身者，高齢夫婦世帯（老々介護），高齢親と独身子世帯などでは，家族

column：家族の不安をとる

在宅医療は，家族介護力に依るところが大きく，「家族を支える」ことが重要な意味をもつ．在宅医療の導入時には，家族は「何かあったらどうしよう」とさまざまな不安を抱えていることが多い．「どんなことが起こり得るのか」すら予測がつかずにさらに不安が募る．

こうした不安に，緊急往診で対応することがある．電話で済むと思われることや，医学的に必ずしも緊急性が高くないと思われるケースでも，不安が強い場合は医師または看護師が患者宅へ訪問し，家族の目の前で専門家として適切な対処をし適切なアドバイスを与えれば，家族は安心する．こうしたことを数回繰り返すうちに，家族も自分たちなりの在宅ケアの方法を学んでいくことができるはずである．

介護力に乏しいケースが多いが，近隣知人によるインフォーマルな介護等も含めて把握し，必要に応じて介護保険サービスや行政サービスの利用を促す．
- 療養環境を評価する．患者の ADL の維持・改善を目指すには，どのような場所で療養しているのか把握することも必要である．例えば，患者居室から屋外へのアプローチ，ベッドから食卓やトイレまでの動線，屋内の段差の有無や手すりの必要性などを把握し，適切なアドバイスができるとよい．具体的な療養環境の改善については，ケアマネジャーを通じて，住宅改修や福祉用具の専門家に相談する．

> **ここに注目**　初診時の医師の言葉や態度は，患者・家族に強い印象を与える．患者の家という空間で受け入れられ，毎回の訪問を楽しみに待っていてくれるような信頼関係を構築できるとよい．笑顔，前向きな態度，問題解決の姿勢などを示し，安心感をもたらすことが望ましい．

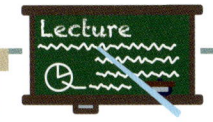

Lecture

家族アプローチ

在宅医療において，「家族」を知ることは大変重要である．本人の「人となり」は家族の関係性にも表れるし，患者に対する家族の対応は，これまでの本人の家族に対する姿勢や生き方を映し出しているからである．それが介護力にも大きな影響を与える．

具体的にいえば，家族を愛し守ってきた夫が病床に伏したときに，妻や子供たちは熱心に介護することが多いが，家庭を顧みず不誠実に生きてきた夫は，今までの関係が在宅介護にも反映される可能性が高いであろう．

まずは「家族図」を描いてみて，家族の関係性を把握するとよい．そしてケアのアドバイス等を行うときにも，それを意識したうえで行うとよい．

3 家族図で用いられる記号例

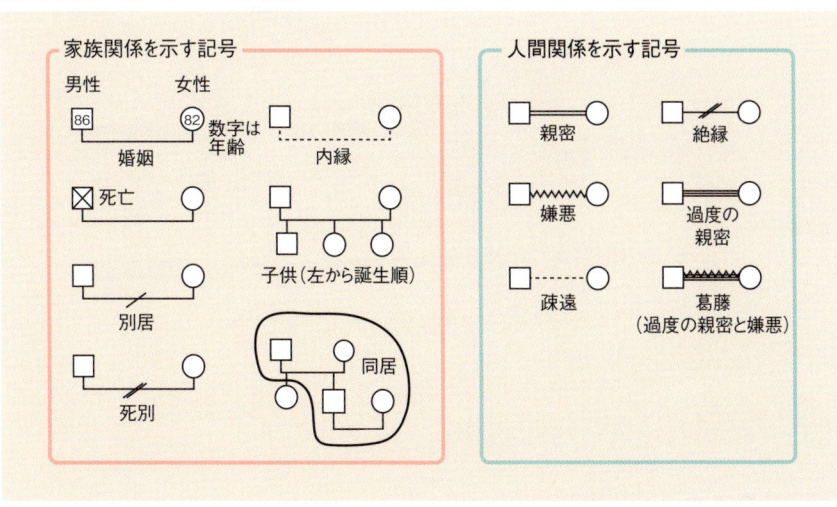

> 当院では情報電子化に当たり，この療養計画書の情報を訪問看護指示書や主治医意見書など，在宅ケアの連携のための書類に活用できるようにフォーマットの設定を行っている．書類の量が多くなりがちな在宅医療において医師の負担軽減を図ったものである．

> **Point** 可視化しておくと便利な情報に患者のスケジュールがある．基本的に介護サービス計画（ケアプラン）と同じもので，訪問看護，訪問介護，デイサービス利用などの週間スケジュールを把握しておくと，訪問診療の予定を立てるときに，「看護師がいる時間帯を選ぶ」「デイサービス利用の日は避ける」などたいへん調整しやすい．

在宅療養計画の作成（サマリー）と情報共有

- 在宅医療を導入し，かかりつけ医として定期的に訪問診療を行い，継続的に診療責任を担うという趣旨で，在宅時医学総合管理料を算定する要件として「在宅療養計画」を作成することとなっている．
- この療養計画を，初診後に得た情報を整理して作成する．在宅医療を進めていくうえで，院内・院外でさまざまな連携を図っていく必要があり，都度，情報共有が必要となるが，その基礎情報ともなるものである．
- 複数の医師でグループ診療を行っている場合は，主治医以外が対応するケースも想定して，この療養計画書および付随するさまざまな患者情報を可視化し，持ち運びできる状態にしておくことが必要である．
- 具体的には，病歴や処方等の情報だけでなく患者・家族の希望，特に容体急変時の対応についての情報共有をしておくことが望ましい．
- 当院では，在宅療養計画を作成する際に，初診等で得た情報を電子カルテに入力すると，その在宅療養の様子が「在宅図」という画面に集約される（4）．病歴や処方歴，家族の情報，ケアプラン，ケアチーム，プロブレムリスト，定期処方などさまざまな情報が一画面に要約されたもので，院内複数医師・多職種で情報共有する際に，だれもが一目見てだいたいの状況を把握できるため，活用している．

4 当院の在宅図

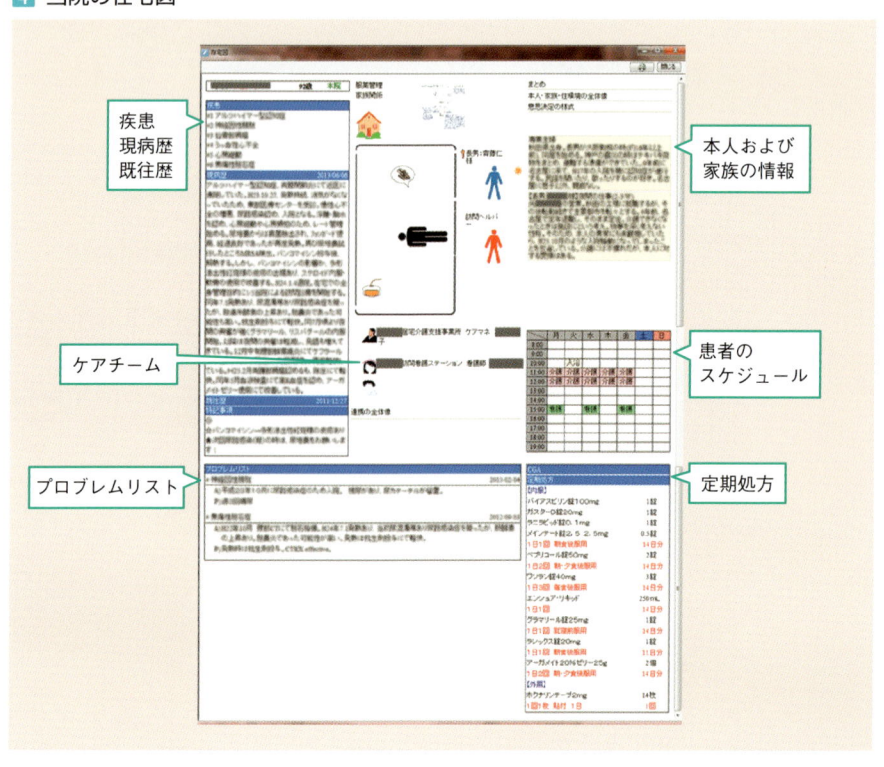

> **ここに注目**
> グループ診療の場合,緊急往診を主治医以外が担当することが十分に想定されるため,初診時に患者宅の所在地や周辺情報についても確認しておくことが重要である.カーナビに住所を入力すれば確実に到着できるのか,往診車を駐車する場所はあるのか,近隣に目印になる建物があるか,間違えやすい家はあるのかなど,些細なことがスムーズな在宅医療の運営にとっては必要である.

参考文献
- 川越正平.在宅医療のステージ.明日の在宅医療.中央法規出版;2008,pp161-188.
- 川人明(編著).今日の在宅診療.医学書院;2002.
- 和田忠志.在宅医療における診断と技術.日本在宅医学会テキスト編集委員会(編).在宅医学.メディカルレビュー社;2008,pp59-69.
- 宮森正ほか.在宅医療への導入.飯島克巳(編著).この一冊で在宅患者の主治医になれる.改訂第2版.南山堂;2002,pp47-92.

在宅医療の諸相

急性期のアセスメントと対応

石川美緒
東京ふれあい医療生活協同組合梶原診療所

- ◆ 在宅医療の主な対象者である高齢者は，疾患に特異的な症状や身体所見を示さないことが多く，「何となく調子が悪い」というような訴えも軽視してはならない．
- ◆ 定期訪問時にきちんと身体診察を行い記録しておくことが急性期のアセスメントに役立つ．
- ◆ 在宅高齢者の発熱の原因疾患で多いのは，肺炎，尿路感染症，皮膚軟部組織感染症である．
- ◆ コール内容，臨時往診内容の分析によって，各医療機関における急性期対応の傾向を把握することで，今後用意しておくべき物品，薬剤を知ることができる．
- ◆ 在宅急性期対応は医師のプロフェッショナリズムが試される場面でもある．
- ◆「迅速性」は在宅医療の強みである．変化がみられた直後にコールがあり，医師が現場に出向くことで，早期に最善の判断が可能である．適正な初期治療を行うことで早期に治癒に導くことができ，機能低下を防ぎ，生活機能の維持が可能となる．

在宅療養支援診療所と24時間対応

- 在宅医療を受けている患者は，外来に通院している患者に比べ，疾患の重症度や障害の程度が重い傾向にあり，24時間いつでも変化が起こりうる．患者や家族，他介護者からのコールは最も支援を必要とするタイミングであり，電話で相談に応じたり，臨時に往診したりする「24時間対応」が必要となる．
- 2006年（平成18）年度の診療報酬の改定にて，24時間体制で在宅医療を支える在宅療養支援診療所が制度化された．在宅療養支援診療所は，**1**[1)]に示す届け出要件に該当し，緊急時の連絡体制および24時間往診できる体制等を確保しなければならない．

急性期対応の内容

- 発熱が圧倒的に多く，呼吸苦，嘔気・嘔吐，下痢が多い印象である．「何となく調子が悪い，元気がない」というような相談もある．
- 筆者がこれまでに実際に行った臨時往診の事由を以下に記す．
発熱/下痢/呼吸苦/嘔気/身体各所の疼痛/下血/排尿・排便後失神/咳がひどい/浮腫悪化/経口摂取不良/意識レベル低下/なんとなく調子が悪い/尿閉/胃瘻カテーテル自己抜去/血尿

⚓ 臨時往診に持っていくべきもの

- 筆者が毎回臨時往診時に携行する物品リストを**2**に示す．
- 抗菌薬静注用セット（抗生剤，生理食塩水，アルコール綿，シリンジ，翼状針，18G針）をあらかじめひとまとめにして作成しビニール袋に入れておくと便利である（**3**）．
- これに，コールの内容によって適宜追加する形としている．時間外，休日に往診に行く際を想定したため，血液検査セットは外した．

⚓ 診察，検査

- 在宅では，その場で施行できる検査は限られているため，病歴と身体診察が大切であるが，在宅医療の主な対象である高齢者は，典型的な症状，身体所見が出にくいことを意識する必要がある．肺炎に罹患していても，発熱，咳，呼吸困難という典型的な症状を示さず，食欲不振，嘔吐，易転倒性，意識障害，失禁などの非典型的症状をとることがある．前述のような「何となく調子が悪い，元気がない」が実は肺炎だった，ということもある．

Point
高齢者は典型的な所見を呈しにくい．「胃のあたりがむかむかして食べられない」という訴え（胸痛なし）の患者が心筋梗塞だったり，「ここのところ眠ってばかりいて元気がない」と家族から相談された人が（咳，呼吸困難感なし）肺炎だったり，ということが往々にしてある．

1 在宅療養支援診療所の主な届け出要件

① 診療所であること
② その診療所において24時間連絡を受ける医師または看護職員をあらかじめ指定し，連絡先を文書で患家に提供している
③ 患者の求めに応じて，自院または他の医療機関，訪問看護ステーションとの連携により，24時間往診・訪問看護ができる体制を確保している
④ ③の患者について24時間往診・訪問看護を行う担当医師・担当看護師などの氏名，担当日等を患家に文書提供している
⑤ 緊急入院受入体制を確保している（他医療機関との連携による確保でもよい）
⑥ 地方厚生（支）局長に年1回，在宅看取り数などの報告をしている

（永井康徳「たんぽぽ先生の在宅報酬算定マニュアル」2012[1]より）

2 臨時往診携行品リスト

診察に使うもの	書類
・血圧計 ・体温計 ・パルスオキシメータ ・聴診器 ・ペンライト ・手指消毒薬 ・ディスポーザブル手袋	・死亡診断書 ・診療情報提供書 ・カーボン紙 ・書類を入れる封筒
注射に使うもの	その他
・駆血帯 ・抗菌薬静注用セット ・針入れ	・携帯電話 ・財布 ・運転免許証 ・カルテ

3 抗菌薬静注セット

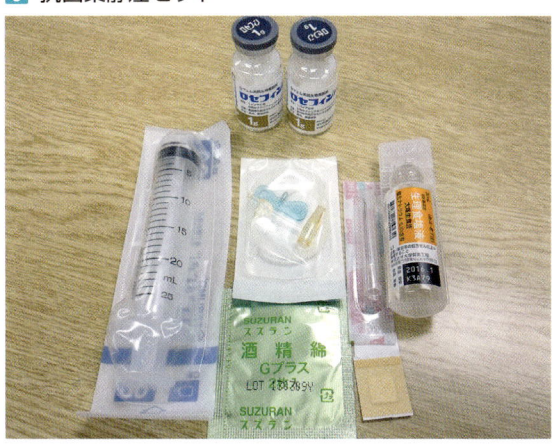

> 普段の状態との比較が重要であり，定期訪問の際の診察所見（バイタルサイン，聴診所見など）を記録に残して比較の材料とすることが，急性期対応の際に助けとなる．
> 例：経皮的酸素飽和度（SpO_2）が普段の値より4%以上低下しているときは，肺炎等の呼吸器疾患を第一に疑う．

- 訪問診療導入の際，紹介元が病院である場合には，可能な限り病院で施行された検査結果（血液検査，心電図，X線，CTなど）を取り寄せておくべきである．たいていの場合，これらの検査結果が初めから添付されていることは少ないので，病院の連携室に問い合わせるなどして依頼することが必要になる．
- 血液検査：在宅でも簡単に実施でき，症状や身体診察の所見に乏しい高齢者においては，貴重な情報源となる．急性期においては，感染症の診断，脱水症や電解質・代謝異常等を評価する機会が多い．
- 血糖測定：糖尿病患者の低血糖発作や意識障害の鑑別に役立つ．
- 心電図検査：「何となく胸のあたりが変」「動悸がする」「息苦しい」などの訴えがあるとき，携帯型心電図を使えば，在宅でも虚血性心疾患や不整脈の診断が可能である．
- X線検査：近年ポータブルX線でも鮮明な写真を得ることができるようになった．自宅での放射線の防御については，3m以上離れること，できれば土壁などの後ろに退去することを指示する[2]．SpO_2低下を認める際の原因検索として，胸部X線で肺炎，うっ血性心不全，胸水貯留の所見等を確認することができる．また，患者が四肢の痛みを訴え，診察上骨折が否定できないが，寝たきり状態であるなどの理由で外来受診下でのX線撮影が難しい場合，ポータブルX線が有用である．
- 超音波検査：携帯型超音波装置の普及により，在宅における超音波検査の実施は容易になった．筆者の経験上，携帯型超音波装置が有用であった例を以下に記す．腹部救急疾患の診断や，胸水・腹水の穿刺排液時に威力を発揮する．
  ▶ 呼吸困難を訴え，SpO_2が普段よりも低下．ポータブル胸部X線で右大量胸水を認めた．携帯型超音波装置を使用し安全に穿刺できる部位を確認，在宅で胸水穿刺，排液を行った．
  ▶ 血尿を認める患者に対し，泌尿器科的検索を行い，膀胱結石による血尿と診断した．
  ▶ 発熱，腹痛を訴える患者に対して超音波検査を行い，急性胆嚢炎と診断した．

携帯型超音波装置
軽量化されており，持ち運びに便利である．写真の超音波装置は，重さ390g．

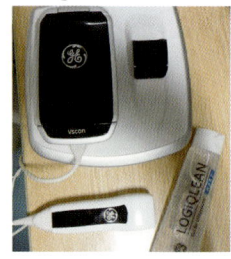

主な急性期疾患に対する対応

- 臨時往診事由で圧倒的に多いのは発熱であるため，発熱への対応について述べる．また，チューブトラブルについても簡潔に述べる．

発熱への対応

- 発熱の原因の大半は感染症であり，ウイルス性疾患であることは稀で，ほとんどが何らかの細菌感染症である．即ち，そのまま放置すれば重症化する可能性が高い．在宅高齢者の発熱の原因の上位3疾患は，肺炎，尿路感染症，皮膚軟部組織感染症であり[3]，これらの疾患を頭に浮かべつつ，病歴聴取，身体診察，検査を行う．

> **ここに注目**
> ウイルス性疾患を考慮しなくてはならないのはインフルエンザの流行期である．市中においてインフルエンザが流行している時期に，感染部位の明らかでない急な発熱を認めた場合，上気道症状，関節痛，筋肉痛などの典型的なインフルエンザ様症状がそろっていなくても，積極的にインフルエンザの迅速診断検査を実施すべきである．

- 全身の皮膚の診察が重要である．胃瘻，尿道カテーテル，ペースメーカー，皮下埋め込み式ポートなど留置されているデバイスがある場合には，刺入部の発赤や閉塞などの評価を行う．
- 肺炎については，本書別項を参照されたい．
- 尿路感染症が疑われた場合は尿沈渣を行い**膿尿**の有無を確認する．在宅患者では，複雑性尿路感染症が多い．膀胱留置カテーテルを挿入している患者の場合は，挿入後2～3週間で**細菌尿**は必発である．また，膀胱留置カテーテル挿入中の患者の起炎菌の同定を行う場合は，カテーテル内に細菌のコロニーがあるため，いったん古いカテーテルを抜去し，新しいカテーテルを挿入した後に採尿する[2]ことが必要である．
- 血液検査結果がすぐにわかる医療機関もあるが，後日でないと結果が判明しない場合も多々あるので，**検査結果を待たずに抗生剤治療を開始する**ことも重症化を防ぐためには許容すべきと考える．
- **高齢者は細菌感染症に罹患しているにもかかわらず白血球数が上昇しにくい**．逆にストレスや脱水で正常の2倍程度まで白血球数が上昇することもあるので注意を要する．必ず左方移動の有無を確認する．
- 診断に基づき抗生剤治療を開始するときはempiric therapyを行い，後に培養結果に基づきde-escalationするのが理想である
- ロセフィン®（セフトリアキソンナトリウム）は，1日1回投与が可能であるため，在宅で使用しやすい．静脈が確保しにくい患者においても，メインの輸液に混注して皮下輸液で投与することが可能である．

膿尿
尿沈渣で≧5個/400倍視野，計算盤法で≧10個/μLの尿中白血球を膿尿とする．膿尿は尿路感染症の良い指標だが，尿管の完全閉塞や好中球減少時にはみられないことがある．

細菌尿
尿のグラム染色で遠沈せず油浸（1,000倍）で観察し，1視野に1つ細菌を見つけた場合，10^5 CFU/mLの菌量に相当する．
細菌尿の間接的な検査として細菌が窒素を還元するときに生じる亜硝酸がある．偽陰性が少なくなく感度に問題がある．これは腸内細菌に反応する検査で，グラム陽性球菌，緑膿菌は検出できないので注意する．

チューブトラブルへの備え

- 経鼻胃管，胃瘻カテーテル，尿道カテーテルが抜けた・詰まった，という事態に備えて，予備のものを1セット患者宅に置いておくとよい．
- 胃瘻カテーテルが抜けてしまった場合，瘻孔は数時間で閉鎖してしまうため，瘻孔保持が重要であり，家族に，医師が到着するまでの間，瘻孔確保のため

> 経鼻胃管，胃瘻カテーテルを閉塞させやすい薬の例
> - 下剤：アローゼン®顆粒，酸化マグネシウム末
> - 抗生物質：クラビット®細粒，フロモックス®細粒
> - PPI：ランソプラゾールOD錠
>
> 処方薬の中で，チューブ閉塞の原因になり得るものがないか薬局に問い合わせてみるとよいだろう．

に何かチューブ状のもの（抜けた胃瘻カテーテル，ストロー，箸など）を挿入しておくように指導しておくとよい．
- 経鼻胃管や胃瘻カテーテルが詰まった場合，閉塞しやすい薬剤が投与されていないか確認し，薬の変更を検討する．

入院適応

- 治療の場の選択においても，医学的な入院適応だけでは判断できないことが多い（がん・非がん疾患で治療が困難となった終末期患者，超高齢者，「死んでも病院に行きたくない」人など）．重症感染症であっても，看取りを覚悟で自宅で可能な限りの治療を行うこともあれば，逆に，在宅での治療が十分可能であると医療者側が考えても，本人や家族の強い入院希望を受けて入院対応とする場合もある．在宅では，急性期のアセスメントにおいても，生物・心理・社会的因子を考慮することが必要となる．

電話対応

- 急性期のアセスメントにおいて，電話対応は非常に重要な役割をもっている．何よりもまず，患者や家族が助けを求めてくるのは電話によってである．電話を受け，時には非常に混乱し慌てている相手とのやり取りの中で，患者の状態を把握し，どう対応するか（経過観察でよい，薬の処方のみでよい，臨時往診が必要）を判断しなくてはならない．複数のスタッフが電話対応を行う場合は，日頃から患者の状態についての情報共有を行うことが重要となる．
- 臨時往診後の電話フォローも大切である．往診で点滴したとき，内服薬を処方したとき，その効果がどうだったのか確認する必要がある．当院では，電話による状態確認を看護師が担っている．

訪問看護師との連携

- 患者に連日点滴を行いたいと思っても（例：感染症で連日抗生物質の静脈内投与を行いたいとき），連日往診することが体制的に難しい場合もある．その際，訪問看護と連携することで，連日訪問が可能となる．普段から，地域の訪問看護ステーションと良好な関係を築いておくことが大切である．
- 急性期，訪問看護師が先にアセスメントをするケースも多い（往診依頼があったが医師体制的に難しく，医師が訪問看護師による緊急訪問を依頼した場合や患家から直接ステーションに訪問依頼があったときなど）．
- 訪問看護師のアセスメントを受けて，その後往診が必要な場合も効率的に準備ができる（点滴が必要そう，○○の物品を持っていこう，など）．
- 2004年度診療報酬改定で在宅患者訪問点滴注射管理指導料が新設され，これにより，医療保険の訪問看護を受けている在宅患者に対し，主治医が看護師に患家での週3日以上の点滴注射を指示し，実施した場合に，在宅患者訪問点滴注射管理指導料と薬剤料が医療機関で算定できるようになった．

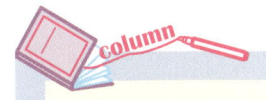

> **column**
>
> **頓用薬の処方**
>
> 　患者や家族からの往診依頼に対し，すぐに対応できれば理想的であるが，時間，地理，体制的な問題ですぐに往診できない場合も多い．また，土日祝日，平日でも夜間は，調剤薬局も休みである．そのため，予想される症状に対して頓用薬をあらかじめ処方しておくと，いざというときの助けになる．解熱鎮痛薬，制吐薬，などを処方しておくことが多い．
> 　何を処方してあるのかわからなくなってしまうことも多いので，カルテに記載してスタッフがよくわかるようにしておくこと，また，自宅内で場所がわからなくなってしまわないように，わかりやすい場所に保管しておくように本人・家族に伝えることが必要である．

- ただし，週3日以上の点滴注射を指示したものの，実際には患者の状態の変化などで2日間以下しか実施できなかった場合，在宅患者訪問点滴注射管理指導料は算定できないが，使用した薬剤料は算定できる．
- なお，皮下注射や筋肉注射，静脈注射のケースでは，在宅患者訪問点滴注射管理指導料は算定できない．
- 介護保険の訪問看護では注射や点滴は認められていないので，特別訪問看護指示にて医療保険に切り替えて注射を行うことになる．

最後に

- 在宅患者の急性期の判断に関して，現在のところエビデンスは少ない．
- それぞれの医療機関によって，在宅患者の原疾患の内訳は異なり，必要な急性期対応にも差があると思われる．がんのターミナル患者を多く診ている医療機関であれば，終末期の諸症状（疼痛，呼吸困難，嘔気など）への対応や，看取りが多いだろう．疾患頻度と特徴を把握しておけば，どのような物品，薬剤をあらかじめ準備しておけばよいのかわかる．各医療機関において，患者の原疾患や，コール内容，臨時往診内容を分析すると傾向が見えてくる．
- 急性期対応は，医師としてのプロフェッショナリズムが試される場面でもある．コールが来るのは，ちょうど勤務を終えて帰宅しようとしているときかもしれないし，真夜中かもしれない．外来では，来院する患者を待っていればよいが，在宅では，往診に行くかどうか，自分で行動を決めなくてはならない．患者・家族がどんな気持ちで電話をかけてきたのか慮る想像力と，判断力，責任感が問われる．
- 容易に検査を行えない，症状，診察所見から原疾患を特定しにくいという難しさはあるが，「迅速性」は在宅医療の強みである．変化がみられた直後にコールがあり，医師が現場に出向くことで，早期に最善の判断が可能である．適正な初期治療を行うことで早期に治癒に導くことができ，機能低下を防ぎ，生活機能の維持が可能となる．

文献

1) 永井康徳. たんぽぽ先生の在宅報酬算定マニュアル. 日経BPマーケティング；2012, pp56-57.
2) 日本在宅医学会テキスト編集委員会(編). 在宅医学. メディカルレビュー社；2008, pp88-92.
3) Yokobayashi K, et al. Retrospective cohort study of the incidence and risk of fever in elderly people living at home：A pragmatic aspect of home medical management in Japan. Geriatr Gerontol Int 2013 Jan 7. doi：10.1111/ggi.12024.

参考文献

- 日本医師会(編). 在宅医療—午後から地域へ. 医学書院；2010.
- 藤沼康樹(編). 新・総合診療医学 家庭医療学編. カイ書林；2012.
- Unwin BK, Tatum PE 3 rd. House calls. Am Fam Physician 2011；83(8)：925-938.

在宅医療の諸相

在宅における看取り

吉澤明孝，吉澤孝之
要町病院・要町ホームケアクリニック

◆ 在宅での看取りは施設での看取りと異なり，看取りを行うのが医療者ではなく家族が行うため施設よりも平穏死が行われやすい．
◆ 在宅での看取りの必要条件として，①家族の理解，②十分な緩和ケア，③かかりつけ医・訪問看護の24時間体制，④介護保険利用者では医療-看護-介護の三位一体の連携が必要不可欠となる．
◆ 今後の在宅での看取りの普及には，①家族への看取りの準備教育，②アドバンス・ケア・プランニング（ACP）が重要なカギとなる．
◆ 医師の死亡診断書作成の誤解を解くことも在宅での看取りをしやすくする要因となる．

はじめに ─ 「看取り」とは

- 「看取り」（「看病り」とも書く）という言葉は，日本語独特の表現である．本来は病人のそばにいて，いろいろと世話をすること，つまり看病を指す言葉であるが，現在では臨終に付き添うことを指すことが多く，病人を看取る＝看病とは取られず，気をつけなくてはいけない．
- 看取りは平穏な死，もしくは「お迎えが来た」といったソフトな別れのイメージがある．
- 「看取り」の今の定義は「無益な延命治療をせずに，自然の過程で死にゆく高齢者を見守るケアをすること」と言える．つまり，慢性疾患を有する高齢者の終末期，がん末期の終末期において，緩和ケアを実践するということを意味する．
- 施設での看取りと在宅での看取りでは，看取りに対する考え方，看取り方にも違いがある．

在宅における看取りと医療施設での看取りの違い

- 在宅での看取りを考えるときに，まずは在宅医療と施設医療の違いを理解する必要がある．それぞれ，1，2に示すような違いや利点・欠点がある[1,2]．利点と欠点はそれぞれが交差するような関係にある．
- 施設医療は，外来，入院ともに「Cure〈治療〉」であり，われわれ医療者が

1 入院医療と在宅医療の違い

入院	在宅
・治療(cure)が中心	・ケア(care)が中心
・患者が中心	・患者・家族ごとケア
・家族が来院(「ゲスト」)	・家族のなかに(「ホスト」)
・医療保険のみ	・医療保険,介護保険
・医師が中心のチーム	・医師・看護師・介護職の連携
・薬剤選択の制限はない	・使用薬剤は限定される

2 緩和ケアにおける入院医療と在宅医療の利点・欠点

	入院	在宅
利点	・病態の変化に対処しやすい ・家族の負担軽減 ・病態把握がしやすい	・家族との時間が持て,自然な日常生活が送れる
欠点	・自然な形での日常生活ができない ・面会時間の制限	・家族負担が増える ・急変対応が遅れる ・病態の把握が困難

「ホスト」として患者・家族を「ゲスト」として迎えることになる.
- 在宅医療は,「家族と楽しく過ごすことを支える Care〈ケア〉」であり,患者・家族が「ホスト」である城にわれわれ医療者が「ゲスト」として訪問することになるのである.
- それを踏まえて「看取り」を考えると,医療機関(入院)での看取りは,患者・家族にとって,ホストである医療者によってアウェイのゲストハウスで医療(治療)として旅立ちを確認されることになる.在宅での看取りは,家族がホームである城で家族として旅立ちを見送ることになる.それぞれに先に示した利点・欠点があり,どちらが良いとは一概にはいえない.
- しかし,最近話題の「平穏死」「自然死」ということを考えるには,医療機関施設での看取りは不向きであることは確かである.
- 医療機関では医療者は,対1人を看るわけにはいかず,変化を把握し対応する目的で少なくとも心電図モニターなどバイタルサインモニターの装着,点滴,酸素などの医療処置が施されることが多くなる.
- 最近「終の棲家」としての老人施設,介護施設,特に特別養護老人ホーム,グループホームなどで看取りがされるようになってきているが,やはり住所は移していても家族のいるホームとは異なり,医療施設とまではいかないが,最後まで胃瘻注入,血圧測定などが行われているところが多い.

在宅における看取りの実際

- 在宅での看取りは,家族によって看取られることであり自然な経過での旅立ちを送ることができる場でもある.
- しかし,在宅ケアにおいても近年胃瘻,中心静脈栄養(CVポート埋め込み)

などの進歩により，適応とは思えない認知症末期，老衰またはがん末期のターミナルケア時にそれらが施されてしまうケースもあり，それらは逆に患者の平穏を奪っていることがあり，議論を呼んでいる．
- 在宅では施設と異なり，本人の意思を尊重し（意思確認可能時），本人意思確認不可であれば本人の尊厳を家族と相談し，家族の希望をかなえることも可能である．
- 実際には，輸液を含めた人工栄養の補充について，①看取りが近づいた段階では人工栄養は不要であること，②経口で飲めるだけ飲めればよいこと，③脱水に関しては家族の不安が強ければ持続皮下注射500〜1,000 mL以下でもよいことなどについて，本人・家族と十分に話して検討することにしている．

看取りまでの経過，家族への看取り教育[3-5]

「身を引く」

- 残された時間が週単位から日数単位になった時の様子は，下記のようになる．①②のように寝ている時間が長くなり，食べなくなる段階を「身を引く」時期という．
    ①うとうと寝ているが，呼ぶと目を開け反応する
    ②食事の量が減り，頬や目の痩せが目立つようになる
    ③訳のわからないことを話し，ちょっと興奮して手足を動かすことがある（せん妄）
    ④便や尿を失敗することがある（失禁）
- 「身を引く」時期を迎えると，家族は「食べなくなったから心配なので点滴をして欲しい」など栄養補給の要望を示すことが多い．しかし，ハイカロリー栄養などの点滴，または経管栄養などをすることで，本人は身を引くつもりが引くに引けなくなり，浮腫みや痰の増加または経管栄養によって誤嚥性肺炎の合併を起こすなど，望まれない事態に陥ることがある．
- この時期のせん妄や失禁の出現は過程のひとつであり，そのためにすぐに鎮静をという必要はない．しかし医療施設では，この段階で鎮静を検討されてしまうことがある．

最後の踏ん張り

- 鎮静されていなければ，多くのケースで本人の残った蛋白などをすべて燃焼しエネルギーに変え，「家族と会話」をしたり「家族と食事」をしたりなど最後のひとときを楽しむことができる．
- その時期を見逃さずに，家族に「改善ではないかもしれないこと」を伝えておくことも大切である．その後は呼吸が変化していくことが多い．

呼吸の変化―呼吸状態悪化⇒死前喘鳴⇒下顎呼吸

- 呼吸状態が変化してくると下記のような経過をとる．家族に，旅立ちの時の衣服(本人のお気に入りか，家族の希望のもの)を準備してもらう段階となる．
  - 呼んでもさすってもほとんど反応がなくなる．
  - 大きく息をした後，10〜15秒止まって，また息をする波のような呼吸になる(チェーン・ストークス呼吸)．
  - 呼吸するたびに喉元でゴロゴロという音がする(死前喘鳴)．
  - 顎を上下させる呼吸になる(下顎呼吸)．
  - やがて呼吸が止まり，ほぼ同時に脈が触れなくなり，心臓も停止する．

> **ここに注目**
> 筆者はこの段階を家族に「飛行機が離陸するとき」をイメージして説明している．つまり滑走路をゆっくり走りながらの段階が死前喘鳴であり，飛び立つ直前に滑走路を勢いをつけて走る飛行機の離陸前最終段階が下顎呼吸である．
> 本人にとって苦痛はないといわれていることを，家族の不安をとるために話すことにしている．

- 在宅では点滴，人工栄養，鎮静などを行わないか少なめにしているため上記のような自然な経過をとるケースが多いが，医療施設では最期まで点滴，鎮静などをしているケースも多く，自然な経過がみられることが在宅よりも少ないことは確かである．しかし家族にとって「自宅で看取る」ということは，十分な理解とかなりの覚悟が必要であり，そのための医療者の心構えが必要である．

在宅における看取りの必要条件

家族の条件

①本人と介護する家族(主介護者キーパーソン)が「在宅での看取り」を希望している
②現在在宅で一般的に行われているもの以上の医療処置や，延命処置は希望しない(基本的には何もせず自然に任せる)
③家族，他人，業者を問わず基本的にほぼ常時介護力を確保できる
④家族ないし看取る人(主介護者キーパーソン)がある程度理解力を持っている
⑤療養し，看取りを迎えるのにふさわしい環境である
⑥経済的に可能である

医療体制の条件(在宅医療連携)

①基本的に24時間365日対応可能なかかりつけ医と訪問看護師を確保できる
②かかりつけ医，訪問看護師の緩和ケアの技術が十分であること，その指導体制がある
③在宅での看取りを理解し経験のあるケアマネジャー，介護資源を確保できる(介護保険の場合)

死前喘鳴
死が切迫した時期(死亡数時間前〜数日前)に気道内分泌物が増加して，その振動により下咽頭から喉頭にかけて「ゴロゴロ」と音がする状態．

下顎呼吸
顎を上下させて口をパクパクする喘ぐような最期の呼吸．
いずれも苦しそうに見えるが，本人はすでに意識はなく苦しみはない

在宅での看取りのための準備―アドバンス・ケア・プランニング

- 在宅での看取りを行うことは，患者・家族の価値観や目標を理解し，これからの人生の計画も含んだ治療・ケアに関する話し合いのプロセス（アドバンス・ケア・プランニング：Advanced Care Planning〈ACP〉）を丁寧に実践することになる．

アドバンス・ケア・プランニング（ACP）とは

アドバンス・ケア・プランニングは，意思決定能力低下に備えての対応プロセス全体を指し，患者の価値観を確認し，個々の治療の選択だけでなく，全体的な目標を明確にさせることを目標にしたケアの取り組み全体のことである．

インフォームド・コンセントが同意書をとることだけでないように，アドバンス・ケア・プランニングは，アドバンス・ディレクティブ（事前指示）の文書を作成することのみではない．

患者が治療を受けながら，将来もし自分に意思決定能力がなくなっても，自分が語ったことや，書き残したものから自分の意思が尊重され，医療スタッフや家族が，自分にとって最善の医療を選択してくれるだろうと思えるようなケアを提供することが大切であり，それの有無によって **3** に示すような事前指示書を用いた医療決定プロセスが行われ，この，「ともに考え，ともに最善を導き出す」ACP のプロセスこそが，患者・家族にとって「最善の選択」をするためのケアなのである．

3 事前指示書を用いた医療決定プロセス

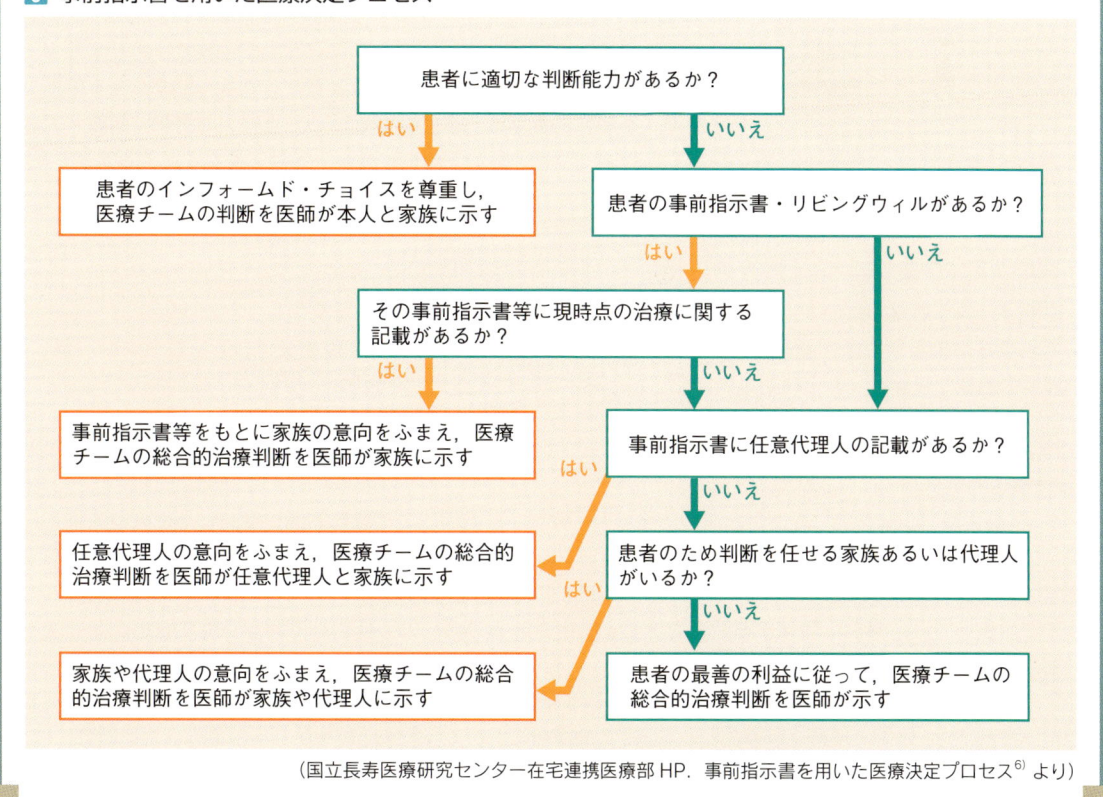

```
                    患者に適切な判断能力があるか？
                    はい ↓              ↓ いいえ
患者のインフォームド・チョイスを尊重し，     患者の事前指示書・リビングウィルがあるか？
医療チームの判断を医師が本人と家族に示す      はい ↓              ↓ いいえ
                    その事前指示書等に現時点の治療に関する
                    記載があるか？
                    はい ↓              ↓ いいえ
事前指示書等をもとに家族の意向をふまえ，医療
チームの総合的治療判断を医師が家族に示す      事前指示書に任意代理人の記載があるか？
                                       はい ↓              ↓ いいえ
任意代理人の意向をふまえ，医療チームの総合的
治療判断を医師が任意代理人と家族に示す        患者のため判断を任せる家族あるいは代理人
                                       がいるか？
                                       はい ↓              ↓ いいえ
家族や代理人の意向をふまえ，医療チームの総   患者の最善の利益に従って，医療チームの
合的治療判断を医師が家族や代理人に示す       総合的治療判断を医師が示す
```

（国立長寿医療研究センター在宅連携医療部 HP. 事前指示書を用いた医療決定プロセス[6] より）

- 将来に向けてケアを計画する「ACPのプロセス」は，患者の気がかり，価値観を引き出すこと，個々の治療の選択だけではなく，全体的な目標を立てること，家族も含めて話し合いを行うこと，その過程が，「患者あるいは健常人が，将来判断能力を失った際に，自らに行われる医療行為に対する意向を前もって示すこと(事前指示：アドバンス・ディレクティブ)」にもつながる(☞ p31 Lecture)．
- しかし日本の現状では，死はタブー視されており，家族間でも気を使って本心を語らないところがある．それは，国民の宗教(信仰心)とも関連しているといわれている．対応としては，多職種間で意向の統一を図り，本人・家族と相談していくことが必要である．その時，時間をかけて，①傾聴，②共感，③手当て，④ユーモアのスキルを持って対応することが必要不可欠である．

在宅での看取りに関する誤解

- 在宅での看取りに関して，診察後24時間過ぎての死亡診断書作成はできないのでは？という大きな誤解がある(平成24年に通知が出されている)．
- 厚生労働省の『死亡診断書(死体検案書)記入マニュアル』[7]には以下のようにはっきりと記載されている．

医師には，自ら診察しないで診断書の交付，自ら検案しないで検案書の交付を行ってはならない等の無診察治療等の禁止が法律で規定されています．(診療継続中の患者が受診後24時間以内に診療中の疾患で死亡した場合については，異状がない限り，改めて死後診察しなくても，死亡診断書を交付することを認めています．これは，24時間を超える場合には死体検案書を交付しなければならないとする趣旨ではありません．診療継続中の患者が，受診後24時間を超えている場合であっても，診療に係る傷病で死亡したことが予期できる場合であれば，まず診察を行い，その上で生前に診療していた傷病が死因と判定できれば，求めに応じて死亡診断書を発行することができます)

医師法第20条(無診察治療等の禁止)
　医師は，自ら診察しないで治療をし，若しくは診断書若しくは処方せんを交付し，自ら出産に立ち会わないで出生証明書若しくは死産証書を交付し，又は自ら検案をしないで検案書を交付してはならない．但し，診療中の患者が受診後二十四時間以内に死亡した場合に交付する死亡診断書については，この限りでない．

医師法第20条ただし書の適切な運用について(通知)
(平成24年8月31日付け医政医発0831第1号)(抄)

　1　医師法第20条ただし書は，診療中の患者が診察後24時間以内に当該診療に関連した傷病で死亡した場合には，改めて診察をすることなく死亡診断書を交付し得ることを認めるものである．このため，医師が死亡の際に立ち会っておらず，生前の診察後24時間を経過した場合であっても，死亡後改めて診察を行い，生前に診療していた傷病に関連する死亡であると判定できる場合には，死亡診断書を交付することができること．
　2　診療中の患者が死亡した後，改めて診察し，生前に診療していた傷病に関連する死亡であると判定できない場合には，死体の検案を行うこととなる．この場合において，死体に異状があると認められる場合には，警察署へ届け出なければならないこと．

4 死亡診断書作成について

ケース	対応
診察中の傷病と関連して死亡 (診察してから24時間以内)	診察せず死亡診断書作成可
診察中の傷病と関連して死亡 (診察してから24時間より後)	診察して死亡診断書作成可
診察中の傷病と関連しない死亡 (診察中でない場合も含む)	診察して死体検案書作成

(池田守ほか. Medical Practice 2013[8] より)

- 4 にあるように，診察後24時間を過ぎても，診療継続中の患者が診療に関連する傷病で死亡したことが予期できる場合であれば，まず診察を行い，そのうえで生前に診療していた傷病が死因と判定できれば，死亡診断書を発行することができる．ただし，死因の判定は十分注意して行う．

文献

1) 吉澤明孝ほか. 在宅療養連携病院としての役割. 在宅医療—午後から地域へ. 日本医師会雑誌 2010；139（特別号1）：296-299.
2) 吉澤明孝ほか. 在宅ターミナルケア. エッセンシャル在宅医療テキスト. 草輝出版；2008, pp25-30.
3) 長尾和宏. 「平穏死」10の条件. ブックマン社；2012.
4) 長尾和宏. 「平穏死」という親孝行. 泰文堂；2013.
5) 長尾和宏. 胃ろうという選択，しない選択. セブン＆アイ出版；2012.
6) 国立長寿医療研究センター在宅連携医療部HP. 事前指示書を用いた医療決定プロセス
http://www.ncgg.go.jp/zaitaku1/eol/ad/4process.html
7) 厚生労働省. 死亡診断書(死体検案書)記入マニュアル. 平成25年版.
http://www.mhlw.go.jp/toukei/manual/dl/manual_h25.pdf
8) 池田守, 前田正一. 在宅医療と法. Medical Practice 2013；30（臨増）：16-23.

在宅医療の諸課題

2章

在宅医療の諸課題

栄養アセスメントと栄養処方

小川滋彦, 手塚波子
小川医院

- ◆ 栄養アセスメントとは, 主観的情報と客観的情報により患者の栄養状態を判定することである.
- ◆ 「口から食べる」以外の栄養摂取にあたっては, 本人および家族との十分な話し合いとインフォームドコンセントが必要となる.
- ◆ 在宅医療における栄養アセスメントは, 医師ひとりで抱え込むのではなく, 地域で活動する管理栄養士をはじめとする, 在宅NSTメンバーとのチーム医療が必要となる.

在宅での栄養アセスメント

- 栄養アセスメントとは, 主観的情報と客観的情報により患者の栄養状態を判定することである.
- 一般的には, 診察・身体計測・臨床検査・食事摂取調査などから得た情報により栄養状態を判定する.
- 在宅療養者の場合は上記に挙げたアセスメントだけでは十分とはいえない. 患者の家族関係を含めた生活環境の把握のほか, 身体機能, 精神機能, 食事

---

column

　在宅医療における栄養とは何か. 実は, この問題は在宅医療の本質に関わってくるものである.
　生活者として生きていくために, 栄養は一番大切なものの一つであることは自明である. にもかかわらず, 従来, 在宅医療において栄養がそれほど重要視されてこなかった理由として, 在宅医療に期待されていたのは「看取り」に過ぎなかったのではないか, という反省がある. 翻って, 糖尿病や脂質異常症, メタボリックシンドロームなどの栄養管理は, 患者自身がまさに在宅の現場で日々の食事の中で実践するのである. そういう意味で, すべての外来患者においても, 治療の場は在宅という生活の場であることを忘れてはならない.
　しかし, 本稿はあらゆる慢性疾患の食事療法について解説する場ではなく, 狭義の在宅医療, すなわち超高齢者や終末期にあると考えられる患者の看取りの場としての在宅医療での栄養療法に限定しておく. ただし, 外来患者においても在宅医療の視点は大切であるのと同様, ここで述べる狭義の在宅医療においても「看取り」という固定観念ではなく, 生活者としての食事を支えていくという視点はきわめて重要である.

内容，社会資源の受給状況，介護者の力量や意欲，経済状況など，さまざまな患者の背景を把握し，評価を行うことが求められる[1]．殊に患者ひとりひとりが抱える問題点の抽出が重要である．

- 在宅で療養する患者に多くみられる，たんぱく質・エネルギー低栄養状態（protein energy malnutrition：PEM）では，早期の栄養介入が必要である．
- 「食欲がない」とか「最近やせてきた」と訴える患者はそのまま放置すると褥瘡や肺炎などの合併症を併発することも少なくない．その場合，患者の栄養状態を評価することが重要である．以下に当院で実施している栄養評価の手順を示す．

当院での栄養アセスメントの実際

①栄養スクリーニングの実施

- 当院では，2010年11月より，それまでの介護保険の栄養スクリーニング様式に代わり，簡易栄養状態評価（mini nutritional assessment：MNA）[2]の手法を用いている．
- 金沢在宅NST経口摂取相談会（旧金沢・在宅NST研究会経口摂取相談会[3]）では，実際に多職種からなるメンバーで訪問評価をする際においても，それまでの主観的包括的栄養評価（subjective global assessment：SGA，**1**[4]）に代わり，2011年1月よりMNAの手法を使っている（**2**）．

②栄養状態の把握

- スクリーニングで得られた情報をもとに「低栄養」，もしくは「低栄養状態の恐れあり」との判定結果が出た場合には，より詳細な患者の栄養状態を把握する必要がある．
- 1日の摂水量や食事量（食事回数やどのような食品をどれだけ摂取しているか）などから，患者がどれだけの水分やエネルギー，たんぱく質を摂っているのか把握する．同時に，対象の患者の必要栄養量を求める（☞p40 **Lecture**）．

③栄養計画と実施

- 上記を参考に，患者の栄養必要量をどのような手法で充足するか，具体的に計画を立てて実施する．
- 食事面においては，病態や個人の食文化，嗜好など十人十色であり画一的な計画は全く意味がない．例えば，水分補給の方法でトロミをつけた水分は嫌がられ摂れない患者がゼリー状にした水分なら好んで摂れることがある．
- 病態や経済状況，嗜好などを十分に把握した上で，その患者に合った栄養計画を立てることが求められる．
- 食事量が十分摂れない場合，少量で高栄養の栄養補助食品の利用を提案してみることも重要である

NST
nutrition support teamの略語で，栄養サポートチームのことを指す．医師，薬剤師，管理栄養士，検査技師などのチームで，個々の症例に応じた栄養管理を行う．

三大栄養素
食物中に含まれる炭水化物（carbohydrate），たんぱく質（protein），脂肪（fat）の3つの栄養素を指す．エネルギーや生体を構成する成分の素となり，1gにつき，炭水化物4 kcal，たんぱく質4 kcal，脂質9 kcalのエネルギーがある．

少量で高栄養の栄養補助食品（例）
- ゼリータイプ：エンジョイゼリー（クリニコ），アイソカル・ジェリーHC（ネスレ日本），アイオールソフト（ニュートリー），はい！ババロア（ニュートリー）など
- 半固形タイプ：テルミール®ソフトM（テルモ），メディエフ®プッシュケア（味の素）など
- 流動タイプ：メイバランス®ミニ（明治），テルミール®ミニ（テルモ），テルミール®2.0α（テルモ）など

1 SGA（主観的包括的栄養評価）によるスクリーニングシート

患者氏名：＿＿＿＿＿＿＿＿（男・女）＿＿歳　身長：＿＿＿＿＿cm　体重：＿＿＿＿＿kg　要介護度：＿＿＿＿＿
評価年月日：＿年＿月＿日　評価者氏名(職種)：＿＿＿＿＿＿＿＿＿＿＿＿＿＿＿＿＿＿＿（＿＿＿＿＿）

合併症：□糖尿病　□心疾患　□肝疾患　□腎疾患　□脳血管障害　□慢性閉塞性肺疾患
　　　　□その他（　　　　　　　　　　　　　　　　　　　　　　　　）

第1段階
　　□　明らかに過栄養　⇒　第2段階は不要　評価へ．
　　□　明らかに栄養不良無し　⇒　第2段階は不要　評価へ．
　　□　栄養不良の可能性あり　⇒　第2段階を記入し評価へ．

第2段階
　a) 病歴
　　1．体重の変化　　通常の体重　＿＿＿＿＿kg
　　　　　　　　　　現在の体重　＿＿＿＿＿kg
　　　　　　　　　　増加・減少　＿＿＿＿＿kg　いつから（　　　　　　　　）
　　　　　　　　　　□測定不能
　　2．食物摂取量の変化(通常との比較)
　　　　　　　　変化　　　□無　□有 → いつから（　　　　　　　　）
　　　　　　　　摂食状況　□全量　□半量　□摂食不能
　　　　　　　　現在食べられるもの
　　　　　　　　　　　　□食べられない　□流動食　□半固形食　□固形食
　　3．消化器症状
　　　　　　　　症状　□無
　　　　　　　　　　　□有　□嘔気　いつから（　　　　　　　　）
　　　　　　　　　　　　　　□嘔吐　いつから（　　　　　　　　）
　　　　　　　　　　　　　　□下痢　いつから（　　　　　　　　）
　　4．身体機能(ADL)
　　　　　　　　機能障害　□無　□歩行援助　□室内歩行のみ　□寝たきり
　　　　　　　　嚥下障害　□無　□有
　b) 身体状態
　　　　体型　□普通　□るいそう(軽度・重度)　□肥満
　　　　浮腫　□無　□有　部位（＿＿＿＿＿＿＿＿＿＿）
　　　　褥瘡　□無　□有　部位（＿＿＿＿＿＿＿＿＿＿）
　　　　腹水　□無　□有

評　価
　　□A：栄養状態良好　（栄養学的に問題ありません．）
　　□B：軽度の栄養不良　（現在のところNST対象症例ではありません．ただし，今後の経過によってCへ
　　　　　　　　　　　　の移行が考えられますので注意が必要です．）
　　□C：栄養不良　（NST対象症例です．経過・病態に応じて栄養療法導入が必要です．）
　　□D：過栄養　（栄養指導依頼が必要です．）

（金沢・在宅NST研究会・栄養評価ワーキンググループ作成，Clinic magazine 2007[4] より）

2 MNA（簡易栄養状態評価）の記入例

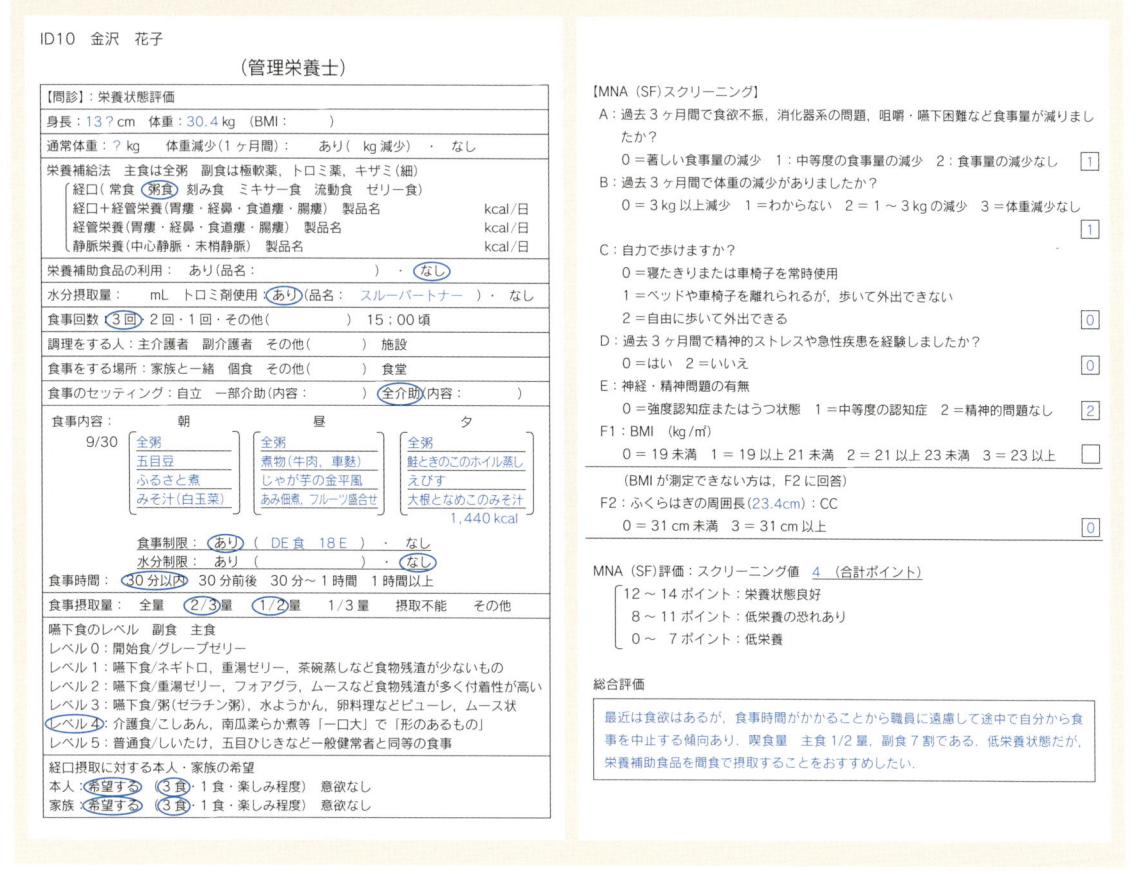

ID10　金沢　花子
（管理栄養士）

【問診：栄養状態評価】
身長：13?cm　体重：30.4kg（BMI：　　）
通常体重：? kg　体重減少（1ヶ月間）：あり（　kg減少）・なし
栄養補給法　主食は全粥　副食は極軟菜，トロミ薬，キザミ（細）
　経口（常食　㊟粥食　刻み食　ミキサー食　流動食　ゼリー食）
　経口＋経管栄養（胃瘻・経鼻・食道瘻・腸瘻）製品名　　　　kcal／日
　経管栄養（胃瘻・経鼻・食道瘻・腸瘻）製品名　　　　　　　kcal／日
　静脈栄養（中心静脈・末梢静脈）製品名　　　　　　　　　　kcal／日
栄養補助食品の利用：あり（品名：　　　　　）・㊟なし
水分摂取量：　　mL　トロミ剤使用（㊟あり）（品名：スルーパートナー　）・なし
食事回数　㊟3回　2回・1回・その他（　　　　）　15：00頃
調理をする人：主介護者　副介護者　その他（　　）施設
食事をする場所：家族と一緒　個食　その他（　　）食堂
食事のセッティング：自立　一部介助（内容：　　）全介助（内容：　　）

食事内容：
	朝	昼	夕
9/30	全粥 五目豆 ふるさと煮 みそ汁（白玉菜）	全粥 煮物（牛肉，車麩） じゃが芋の金平風 あみ佃煮，フルーツ盛合せ	全粥 鮭ときのこのホイル蒸し えびす 大根となめこのみそ汁

1,440 kcal

食事制限：㊟あり（　DE食　18 E　）・なし
水分制限：あり（　　　　　　　　）・㊟なし
食事時間：㊟30分以内　30分前後　30分～1時間　1時間以上
食事摂取量：全量　㊟2/3量　㊟1/2量　1/3量　摂取不能　その他

嚥下食のレベル　副食　主食
レベル0：開始食／グレープゼリー
レベル1：嚥下食／ネギトロ，重湯ゼリー，茶碗蒸しなど食物残渣が少ないもの
レベル2：嚥下食／重湯ゼリー，フォアグラ，ムースなど食物残渣が多く付着性が高い
レベル3：嚥下食／粥（ゼラチン粥），水ようかん，卵料理などピューレ，ムース状
㊟レベル4：介護食／こしあん，南瓜柔らか煮等「一口大」で「形のあるもの」
レベル5：普通食／しいたけ，五目ひじきなど一般健常者と同等の食事

経口摂取に対する本人・家族の希望
本人　㊟希望する　（㊟3食・1食・楽しみ程度）　意欲なし
家族　㊟希望する　（㊟3食・1食・楽しみ程度）　意欲なし

【MNA（SF）スクリーニング】
A：過去3ヶ月間で食欲不振，消化器系の問題，咀嚼・嚥下困難など食事量が減りましたか？
　0＝著しい食事量の減少　1＝中等度の食事量の減少　2＝食事量の減少なし　[1]
B：過去3ヶ月間で体重の減少がありましたか？
　0＝3kg以上減少　1＝わからない　2＝1～3kgの減少　3＝体重減少なし　[1]
C：自力で歩けますか？
　0＝寝たきりまたは車椅子を常時使用
　1＝ベッドや車椅子を離れられるが，歩いて外出できない
　2＝自由に歩いて外出できる　[0]
D：過去3ヶ月間で精神的ストレスや急性疾患を経験しましたか？
　0＝はい　2＝いいえ　[0]
E：神経・精神問題の有無
　0＝強度認知症またはうつ状態　1＝中等度の認知症　2＝精神的問題なし　[2]
F1：BMI（kg/m²）
　0＝19未満　1＝19以上21未満　2＝21以上23未満　3＝23以上　[ ]
（BMIが測定できない方は，F2に回答）
F2：ふくらはぎの周囲長（23.4cm）：CC
　0＝31cm未満　3＝31cm以上　[0]

MNA（SF）評価：スクリーニング値　4　（合計ポイント）
　12～14ポイント：栄養状態良好
　8～11ポイント：低栄養の恐れあり
　0～7ポイント：低栄養

総合評価

最近は食欲はあるが，食事時間がかかることから職員に遠慮して途中で自分から食事を中止する傾向あり．喫食量　主食1/2量，副食7割である．低栄養状態だが，栄養補助食品を間食で摂取することをおすすめしたい．

（金沢在宅NST経口摂取相談会で現在使用している書式．経口摂取チェックリストの管理栄養士担当分）

⚓ ④モニタリングと再評価

- モニタリングとは，栄養状態の経過を観察することをいう．先に求めた必要栄養量は，暫定的なもので確実な数値とはいえない．体重，上腕周囲長（AC），上腕三頭筋皮下脂肪厚（TSF）の変化のほか，生化学的所見（血清アルブミン値，コレステロール値，総リンパ球数など）で，臨床所見（皮膚，頭髪，爪，腹部，下肢，口唇・口腔など）などの変化を診る[1]．

⚓ ⑤栄養補給方法や栄養指導の見直し

- モニタリングの結果，期待していた結果が得られなかった場合，栄養補給方法や栄養指導に問題がなかったかを検討し，見直す必要がある．場合によっては介入している他職種と情報を共有し，相談することも重要である．
- モニタリングの期間は，個々の栄養状態により違う．栄養障害のリスクが大きいほどこまめに行うことが望まれるが，一般的には1～3か月のサイクルで実施していることが多い．

必要栄養量の求め方

一般的には，Harris-Benedict の公式や簡易的な方法により求めることが多い（**3**[5]）．

ただし，低栄養状態にある場合やストレス下にある患者の栄養必要量を正確に把握することは困難であり，患者の栄養状態の推移を診ながら栄養量を増減することが必要である．

まずは，水分と三大栄養素の確保が重要になる．

3 必要カロリー量・たんぱく量・水分量の推定法

必要カロリー量	Harris-Benedict の公式 　　男性：BEE ＝ 66.47 ＋ 13.5 W ＋ 5.0 H － 6.76 A 　　女性：BEE ＝ 655.1 ＋ 9.56 W ＋ 1.85 H － 4.68 A 　　　　　　W ＝体重 kg　H ＝身長 cm　A ＝年齢 year 　　必要カロリー量＝ BEE ×活動係数×傷害係数 　　活動係数：寝たきり＝ 1.2　歩行＝ 1.3 　　傷害係数：軽度感染症＝ 1.2　中等度感染症＝ 1.5　など 　簡易法：重度の代謝亢進ストレス下ではこちらを用いる 　　必要カロリー量＝体重×（25 〜 30）
必要たんぱく量	必要たんぱく量 代謝亢進ストレス　（g/体重 kg/日） 　なし　　　　　　　0.6 〜 1.0 　軽度　　　　　　　1.0 〜 1.2 　中等度　　　　　　1.2 〜 1.5 　重度　　　　　　　1.5 〜 2.0
必要水分量	体重 kg あたり　25 〜 30 mL

Harris-Benedict 式の体重は現体重．IBW 比 20％以上の肥満者・るいそう者では下記の補正体重を用いる．ただし，低栄養など，低体重が問題となる場合（％ IBW ＜ 80％）では理想体重を用いる．
補正体重＝（現体重－理想体重）× 0.25 ＋理想体重
理想体重(kg)＝身長(m)×身長(m)× 22

（鈴木央「在宅で褥瘡に出会ったら」2010[5] より）

栄養処方の基本

栄養管理法の適応基準

- 患者の病態により，適切な栄養投与の経路を選択しなければならない．消化管が安全に使用できる場合は**経口摂取**，安全に使用ができない場合は**静脈栄養法**の適応となる．
- 経口摂取が困難で長期にわたり経口から栄養を摂取できないと判断した場合，**経鼻栄養法や胃・腸瘻栄養法**を勧める．
- 消化管が 2 週間以上使えない場合は高カロリーの輸液が可能な**中心静脈栄養法**を，2 週間未満であれば，**末梢静脈栄養法**を選択する（**4**[6]）．
- 当院では，消化管が安全に使用できる場合，「口から食べること」を最優先に考えている．在宅医療では管理栄養士が訪問し，食形態の工夫の指導や，さまざまな栄養補助食品の情報提供などの支援を行っている．
- あの手この手を尽くしても経口からの必要栄養量の確保が困難な場合は，本

4 栄養管理法の適応基準

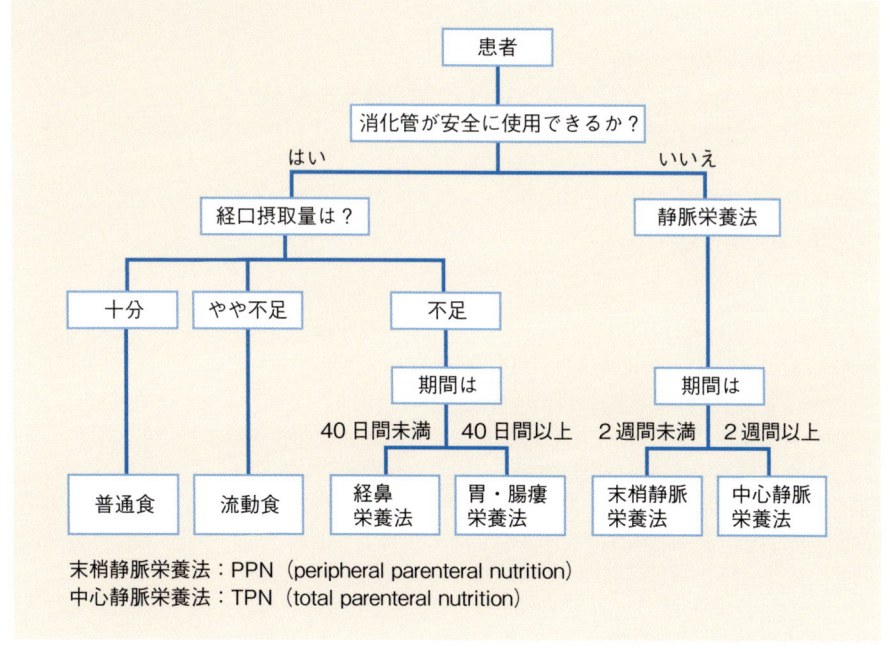

```
                        患者
                         │
                消化管が安全に使用できるか？
              はい ┘         └ いいえ
            経口摂取量は？          静脈栄養法
       ┌─────┼─────┐            │
      十分  やや不足  不足          期間は
       │    │     │         ┌───┴───┐
     普通食  流動食  期間は    2週間未満  2週間以上
              ┌─────┴─────┐       │        │
           40日間未満  40日間以上  末梢静脈   中心静脈
              │         │      栄養法     栄養法
            経鼻      胃・腸瘻
            栄養法    栄養法
```

末梢静脈栄養法：PPN（peripheral parenteral nutrition）
中心静脈栄養法：TPN（total parenteral nutrition）

（宮澤靖．看護技術 2004[6]より）

人・家族に対して十分な話し合いとインフォームドコンセントを行い，同意が得られれば，**在宅経腸栄養法**を選択する．
- 経口摂取量が，通常の半分以下（約 500 kcal）が 1 週間以上続く場合，脱水状態になっていることが多く，末梢からの経静脈栄養で補液を行うことが優先される．
- 補液を行い脱水状態が改善されても経口摂取量が増えないようであれば，在宅経腸栄養法を考える．
- 経口摂取と経管栄養を併用する患者の場合，必要エネルギーとたんぱく質を充足できるように栄養剤の量を調整する．経口摂取量の不足分を栄養剤で補うことになる．

経腸栄養剤の種類と病態別栄養剤

- 在宅では栄養剤は一般的に患者の経済的負担を考えて，医薬品扱いのものを使うことが多い．
- 栄養剤にはそれぞれ特徴がある．エンシュア・リキッド®は脂肪分を多く含みたんぱく質は比較的少ない．従来のラコール®はビタミン K 含有量が多いためワーファリン®との併用が困難であったが，最近はビタミン K 含有量を押えたラコール®NF が発売されている．
- 病態別で考えた場合，褥瘡にはたんぱく質の多いラコール®を，腎機能障害や慢性呼吸器不全などの肺疾患のある患者には低たんぱく質で脂肪分の多いエンシュア・リキッド®を勧めることもある．

当院における在宅経腸栄養法の実際と背景

　在宅経腸栄養法とは，さまざまな病態により経口摂取のみでは栄養必要量を満たすことができない患者，またはその結果，栄養不良に陥った患者のうちで，消化管が十分に機能し，使用可能である場合に在宅で行う経腸栄養による栄養療法のことをいう．

　当院では 2004 年 6 月より管理栄養士を採用し，胃瘻患者のみならず在宅患者の栄養管理を目的に，在宅患者訪問栄養食事指導（以下，訪問栄養指導）を実施している．訪問栄養指導は，1994 年 10 月に社会保険診療報酬の改定に伴い新設され，その後 2000 年 4 月 1 日には介護保険法の居宅療養管理指導として新たに設定されている．対象は，在宅で療養する通院困難で食事療法が必要な患者や，低栄養状態，あるいは摂食・嚥下障害を有し食形態の工夫を要する患者に対して，管理栄養士が患者の自宅を訪問し，栄養アセスメントや食事療養指導を実施した際に 1 か月に 2 回まで算定されるものである．

　当院が 2004 年 7 月より管理栄養士による訪問栄養指導を開始してから 2012 年 12 月までに経験した症例数は，82 症例であるが，そのうち何らかの在宅経腸栄養法を利用している症例は，15 例にのぼる．全体の約 18％あまりの患者が在宅経腸栄養法を利用しているという結果が得られた．

　栄養補給の内容別（**5**）では，全体の約 82％が「経口のみ」であり，その中には胃瘻ができない患者が 2 例，胃瘻を拒否した患者が 3 例，胃瘻を離脱した患者が 2 例となっている．また，経管栄養だけで栄養補給をしている「胃瘻のみ」が 2 例，経鼻胃管が 1 例だけであり，残りの 12 例は「経口摂取」と「経管栄養」を併用している．また，経管栄養の投与ルートとしては PEG（percutaneous endoscopic gastrostomy）のほか，経鼻胃管，経皮経食道胃管，経皮内視鏡的空腸瘻などを経験している．

　当院では，訪問栄養指導の対象者は当院が関わる居宅療養者に限定はしていない．地域包括支援センターや居宅介護支援事業所のケアマネジャーなどを通して依頼があった場合，すなわち療養者の主治医が当院外である事例であっても主治医と連携して訪問栄養指導を実施している．2012 年では，全体の 40％余りが地域のケアマネジャーからの依頼である．

　病態別では，嚥下障害が最も多く，次いで低栄養の順にあり，介護度別では要介護度 5 が最も多い．しかし，最近の傾向として要支援 1 ～ 2 の療養者への依頼が出てくるようになった．介護予防の意味で，この段階で栄養介入することは，重症化を予防する意味で極めて重要と考える．

5 在宅療養者の栄養補給の内容（2004.7 ～ 2012.12）

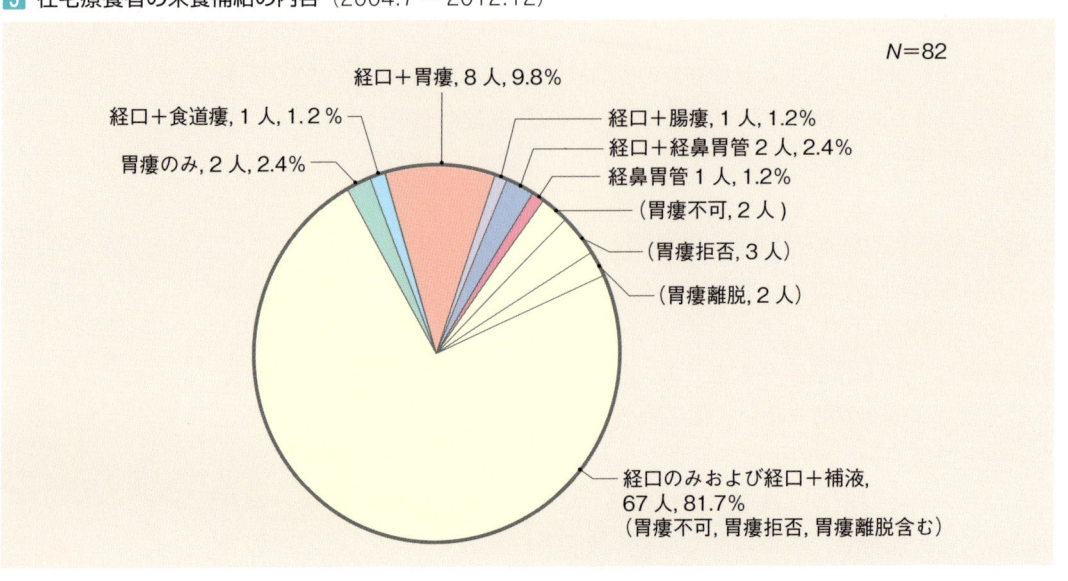

N=82

- 経口＋胃瘻, 8 人, 9.8％
- 経口＋食道瘻, 1 人, 1.2％
- 経口＋腸瘻, 1 人, 1.2％
- 経口＋経鼻胃管 2 人, 2.4％
- 胃瘻のみ, 2 人, 2.4％
- 経鼻胃管 1 人, 1.2％
- （胃瘻不可, 2 人）
- （胃瘻拒否, 3 人）
- （胃瘻離脱, 2 人）
- 経口のみおよび経口＋補液, 67 人, 81.7％（胃瘻不可, 胃瘻拒否, 胃瘻離脱含む）

- 医薬品扱い以外の食品タイプの栄養剤を選択することも多い．
- 液体タイプと粘度調整された栄養剤，また 1 mL あたりの栄養量が 1 kcal，1.5 kcal 以上，2.0 kcal の製品が販売されている．
- 食品扱いの製品では**病態別**に**製造された栄養剤**も多い．
- 経腸栄養剤のみで栄養補給を長期にわたって行う場合は，電解質の不足に注意が必要である．長期に療養する在宅の経管栄養患者では，**低ナトリウム血症**に陥ることが多い．その場合，投与水分量の見直しや塩化ナトリウムの処方が必要である．
- 栄養剤には構成される成分から，①**成分栄養剤**（窒素源がアミノ酸だけで構成），②**消化態栄養剤**（構成成分の大部分が消化された状態），③**半消化態栄養剤**(天然食品をある程度消化した状態で窒素源はたんぱく質で構成)，④**天然濃厚流動食**(天然の食品が素材)の 4 種類があり，消化管の機能の程度により選択される．
- 以上のように経管栄養や経静脈栄養を導入するタイミングと併せ，病態に応じた適正な栄養剤の選択と組み合わせが重要である．

> 例えば，糖尿病にはグルセルナやタピオン，インスロー，腎疾患用にはレナウェル，リーナレン，呼吸器疾患用にはライフロン Q10 などがある．

おわりに

- 栄養アセスメントと栄養処方，言うはやすく，それを現場で適応していくには，在宅で過ごす患者の問題と正面から向き合って，解決していく他はない．その時，医師ひとりで抱え込むのではなく，地域で活躍する管理栄養士をはじめとする，在宅 NST メンバーとのチーム医療を立ち上げ，運用していくリーダーシップが求められる．

文献

1) 井上啓子．栄養アセスメントの実際．訪問看護と介護 2004；12：895-901．
2) 雨海照祥．高齢者の栄養スクリーニングツール MNA ガイドブック，第 1 版．医歯薬出版；2011，pp143-150．
3) 小川滋彦，綿谷修一，河崎寛孝．地域医療における摂食・嚥下のチームアプローチ―金沢・在宅 NST 研究会「経口摂取相談会」の取り組み．Clinical Rehabilitation 2010；19：857-863．
4) 小川滋彦．地域全体で病院 NST を外部支援―金沢・在宅 NST 研究会の意義．Clinic magazine 2007；No 456：14-15．
5) 鈴木央．在宅で褥瘡に出会ったら，第 1 版．南山堂；2010，pp49-59．
6) 宮澤靖．PEG から経口摂取へのステップアップ―NST の実践活動から．看護技術 2004；50（7）：45-48．

在宅医療の諸課題

サルコペニアとリハビリテーション栄養

若林秀隆
横浜市立大学附属市民総合医療センターリハビリテーション科

- ◆在宅リハビリテーションで機能やADLが低下している障害者，高齢者を診察すると，機能低下の原因がサルコペニア（筋減弱症）や低栄養であることが少なくない．
- ◆これらの場合，リハビリテーション栄養管理で機能やADLが改善する可能性があるにもかかわらず，適切に評価されず見過ごされていることがある．
- ◆サルコペニアは寝たきり，嚥下障害，呼吸障害の原因の一つであり，その評価と対応は在宅医療で大切である．
- ◆リハビリテーション栄養とは，栄養状態も含めて国際生活機能分類（ICF）で評価を行ったうえで，障害者や高齢者の機能，活動，参加を最大限発揮できるような栄養管理を行うことである．
- ◆「栄養ケアなくしてリハビリテーションなし」，「栄養はリハビリテーションのバイタルサインである」ことを理解する．

サルコペニアとは

- サルコペニアは1989年にRosenbergによって，加齢による筋肉量減少を意味する言葉として提唱された．
- 「サルコ」は肉・筋肉，「ペニア」は減少・消失を意味するギリシャ語である．
- 2010年のEWGSOP（European Working Group on Sarcopenia in Older People）のコンセンサス論文では，サルコペニアは「進行性，全身性に認める筋肉量減少と筋力低下であり，身体機能障害，QOL低下，死のリスクを伴う」と定義された[1]．
- 原因別では，加齢のみが原因の場合を**原発性サルコペニア**，その他の原因（活動，栄養，疾患）の場合を**二次性サルコペニア**としている（**1**）[1]．
- 現時点でのサルコペニアの定義は，狭義では「加齢による筋肉量減少」，広義では「すべての原因による筋肉量減少，筋力低下，身体機能低下」となる．
- 在宅医療では，広義のサルコペニアの障害者，高齢者を認めることが多い．
- サルコペニアは寝たきり，嚥下障害，呼吸障害の原因の一つであり，70歳以下の高齢者の13〜24％，80歳以上では50％以上に認められる[2]ため，その評価と対応は在宅医療で大切である．

1 サルコペニアの原因

原発性サルコペニア
加齢の影響のみで，活動・栄養・疾患の影響はない

二次性サルコペニア
活動によるサルコペニア：廃用性筋萎縮，無重力
栄養によるサルコペニア：飢餓，エネルギー摂取量不足
疾患によるサルコペニア
侵襲：急性疾患・炎症(手術，外傷，急性感染症など)
悪液質：慢性疾患・炎症(がん，慢性心不全，慢性腎不全，慢性呼吸不全など)
原疾患：筋萎縮性側索硬化症，多発性筋炎，甲状腺機能亢進症など

(Cruz-Jentoft AJ, et al. Age Ageing 2010[1] より)

2 サルコペニアの診断基準

筋肉量減少＋筋力低下もしくは身体機能低下
　筋肉量減少
　　(例：若年の2標準偏差以下)
　筋力低下
　　(例：握力：男性30 kg以下，女性20 kg以下)
　身体機能低下
　　(例：歩行速度0.8 m/s以下)

(Cruz-Jentoft AJ, et al. Age Ageing 2010[1] より)

3 サルコペニアの分類

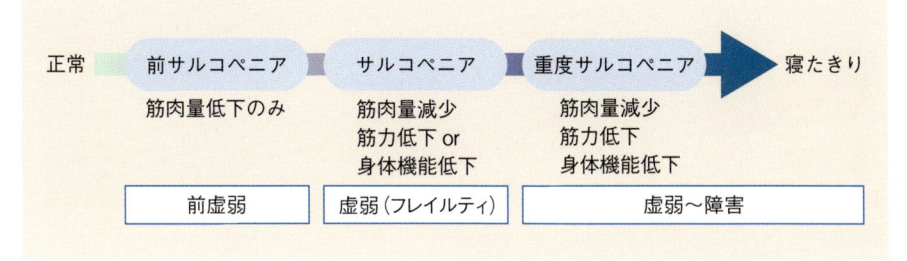

正常 → 前サルコペニア（筋肉量低下のみ）→ サルコペニア（筋肉量減少，筋力低下 or 身体機能低下）→ 重度サルコペニア（筋肉量減少，筋力低下，身体機能低下）→ 寝たきり

前虚弱｜虚弱（フレイルティ）｜虚弱〜障害

(Cruz-Jentoft AJ, et al. Age Ageing 2010[1] より)

- 低栄養の原因は，飢餓，急性疾患・外傷(侵襲)，慢性疾患(悪液質)に病態別に分類される[3]．これらはいずれも二次性サルコペニアの原因でもあるため，低栄養の多くに二次性サルコペニアを認める．

サルコペニアの診断

- サルコペニアの診断基準として，EWGSOPでは，「筋肉量減少を認め，筋力低下もしくは身体機能低下を認めた場合」としている(2)[1]．
- 筋肉量減少のみ認める場合を**前サルコペニア**，筋肉量減少，筋力低下，身体機能低下のすべてを認める場合を**重度サルコペニア**と診断する(3)[1]．
- 在宅でも握力と歩行速度の計測は可能であるが，筋肉量の計測が難しい．上腕周囲長（非利き腕の上腕中央で周径を計測）21 cm以下，もしくは下腿周囲長（ふくらはぎの最も太いところで周径を測定）28 cm以下であれば，臨床的には筋肉量減少ありと考える．
- 下方らは，普通歩行速度1 m/秒未満，もしくは握力が男性25 kg未満，女性20 kg未満である場合に**脆弱高齢者**と判断し，脆弱高齢者のうち，BMI 18.5 kg/m^{2}未満もしくは下腿周囲長30 cm未満である場合をサルコペニアとする**日本人高齢者の簡易基準**を作成した[4]．この診断基準であれば，在宅でも診断可能である．

> **ここに注目**
>
> 寝たきりや円背などで体重や身長が実測しにくい場合には，以下の方法で算出する．「膝高」は，膝と足首の部分をそれぞれ直角になるように調整した際の踵の真下の足裏から膝の真上までの長さ，「上腕三頭筋皮下脂肪厚」は，利き手でない上腕中央の背側の皮下脂肪の厚さである．
>
> - 身長
>   男性＝64.02＋(2.12×膝高(cm))－(0.07×年齢)
>   女性＝77.88＋(1.77×膝高(cm))－(0.10×年齢)
> - 体重
>   男性＝(1.01×膝高(cm))＋(上腕周囲長(cm)×2.03)＋(上腕三頭筋皮下脂肪厚(mm)×0.46)＋(年齢×0.01)－49.37
>   女性＝(1.24×膝高(cm))＋(上腕周囲長(cm)×1.21)＋(上腕三頭筋皮下脂肪厚(mm)×0.33)＋(年齢×0.07)－44.43

サルコペニアの原因

加齢

- 加齢とともに骨格筋は筋線維の数が減少し，筋線維自体も萎縮する．
- 加齢によるサルコペニアで主に萎縮するのは **typeⅡ筋線維**（速筋，白筋）である．一方，**廃用性筋萎縮**（後述）では主に**typeⅠ筋線維**（遅筋，赤筋）が萎縮する．
- サルコペニアでは，廃用性筋萎縮とは異なり，運動ニューロンと運動単位数が減少する．骨格筋再生に重要な筋芽細胞に分化する**筋衛星細胞**の数も減少し，筋芽細胞への分化も抑制される．
- 加齢によるサルコペニアの確定的な要因は不明であるが，栄養，身体活動，ホルモン，炎症など多くの要因の関与が考えられている．
- 加齢とともにテストステロン，エストロゲン，成長ホルモンといった同化促進ホルモンの血中濃度が低下し，炎症誘発性のサイトカインであるIL-6（interleukin-6）やTNF-α（tumor necrosis factor-α）の産生が増加する．

廃用

- 活動によるサルコペニアは，不活動，安静臥床，無重力などが原因で生じる廃用性筋萎縮である．つまり，廃用症候群の一部といえる．
- 機能障害としてよく認めるのは筋萎縮，骨粗鬆症，関節拘縮など筋骨格系の障害である．その他，循環器，呼吸器，消化器，神経系など各臓器の機能障害も認める．
- 治療は，原疾患の治療とともに，不要な安静や禁食を避けることである．原疾患の治療中から早期離床（座位，立位，歩行），早期経口摂取を進める．
- 廃用症候群の80〜90％程度に低栄養を認める[5,6]．廃用症候群の程度が重いほど低栄養を認めやすく，低栄養の廃用症候群患者ではリハビリテーショ

廃用症候群
疾患などのために活動性や運動量の低下した安静状態が続くことで全身の臓器に生じる二次的障害の総称である．急性期病院で生じることが多いが，在宅でも閉じこもりの生活で生じることがある．予備力の少ない高齢者や障害者では，軽度の侵襲や短期間の安静でも廃用症候群を認めやすい．

ンの機能予後が悪い．そのため，すべての廃用症候群患者に栄養評価が必要である．

⚓ 飢餓
- 飢餓とは，エネルギー摂取量がエネルギー消費量より少ない状態が続き，栄養不良となることである．
- マラスムス，クワシオルコル，マラスムス性クワシオルコル（混合型）に分類される．
- 日本では飢餓のみが原因の低栄養は，神経性食欲不振症やうつ病など一部の疾患に限定される．飢餓に侵襲もしくは悪液質を合併している低栄養が大半である．

⚓ 侵襲
- 侵襲とは，生体の内部環境の恒常性を乱す可能性がある刺激である．具体的には手術，外傷，骨折，感染症，熱傷などの急性炎症である．
- 侵襲下の代謝変化は，傷害期，異化期，同化期の3つの時期に分類される．
- 傷害期では一時的に代謝が低下する．異化期では筋肉蛋白質の分解が著明で，高度の侵襲では1日1kgの筋肉量が減少する．同化期では適切なリハビリテーションと栄養管理の併用で，筋肉量を増やすことができる．
- 目安としては，CRPが3mg/dLを下回ったら同化期と考える．

⚓ 悪液質
- 悪液質はEPCRC（European Palliative Care Research Collaborative）で以下のように定義されている．
  「悪液質は多くの要因による症候群である．従来の栄養サポートでは十分な回復が難しい骨格筋減少の進行を認める．脂肪は喪失することもしないこともある．食思不振や代謝異常の併発で蛋白とエネルギーのバランスが負になることが，病態生理の特徴である．」[7,8]
- 悪液質の原因疾患には，がんだけでなく，慢性感染症（結核，エイズなど），

4 悪液質の診断基準

- 以下の2つは必要条件
  - 悪液質の原因疾患の存在
  - 12か月で5％以上の体重減少（もしくはBMI 20未満）
- そのうえで以下の5つのうち3つ以上に該当する場合に診断
  ① 筋力低下
  ② 疲労
  ③ 食思不振
  ④ 除脂肪指数の低下（上腕筋周囲長：10パーセンタイル以下）
  ⑤ 検査値異常（CRP＞0.5, Hb＜12.0, Alb＜3.2）

(Evans WJ, et al. Clin Nutr 2008[9] より)

5 がんの前悪液質・悪液質・不応性悪液質の診断基準

前悪液質
・6 か月で 5%未満の体重減少 ・食思不振や代謝変化を認めることがある
悪液質
・6 か月で 5%以上の体重減少（BMI 20 未満かサルコペニアのときは 2%以上の体重減少） ・食事量減少や全身炎症を認めることが多い
不応性悪液質
・以下の 6 項目すべてに該当する場合 　・悪液質の診断基準に該当 　・生命予後が 3 か月未満 　・Performance status が 3 か 4 　・抗がん剤治療の効果がない 　・異化が進んでいる 　・人工的栄養サポートの適応がない

(Fearon K, et al. Lancet Oncol 2011[7]；European Palliative Care Research Collaborative. Clinical practice guidelines on cancer cachexia in advanced cancer patients[8] より)

膠原病（関節リウマチなど），慢性心不全，慢性腎不全，慢性呼吸不全，慢性肝不全，炎症性腸疾患などがある．これらの疾患を有する患者に低栄養を認める場合，悪液質の存在を疑う．
- 悪液質の診断基準を **4** に示す[9]．
- がん悪液質は，前悪液質，悪液質，不応性悪液質の 3 つの時期に分けて診断できる（**5**）[7,8]．
- 悪液質＝ターミナルではなく，不応性悪液質＝ターミナルである．
- 悪液質は慢性炎症であり，CRP 0.3～0.5 mg/dL 以上を認めることが多いので参考にする*．

*CRP 陰性のこともあるため，EPCRC のがん悪液質の診断基準には含まれていない．

⚓ 神経筋疾患など
- 多発性筋炎，筋萎縮性側索硬化症（amyotrophic lateral sclerosis：ALS）などの神経筋疾患によって，筋肉量低下，筋力低下，身体機能低下を認める．甲状腺機能亢進症でも認めることがある．

⚙ リハビリテーション栄養の考え方
- 広義のサルコペニアでは原因にあわせた介入が必要であり，リハビリテーション栄養の考え方が有用である．
- リハビリテーション栄養とは，栄養状態も含めて国際生活機能分類（International Classification of Functioning, Disability and Health：ICF，**6**）で評価を行ったうえで，障害者や高齢者の機能，活動，参加を最大限発揮できるような栄養管理を行うことである[10]．
- 栄養障害を認める患者では，リハビリテーションと栄養管理を併用することで，より機能改善を期待できる．
- リハビリテーション栄養はスポーツ栄養のリハビリテーション版ともいえ

6 国際生活機能分類（ICF）

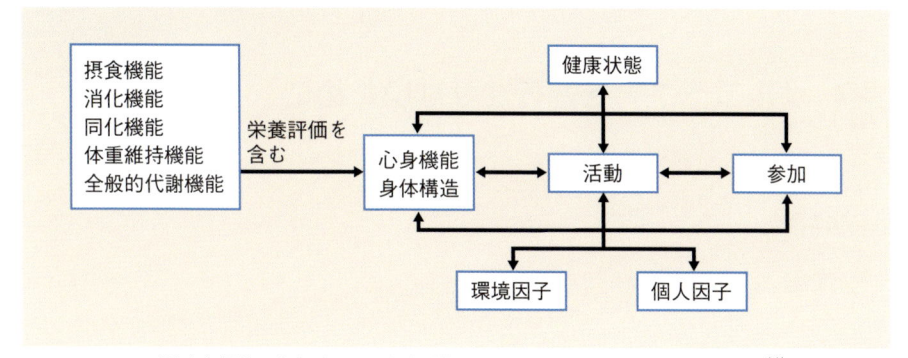

```
摂食機能
消化機能                              健康状態
同化機能      栄養評価を
体重維持機能   含む      心身機能
全般的代謝機能           身体構造  ←→  活動  ←→  参加

                        環境因子   個人因子
```

（障害者福祉研究会「ICF 国際生活機能分類―国際障害分類改定版」2002[11], p17 より）

7 リハビリテーション栄養アセスメントのポイント

- 栄養障害を認めるか評価する．何が原因か評価する．
- サルコペニア(広義)を認めるか評価する．何が原因か評価する．
- 摂食・嚥下障害を認めるか評価する．
- 現在の栄養管理は適切か，今後の栄養状態はどうなりそうか判断する．
- 機能改善を目標としたリハビリテーションを実施できる栄養状態か評価する．

る．リハビリテーション栄養ではスポーツ選手ではなく障害者や高齢者が，日常生活の中で最大限のパフォーマンスを発揮できるように栄養管理を行う．

- リハビリテーション栄養管理の主な内容は，①低栄養や不適切な栄養管理下におけるリハビリテーションのリスク管理，②リハビリテーションの時間と負荷が増加した状況での適切な栄養管理，③筋力・持久力などのさらなる改善の3つである．
- ICF の心身機能の中には，栄養関連の項目が含まれている．心身機能の第1レベルに，消化器系・代謝系・内分泌系の機能が，第2レベルに，摂食機能，消化機能，同化機能，体重維持機能，全般的代謝機能，水分・ミネラル・電解質バランスの機能がある（6）[11]．
- 栄養状態は ICF の健康状態にも含まれる．つまり，栄養障害は疾病かつ機能障害の一つである．
- リハビリテーション栄養評価のポイントは 7 の5つである[10]．
- 「今後の栄養状態」は，栄養も含めた全身状態と栄養管理の内容によって，改善，維持，悪化のいずれかと予測する．
- 今後の栄養状態が「悪化」と予測される場合，体重，筋力，持久力は低下する可能性が高い．この状況でレジスタンストレーニングや持久力増強訓練を行うと，かえって栄養状態が悪化して筋力や持久力が低下するので禁忌である．
- 今後の栄養状態は「維持」もしくは「改善」と予測される場合は，レジスタンストレーニングや持久力増強訓練の適応となる．栄養モニタリングは必要

であるが，機能改善を目標として，より長時間で高負荷のリハビリテーションを実施できる．

サルコペニアを進行させないために

- サルコペニアの対応は，原因によって異なる．レジスタンストレーニングを行うべき場合と禁忌の場合があることに留意する．

加齢

- レジスタンストレーニングが最も効果的である．分枝鎖アミノ酸も有用であり，レジスタンストレーニング直後の摂取が望ましい．

サルコペニアの摂食・嚥下障害

摂食・嚥下には表情筋，咀嚼筋，舌筋，舌骨上筋，舌骨下筋，口蓋筋，咽頭筋といった多くの筋肉が関与している．そのため，これらの筋肉のサルコペニアで摂食・嚥下障害を生じることがある．例えば誤嚥性肺炎になると，8のようにサルコペニアの3つの原因を合併することが多い[12]．誤嚥性肺炎の治癒後は発症前と比較してサルコペニアが進行して，摂食・嚥下機能が悪化しやすい．

対応にはリハビリテーション栄養の考え方が有用である．

加齢に対しては嚥下筋のレジスタンストレーニング（舌筋力増強訓練，頭部挙上訓練，嚥下おでこ体操：額に手を当てて抵抗を加え，おへそをのぞき込むように強く下を向く），活動に対しては早期経口摂取と早期離床，栄養に対しては適切な栄養管理を行う．

疾患に対しては，例えば誤嚥性肺炎の場合，侵襲が異化期か同化期かによって訓練内容は異なる．異化期の場合には筋肉量・筋力増強を期待しにくいため，廃用予防，機能維持を目標としたリハビリテーションを行う．同化期の場合には適切な栄養管理のもとで機能改善を目標としたリハビリテーションを行う．

栄養改善を目標とした栄養管理を行えば，筋肉量増加，筋力改善とともに，摂食・嚥下機能の改善を期待できる．

8 誤嚥性肺炎・サルコペニアの摂食・嚥下障害

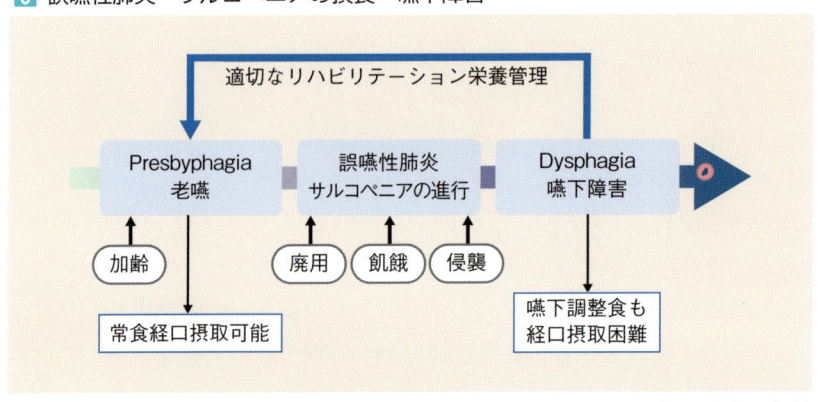

```
              適切なリハビリテーション栄養管理
    ┌─────────────────────────────────────┐
    ↓                                     │
 Presbyphagia  →  誤嚥性肺炎      →   Dysphagia  →
    老嚥            サルコペニアの進行        嚥下障害
     ↑              ↑    ↑    ↑              ↓
    加齢          廃用 飢餓 侵襲          嚥下調整食も
     ↓                                    経口摂取困難
  常食経口摂取可能
```

（若林秀隆，藤本篤士「サルコペニアの摂食・嚥下障害―リハビリテーション栄養の可能性と実践」2012[12]より）

活動の低下
- 不要な安静や禁食を避けて，四肢体幹や嚥下の筋肉量を低下させないことが最も重要である．早期離床，早期経口摂取で廃用症候群を予防する．

栄養状態の悪化・飢餓
- エネルギー消費量と栄養改善を考慮した栄養管理を行う．

> 1日エネルギー消費量＝1日エネルギー摂取量の場合，現在の栄養状態を維持できても栄養改善は困難である．飢餓の改善を目指す場合，1日エネルギー必要量＝1日エネルギー消費量＋エネルギー蓄積量（200〜750 kcal程度）とする．

- 飢餓の場合，レジスタンストレーニングや持久力増強訓練は禁忌である．しかし1日中，安静臥床にしていれば廃用性筋萎縮が進行する．そのため，早期離床や機能維持を目標として，関節可動域訓練，ADL訓練，座位・立位・短距離歩行訓練などを短時間行う．

侵襲
- 侵襲の異化期では，多くの外因性エネルギー（経口摂取，経管栄養，静脈栄養）を投与しても筋肉の蛋白質の分解を抑制できないため，栄養状態の悪化防止を目標とする．
- 異化期の1日エネルギー投与量は，筋肉の蛋白質の分解によって生じる内因性エネルギーを考慮して15〜30 kcal/kg/日程度を目安とする．同化期では1日エネルギー必要量＝1日エネルギー消費量＋エネルギー蓄積量とする．
- 異化期ではレジスタンストレーニングは禁忌であり，早期離床と機能維持を目標とする．同化期では機能改善を目標に，レジスタンストレーニングも含めた積極的な機能訓練を行う．

悪液質
- 前悪液質と悪液質では栄養管理単独での栄養改善には限度があるため，運動療法や薬物療法も含めた包括的な対応を行う．
- 高たんぱく質食(1.5 g/kg/日)やn-3脂肪酸（エイコサペンタエン酸2〜3 g/日）の投与が有効という報告もある．
- 運動（有酸素運動，レジスタンストレーニング）には抗炎症作用があり，運動による抗炎症作用で慢性疾患の炎症を改善できれば，食欲と栄養状態の改善を期待できる．
- 薬物療法として，六君子湯の投与を検討する．
- 不応性悪液質では，緩和医療の一環として，QOLを低下させないリハビリテーション栄養管理を行う．

神経筋疾患など

- 神経筋疾患では，原疾患の進行による筋肉量・筋力低下は避けられないことが多い．ただし，飢餓と廃用の予防に十分留意する．
- 原疾患による筋萎縮に活動と栄養（飢餓）によるサルコペニアを合併した場合，適切なリハビリテーション栄養管理でサルコペニアを一時的に改善できることがある．

おわりに

- 在宅では加齢，活動，栄養，疾患のうち，複数の原因を合併したサルコペニアを有する障害者，高齢者が多い．
- 特にがん，慢性呼吸不全，慢性心不全，慢性腎不全による悪液質を合併した二次性サルコペニアに対しては，包括的な対応が重要である．
- 緩和ケアの中で前悪液質や悪液質を早期に診断して，早期からリハビリテーション栄養管理を実践してほしい．

文献

1) Cruz-Jentoft AJ, et al. Sarcopenia：European consensus on definition and diagnosis. Age Ageing 2010；39：412-423.
2) Baumgartner RN, et al. Epidemiology of sarcopenia among the elderly in New Mexico. Am J Epidemiol 1998；147：755-763.
3) White JV, et al. Characteristics recommended for the identification and documentation of adult malnutrition (undernutrition). JPEN 2010；36：275-283.
4) 下方浩史，安藤富士子．サルコペニア—研究の現状と未来への展望 1．日常生活機能と骨格筋量，筋力との関連．日老医誌 2012；49：195-198.
5) Wakabayashi H, Sashika H. Association of nutrition status and rehabilitation outcome in the disuse syndrome：a retrospective cohort study. General Medicine 2011；12：69-74.
6) Wakabayashi H, Sashika H. Malnutrition is associated with poor rehabilitation outcome in elderly inpatients with hospital-associated deconditioning：a prospective cohort study. J Rehabil Med 2013 doi：10.2340/16501977-1258.
7) Fearon K, et al. Definition and classification of cancer cachexia：an international consensus. Lancet Oncol 2011；12：489-495.
8) European Palliative Care Research Collaborative. Clinical practice guidelines on cancer cachexia in advanced cancer patients.
   http://www.epcrc.org/guidelines.php?p=cachexia
9) Evans WJ, et al. Cachexia：a new definition. Clin Nutr 2008；27：793-799.
10) 若林秀隆．リハビリテーション栄養ハンドブック．医歯薬出版；2010, p1, 91.
11) 障害者福祉研究会．ICF 国際生活機能分類—国際障害分類改定版．中央法規出版；2002, p17, 85-89.
12) 若林秀隆，藤本篤士．サルコペニアの摂食・嚥下障害—リハビリテーション栄養の可能性と実践．医歯薬出版；2012, p127.

在宅医療の諸課題

嚥下障害のアセスメントと嚥下リハビリテーション

大石善也
大石歯科医院

- 要介護者の意識実態調査分析によると，療養生活において一番の楽しみは食事であるとされるが，原疾患・廃用・認知・口腔の影響を受け，療養生活のQOLと栄養は介護度とともに低下する．
- 嚥下障害を知るためには「嚥下の5期（摂食嚥下のメカニズム）」と「口腔ケアの役割」を学ぶことが必要である．
- 摂食嚥下・栄養フローチャートから，医師が多職種にスイッチを押すタイミングを習得する．
- 嚥下に詳しい医療者が不在で，かつ特別な機器（嚥下内視鏡等）がない環境（＝地域医療で身近に直面する場合）において，療養生活者の「食」をどのようにマネジメントするかについて理解を深める．

● 要介護者の意識実態調査分析によると，療養生活において一番の楽しみは食事である[1]．しかしながら，この楽しみが原疾患・廃用・認知・口腔の影響を受け，療養生活のQOLと栄養が介護度とともに低下すると，終末期PEG問題にも関わってくる[2]．

嚥下の5期と医科・歯科の連携

● 摂食嚥下とは，食物を認識して口に取り込み（認知期），咀嚼して食べ物の塊が形成され（咀嚼期），舌・顎・頬等の協調運動により咽頭に送り込まれ（口腔期），嚥下が起こり（咽頭期），食道に流れ込む（食道期）という一連の過程を指す（**1**）．

認知期

- 認知症は食物の認識以外にも，義歯の扱いの健忘・治療拒否・飲み込まない・窒息の経験など周囲を悩ませる疾患である．
- 歯科衛生士は摂食想起を目的として口腔ケアに介入し，多職種との食支援の部分を歯科医師がコーディネート役となり，十分な連絡をとり解決に向けて支援する．
- 医師は認知症のステージと，その時期に起こる摂食問題を理解しておく（**2**）．
- 食事パターンを忘れた方への食支援など，認知による関係性の障害（食の

PEG
percutaneous endoscopic gastrostomy；経皮的内視鏡下胃瘻造設術

Point
あまり難しく考えずに，自分の唾液を，口を開けて舌を動かさずに上を向いて飲んでみると，摂食嚥下で問題となる，**窒息**（不慮の事故では交通事故を抜いて第1位）・**咽頭への送り込み不全・誤嚥**という障害が疑似体験できる．

1 嚥下の5期

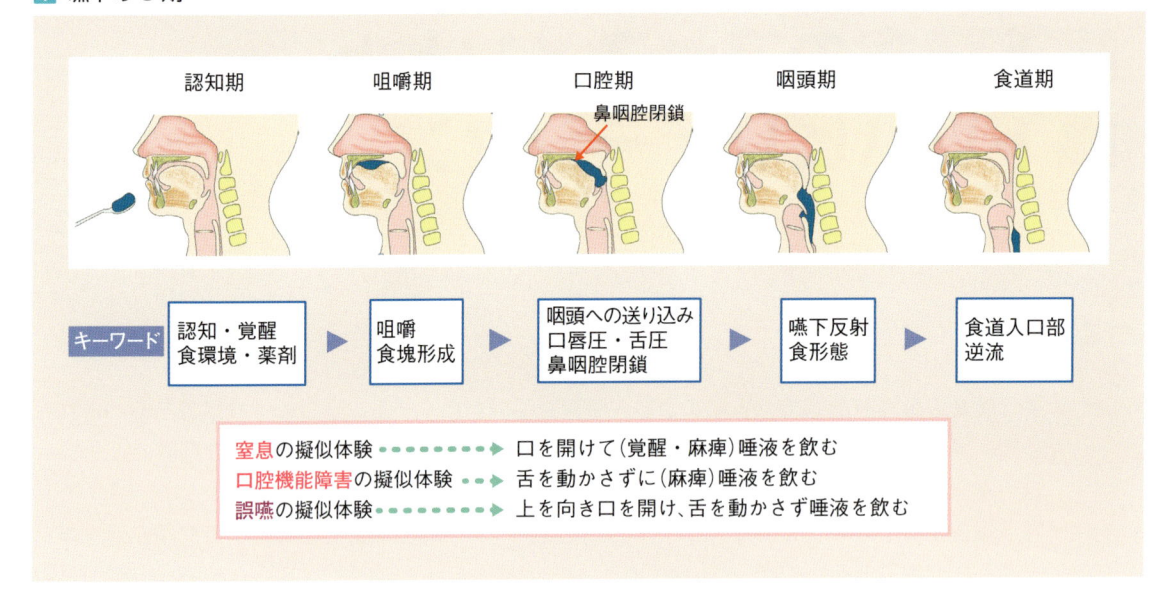

| 認知期 | 咀嚼期 | 口腔期 | 咽頭期 | 食道期 |

口腔期の図に「鼻咽腔閉鎖」の注記あり

キーワード：
- 認知・覚醒 食環境・薬剤 → 咀嚼 食塊形成 → 咽頭への送り込み 口唇圧・舌圧 鼻咽腔閉鎖 → 嚥下反射 食形態 → 食道入口部 逆流

- **窒息**の擬似体験 ……→ 口を開けて（覚醒・麻痺）唾液を飲む
- **口腔機能障害**の擬似体験 …→ 舌を動かさずに（麻痺）唾液を飲む
- **誤嚥**の擬似体験 ……→ 上を向き口を開け、舌を動かさず唾液を飲む

2 アルツハイマー型認知症の経過と摂食との関係

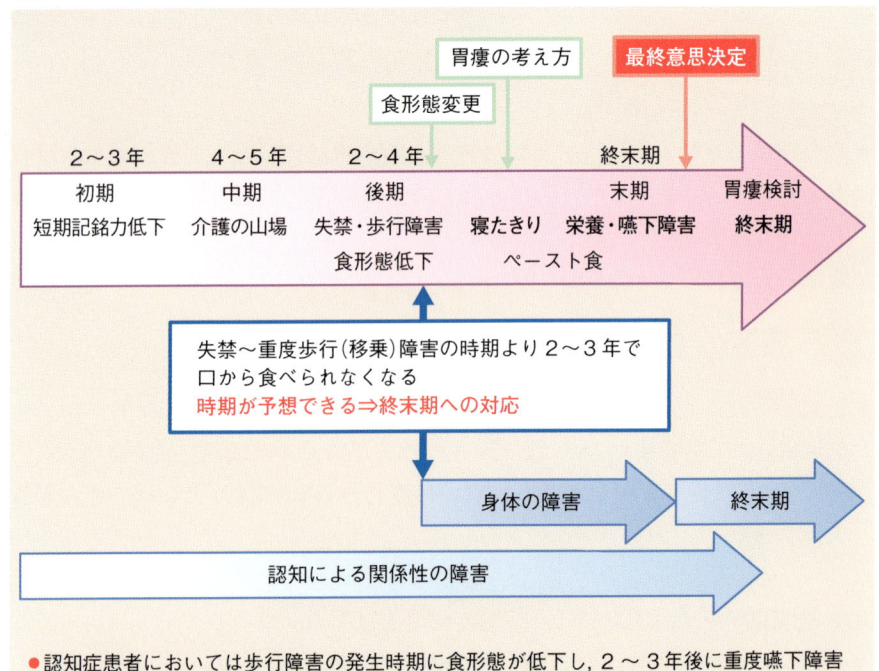

2～3年	4～5年	2～4年		終末期	
初期	中期	後期		末期	胃瘻検討
短期記銘力低下	介護の山場	失禁・歩行障害 食形態低下	寝たきり	栄養・嚥下障害	終末期
			ペースト食		

・胃瘻の考え方
・食形態変更
・最終意思決定

失禁～重度歩行（移乗）障害の時期より2～3年で口から食べられなくなる
時期が予想できる⇒終末期への対応

→ 身体の障害 → 終末期

→ 認知による関係性の障害

- 認知症患者においては歩行障害の発生時期に食形態が低下し、2～3年後に重度嚥下障害で死に至るという特徴がある．
- この時期に、介護職や担当医師から嚥下評価の依頼があるが、神経筋疾患や認知症は嚥下評価の適応外であるため、現状ではチーム医療に応えることができない．
- 認知症の自然な看取りは、今後さらに非常に重要な問題であり、最期まで食支援を行いソフトランディングするためには口腔ケアが必須である．

BPSD)へのアプローチには、歯科衛生士と多職種との協働作業が必要となる。
- 認知症後期より、歩行障害の発現とともに移乗の問題(座位不安定等)が起こるが、この時期から、食物をすりつぶす機能(咀嚼)がなくなり食形態が軟食に移行し、その後2～3年で口から食べることができなくなる。つまり、認知症の摂食問題は、<u>予知的対応が可能</u>である。
- この時期から終末期に向けての「口から食べる支援」は、PEG見直しという面においても非常に意義が高い。
- 脳血管性認知症(vascular dementia：VD)は、次の血管イベントまでは一定の嚥下状態を保つが、アルツハイマー病(Alzheimer disease：AD)やレビー小体型、前頭側頭葉型の進行性病変では、食環境により機会的な誤嚥は起こるが、<u>嚥下機能は終末期まで維持されることが多い</u>。

BPSD
behavioral and psychological symptoms of dementia；認知症に伴う行動・心理症状(周辺症状)

Point
後期からは治療拒否も少なく、口腔ケアとセットで行えば義歯調整も比較的可能である。

咀嚼期
- 要介護高齢者は口腔が放置されている上に訴えができないことが多い。
- 医師は、<u>義歯が入っているか？という確認だけでも一度ペンライトで口を診てから、家族や多職種に指示を出して欲しい</u>。装具としての義歯がなければ形のない食品(キザミ・ペースト)で人生の終焉を迎えることになる。

口腔期
- 口腔期は、咽頭へ食べ物を送り込む動作である。
- この時期の障害の原因は、認知障害・廃用・麻痺・神経筋疾患のいずれかであり、対応としては姿勢をリクライニングにして、食形態の調整を多職種とともに相談する。
- 歯科衛生士は麻痺・廃用を評価し、**廃用改善のための口腔ケアを開始する**。
- 医師のマネジメントでは、全身・栄養管理とともに、運動障害評価(脳卒中麻痺〈随意運動〉・神経筋疾患(不随意運動)・小脳運動障害など)を行う。

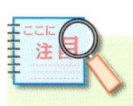

> 神経筋疾患の場合、摂食動作にもon・offの変動があり、その対応には、多職種や歯科との細やかな連絡や調整(食形態や食事介助法)が必要である。

咽頭期
- 咽頭期は誤嚥が問題である。麻痺と廃用を見極め、廃用を回復すると同時に食形態をとろみやペースト等に落として侵襲を抑えるという、さじ加減で経口摂取の再開などを試みる(3)。
- 口腔嚥下関連筋の可動域や負荷・協調運動による口腔ケアを行うことで、**廃用を改善し、誤嚥を少なく(回復)することができる**。
- 嚥下内視鏡のない環境でも、医科と歯科が連携すれば「3か月の口腔ケア介入期間に廃用が改善し発熱が減少するケース」と「そうでない麻痺により回復しない誤嚥ケース」との判別が可能となる。

3 咽頭期

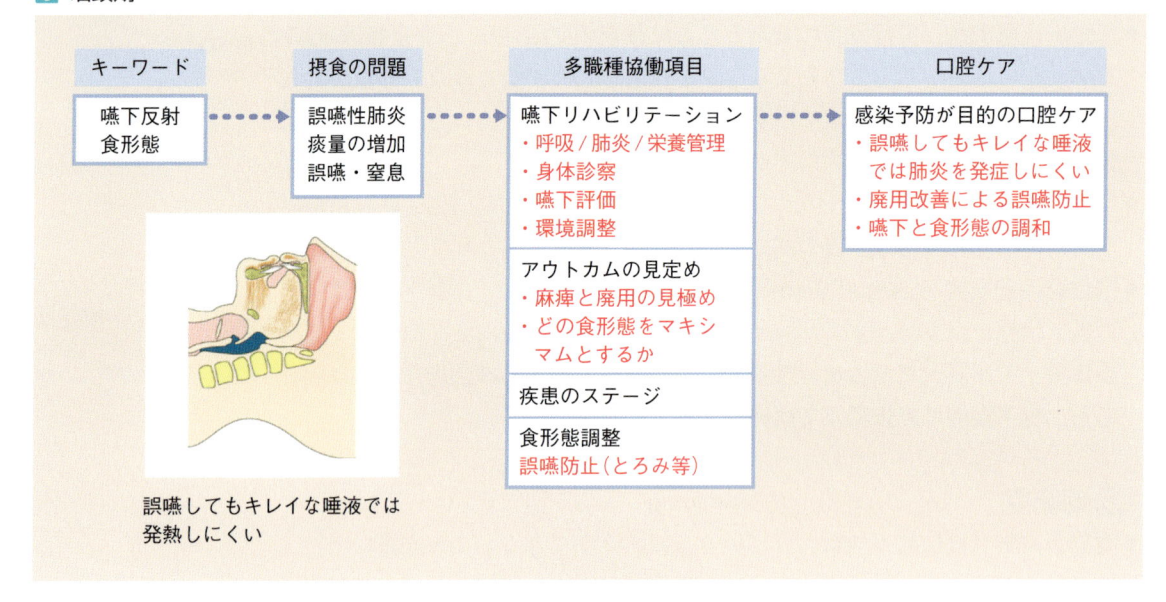

キーワード	摂食の問題	多職種協働項目	口腔ケア
嚥下反射 食形態	誤嚥性肺炎 痰量の増加 誤嚥・窒息	嚥下リハビリテーション ・呼吸／肺炎／栄養管理 ・身体診察 ・嚥下評価 ・環境調整 アウトカムの見定め ・麻痺と廃用の見極め ・どの食形態をマキシマムとするか 疾患のステージ 食形態調整 誤嚥防止(とろみ等)	感染予防が目的の口腔ケア ・誤嚥してもキレイな唾液では肺炎を発症しにくい ・廃用改善による誤嚥防止 ・嚥下と食形態の調和

誤嚥してもキレイな唾液では発熱しにくい

- 回復しない麻痺により誤嚥が避けられない場合でも，口腔ケアによる「キレイな唾液」では誤嚥しても熱が出にくいため，不要な肺炎発症を抑制できる[3]．

⚓ 食道期

- 嚥下障害者では胃食道逆流は頻繁に起こり，発熱の原因となる．
- 対応は食後の姿勢や経管栄養剤の半固形化である．
- 発熱前や終末期には，口腔ケア時の経管栄養剤の匂いや消化器の悪臭などにより歯科衛生士が第一発見となることが多く，医科歯科連携の一つである．

🛞 摂食嚥下・栄養フローチャート

- 嚥下の5期において，どこの障害によってどのような摂食問題を起こし何の目的で口腔ケアを行っているかが概ね理解できたら，次に全体像を把握する．
- 4 に示すように，摂食・嚥下，栄養を阻害する因子には3つのフローがある．直下型に影響を与え PEG 対象者となる疾患は，**両側性脳血管障害と重度神経筋疾患**等である．それ以外の多くの加齢・廃用型フローや認知型フローは，食環境によっては誤嚥する機会はあるが，ほぼ終末期を中心とした誤嚥の時期までいかに食支援を行うかを検討する．
- 多くの摂食嚥下障害は，認知期や口腔期に由来し，口腔機能リハビリテーションにより改善あるいは代償性嚥下を獲得することで機会誤嚥は予防できることが多い．

⚓ 疾患型フロー

- 一側性脳血管障害（片麻痺）の嚥下障害の経過は，48時間で29％，1週間で

4 摂食嚥下・栄養フローチャート

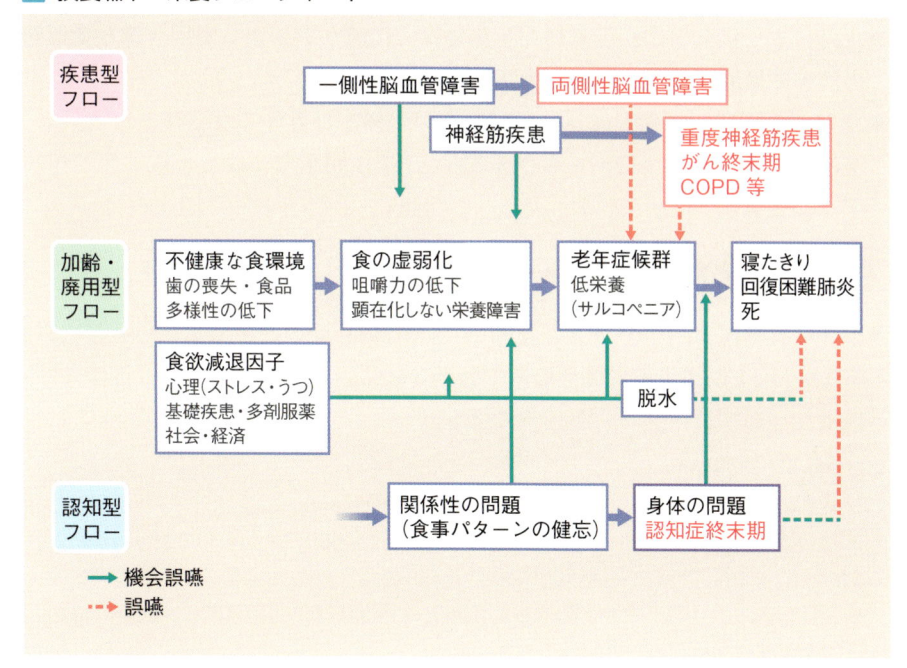

疾患型フロー
- 一側性脳血管障害
- 両側性脳血管障害
- 神経筋疾患
- 重度神経筋疾患 がん終末期 COPD 等

加齢・廃用型フロー
- 不健康な食環境：歯の喪失・食品多様性の低下
- 食の虚弱化：咀嚼力の低下、顕在化しない栄養障害
- 老年症候群：低栄養（サルコペニア）
- 寝たきり、回復困難肺炎、死
- 食欲減退因子：心理（ストレス・うつ）、基礎疾患・多剤服薬、社会・経済
- 脱水

認知型フロー
- 関係性の問題（食事パターンの健忘）
- 身体の問題：認知症終末期

→ 機会誤嚥
⇢ 誤嚥

5 病態からの口腔ケアチェックリスト

原因となる疾患	
□脳卒中（後遺症）	片麻痺では嚥下機能はほぼ正常ですが，両側性の麻痺になる誤嚥が生じてきます また片麻痺でも廃用を伴い，かつ肺炎既往のある方は誤嚥しやすくなります
□認知症（進行性）	移乗が非常に困難になった時期から軟食に移行し栄養状態の低下とともに，およそ2〜3年で口から食べられなくなります
□がん終末期	口の乾燥や粘膜のただれが起こるため，保湿と保清による緩和ケアが有用です
□神経筋疾患	重度になり，座位・頸部保持が困難になると誤嚥が起こる機会が多くなります
□重度障害児者	呼吸の問題や経管栄養の方は要注意です

16％，1か月で2％となり6か月では0.2％となる[4]．つまり，よほど大きな脳卒中や小脳へのダメージがなければ片麻痺では6か月後には嚥下機能が回復していることが多い．しかしながら嚥下評価が行われないため，ある程度の摂食が可能にもかかわらずPEGカテーテルが放置され，経口摂取禁忌のケースがたくさん存在する．

- 両側性脳血管障害による嚥下障害は，急性期には30〜40％発現するが，慢性期（6か月以降）まで残るのは10％以下である[5]．
- 神経筋疾患では栄養学的にPEG適応であっても，口からの摂食と経管栄養による補充を並行することが大切である．
- 病態からの口腔ケアチェックリストを 5 に示す．

加齢・廃用型フローと認知型フロー

- 加齢により摂食自体が困難になる場合は，口腔ケアによる廃用改善と食形態の調整や補助栄養剤等が有効である．
- 認知症の初期・中期では「食事パターンの健忘に対する食支援」を介入し，後期では終末期まで口から食べる支援とPEG問題について多職種間で相談する機会をもつ．

食止めからの回復―嚥下リハビリテーション

*2章「医療・介護関連肺炎の在宅管理」(p102)参照

- 栄養障害や脱水，医療・介護関連肺炎*など，何らかの理由で食止めをした方，あるいはPEGによる胃瘻造設者で肺炎を起こさない方の経口摂取再開には，嚥下リハビリテーションが必要になる．

> **ここに注目**　PEG患者でも当然のことながら1日1〜1.5Lの唾液は嚥下している．つまり発熱のない場合は唾液様の食物（とろみ水・飴なめ・ゼリー等）であれば，お楽しみ程度でも摂食が可能である．逆に，口腔ケアを行っても，両側性脳血管障害により嚥下障害が残存し，発熱を繰り返す場合は摂食禁忌，あるいはお楽しみ程度となることを理解しておく．

口腔ケアの開始

- 訪問口腔ケアは近隣歯科医師会，あるいは(社)全国在宅歯科医療・口腔ケア連絡会などで指導を受けるとよい．
- 口腔ケアの手順と用意する物品を**6**，**7**に示す．

適当な窓口がなければ『生きること口から食べること DVD』（三輪書店）などが参考になる．多職種や家族向けに動画で理解ができる．

改訂水飲みテスト・フードテスト

- 誤嚥のスクリーニングテストである「水飲みテスト」は，食止めの目的が改善し，血中CRP等炎症マーカーがクリアであれば，早期から試みるほうが廃用（サルコペニア）の影響を受けない．
- 水飲みテストは**8**のように行い，水でむせる場合は，①とろみ冷水1.5 mL，②1 cm角のアイスチップ，③飴なめなども試み，安全な①②③の材料を中心に，1日3〜10回行う．
- 「むせ」という侵襲と発熱が発現しない場合は，飲み込む動作（嚥下）が一番の回復訓練となる．歩けない人が，ころばない注意をしながら歩く練習を行う行為と同様である．
- 水飲みテストがクリアとなれば，プリンやゼリー等の「フードテスト」に移行する．
- 在宅という管理不十分な環境では，とろみ冷水からゼリーへのステップアップや，とろみ冷水and/orゼリーから次のペーストに移行する期間を，3週間から2か月というスパンをあけて，発熱を含み全身管理や本人の気力に「なんら問題がない」という確認をした上で進めていくことが大変重要である．

6 口腔ケアの手順

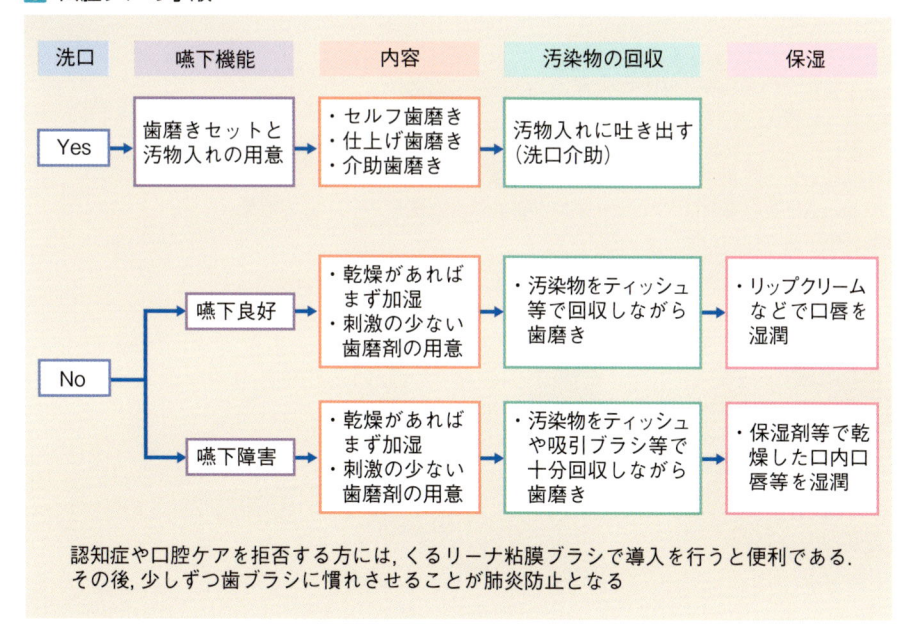

洗口	嚥下機能	内容	汚染物の回収	保湿
Yes	歯磨きセットと汚物入れの用意	・セルフ歯磨き ・仕上げ歯磨き ・介助歯磨き	汚物入れに吐き出す（洗口介助）	
No	嚥下良好	・乾燥があればまず加湿 ・刺激の少ない歯磨剤の用意	・汚染物をティッシュ等で回収しながら歯磨き	・リップクリームなどで口唇を湿潤
	嚥下障害	・乾燥があればまず加湿 ・刺激の少ない歯磨剤の用意	・汚染物をティッシュや吸引ブラシ等で十分回収しながら歯磨き	・保湿剤等で乾燥した口内口唇等を湿潤

認知症や口腔ケアを拒否する方には、くるリーナ粘膜ブラシで導入を行うと便利である。その後、少しずつ歯ブラシに慣れさせることが肺炎防止となる．

7 口腔ケア用品

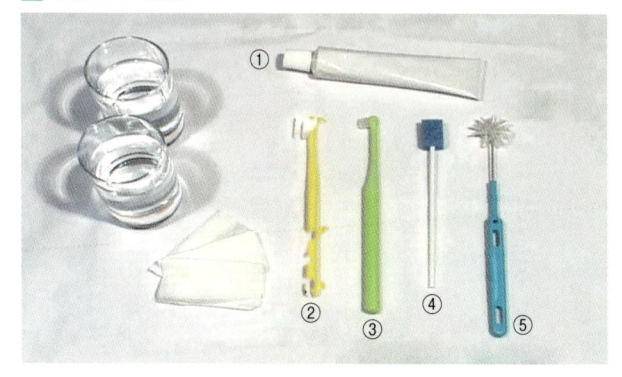

① 各種保湿ジェル
② ヘッドが小さく毛の軟らかい歯ブラシ
③ 毛先の小さい歯ブラシ
④ スポンジブラシ
⑤ 粘膜ブラシ

● むせない誤嚥もあり，その可能性を否定するという意味でも「**食形態のステップアップの間隔をかなり多めにとる**」ことが大切である．

> **ここに注目**
>
> 「水飲みやとろみ冷水から始めたほうがよいのか？ ゼリーから始めたほうがよいのか？」は明確な回答はなく，患者が安楽に飲みやすい食材はどちらかで決めてよい．
> また，筆者はVE（嚥下内視鏡）画像と外見上の誤嚥状況の同時確認をしているが，外見上むせないが誤嚥しているケースも多く存在する．
> そういうケースを踏まえて，在宅においては，食形態のステップアップやとろみ冷水などの訓練は，かなり長めの期間を設定し，熱型を必ず記録することが重要である．

8 改訂水飲みテスト&フードテスト

①検体（1〜1.5％とろみ冷水・冷水・ゼリー・プリン・ピューレなど）
②安楽な姿勢（頸部前屈位）と口腔ケア
③水は舌下に挿入

> 1回目：ティースプーン8割程度の冷水を口内の唾液と混ぜて嚥下
> 2回目：ティースプーン10割程度の冷水を嚥下
> ※飲み込まない場合は，リクライニング姿勢で水の量を2〜3mLと増量

④食物は嚥下後に口内の残留を確認

> ※個々の嚥下機能を視診と触診で確認

頸部聴診　　安楽な姿勢で摂食

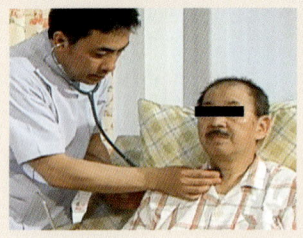

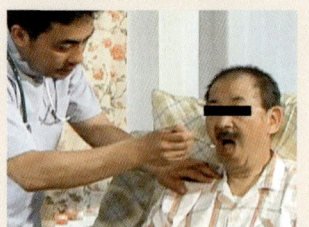

視診＆触診 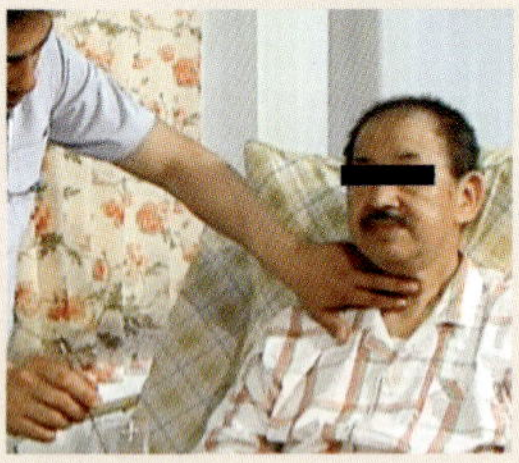　　口内残留確認 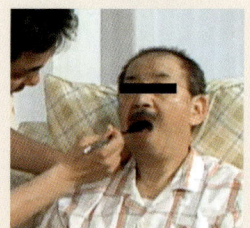　　アー（サ声）

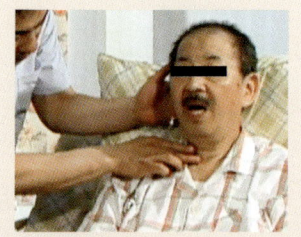

評価：飲み込まない・呼吸が乱れる・湿性サ声・「むせ」の有無や強さを評価し，どれがだめか？ ではなく
　　　どの食形態・姿勢・ペースが個々に適しているかを検討

- 当院では，スポーツ飲料のとろみ冷水1.5mLと飴なめのセット⇒プリン・ゼリー⇒ペーストという食形態のステップアップ期間を，各3か月間を目安にして，その間に数回フードテストを行い，熱型の記録と嚥下の強さ（しっかりとしたゴックン）をメルクマールとして安全性を担保し，その期間を調整している．

⚓ 最終ゴールの決定（食形態のアップが可能かどうかの判断）

- 一側性や軽度両側性脳血管障害で，「廃用を改善することで軟らか食＆とろみ水などのレベルまで回復するケース」か，「麻痺が残存しておりプリン・ゼリーのレベルがマキシマム」なのかの決定は，非常に重要である．
- 当院では，とろみ冷水orプリン，ゼリー⇒ペースト⇒全粥⇒軟食（副食）という順番で，それぞれの量がプリンカップの1/4⇒1/2⇒2/3⇒1杯⇒次

Lecture

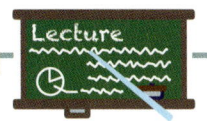

　当院の25年間にわたる経験では，熱型カレンダー（**9**）による管理が一番効果的である．
　通常は医療者間で共有する情報であるが，ベッド脇にあるカレンダーに1日1回（時間的余裕のある10〜11時 or 16〜17時のどちらか）だけ家族に検温を義務づける．それ以外は，あえて何も義務づけない．
　ヘルパーはカレンダーの数字（体温）に疑問をもち，平均体温が大きく書かれている．平均体温より0.5℃上昇時に青丸，1.0℃上昇時に赤丸があり，青丸が要注意で，赤丸の日は完全に禁食というルールである．
　平均体温より1℃上昇は，何らかの炎症（尿路感染・肺炎徴候・隠れた疾患）の可能性を否定できない．
　ヘルパーや家族は，食事介助や口腔ケアをおろそかにしていないかの「自主的な管理」をこの数値によりコントロールされる．つまり熱型と全身状態減弱感をセーフティーネットとして管理している．

9 熱型カレンダー

の食形態の検討というレベルアップコースが，なだらかな上昇カーブであるかを判断材料としている．

- ゼリーからペーストに移行する場合と，ペーストから全粥の場合は，最終ゴールの設定を慎重に行う．具体的には，発熱などの医療情報とともに普段の摂食状況について家族や介護職への聞き取りなど十分な確認を行う．
- 頻度的にはペーストと舌でつぶせる副菜などを最終ゴールとする場合が多い．

家族・介護職と連携した管理体制

- 在宅で安全性を担保するためには，訓練状況を多職種で共有することは当然であるが，問題は，在宅という環境は，自由であるがゆえに「隠れてなんでも食べるという暴走と，介護職や家族の慎重な食事介助と口腔ケア」をどのようにコントロールするかである．
- 「熱型カレンダー」などによる管理が効果的である（☞ Lecture）．
- 初めて摂食嚥下リハビリテーションを試みる地域には，細かな疑問も生じると思われるため，（社）全国在宅歯科医療・口腔ケア連絡会では事務局宛メー

慎重な食事介助と口腔ケア
慎重な食事介助とは，安楽な姿勢にて最初の3口までは，ゴックンを確認してから次の食事を与え，その日の患者のリズムに合わせた介助をすることであり，口腔ケアをあまりおろそかにしないということである．

全国在宅歯科医療・口腔ケア連絡会事務局連絡先
jimukyoku@e-shika.org

ルを開放し，メールでのサジェッションを行っている．
- 在宅医療を長く行うほど，「療養者の幸せとは？」という感性をもち，どのように多職種連携で支援するかということが在宅医療者の使命となるであろう．

文献

1) 加藤順吉郎．福祉施設および老人病院等における住民利用者（入所者 入院患者）の意識実態調査分析結果．愛知医報 1995；No1434：2-14.
2) Izawa S, et al. The nutritional status of frail elderly with care needs according to the mini-nutritional assessment. Clin Nutr 2006；25（6）：962-967.
3) Yoneyama T, et al. Oral care and pneumonia. Oral Care Working Group. Lancet 1999；354（9177）：515.
4) Barer DH. The natural history and functional consequences of dysphagia after hemispheric stroke. J Neurol Neurosurg Psychiatry 1989；52（2）：236-241.
5) Nilsson H, et al. Dysphagia in stroke：a prospective study of quantitative aspects of swallowing in dysphagic patients. Dysphagia 1998；13（1）：32-38.

在宅医療の諸課題

包括的呼吸リハビリテーション

平原佐斗司
東京ふれあい医療生活協同組合梶原診療所

- ◆ 包括的呼吸リハビリテーションは，COPD（慢性閉塞性肺疾患）患者，呼吸不全・準呼吸不全患者のみならず，在宅医療を受けている全呼吸器疾患患者を対象にしている．
- ◆ 訪問診療を受けている呼吸器疾患患者は，通院している呼吸器疾患患者に比べ病期の進行した患者や end stage に近い患者が多いため，呼吸困難が強く，高強度負荷の運動療法を行うことが困難なことが多い．
- ◆ 在宅では，複雑な検査や評価ができず，人的資源を潤沢に登用できないなど，制限された環境下で呼吸リハビリテーションを実施することになる．
- ◆ わが国の在宅医療の特性を考慮し，居宅という非医療的環境でも簡便に施行できる科学的根拠のあるプログラムを開発する必要がある．

包括的呼吸リハビリテーションの目的と効果

- 包括的呼吸リハビリテーションは，呼吸困難を改善し，呼吸器疾患患者のQOLを改善することを目的に実施される．
- 包括的呼吸リハビリテーションは，年齢やADL，呼吸困難の程度を問わず，ほとんどの在宅呼吸器疾患患者に適応できる．
- 長期酸素療法による呼吸困難の改善やQOL改善効果は限定的であり，在宅慢性閉塞性肺疾患（chronic obstructive pulmonary disease：COPD）患者に対して，在宅酸素療法だけで，運動療法を含めた包括的呼吸リハビリテーションを行わなければ，呼吸困難は年々増悪し，QOLは低下していく．
- 呼吸困難とQOLを改善するためには，運動療法を含めた呼吸リハビリテーションプログラム[2,3]を処方し，実施していくことが重要である．
- ACCP/AACVPR ガイドライン2007[3]では，次の7項目をエビデンスAとして，運動療法の実施を強く奨励している．
  ① 息切れを軽減する
  ② 健康関連QOL（HRQOL）を改善する
  ③ 6～12週行った呼吸リハビリテーションはいくつかの有益な効果をもたらし，12～18か月かけて減少する
  ④ 運動療法は，歩行にかかわる筋群のトレーニングが必須である

「呼吸リハビリテーションとは，呼吸器の病気によって生じた障害を持つ患者に対して，可能な限り機能を回復，あるいは維持させ，これにより，患者自身が自立できるように継続的に支援していくための医療である」と定義[1]されている．かつては「呼吸リハ」の中心は排痰や腹式呼吸などの呼吸介助や呼吸訓練だったが，現在の「包括的呼吸リハビリテーション」の考え方は，薬物療法や酸素療法などの疾患の治療・管理のほかに，理学療法，運動療法，食事療法，患者および家族教育，心理的サポートなども含まれる．

1 包括的呼吸リハビリテーションの構成要素

治療	①吸入療法を含めた薬物療法，②ワクチネーション，③酸素療法，④人工呼吸療法，⑤ニコチン置換療法
コンディショニング	①肺理学療法，②リラクゼーション，③呼吸法，④胸郭可動域訓練，⑤排痰訓練等
全身持久力トレーニング	下肢の高強度負荷が最も有効，低強度負荷，上肢の運動も有効
ADLトレーニング	起居，移動等基本動作能力の改善．入浴，食事，排泄等生活環境の改善
呼吸筋トレーニング	Thresholdなどを用いた呼吸筋訓練．ルーチンの実施は不要.
栄養療法	高カロリー食，高蛋白食
教育	教育的アプローチ，禁煙指導
心理的アプローチ	精神的サポート
社会参加	日常活動，就労，旅行支援等

⑤筋力トレーニングを加えると，筋力が増強，筋量が増加する
⑥上肢支持なし持久力トレーニングは有用であり，呼吸リハビリテーションに加えるべきである
⑦運動療法は低強度負荷および高強度負荷とも臨床的に有用である
● 包括的呼吸リハビリテーションのプログラムに組み込まれるべき内容を **1** にあげる．

包括的呼吸リハビリテーションの適応と実施の前提

● 在宅の安定期の呼吸器疾患患者に対して包括的呼吸リハビリテーションを行うためには，まず適応を考える必要がある．
● 年齢やADL，呼吸困難感の強さなどは，運動療法を含む呼吸リハビリテーションの禁忌にはならない．一方，呼吸器疾患の基礎疾患と合併症によっては，禁忌となったり，内容の変更を強いられることもある．
● 具体的には，全身持久力トレーニングは，COPD，肺結核後遺症，気管支拡張症の順に，その比率を小さくしていくべきであろう．コンディショニングやADLトレーニングはほとんどの疾患で必要であるが，気管支拡張症など慢性下気道感染を伴う疾患群では，排痰管理がより重要となる．
● 間質性肺炎についても，運動療法によって6分間歩行距離が延び，QOL指標や呼吸困難の指標が改善したという部分的なエビデンスはあるが，できれば経験豊富な専門医のもとで行うことが推奨されている[2]．
● 在宅でみる間質性肺炎患者は，呼吸苦が強く，ADLが低下した進行例が多い．特にエンドステージの患者については，積極的に運動療法の適応か否か慎重な判断を要する必要があり，多くはコンディショニングやADLトレーニングにとどまることが多い．
● 運動療法ができる場合は，間質性肺炎では動作時のSpO_2低下が著明であるため，酸素投与量を3倍（通常は1.5〜2倍）にして行うことが望ましい．

Point

基礎疾患によって，包括的呼吸リハビリテーションの方法は異なる．現在の包括的呼吸リハビリテーションのエビデンスのほとんどはCOPDに対してのものであり，わが国に多い間質性肺炎や肺結核後遺症，気管支拡張症など拘束性換気障害に対してのエビデンスは不十分である．しかし，ACCP/AACVPRガイドライン2007[3]においては，呼吸リハビリテーションはCOPD以外のいくつかの慢性呼吸器疾患についても効果的（エビデンスレベルB）としており，疾患別特性を考慮しつつ，積極的に導入をはかるべきであろう．

- 運動時の低酸素血症が著しく，ネーザルあるいはオキシマイザー等のリザーバー付カニューレを使用し，十分な酸素を投与しても，運動時のSpO_2が90％を保てない場合，運動療法の実施は困難である．
- 原発性肺高血圧症や慢性血栓塞栓性肺塞栓症等の原発性肺血管疾患の患者では，突然死の可能性があり，積極的な運動療法は勧められない．肺高血圧をきたす疾患では，心拍出量が低下しているため，組織内酸素分圧を保つためには，日常生活動作時のSpO_2を高く（95％以上）保っておく必要がある．
- 循環器疾患，感染症，運動器疾患などの合併症の存在にも注意する．

ここに注目　合併症はしばしば，呼吸リハビリテーション実施の障害となる

　冠動脈疾患のある患者，コントロール可能な心不全の患者は，運動プログラム自体が必ずしも禁忌ではなく，十分な薬物療法等の治療を行った上で，個別の運動プログラムを作成し，実施可能である．しかし，不安定狭心症や大動脈瘤合併，重度の心不全患者，重度の伝導障害患者は高い負荷をかけるべきではなく，運動療法が禁忌となることが多い．
　急性感染症等急性期疾患の合併がある場合は，急性期疾患が完全に治癒し，安定期になってから運動療法を開始する．
　整形外科的制約のために運動療法が制約される場合も少なくない．膝関節症や腰部脊柱管狭窄症などの整形外科的疾患の場合，エルゴメーターを使用することで運動療法が可能となる．

- 末期がんについて，リハビリテーションを行うかどうかは，予測される予後，合併症の影響等を考慮して個別に決定するべきである．呼吸困難の原因で最も多い末期肺がんでは，一般的に進行が早いため，リハビリテーションの効果発現に時間がかかることから予後が3か月以内と推定される場合は積極的適応にはならない．
- 極度の栄養障害下での積極的な運動療法は勧められない．栄養状態が不良のまま，運動療法を行っても効果があがらないばかりか，やせが進行し，逆効果になる．栄養マネジメントがなされていることが，呼吸リハビリテーション実施の前提である．

在宅での包括的呼吸リハビリテーションとプログラミングの実際

- 包括的呼吸リハビリテーションの要素の中でも，運動療法は基本的要素であり，包括的呼吸リハビリテーションの効果をあげるためには，運動療法を行うことが極めて重要である．
- 運動療法を行うためには，**基本的治療**（吸入療法を含めた薬物療法，場合によっては酸素療法やNPPVなどの人工呼吸療法）や**禁煙**が行われていることが前提である．また同時に，**教育・心理的アプローチ**（疾患の理解，悪化時の対処法，禁煙や心理的な支援など）がしっかり行われた上に，**栄養が確立**

2 安定期COPDの管理

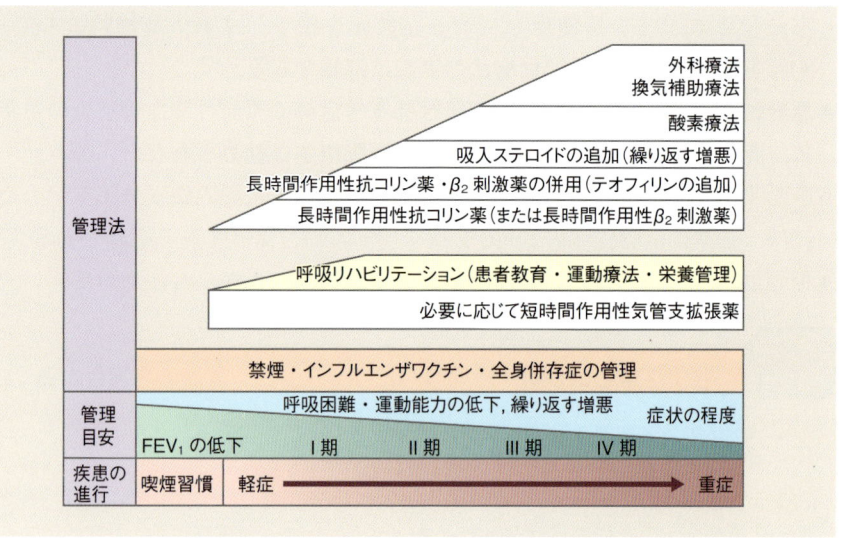

管理法	
	外科療法／換気補助療法
	酸素療法
	吸入ステロイドの追加（繰り返す増悪）
	長時間作用性抗コリン薬・β_2刺激薬の併用（テオフィリンの追加）
	長時間作用性抗コリン薬（または長時間作用性β_2刺激薬）
	呼吸リハビリテーション（患者教育・運動療法・栄養管理）
	必要に応じて短時間作用性気管支拡張薬
管理目安	禁煙・インフルエンザワクチン・全身併存症の管理
	呼吸困難・運動能力の低下，繰り返す増悪　　症状の程度
	FEV_1の低下　　Ⅰ期　Ⅱ期　Ⅲ期　Ⅳ期
疾患の進行	喫煙習慣　軽症　→　重症

（「COPD（慢性閉塞性肺疾患）診断と治療のためのガイドライン」第3版，2009[4]より）

していること，具体的には高カロリー，高たんぱく質の食事療法がある程度できていることが条件となる．

治療

薬物治療

- 薬物治療によって基礎疾患の病状を安定化させることが，包括的呼吸リハビリテーションを行う上で重要である．
- COPDでは，長時間作用性抗コリン薬や長時間作用性β_2刺激薬，吸入ステロイドなどをはじめとした薬剤の使用が必須である（ 2 [4]）．
- 長時間作用性抗コリン薬では，チオトロピウム（スピリーバ®吸入用カプセル）に加えて，グリコピロニウム臭化物（シーブリ®吸入用カプセル50 μg）が用いられる．それぞれ，専用の吸入器具を用いて吸入するが，前者は冷所保存であるので注意を要する．また，チオトロピウムのソフトミスト吸入器（レスピマット）では，死亡率が増加する可能性[5]があるので，注意を要する．
- 気管支拡張症など慢性下気道感染を伴う疾患については，マクロライド療法なども含めた治療が有効である．
- 特発性肺線維症（idiopathic pulmonary fibrosis：IPF）については，抗線維化薬であるピルフェニドン（ピレスパ®）の内服は，肺活量の低下抑制，無増悪生存期間の延長に寄与することがわかっている．ピルフェニドンの使用時は日光に曝露しないように注意が必要である．

感染予防と状態観察

- 長期管理を考えた場合，急性増悪を予防することや早期に介入することが極

LVRS（lung volume reduction surgery；肺容量減少術）の実施には，ダメージを受けている肺の部分がまとまっていることや75歳以下であることなど，さまざまな条件があり，高齢でADLや全身状態が悪い在宅のCOPD患者では，ほとんどがLVRSの医学的適応から外れる．

- めて重要となる.
- 高齢者でも,液性免疫は比較的保たれているので,インフルエンザワクチンや肺炎球菌ワクチンなどは有効であると考えられており,ワクチン接種は積極的に勧める.肺炎球菌ワクチンは,肺炎球菌株の8割以上をカバーし,5年間有効性が持続する.
- 呼吸不全患者は,普段安定しているように見えても,状態が急に悪化し,致命的な状態に変化しうる.訪問看護で日頃からきめ細かく体調のチェックを行い,異常を感じたら早め早めに,医療につなげることをこころがける.

呼吸不全患者の急性増悪に注意する

多くの呼吸器疾患患者は肺炎を引き金に急性増悪するので,定期的な体温測定は重要である.加えて,痰の色が濃くなっていないか,息苦しさが悪化していないかも観察する.肺性心が悪化すると,むくみが起こり,体重が増加する.できれば定期的に体重測定を行う.

- 独居高齢者や認知症合併例などでは,服薬アドヒアランス不良のために,病状が悪化することがしばしばある.ケア現場と連携をとり,吸入薬や内服薬など基本的治療ができているかをチェックすることも大切である.

在宅酸素療法

- 長期酸素療法のCOPDと肺結核後遺症への生命予後に対する効果は確立している[6,7)].
- 自宅で用いる酸素供給源には,液体酸素や酸素濃縮器などがあるが,わが国では主に**吸着型酸素濃縮器**が用いられている.吸着型酸素濃縮器は,空気中の酸素と窒素を分離し,酸素濃度を90%以上まで濃縮でき,最大で毎分7Lの酸素を供給できる.
- 酸素濃縮器の設置に際しては,患者の生活上の動線を考え,行動範囲の中心に近い部分に機器を設置する.また,エアコンなどを使用しても,電力が不足しないかを確認しておくことも重要である.
- 酸素濃縮器の普段の手入れとして,加湿するための蒸留水の交換やフィルターの掃除などを指導する.
- 酸素吸入には通常**鼻カニューレ**が用いられる.鼻カニューレでは,1Lの酸素で24%,2Lで28%と,吸入酸素濃度は1L増やすごとにおよそ4%ずつ増えていく.6Lで44%の酸素濃度まで投与することができるが,それ以上投与しても,吸入気酸素濃度(FIO_2)は上がらない.

在宅人工呼吸療法*

- 在宅人工呼吸療法には,TPPV(気管切開による人工呼吸療法)とNPPV(非侵襲的な人工呼吸療法)があるが,呼吸器疾患ではNPPVを導入することが

酸素療法の導入基準としては,慢性呼吸不全例のうち,動脈血酸素飽和度55 Torr以下のもの,あるいは55〜60 Torrで,睡眠時,運動負荷時に著しい低酸素血症をきたすもの,または肺高血圧症の患者である.導入に際しては,動脈血酸素分圧(PaO_2)の測定(あるいは経皮的動脈血酸素飽和度〈SpO_2〉測定)に加え,心エコーによる肺高血圧の評価,運動時と夜間のSpO_2のモニタリングが必要になる.

*6章「在宅人工呼吸療法」(p298)参照

多い．
- 肺結核後遺症や後側弯症などの胸郭性拘束性換気障害（restrictive thoracic disease：RTD）は，比較的大規模なコホート研究で，有効性が明白であり，NPPV の最も良い適応である．RTD では，睡眠の質が改善すること，肺高血圧が改善すること，吸気筋力や下肢の筋力が増加することがいわれており，生命予後だけでなく QOL の向上も期待でき，患者の満足度も高い．
- 安定期の COPD に対する長期的な効果は明らかでない．

教育的支援と心理的支援

教育の目的
- 疾患や呼吸の生理についての基本的な理解をはかり，疾患の自己管理能力を高めるとともに，呼吸リハビリテーションの動機付けを行い，アクションプランを実践し，日常生活における自己効力感を強化していくことが重要である．

心理的サポート
- 呼吸器疾患患者の息切れは長期間にわたって行動医学的に形づくられた心理的要因によって修飾されている．
- 在宅患者は闘病の経過が長いため，このような心理的修飾が強い傾向にあり，心理的支援が重要となる．特に，運動療法の導入時は訪問看護師が傍で観察し，心理的にも励ましながら，取り組みむようにする．
- あらかじめ，運動により息切れの改善を実感するには時間がかかること，定められたプログラムに基づく運動はある程度の息切れはしても呼吸の状態に悪影響を及ぼさないことを十分説明して，理解してもらうことが重要である．

Point

呼吸器疾患患者は，動くと息苦しくなるという経験を繰り返しているため，心理的に活発に動くことを避けるようになる．すると，息苦しいので動きたくない，動かないために食欲が低下する．すると，栄養状態が悪化するため，筋力が低下し，いっそう呼吸困難が強くなるという悪循環に陥っている．

ここに注目　パニック時の対処法

呼吸が苦しくなり，パニックになった時の対応も事前に知っておくとよい．

室内の場合は，椅子やベッドに座り（横にならない），両脚を開いて，両肘を膝上に乗せ，目を閉じて，リラックスするようにする．屋外等で座る場所がない場合は，立位で壁に手・頭をつけ，足を前後にずらし，目を閉じて，リラックスするようにする．

そして，口で息を吸いこみ，ゆっくりと口で息を吐き出す．この時なるべく息を吐く時間を長くするようにするとよい．このような呼吸を 15 分くらい，呼吸が楽になるまで行う．

栄養マネジメント*

*2 章「栄養アセスメントと栄養処方」（p36），「サルコペニアとリハビリテーション栄養」（p44）参照

- わが国では，気腫優位型 COPD の 70% に標準体重の 90% 未満の体重減少が，約 40% に標準体重の 80% 未満の中等度以上の体重減少がみられる[8]とされ，COPD には栄養障害が合併することが多い．

呼吸不全患者の必要カロリーの考え方

　呼吸不全患者の栄養処方の基本は，高カロリー，高蛋白食である．

　通常，人が呼吸運動に消費するカロリーは，36〜72 kcal/日であり，呼吸運動ではほとんどエネルギーを消費していない．一方，COPD患者では，430〜720 kcal/日とほぼ10倍のエネルギーを消費しており，安定期においても，通常必要なカロリー量より，500 kcalも多く摂取しなければならない．しかし，日々の生活でこれだけ高カロリーを取るのは容易ではない．エネルギー効率のよい食事を提供したり，栄養剤などを用いて高カロリーの補食をとるなど，効率よく栄養摂取できるように工夫する．

　たんぱく質としては，呼吸不全に特有な筋萎縮を改善するためには，分枝鎖アミノ酸の摂取が有効である．分枝鎖アミノ酸の多い栄養剤などを補食として，うまく組み入れるとよい．

　また，脂質は1 gあたり9 kcalと炭水化物やたんぱく質（4 kcal/g）よりエネルギー効率がよく，呼吸商が0.7と炭水化物（1.0）やたんぱく質（0.8）より低いため，二酸化炭素の貯留がみられるⅡ型呼吸不全の方のエネルギー源として有効に用いることが推奨されている．

　実際の栄養処方では，普段の食事に加えて経口栄養剤等で500〜600 kcal/日と，分枝鎖アミノ酸16 g/日の補充を行うとよい．

　具体的な栄養処方例を示す．

①分枝鎖アミノ酸　16 g
　　リーバクト®3袋：12 g（4.74 g中，分枝鎖アミノ酸4 g/1袋）（保険適用外）
　　アミノプラス®1本：2.8 g（125 mL, 200 kcal, たんぱく質10 g, 分枝鎖アミノ酸2.8 g/1本）

②経口栄養剤　500〜600 kcalの補充を行う
　　エンシュア・リキッド®（250 kcal）あるいはエンシュア®・H（375 kcal），ラコール®（200 kcal）
　　■投与例
　　　リーバクト®3 P（保険適用外）＋アミノプラス®1本＋エンシュア®・H　1本

③Ⅱ型呼吸不全/高脂肪食
　　■投与例
　　　プルモケア　1缶

- 慢性呼吸不全に伴う「極度のやせ」はCOPDの独立した予後因子であると考えられており，栄養マネジメントは運動療法と並んで包括的呼吸リハビリテーションの重要な柱だと考えられている．
- 栄養評価の一般的な指標は体重と血清アルブミンである．
- 標準体重比（測定体重/標準体重×100）が80〜90％の状態は，体内の脂肪が減っている状態で，栄養的介入が望ましい．また標準体重比80％未満の場合は，骨塩量や筋肉量も減少している段階で，より積極的な栄養介入が必要である．
- アルブミンについては，3.6 g/dL以下では積極的介入が必要であり，3.2 g/dL以下では栄養介入は必須であると考えられている．

Point
アルブミンが3.7 g/dL以上でも，動的な栄養状態の指標であるrapid turnover protein (RTP)といわれる血中半減期の短い蛋白（レチノール結合蛋白；半減期0.5日，プレアルブミン；半減期1.9日，トランスフェリン；半減期7日）が低下している場合は栄養的介入が望ましい．

コンディショニング

- コンディショニングには，肺理学療法，リラクゼーション，呼吸法，胸郭可動域訓練，排痰訓練等が含まれる．

- コンディショニングは末期になっても継続できることが多く，これらを習得しておくことは，患者にとって大きな助けになる．呼吸リハビリテーションの導入期にしっかりと身に着けておくことが大切である．
- 最初に呼吸法をマスターすることが重要である．COPDで行われる呼吸法には，口すぼめ呼吸と横隔膜（腹式）呼吸があるが，まず最初に口すぼめ呼吸を指導する．

> **ここに注目 口すぼめ呼吸**
>
> 口すぼめ呼吸は，1，2で鼻から吸って，3，4，5，6で口をすぼめながら，30 cm離れたところに手をおいて，わずかに息を感じるくらいの強さでゆっくりと吐くことが基本である．また，このような呼吸法は，日常動作の訓練と組み合わせることによって応用が広がり，生活動作を起こすときは息を吐きながら行うように訓練する．

- 横隔膜（腹式）呼吸の有効性については，十分な証拠がなく，残気量が増大しているCOPD患者では，かえって換気効率が悪化する場合がある．
- リラクゼーションには，訓練を効率よく行うために，全身の筋肉や呼吸補助筋の緊張を和らげ，不要な酸素消費を減少させるとともに，精神の緊張を和らげる効果があるので，毎日実施するよう指導する．具体的な実施法を❸に示す．
- 胸郭可動域訓練としては，呼吸筋ストレッチング体操を行うとよい．
- 痰の多いタイプの疾患では，排痰法や肺理学療法によって，運動療法の前に十分に排痰しておく．体位排痰法（体位ドレナージ）は，痰の出やすい起床時と就寝前に20〜30分を目安に，できれば，事前に内服や定時の吸入を行い，排痰時の発作を予防する．また，喀痰の喀出が困難な場合は，十分な水分をとったり，ネブライザーを併用するとよい．

呼吸筋ストレッチング体操の方法についてはパンフレット[9]やインターネット[10]などを参照．

❸ リラクゼーションの実施法

1. リラクゼーションは，静かなところで行う．衣類は楽なものを着る
2. 姿勢は仰臥位で，膝下に枕を置き，頭部軽度屈曲位，両手を体側におく
3. 筋肉の動き，感触に神経を集中する．体の末梢から始め，中心に向かって行う
    - ①下肢（足関節背屈，両足の挙上等）
    - ②上肢（手を前に突き出し，5本の指を広げる）
    - ③臀部（お尻の筋肉を縮める）
    - ④顔面（口をすぼめる．額にしわをよせる）
    - ⑤肩甲帯（肩をすぼめる）
    - ⑥首（前屈，回旋）
4. いずれも強く筋収縮させた後で脱力させる
5. 仰臥位の姿勢の次は，座位，立位，歩行時でも可能になるよう練習する

⚓ ADL トレーニング

- 起居動作，移動動作など基本動作能力の改善を目的に訓練する．加えて，入浴，食事，排泄等の日常生活動作が負担なく行えるように環境整備を行う．
- 具体的には，動作の間で休憩する場所や時間を事前に決めておいたり，作業を座って行うことを徹底するなど，息苦しさを感じることなく日常生活がおくれるように工夫する．

⚓ 運動療法

- 呼吸器疾患患者に対しては，禁忌となる合併症や基礎疾患を有する場合以外は，年齢や ADL，呼吸困難の程度にかかわらず，運動療法を実施する．
- 運動療法では，下肢を用いた全身持久力トレーニングが重要である．COPD 患者の下肢筋肉には，特有の骨格筋の萎縮が認められ，薬剤の使用などによって呼吸機能の低下が進行していなくとも，下肢筋肉の特有な萎縮のために，呼吸困難が進行していく．
- 運動療法を継続することによって，筋肉内の好気性酵素が増え，有酸素運動が可能となる．骨格筋の異常が改善することにより，労作時の呼吸困難も和らぎ，長距離の歩行が可能になる．
- 運動療法のプログラミングを考える場合，運動の頻度（frequency），強度（intensity）*，時間（time），種類（type）（= "FITT"）を検討する．
- 運動の頻度は最低週 3 回以上（週 3～5 回，好ましくは家で毎日）行い，時間としては，1 回最低 20 分以上（できれば 30～40 分程度）の運動を行う．運動の種類は，最も筋肉量が多い下肢の持久力トレーニング（平地歩行，階段昇降，踏み台昇降，エルゴメーター，半座位エルゴメーター，トレッドミル等）を取り入れることが望ましい．
- 上肢の運動は，主に下肢の運動療法ができない患者に対して，低強度負荷の運動が実施される．上肢の運動は，上肢そのものの筋力改善だけでなく，呼吸補助筋の筋力改善も期待される．具体的には，0.5 kg のバンドを手首にまき，前方，側方への挙上運動を 2 分間程度実施する．
- トレーニング効果の高い高強度負荷の運動が望ましいが，高齢者では低強度負荷でも十分有効だと考えられ，病期が進行した高齢患者が多い在宅医療では，低強度負荷を選択することも多い．
- 患者が自主的に運動する場合は，主観的な息苦しさを目安にする．修正ボルグスケールで 4～5 程度（いくらか強い～強い息切れ）を感じる強さで運動を行うとよい（4）．
- 一般的には，重症者は，コンディショニングの割合を多くし，運動療法（全身持久力トレーニング）の割合を少なくするとともに，運動療法も低強度負荷の運動を選択する．逆に中等症から軽症者については，高強度負荷の運動療法を導入する方法がとられている．
- 訪問診療の対象となる呼吸器疾患患者は，ほとんどが重症者であり，低強度

*運動の強度には，高強度負荷（high intensity）と低強度負荷（low intensity）の運動がある．高強度負荷は最大酸素摂取量の 60～80% の運動であり，低強度負荷は 40～60% の運動をいう．

訪問看護などで，強度を設定する場合は心拍数を目安にし，最大心拍数（220 − age）の 80% までの心拍数の運動（例：70 歳であれば 120 回/分以下）を高強度負荷，60% までの心拍数の運動（例：70 歳であれば 90 回/分以下）を低強度負荷と考え，運動強度を決定するとよい．

4 修正ボルグスケール

0	感じない	nothing at all
0.5	きわめて弱い（やっとわかる程度）	very, very weak
1	かなり弱い	very weak
2	弱い	weak
3	中等度	moderate
4	いくらか強い	some what strong
5	強い	strong
6		
7	かなり強い	very strong
8		
9	きわめて強い（ほぼ最大）	
10	最大	very very strong

(Borg G. Borg's Perceived Exertion and Pain Scales. 1998[11] より)

負荷の運動療法から実施することが多い．
- 一人一人の包括的呼吸リハビリテーションの導入からの流れとしては，導入期はコンディショニングを中心とし，次第に全身持久力トレーニングの割合を増やしていくようにするとよい．
- また，日々の呼吸リハビリテーションの流れとしては，呼吸法，呼吸ストレッチ体操などコンディショニングから始め，運動療法を開始する．運動療法は10〜20分のウォームアップに続いて，主運動を20〜60分行い，最後の5〜10分でクールダウンを行う．

在宅医療における呼吸リハビリテーションのコツ

- 在宅医療では，在宅主治医が，呼吸リハビリテーションのプログラムを作り，訪問看護師が実施することが多い．
- 在宅での呼吸リハビリテーションでは，呼吸法や肺理学療法，呼吸ストレッチ体操を行った後，中等度の息切れを感じる程度，あるいは最大心拍の80％以下を目安にして，下肢を中心とした運動療法を行う．重症者の場合は，低強度負荷（最大心拍数の60％以下）の運動から開始し，徐々に負荷を高めていく方法が現実的な方法であろう．
- 在宅医療においては，最初に集中的に6〜8週間の導入プログラムを行い，その後運動療法を継続するとよい．呼吸リハビリテーションの効果は中断後6か月後にも残存するといわれており，導入後は週1回の歩行トレーニングでも効果の維持が期待できる．
- 春や秋の気候のよい時期にプログラムの導入を行ったり，集中的に運動療法を行い，真夏や冬には負荷の少ない簡単な運動で維持するという戦略をとるようにするとよい．

文献

1) 日本呼吸管理学会・日本呼吸器学会，日本理学療法士協会（編）．呼吸リハビリテーションマニュアル―運動療法．照林社；2003．
2) 米国心血管・呼吸リハビリテーション協会（編）・日本呼吸管理学会（監訳）．呼吸リハビリテーション・プログラムのガイドライン．第2版．ライフサイエンス出版；1999．
3) Ries AL, et al. Pulmonary Rehabilitation：Joint ACCP/AACVPR Evidence-Based Clinical Practice Guidelines. Chest 2007；131（5 Suppl）：4S-42S.
4) 日本呼吸器学会COPDガイドライン第3版作成委員会（編）．COPD（慢性閉塞性肺疾患）診断と治療のためのガイドライン．第3版．メディカルレビュー社；2009．
5) Dong YH, et al. Comparative safety of inhaled medications in patients with chronic obstructive pulmonary disease：systematic review and mixed treatment comparison meta-analysis of randomised controlled trials. Thorax 2013；68：48-56. doi：10.1136/thoraxjnl-2012-201926. online 2012 Oct.6
6) Nocturnal Oxygen Trial Group. Continuous nocturnal oxygen therapy in hypoxic chronic obstructive lung disease. Ann Intern Med 1980；93：391-398.
7) MRC Working party. Long-term domiciliary oxygen therapy in chronic hypoxic cor pulmonale complicating chronic bronchitis and emphysema. Lancet 1981；1（8222）：681-686.
8) 成田亘啓ほか．慢性呼吸不全（準呼吸不全を含む）患者の栄養状態．厚生省特定疾患呼吸不全調査研究班 平成6年度研究報告書；1995，pp24-28．
9) 呼吸筋ストレッチ体操(解説編)．公害健康被害補償予防協会．2002．
10) 環境再生保全機構HP．呼吸筋ストレッチ体操のすすめ．
http://www.erca.go.jp/yobou/zensoku/copd/control/04.html（2014年1月現在）
11) Borg G. Borg's Perceived Exertion and Pain Scales．Human Kinetics；1998．

在宅医療の諸課題

在宅リハビリテーションの
アセスメント・処方と環境整備

恒川幸子
東京ふれあい医療生活協同組合梶原診療所

- 在宅リハビリテーションは，日本の在宅医療には欠かせない概念のひとつである．
- 在宅リハビリテーションのアセスメント（評価）は，身体構造面，身体機能面，精神面，環境面の4つの領域に関して行われる．
- リハビリテーションの処方は経過に沿って見直し，必要に応じて修正を行う必要がある．
- バリアフリー化では，患者に必要な動作回数まで減ってしまわないよう，動線の配慮が求められる．

在宅リハビリテーションの考え方

- 在宅リハビリテーションは，現在そしてこれからの日本の在宅医療には欠かせない概念のひとつである．
- その理由はひとつには，在宅療養の多くを占める高齢者に関して，厚生労働省が2003年から介護予防の重点課題として，**高齢者リハビリテーション**を推進している側面があること，そしてもうひとつには，在宅医療の考え方とリハビリテーションの基本概念は共通する部分が多いことがある．
- 厚生労働省は，高齢者リハビリテーションが必要なときに十分確保されることが介護予防には不可欠であるとして，医療保険と介護保険におけるリハビリテーションの連携を見直し（**1**），2006年には地域リハビリテーション推進の指針を策定している．
- 在宅医療は療養者がその人らしい生活，人生を歩めるように支えていく医療である一方，リハビリテーションの共通概念としてWHO（世界保健機関）が2001年に新たに策定した国際生活機能分類（ICF：International Classification of Function, Disability and Health，**2**）では，障害をもつ利用者が残存する心身機能を生かして，日常生活の活動や社会への参加に働きかけることで生活機能を向上させ，利用者本人らしい生活を営めるようケア提供者が支えていくことを基本方針として示している．
- ICFに基づく在宅リハビリテーションは，在宅医療にとって質実ともに必要な要素となっている．

ICF（国際生活機能分類）
人間の生活機能と障害の分類法として2001年5月にWHO総会において採択された．その特徴はそれまでのWHOの国際障害分類ICIDHがマイナス面を分類するという考え方が中心だったのに対して，ICFは生活機能というプラス面の視点に立ち，環境因子などの観点を加えたことである．

1 医療保険と介護保険のリハビリテーションの連携の概念

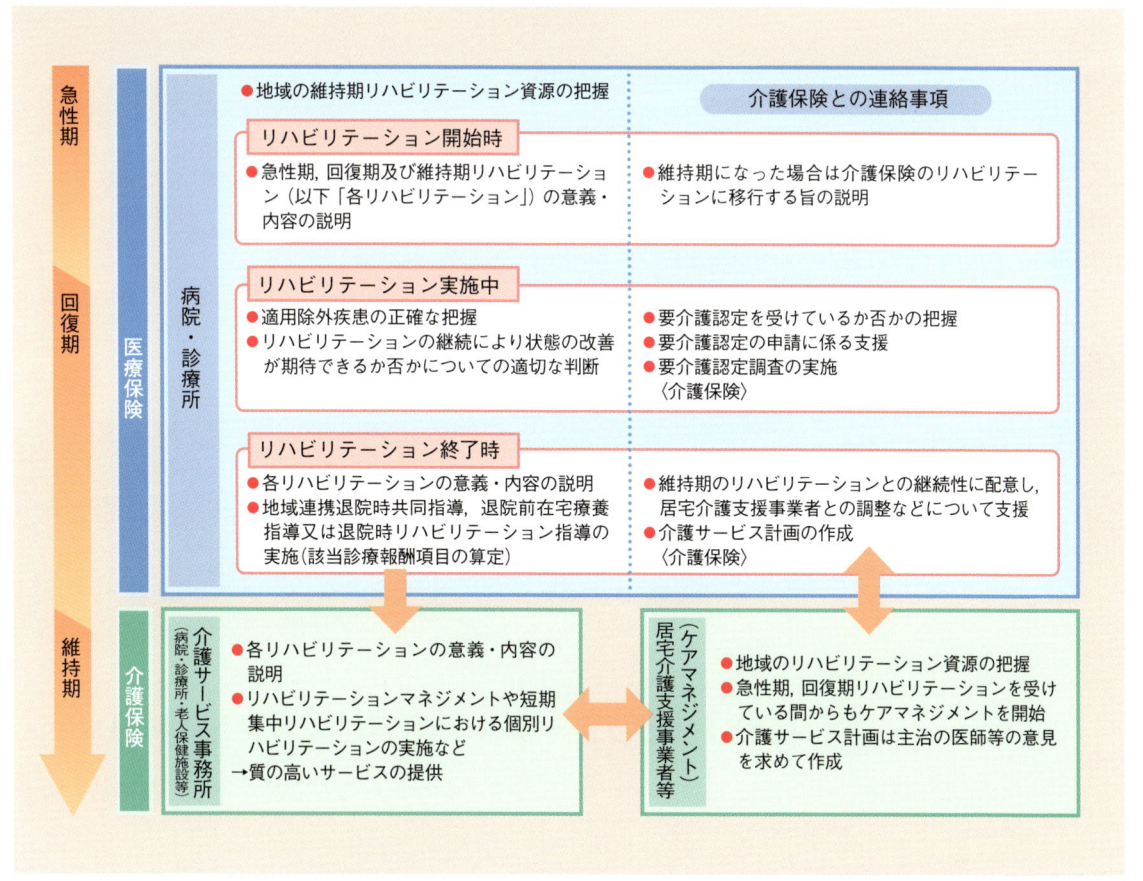

	病院・診療所	介護保険との連絡事項
急性期 / 回復期 (医療保険)	●地域の維持期リハビリテーション資源の把握 **リハビリテーション開始時** ●急性期, 回復期及び維持期リハビリテーション（以下「各リハビリテーション」）の意義・内容の説明 **リハビリテーション実施中** ●適用除外疾患の正確な把握 ●リハビリテーションの継続により状態の改善が期待できるか否かについての適切な判断 **リハビリテーション終了時** ●各リハビリテーションの意義・内容の説明 ●地域連携退院時共同指導, 退院前在宅療養指導又は退院時リハビリテーション指導の実施（該当診療報酬項目の算定）	●維持期になった場合は介護保険のリハビリテーションに移行する旨の説明 ●要介護認定を受けているか否かの把握 ●要介護認定の申請に係る支援 ●要介護認定調査の実施 〈介護保険〉 ●維持期のリハビリテーションとの継続性に配意し, 居宅介護支援事業者との調整などについて支援 ●介護サービス計画の作成 〈介護保険〉
維持期 (介護保険)	**介護サービス事業所**（病院, 診療所, 老人保健施設等） ●各リハビリテーションの意義・内容の説明 ●リハビリテーションマネジメントや短期集中リハビリテーションにおける個別リハビリテーションの実施など →質の高いサービスの提供	**（ケアマネジメント）居宅介護支援事業者等** ●地域のリハビリテーション資源の把握 ●急性期, 回復期リハビリテーションを受けている間からもケアマネジメントを開始 ●介護サービス計画は主治の医師等の意見を求めて作成

（厚生労働省通知（平成 18 年 12 月 25 日付, 老老発第 1225003 号・保医発第 1225001 号より）

2 ICF（国際生活機能分類）の概念

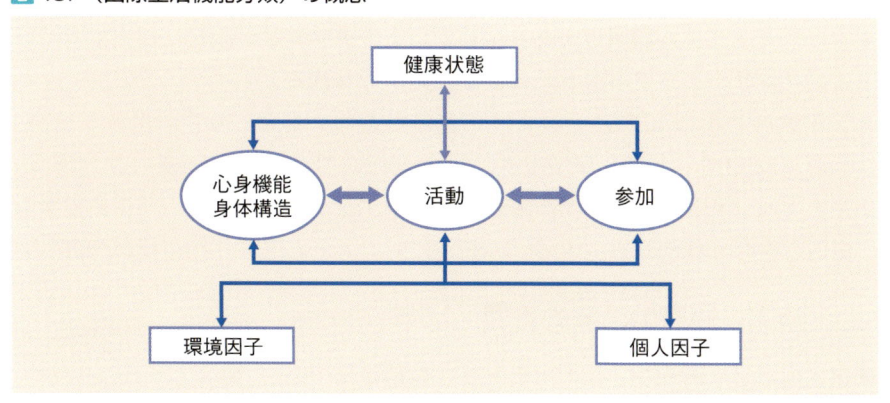

健康状態 ― 心身機能 身体構造 ⇔ 活動 ⇔ 参加 ― 環境因子 / 個人因子

（厚生労働省 HP「国際生活機能分類―国際障害分類改訂版（日本語版）」より http://www.mhlw.go.jp/houdou/2002/08/h0805-1.html）

3 Brunnstrom stage 分類と関節の共同運動

Brunnstrom stage 分類

- Stage Ⅰ：随意運動全くなし
- Ⅱ：連合反応で動きが出る
- Ⅲ：共同運動出現（随意的に）
- Ⅳ：共同運動を脱し，分離運動出現
- Ⅴ：分離運動相当進む
- Ⅵ：スピード改善，中枢性麻痺回復

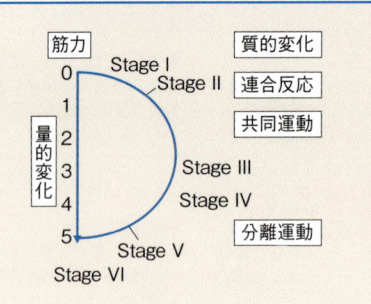

上肢・手指・下肢の共同運動（関節ごとの要素的分析）

	屈筋共同運動	伸筋共同運動
肩甲帯	挙上され後退	前方突出
肩関節	屈曲・外転・外旋	伸展・内転・内旋
肘関節	屈曲	伸展
前腕部	回外	回内
手関節	掌屈	背屈
手　指	集団屈曲	集団伸展
股関節	屈曲・外転・外旋	伸展・内転・内旋
膝関節	屈曲	伸展
足関節	背屈・内反	底屈・内反
足　趾	背屈	底屈

手関節に関しては例外あり．足関節は内反が起こり外反はない．

（上田敏「目でみるリハビリテーション医学」第2版，東京大学出版会；1994 より）

在宅リハビリテーションのアセスメント（評価）

- まずは誰にどのようなリハビリテーションが必要なのかを考えなければならない．
- 在宅医療においては，在宅療養となっている時点で，高齢であったり，何らかの障害を有したりしているため，すべての療養者が在宅リハビリテーションの候補となる．
- 基本的にはすべての患者に対してアセスメントが行われることが望ましい．
- アセスメント上，問題点がある場合や，在宅療養継続が困難になってきている場合にリハビリテーションによる介入が行われる．
- アセスメントは ICF に沿って，①身体構造面：疾患，障害の医療的管理，②身体機能面：ADL，栄養状態，③精神面：認知症，うつ病の他，QOL，モチベーションの維持など，④環境面：居住環境だけでなく，経済・社会的側面も含めた評価，以上の4つの領域に関してそれぞれ評価が行われる．

疾患，障害の医療的管理

- 在宅リハビリテーションの対象となる疾患には，脳血管障害，運動器疾患（骨折，関節リウマチなど），神経筋疾患，廃用性障害，内部障害（心疾患，呼吸器疾患など），悪性腫瘍（がん）などが挙げられる．以下に各疾患の主なアセスメントポイントを示していく．

⚓ 脳血管障害

- 脳血管障害では，視野異常や構音障害など脳神経領域を含めた神経学的所見に加えて歩行状態，関節可動域の評価も行う．
- 麻痺の程度を評価する尺度としてはMMT（manual muscle test：徒手筋力テスト）を基本として，Brunnstrom stage分類（**3**）が一般的である．回復とともに一つひとつの関節が分離して独立した動きをなしていく経過を評価できる．
- 視床病変では深部知覚障害，小脳障害では企図時振戦や協調運動障害が認められる．
- 視野異常では，右利きの左脳神経障害で視空間無視が多く認められ，構音障害のある方は摂食嚥下機能障害の有無についても評価が必要である．
- 嚥下機能の評価については，30秒間に何回空嚥下ができるかをみる**反復唾液嚥下テスト**が有用であり，2回以下は異常とみなす．その他にも嚥下造影（videofluorography：VF）や嚥下内視鏡（videoendoscopy：VE）を用いることもある．
- 歩行状態についてはまず，ベッドサイドで柵につかまって立ってもらい，可能なら伝い歩きの状況をみる．安定していれば杖歩行を試す．
- 内反尖足に対する下肢装具や車椅子の利用についても検討する．
- さらに関節可動域（range of motion：ROM）についても評価し，廃用による拘縮の有無について評価を行う．
- 脳血管障害に伴う障害のひとつに，**高次機能障害**がある．
- 在宅において高次機能障害を評価する際には，一般的な認知機能検査を用いたり，除外診断をしたりしながら症状や経過をみて判断していく．注意すべきは認知症に伴う高次機能障害との鑑別である．

⚓ 運動器疾患

- 運動器疾患では**大腿骨近位部骨折**や**関節リウマチ**，**脊髄損傷**などが挙げられる．
- 最近では地域によって術後在宅導入に向けてクリティカルパスを整備している施設もあるが，それでも受傷前に比べるとADLは低下しやすい．
- 退院前にリハビリテーションを行っていればその内容を確認し，自宅での生活に合わせたリハビリテーションプログラムに修正した上で継続することが望ましい．
- 脊髄損傷患者の場合は，その障害部位によってリハビリテーションの達成運動レベルやADLのゴールはおおよそ決まっている（**4**）[1]．これを目安に残存レベルの運動機能初期評価を行う．
- 排尿管理も問題となることが多いため，排尿状況の評価も必要である．
- 脊髄損傷の患者は生産年齢人口にあたることも多く，自動車運転や復学，復職の可能性についても併せて評価する．

Point

高次機能とは運動機能，感覚機能以外の脳機能のことを指すが，外からはわかりにくい．高次機能障害は認知機能障害や遂行機能障害などが複雑にからみあって表出される病態であるため，評価方法もすべてを網羅しているものはなく，障害認定のため作成された行政的高次機能障害診断基準（http://www.rehab.go.jp/ri/brain_fukyu/pdf/10.pdf）も実用性には乏しい．

4 一般的な脊髄障害リハビリテーションの到達レベル

残存レベル	主な動作筋	運動機能	移動	自立度
C1～3	胸鎖乳突筋 僧帽筋上部	頭部前屈 回旋	チンコントロール 電動車椅子	人工呼吸器依存
C4	横隔膜	自発呼吸	同上	チンコントロール 入力デバイス使用
C5	三角筋 上腕二頭筋	肩屈曲外転伸展 肘屈曲回外	電動車椅子	自助具で食事
C6	大胸筋 橈側手根伸筋	肩内転 手関節背屈	車椅子駆動	寝返り, 起き上がり 移乗, 更衣, 書字
C7	上腕三頭筋 橈側手根屈筋	肘伸展 手関節掌屈	自動車運転	力強いプッシュアップ ADLほぼ自立
C8～T5	指の屈曲	握り動作 手指巧緻動作	同上	車椅子生活 ADL自立
T6～	上部肋間筋 上部背筋	呼吸予備力増大 上部体幹安定	骨盤帯付長下肢装具・ 松葉杖で歩行	実用的には車椅子
T12～L3	腹筋 胸椎部背筋	骨盤帯挙上	長下肢装具・松葉杖 で歩行可能	同上
L4～	大腿四頭筋	膝伸展	短下肢装具・1本杖 で歩行可能	実用的に歩行

（水間正澄〈編〉「地域リハビリテーション―くらしを支える医療の実践」2013[1], p131 より）

⚓ 神経筋疾患

- 神経筋疾患では**パーキンソン病**や**脊髄小脳変性症**などが対象となる．いずれも進行性の疾患であり，リハビリテーションの目標は機能低下の予防や自己管理指導が中心になる．
- 共通するアセスメント内容としては，**関節可動域，筋力，姿勢，バランス状況，歩行，移動能力，有酸素運動能力，持久力**について評価する．
- パーキンソン病では症状の日内変動がみられたり，睡眠障害やうつ症状を伴ったりすることが多く，基本的な日常動作はできていても，生活には支障をきたしていることが少なくない．構音障害や嚥下機能障害を併発することもあるため，そうした側面も評価が必要である．
- 脊髄小脳変性症や多系統萎縮症では病型によって運動失調に，錐体路障害，錐体外路症状，自律神経症状，呼吸障害などが加わり，日常生活だけでなく訓練中にも支障を生じることがあるため，血圧の変化や疲労感なども含めて初期評価は多面的に行う必要がある．

⚓ 循環器疾患

- 循環器疾患については，事前の病態把握が重要である．
- 病歴，治療内容，急変のリスク，退院前に**心臓リハビリテーション**を行っていればその内容も把握するよう努める．
- 胸痛など急変時の徴候や運動中止基準，水分・塩分制限の内容，運動時の血圧や脈拍の制限も含めて把握する．

5 循環器疾患の評価に使われる身体活動能力質問表

・この1週間をふり返ってあなたの症状は主にどれですか．（○をつけて下さい）
　息苦しさ，疲労感，動悸，その他（具体的に　　　　　　　　　　　　）

・あなたの症状について下記の質問に答えて下さい．（少しつらい，とてもつらいはどちらも「つらい」に○をしてください．わからないものは「？」に○をしてください）

1. 夜，楽に眠れますか（1 Met 以下）	はい	つらい	?		IV
2. 横になっていると楽ですか（1 Met 以下）	はい	つらい	?	（〜1Met）	
3. 一人で食事や洗面ができますか（1.6 Mets）	はい	つらい	?		
4. トイレは一人で楽にできますか（2 Mets）	はい	つらい	?		
5. 着替えが一人で楽にできますか（2 Mets）	はい	つらい	?		
6. 炊事や掃除ができますか（2〜3 Mets）	はい	つらい	?		
7. 自分で布団がしけますか（2〜3 Mets）	はい	つらい	?		
8. ぞうきんがけはできますか（3〜4 Mets）	はい	つらい	?		
9. シャワーをあびても平気ですか（3〜4 Mets）	はい	つらい	?		III
10. ラジオ体操をしても平気ですか（3〜4 Mets）	はい	つらい	?		
11. 健康な人と同じ速度で平地を100〜200 m歩いても平気ですか（3〜4 Mets）	はい	つらい	?	（2〜4 Mets）	
12. 庭いじり（軽い草むしりなど）しても平気ですか（4 Mets）	はい	つらい	?		
13. 一人で風呂に入れますか（4〜5 Mets）	はい	つらい			
14. 健康な人と同じ速度で2階まで昇っても平気ですか（5〜6 Mets）	はい	つらい	?		
15. 軽い農作業（庭堀りなど）はできますか（5〜7 Mets）	はい	つらい	?		II
16. 平地を急いで200 m歩いても平気ですか（6〜7 Mets）	はい	つらい	?		
17. 雪かきはできますか（6〜7 Mets）	はい	つらい	?		
18. テニス（または卓球）をしても平気ですか（6〜7 Mets）	はい	つらい	?		
19. ジョギング（時速8 km程度）を30〜400 mしても平気ですか（7〜8 Mets）	はい	つらい	?		I
20. 水泳をしても平気ですか（7〜8 Mets）	はい	つらい	?	（7〜Mets）	
21. なわとびをしても平気ですか（8 Mets以上）	はい	つらい	?		

（篠山重威．現代医療 1990[2]）より）

- 心電図や胸部X線，運動負荷試験などは可能な範囲で定期的に行って評価することが望ましい．
- 重症度評価にはNHYA分類，2005年にACC/AHA（American College of Cardiology/American Heart Association）により提唱された慢性心不全ステージ分類，身体活動能力質問表（5）[2])が利用される．

⚓ 呼吸器疾患

- 在宅医療における呼吸器疾患の代表は**慢性閉塞性肺疾患**（COPD：chronic obstructive pulmonary disease）である．
- 症状としては労作時の呼吸困難が特徴的で，呼吸困難により活動性が低下するため骨格筋は廃用性に萎縮していく．その結果，デコンディショニング状態（身体機能低下）をきたし，酸素利用が低下して労作時の乳酸産生亢進，代謝性アシドーシスとなり呼吸中枢が刺激されて，さらに呼吸困難が増幅される．
- COPDの患者はこうした悪循環（dyspnea spiral）に陥っている状態であり，これを断ち切るのが**呼吸リハビリテーション**の目標となることから，疾患の

6 呼吸困難(息切れ)を評価する MRC 質問表

グレード分類	あてはまるものにチェックしてください(1つだけ)	
0	激しい運動をした時だけ息切れがある	☐
1	平坦な道を早足で歩く,あるいは緩やかな上り坂を歩く時に息切れがある	☐
2	息切れがあるので,同年代の人よりも平坦な道を歩くのが遅い,あるいは平坦な道を自分のペースで歩いている時,息切れのために立ち止まることがある	☐
3	平坦な道を約100 m,あるいは数分歩くと息切れのために立ち止まる	☐
4	息切れがひどく家から出られない,あるいは衣服の着替えをする時にも息切れがある	☐

(「COPD(慢性閉塞性肺疾患)診断と治療のためのガイドライン」第3版,2009[3])より)

経過や治療内容に加えて呼吸困難の状況,日常生活活動の状況についても把握する必要がある.

- フィジカルアセスメントとしては,咳や痰,呼吸困難などの自覚症状,喫煙の有無,職業歴,運動習慣の有無を聴取し,身体所見では体格,栄養状態,姿勢,呼吸状態,SpO_2 などを評価する.
- 呼吸困難の評価には MRC(Medical Research Council,**6**[3])や,ボルグスケール CR-10*などが利用される.
- リハビリテーションの継時的評価の指標になるのが **6分間歩行試験**(6MWT:6-minute walk test)である.6分間で歩ける距離を測定するもので,QOL や死亡率にも相関するとされている.
- **在宅酸素療法**(home oxygen therapy:HOT)の適応については,疾患別には高度慢性呼吸不全,肺高血圧症,慢性心不全,チアノーゼ型先天性心疾患があり,安静時動脈血ガス分析や心臓超音波検査による肺高血圧症の有無の評価を行って判断される.
- 呼吸不全であれば,安静時動脈血酸素分圧で 55 Torr 以下もしくは 55〜60 Torr で労作時あるいは睡眠時動脈血酸素分圧低下があれば在宅酸素療法の適応となる.

*2章「包括的呼吸リハビリテーション」**4**(p72)参照

可能であれば,スパイロメトリーによる換気障害の評価を行う.予測1秒量に対する比率(%FEV_1)により重症度評価ができ(80%>%FEV_1 は軽症,50%<%FEV_1<80%は中等症,30%<%FEV_1<50%を重症,30%>%FEV_1 は最重症),予後予測やリハビリプログラム策定時に役立つ.

⚓ 廃用症候群

- 廃用症候群はすべての疾患に共通する課題であり,初期アセスメントの段階で十分に評価されなければならない.
- 廃用症候群とは,全身や局所の運動性低下によって引き起こされる二次性合併症の総称である.
- 基礎疾患そのものによる麻痺や疼痛などが互いに影響し合って可逆性を失い,廃用症候群の各々が相互に作用して全身性の悪循環をもたらすことが,廃用症候群の障害学的特徴となる(**7**)[4].
- 疾病罹患後に著しい変化はなくても,基本的な筋力や心肺持久性は低下していて廃用は徐々に進行している可能性がある.
- したがって初期のアセスメントにおいては,筋力や持久力に加えて心肺機能,

7 臓器別の廃用症候群

筋肉	筋萎縮，筋力低下
関節	変形，拘縮
骨	骨粗鬆症，異所性骨化
心臓	最大酸素摂取量の低下，1回心拍出量の低下，起立性低血圧
血管	血漿量の減少，血栓塞栓症
呼吸器	肺胞膨張不全，咳嗽・気管線毛活動の低下，無気肺，肺活量・分時換気量の減少，誤嚥性肺炎，肺塞栓
精神機能	不安，うつ状態，精神機能の低下，夜間せん妄，幻覚
中枢神経	見当識低下，痛みに対する閾値低下，バランス協調性低下
末梢神経	圧迫性神経麻痺
消化器	便秘，食欲低下，消化液分泌減少，逆流性食道炎
泌尿器	機能的失禁，尿路結石，尿路感染症
皮膚	褥瘡，皮膚萎縮
内分泌	基礎代謝低下，副甲状腺ホルモン増加，男性ホルモン低下
ミネラル代謝	窒素・カルシウムの平衡が負

（米本恭三〈監〉「最新リハビリテーション医学」1999[4]）より）

8 がんのリハビリテーションの病期別分類（Dietz の分類）

リハビリテーションの分類	時期	リハビリテーションの目的
予防的	・がん診断後の早期．手術，放射線，化学療法の前から ・機能障害はまだない	機能障害の予防
回復的	・基本的に，再発・転移はまだない時期 ・機能障害，能力低下が存在	最大限の機能回復
維持的	・腫瘍が増大している時期．再発，転移など ・機能障害が進行しつつある	セルフケア，運動能力の維持，改善
緩和的	・末期	QOL 改善

（辻哲也「現代リハビリテーション医学」改訂第3版，2009[5]）より）

消化管機能，血圧などの自律神経機能，骨密度などについても評価が必要である．

⚓ がん

- がんのリハビリテーションは基本的には他の疾患に対する内容と同じだが，原疾患の進行に伴う機能障害の増悪を認めること，経過中に二次的障害の出現がみられること，生命予後に特別な配慮を要することが特徴である．
- リハビリテーションの内容は病期により，予防的，回復的，維持的，緩和的の4つに分かれている（Dietz の分類，8 ）[5]．
- したがって原疾患の病歴と経過から病期の把握が重要となる．
- がん疾患に多くみられる，疼痛，呼吸困難，悪液質，浮腫の状況についても十分に聴取する．

9 ADLとIADLの一般的な評価項目

ADL	IADL
D：Dressing（更衣）	S：Shopping（買い物）
E：Eating（食事）	H：Housework（家事）
A：Ambulating（歩行）	A：Accounting（金銭管理）
T：Toileting（トイレ）	F：Food preparation（食事の用意）
H：Hygiene（清潔）	T：Transport（乗り物の利用）

(佐藤健一「どうする？ 家庭医のための"在宅リハ"」2012[6]，p82より)

- がん疾患ではがんそのものによる障害に加えて，治療過程でもたらされる障害も問題となるため，治療内容や治療スケジュールの把握もリハビリテーションプログラムを組み立てる上で必要な情報となる．

日常生活動作(ADL)，IADL，栄養状態

- 日常生活における身体機能を評価する際に欠かせない概念がADL（activities of daily living/life）と応用動作としての生活関連動作を評価するIADL（instrumental activities of daily living）である（9）[6]が，これらはいずれも，評価者の聴取の仕方やとらえ方により左右され，客観的評価にはならない．
- 実際の生活活動に則した評価方法がいくつか開発されており，在宅リハビリテーションのアセスメントとしてはこれらを用いることになる．
- 日本ではバーセル指数（Barthel index，10[7,8]）を用いている施設は多いが，世界的に用いられることが多い機能的自立度評価表（FIM：functional independence measure，11[6]）は日本では第3版が使われており，運動項目と認知項目を分けて評価している．
- その他にも高齢者が脆弱な状態になっていないかを評価するVES-13（Vulnerable Elders Survey）[9] や，高齢者の下肢機能を評価するSPPB（Short Physical Performance Battery）がある．
- 栄養状態についても評価が必要である＊．特に廃用症候群や高齢者において，栄養面で問題となりやすいのは低栄養状態である．
- リハビリテーションを行う上で低栄養状態の有無は最大の問題のひとつである．

認知症，うつ状態，QOL

- 近年，高齢者人口の増加とともに，認知症高齢者も増えており，2012年には認知症の患者は300万人を超え，65歳以上の高齢者の10人に1人は認知症を発症していることになる．
- 認知症の中で最も多いのはアルツハイマー型認知症であり，後天的な脳機能障害により認知機能が持続的に低下し，日常生活や社会生活に支障をきたしている状態と定義される．

SPPBでは4年後のADLの障害や移動能力の低下が，4〜6点では10〜12点のグループに比べて4.2〜4.9倍，7〜9点のグループでは1.6〜1.8倍起こりやすいとされている．

＊栄養状態の評価方法やアプローチの内容については2章「サルコペニアとリハビリテーション栄養」p44を参照．

10 バーセル指数

	自立	部分介助	全介助あるいは不能
1. 食事	10	5	0
2. 移乗	15	10－5	0
3. 整容	5	0	0
4. トイレ	10	5	0
5. 入浴	5	0	0
6. 歩行	15	10	0
（車椅子）	5	0	0
7. 階段昇降	10	5	0
8. 着替え	10	5	0
9. 排便	10	5	0
10. 排尿	10	5	0
合計点		（　　）点	

10項目，各2〜4段階，全20段階の評価．100点満点であるが5点きざみなので実際は20点満点と同等．

食事	10：自立 5：部分介助（おかずを細かくしてもらう） 0：全介助
車椅子とベッドの間の移乗	15：自立．ブレーキ・フットレストの操作も含む（歩行自立も含む） 10：軽度の部分介助または監視 5：座ることは可能だが，全介助 0：2人介助または座位保持不可能
整容	5：自立（洗面，整髪，歯磨き，髭剃り） 0：部分介助または全介助
トイレ使用	10：自立．衣服の操作，後始末を含む 5：部分介助．体を支える，衣服・後始末に介助を要する 0：全介助または不可能
入浴（浴槽，シャワー移動，洗体）	5：自立 0：部分介助または全介助
歩行	15：歩行自立．杖・補装具（車椅子，歩行器は除く）の使用可 10：介助または監視・歩行．歩行器使用を含む 5：歩行不能の場合，車椅子の操作・走行可能 0：上記以外
階段昇降	10：自立．てすりの使用可 5：介助または監視 0：不能
着替え	10：自立．靴，ファスナー，装具の着脱を含む 5：部分介助．半分以上は自分で行える 0：介助（上記以外）
排便コントロール	10：失禁なし．浣腸，坐薬の取扱いも可能 5：時に失禁あり（週1回程度）．浣腸，坐薬の取扱いに介助を要する者も含む 0：失禁．浣腸管理
排尿コントロール	10：失禁なし．収尿器の取扱いも可能 5：時に失禁あり（1日1回以内）．収尿器の取扱いに介助を要する者も含む 0：失禁．カテーテル管理

(Mahoney FI, et al. Md State Med J 1965[7]；藤井博之ほか〈編著〉「リハビリテーションとしての在宅医療」2011[8]，p34 より)

11 FIM（機能的自立度評価法）の評価項目

Motor（運動）
セルフケア
　①食事
　②整容
　③清拭
　④更衣（上半身）
　⑤更衣（下半身）
　⑥トイレ動作
排泄コントロール
　⑦排尿コントロール
　⑧排便コントロール
移乗
　⑨ベッド・椅子・車椅子
　⑩トイレ
　⑪浴槽・シャワー
移動
　⑫歩行・車椅子
　⑬階段

Cognition（認知）
コミュニケーション
　①理解
　②表出
社会的認知
　③社会的交流
　④問題解決
　⑤記憶

運動：13項目
認知：5項目

自立
　完全自立　7点
　修正自立　6点
部分介助
　監視・準備　5点
　最小介助　4点
　中等度介助　3点
完全介助
　最大介助　2点
　全介助　1点

合計　126点

（佐藤健一「どうする？ 家庭医のための"在宅リハ"」2012[6]，p85 より／千野直一〈編著〉「脳卒中患者の機能評価—SIAS と FIM の実際」シュプリンガー・フェアラーク東京；1997，p52 より一部改変）

- 認知症は記憶障害など中核症状に加えて，幻覚や妄想などの周辺症状を伴うこともあり，生活や介護への影響は極めて大きい．
- 認知症の有無は原疾患による機能障害にも大きな影響を及ぼすため，在宅リハビリテーションを行う上で，認知症の状態を把握することは重要である．
- 評価方法としては長谷川式スケール（HDS-R）や MMSE（Mini-Mental State Examination）などが用いられる．
- 在宅療養者の多くが，心理面では，主観的 QOL に含まれる障害受容の過程を辿ることになるが，障害に伴うさまざまな問題に直面する中で，障害を受け入れることは非常に困難を伴う．
- 一時的にでもうつ状態に陥る患者は少なくない．
- 在宅リハビリテーションでは QOL の向上が目標の大前提になるが，うつ状態にあるとリハビリテーションの効果は出にくく，QOL 向上にもつながりにくい．したがって，QOL やうつ状態の有無も初期評価には必要となる．
- QOL の評価としては SF-36[10] が，うつ状態の評価には高齢者用うつ尺度短縮版—日本版（GDS-S-J，**12**[11]）が用いられる．

📖 家屋・住宅環境の評価，家族の評価，経済状態など

- 在宅リハビリテーションにおいて，その舞台となる家屋・住宅環境の評価は大変重要である．
- 患者に相応しい訓練内容を組み立てる上で，早期から患者の在宅状況を把握する必要がある．

12 高齢者用うつ尺度短縮版―日本版（GDS-S-J）

施設名：		

高齢者用うつ尺度短縮版―日本版
The Geriatric Depression Scale-Short Form-Japanese (GDS-S-J)
Translated and Adapted by Morihiro Sugishita（杉下守弘）and Takashi Asada（朝田隆）(2008) from the Geriatric Depression Scale (GDS) in Sheikh JI and Yesavage JA. Clinical Gerontology, 5 (1/2), 165-173, 1986. Copyright ©1986 by NY : The Haworth Press.

被験者名　　　評価イニシャル　　　評価日　　年　　月　　日

教示：被験者に以下のように教示をしてください．
"このインタビューでは，次に，あなたの感情について質問をいたします．お尋ねする質問のなかには，あなたに当てはまらない質問があるかも知れませんし，また，ある質問はあなたを不快にさせるかもしれません．今日を含め過去1週間の間に，あなたがどう思ったかに基づいて，各々の質問に対して，"はい"か"いいえ"で答えてください．"

はい　いいえ
1. □ ■ あなたは，あなたの人生に，ほぼ満足していますか？
2. ■ □ これまでやってきたことや，興味があったことの多くを止めてしまいましたか？
3. ■ □ あなたは，あなたの人生は空しいと感じていますか？
4. ■ □ しばしば，退屈になりますか？
5. □ ■ あなたは，たいてい，機嫌がよいですか？
6. ■ □ あなたに，何か悪いことが起ころうとしているのではないかと，心配ですか？
7. □ ■ たいてい，幸せだと感じていますか？
8. ■ □ あなたは，しばしば無力であると感じていますか？
9. ■ □ 外出して新しいことをするよりも，自宅にいるほうが良いと思いますか？
10. ■ □ たいていの人よりも，記憶が低下していると思いますか？
11. □ ■ 現在，生きていることは，素晴らしいことだと思いますか？
12. ■ □ あなたは，現在のありのままのあなたを，かなり価値がないと感じますか？
13. □ ■ あなたは，元気一杯ですか？
14. ■ □ あなたの状況は絶望的だと，思いますか？
15. ■ □ たいていの人は，あなたより良い暮らしをしていると思いますか？

※網掛けのチェックボックス■の答えは「うつ」を暗に示す．異なる感度と特異度が諸研究を通じて得られているけれども，臨床目的としては，6点以上の時は「うつ」を示唆しており，追跡面接をしなければならない．11点以上は，ほとんど常に「うつ」である．

（杉下守弘ほか．認知神経科学 2009[11] より）

- 自宅周囲の道路環境，交通状況をはじめとして，集合住宅であればエレベータの有無，廊下や玄関の奥行，幅，段差，扉の状態，玄関手すりの有無，玄関マットの有無，室内の段差や室内廊下の幅，手すりの有無，トイレの場所と環境，浴室の環境，食事の場となる居間の環境，寝室は介護用ベッドやポータブルトイレを設置することを想定して間取りを把握する．
- さらには，生活のそれぞれの場面でどのように動作するのかも，聴取あるいは実際に動いてもらうとよい．
- 寝ているときの姿勢，起き上がるときの状況，座っているときの姿勢，食事の状況，室内移動時の状況，トイレでの動作，入浴時の動作など具体的に把握する．
- 在宅リハビリテーションで重要なポイントのひとつには家族の存在がある．

13 Zarit介護負担尺度・日本語版

合計：　　／88

各質問について，あなたの気持ちに最も当てはまると思う番号を○で囲んで下さい．

	思わない	たまに思う	時々思う	よく思う	いつも思う
1. 患者さんは，必要以上に世話を求めてくると思いますか	0	1	2	3	4
2. 介護のために自分の時間が十分とれないと思いますか	0	1	2	3	4
3. 介護の他に，家事や仕事もこなしていかねばならず「ストレスだな」と思うことがありますか	0	1	2	3	4
4. 患者さんの行動に対して，困ってしまうと思うことがありますか	0	1	2	3	4
5. 患者さんのそばにいると腹が立つことがありますか	0	1	2	3	4
6. 介護があるので家族や友人と付き合いづらくなっていると思いますか	0	1	2	3	4
7. 患者さんが，将来どうなるのか不安になることがありますか	0	1	2	3	4
8. 患者さんはあなたに頼っていると思いますか	0	1	2	3	4
9. 患者さんのそばにいると，気が休まらないと思いますか	0	1	2	3	4
10. 介護のために，体調を崩したと思ったことがありますか	0	1	2	3	4
11. 介護があるので自分のプライバシーを保つことができないと思ったことがありますか	0	1	2	3	4
12. 介護があるので自分の社会参加の機会が減ったと思うことがありますか	0	1	2	3	4
13. 患者さんが家にいるので，友達を自宅に呼びたくても呼べないと思ったことがありますか	0	1	2	3	4
14. 患者さんは「あなただけが頼り」というふうに見えますか	0	1	2	3	4
15. 今の暮らしを考えれば，介護にかける金銭的な余裕はないと思うことがありますか	0	1	2	3	4
16. 介護にこれ以上の時間はさけないと思うことがありますか	0	1	2	3	4
17. 介護が始まって以来，自分の思い通りの生活ができなくなったと思うことがありますか	0	1	2	3	4
18. 介護を誰かにまかせてしまいたいと思うことがありますか	0	1	2	3	4
19. 患者さんに対して，どうしていいかわからないと思うことがありますか	0	1	2	3	4
20. 自分は今これ以上にもっと頑張って介護するべきだと思うことがありますか	0	1	2	3	4
21. 本当は自分はもっとうまく介護できるのになあと思うことがありますか	0	1	2	3	4
	全く負担ではない	多少負担に思う	世間並みの負担だと思う	かなり負担だと思う	非常に大きな負担である
22. 全体を通してみると，介護をするということはどれくらい自分の負担になっていると思いますか	0	1	2	3	4

（荒井由美子．医学のあゆみ 1998[12] より）

- より良い在宅リハビリテーションを実現するためには家族が患者の障害を適正に理解し，日常での介助がどこまで行えるのか，どんな福祉サービスのニーズがあるのかを判断してもらう必要があり，環境を整える上で家族の協力は欠かせない．
- 介護負担が大きいと介護の継続は困難になるため，介護負担についても定期的に評価できることが望ましい．

- 家族の介護負担を評価する指標としては Zarit 介護負担尺度（13 [12]）が用いられている．
- 家庭生活の中での本人の役割，家族の役割の把握もまた重要である．
- リハビリテーションプログラムを組み立てていく上では，家庭内だけでなく，社会活動や社会参加についても本人や家族がどのように希望しているのかを把握する必要がある．
- また同時にリハビリテーションを行う上で問題となるのは経済状態である．本人や家族からの希望に基づいて，経済状態にも配慮したリハビリテーションの評価やプログラムの作成を行う．

在宅リハビリテーションの処方

- 訪問リハビリテーションの開始を必要とする場合，依頼する医師はリハビリテーションスタッフ宛にリハビリテーション処方箋を発行する．発行にあたって記載するポイントになると思われる項目を以下に挙げる．
    ① 身体機能：診察上の問題点
    ② 家族のサポートについて
    ③ 家屋状況・住環境に関する情報
    ④ リハビリテーションを受けるにあたって本人や家族の希望
    ⑤ 目標（STG：short term goal および LTG：long term goal）：何を，いつまでに達成するのか
    ⑥ 原疾患や基礎疾患に伴う注意点，特に運動中止基準があれば具体的内容
- これらの項目を記載して処方するが，リハビリテーション処方箋は経過に沿って見直すことが前提になっているため，その後も定期的に，身体機能の変化や本人のモチベーション，家族の状況，住宅改修や福祉用具の利用状況，目標内容の妥当性，目標達成度について再度評価し直して，必要に応じて修正を行う．
- 処方箋項目や評価内容は，連携する訪問リハビリテーションスタッフと話し合って使いやすい形式を決めておくと便利である．

Point

動作評価を行う
身体機能の変化を具体的に評価する方法としては ADL 評価に加え"動作評価"を行うことが評価の質を維持する上で望ましい．起居移乗などの基本動作や移動動作において，なぜできないのかを踏み込んで分析することで評価の精度が上がり，介護方法や環境整備に至る発展的な処方につながると思われる[8]．

環境整備，福祉用具の整備

- 在宅環境を整備するというのは，人による正しい動作介助の導入があった上で不足した ADL を補う目的で住宅改修や福祉機器の導入が行われることである．
- 人的な支援の整備と住環境のハード面での整備の両方が整って初めて在宅リハビリテーションを行う環境となる．
- 人的環境整備とは，家族，ホームヘルパー，デイサービスなどの介護サービスにより行われ，患者の自然な動作に合わせた正しい動作介助が必要であり，その関わり方が動作の自立促進と二次障害の予防につながる．
- 住環境の整備も患者の日常生活動作の分析から始まる．

- 日常動作の中で人的支援では補いきれない部分を抽出し，それに基づいて環境整備の目的を設定する．
- 住宅改修では手すりや段差解消機の設置などがあり，福祉用具には杖や車椅子，介護用ベッドなど障害者自立支援法や介護保険法の範囲で貸与される．
- 補装具については，公的支給基準を満たせば支給範囲で購入や修理を行うことができる．

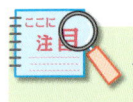

> 患者が装具を装着している場合には，支持部が適合しているか，皮膚トラブルがないか，継手は適切か，耐用年数は過ぎていないかなどを評価する．

- 実際の住宅改修の方法や福祉用具の選定に関しては，目的を明確にした上で，専門家である建築士や福祉用具プランナーに任せていく．
- そこで注意しなければならないことは，本人や家族がどのような生活をしたいのかをきちんと把握することである．
- 基本的な生活様式はどうしたいか，生活活動範囲をどこまで拡大したいか，生活動作のどこまで自分で行いたいかなど，こうして希望を具体化することがリハビリテーションの目標設定にもなってくる．
- 動作分析により表出された問題をすべて補おうとすると，過度な介入になりかえって患者の能力を低下させてしまう場合もある．
- 住宅改修では，危険性の高い場所や患者が頻繁に使うものや場所に的を絞って改修内容を決める必要がある．
- 患者の動線を考えてバリアフリー化により必要な動作回数まで減ってしまわないよう配慮が求められる．

文献

1) 水間正澄（編）．地域リハビリテーション―くらしを支える医療の実践．医歯薬出版；2013，pp131-136．
2) 篠山重威．心不全 診断・評価 重症度．現代医療 1990；22：555-560．
3) 日本呼吸器学会COPDガイドライン第3版作成委員会（編）．COPD（慢性閉塞性肺疾患）診断と治療のためのガイドライン，第3版．メディカルレビュー社；2009，p37．
4) 米本恭三（監）．最新リハビリテーション医学．医歯薬出版；1999，p62．
5) 辻哲也．悪性腫瘍（がん）．現代リハビリテーション医学，改訂第3版（千野直一 編）．金原出版；2009，pp493-504．
6) 佐藤健一．どうする？家庭医のための"在宅リハ"．医学書院；2012，pp82-89．
7) Mahoney FI, Barthel DW. Functional evaluation：the Barthel index. Md State Med J 1965；14：61-65．
8) 藤井博之ほか（編著）．リハビリテーションとしての在宅医療．南山堂；2011，pp28-38，47-79．
9) 日本乳がん情報ネットワーク（訳）．〈NCCN腫瘍学実践ガイドライン〉高齢者のがん治療，2007年第2版．高齢者脆弱性調査（VES-13）．
http://www.jccnb.net/guideline/images/gl08_sior.pdf
10) Jenkinson C, et al. Short form 36（SF36）health survey questionnaire：normative data for adults of working age. BMJ 1993；306：1437-1440．

11) 杉下守弘, 朝田隆. 高齢者用うつ尺度短縮版―日本版（Geriatric Depression Scale-Short Version-Japanese, GDS-S-J）の作成について. 認知神経科学 2009；11：87-90.
12) 荒井由美子. Zarit介護負担スケール日本語版の応用. 医学のあゆみ 1998；186：930-931.

参考文献

- 千野直一（編）. 現代リハビリテーション医学, 改訂第3版. 金原出版；2009, pp543-556.
- 水間正澄（編）. 地域リハビリテーション―くらしを支える医療の実践. 医歯薬出版；2013, pp43-55, 60-69, 77-96, 105-125, 131-145, 157-179.
- 藤井博之, 山口明, 田中久美子（編著）. リハビリテーションとしての在宅医療. 南山堂；2011, pp14-15, 28-38, 47-79, 80-180.
- 佐藤健一. どうする？ 家庭医のための"在宅リハ". 医学書院；2012, pp12-18, 26-29, 32-64, 76-89, 174-183.
- Celli ER, et al. The body-mass index, airflow obstruction, dyspnea, and exercise capacity index in chronic obstructive pulmonary disease. N Engl J Med 2004；350：1005-1012.

在宅医療の諸課題

在宅での褥瘡マネジメント

岡田晋吾
北美原クリニック

◆ 在宅における褥瘡管理では褥瘡発生のリスクを把握して体圧分散マットレスの適正使用など，予防処置を行うことが大切である．
◆ 治療にあたっては体圧管理，栄養管理，局所治療をバランスよく行うことが必要となる．
◆ 局所治療では感染コントロールを十分に行い，湿潤環境を保つことがポイントとなる．
◆ 深い褥瘡や感染を伴う褥瘡の場合には地域の専門医と連携し，介護力が十分でない場合には入院治療を考慮することも大切である．
◆ 在宅医療を支えるチームで患者の状態，療養環境についての情報を共有して，褥瘡の予防，治療を計画的に行うことが求められる．
◆ 在宅医が必ずしも褥瘡治療に対する知識が十分でないことも多いため，地域で褥瘡管理についての連携システムを構築しておくことが患者や家族のためだけでなく，在宅スタッフの安心感につながる．

在宅での褥瘡管理の重要性と特徴

- 在宅医療を受ける患者は高齢者が多く，栄養状態も悪く，活動性も乏しい場合が多い．このような患者は褥瘡発生のリスクが高いと思われる．
- 在宅患者にひとたび大きな褥瘡が生じれば，患者に苦痛を与えるだけでなくそのケアには多くの労力が必要となってしまう．その結果，患者や介護者に身体的，経済的な負担を強いることとなる．
- そのため在宅現場においても褥瘡発生を予防することが大切であり，いつも患者の状況を把握して十分な療養環境を整えることが大切である．
- 褥瘡ができた場合には病院入院中とは違ってさまざまな制約の中で治療を行う必要がある．

在宅褥瘡の実態

- 須釜らが2007年（平成19年）に行った調査[1]では，訪問看護ステーション利用者9,894人中，褥瘡を有する療養患者は711人であり，有病率は7.2%であった．
- また在宅での発生率は4.5%という結果であった．褥瘡発生部位では仙骨部

(35%)で一番多く，ついで踵骨部，大転子部の順であった．
- 褥瘡の深さについては皮下組織以上の深さの褥瘡が40.9%を占めていた．また褥瘡発生から1年以上経過しているのが18.6%であった．
- 以上のことから在宅での褥瘡は重症かつ治癒まで時間がかかっていることがわかる．そのため予防や早期発見，早期治療がより重要となる．

病院とは違う在宅での褥瘡管理

- 在宅で褥瘡治療を行うにあたっては，病院での治療法をそのまま在宅に持ち込むことはできない．それは診療報酬を含めた在宅医療のシステムと病院のシステムの違いがあるからである（1）．

生活の場での褥瘡治療

- まず考えなければいけないことは，在宅が基本的に「生活の場」であって医師や看護師が来るときのみが「医療の場」になるということである．
- 病院は医療の場であるために24時間医療者が傍にいて治療を行うことができるが，在宅では医師が訪問診療を行い，その指示のもとに訪問看護師が褥瘡ケアを提供する．しかも訪問看護師が毎日訪問し，褥瘡ケアを行うことは経済的な負担も大きくなるため，家族を含めた介護者がケアを行う必要性が生じる．
- そのため介護者の生活を考えながら褥瘡ケアの方法を考えることも重要であり，患者本人だけでなく，介護者の負担が重くのしかかってしまうと在宅医療自体が継続不可能になってしまうこともある．

褥瘡ケアプランの作成，実施

- 病院では医師，看護師を中心とする褥瘡対策チームが褥瘡ケアプランを立てて，実際の処置を行うのは看護師である．しかも褥瘡管理に詳しい医師や認定看護師がいて，創の評価や治療法についても的確なアドバイスが受けられる．

1 病院と在宅の違い

	病院	在宅
目的	医療の場	生活の場
医療者	いつもいる	訪問診療時 訪問看護師の訪問時
創処置の中心	医師，看護師	介護者 訪問看護師
ドレッシング材	入手が簡単，使用可能	入手困難
保険	医療保険	介護保険 医療保険
ケアプラン立案者	医師，認定看護師	ケアマネジャー 医師，訪問看護師

- ところが在宅医療を行う医師は内科医が多く，必ずしも褥瘡管理に詳しい医師とは限らない．また在宅主治医が褥瘡管理に詳しくない場合には往診可能な皮膚科医がアドバイスをしてくれて褥瘡ケアプランを立てるが，病院のように創の変化にすぐに対応できるわけではない．
- 訪問看護師の多くは褥瘡管理についての経験も豊富で対応可能であるが，医師の指示のもとに動かなければいけないため褥瘡ケアプランの変更には手間がかかってしまう．
- さらに褥瘡ケアのすべてを看護師が行うわけではないことも病院との違いがある．処置が煩雑で長時間かかる場合には訪問看護師が行う他の処置ができなくなることになるし，介護者にとっても負担となるので病院より簡単で短時間で行うことができる治療法が好まれる．
- 褥瘡ケアプランだけでなく，患者の療養生活のプランを入院中は医師，看護師が立案するが，在宅ではケアマネジャーが中心となって入浴サービスなど必要な介護サービスの調整をするシステムとなっており，ケアマネジャーの力量に左右される面も多い．

⚓ 治療に必要な薬剤，ドレッシング材

- 病院では褥瘡治療に必要な薬剤，ドレッシング材については特殊なもの以外は入手が容易であるが，在宅医療の現場では入手困難なことが多い．在宅医のほとんどは内科医であり，褥瘡治療のための薬剤やドレッシング材を常備していることはなく，一人の褥瘡患者のために取り寄せると最終的に在庫となってしまった場合には持ち出しになってしまう．
- 往診をしてくれる皮膚科医であっても決して褥瘡治療が専門であるわけではないので，ドレッシング材を常備しているとは限らないわけである．もちろん訪問看護ステーションや介護施設が薬剤，ドレッシング材を常備していることは少ない．

⚓ 体圧分散用具

- 高機能マットなどは在宅でも取り揃えることが可能で，介護保険を使えば負担も少ない．しかし有料老人ホームなどでは，経営者の方針によってはマットを揃えていない場合もあり施設による違いがある．
- 自宅では高機能マットを使用していながら，ショートステイやデイサービスなどの短期間の利用中に必要なマットを使えなくて褥瘡が悪化してしまうこともあるので注意が必要になる．

⚓ 保険制度

- 病院での褥瘡治療はすべて医療保険でまかなうことができる．在宅医療でももちろん医師が行う訪問診療，褥瘡処置に関わる部分は医療保険を使う．訪問看護は介護保険を使うことが多いが，介護保険は介護度によって使うこと

のできる点数が決まっているため他の介護サービスとの兼ね合いで訪問回数や時間が制限される.
- もし介護保険を超えて訪問する必要がある場合には，訪問看護も医療保険を使うことになるので経済的負担が増えることにも留意する必要がある．介護施設などでは定額制になっていることもあるので，褥瘡のための往診や処置の費用が持ち出しになる．そのため受診が遅れたり処置の内容が変更になっていたりすることもあるので，注意が必要となる.

褥瘡治療ゴール設定

- 病院ではほとんどの場合，褥瘡治療のゴールはできるだけ早く治癒に導くことである．しかし在宅医療の現場では，褥瘡治療のゴールは必ずしも早く治癒に導くことではなく，時間がかかってもいいので患者や介護者に負担をかけずに改善させるということになる．終末期の患者では，ゴール設定が褥瘡を悪化させないことや苦痛を感じさせないことという場合も多くみられる.

褥瘡発生の3要因

- 褥瘡発生の原因をいつも考えて患者に接することが大切である．褥瘡発生には外力，回避能力の低下，組織耐久性の低下という3要因が関わりあっており，個々の患者でしっかりと対応を考えていくべきである.

外力

- 褥瘡発生の最大の要因は外力である．外力は身体の各部位に同じく加わるわけではない．体位によって外力の加わり具合が異なるからである.
- 生理・解剖学的に骨などが突出している部位では，外力と骨との間で板ばさみとなる皮膚・皮下組織は，血流障害が強くなる.
- 在宅患者でしばしばみられる病的骨突出や関節拘縮があると，その影響はさらに強くなると考えられる.
- 外力は骨に近い深部組織への負荷がより高いとされる．ポケット形成やDTI（deep tissue injury）発生のメカニズムはこれに基づくと考えられる.

回避能力の低下

- 人は外力が身体に加わると，それを回避する能力が本来備わっている．睡眠中の寝返りなどは血行障害や痛みをやわらげる回避能力の一つである.
- 回避能力の低下は，在宅でみられるさまざまな疾患・病態や療養環境において認められ，褥瘡発生の原因になる.

組織耐久性の低下

- 皮膚には人が生きていく上で大変重要な機能がいくつか備わっており，さまざまな刺激・異物・細菌などから身体を守るいわゆるバリア機能がある.

DTI（深部損傷褥瘡, deep tissue injury）とはNPUAP（National Pressure Ulcer Advisory Panel）の褥瘡分類（2007）で採択された新しい分類である．ぱっと見た目には軽症に見えるが経過とともに深い褥瘡へと変化するものを指す．皮膚面は明らかな損傷は認められず，うすく紫色に見えたり，痛みを伴っている病変で実は圧力やずれによって骨の周囲を含む深部の組織は壊死に陥っており，急速に深い褥瘡に進展する．疑わしい場合にはDTIを考慮に入れて慎重に経過を追うことが大切である．

- 在宅患者によくみられるような湿潤状態(多汗,尿・便失禁),皮脂欠乏性皮膚炎や入浴回数の減少などでは皮膚のバリア機能が低下し,軽度の外力でも皮膚障害が発生しやすくなる.
- もちろん全身的な要因も組織耐久性を低下させる.長期にわたる低栄養状態,浮腫,脱水,血流障害などでも褥瘡を発生させやすくなる.

褥瘡の予防

- 褥瘡はできてしまうと治療に時間がかかることが多い.特に在宅患者は高齢で,栄養状態不良の患者が多く,治療に難渋することも多い.そのため最大の褥瘡対策は病院と同じように予防ということになる.
- 褥瘡発生のリスクのある患者にはあらかじめ予防介入を行うことが大切である.前述の須釜らの調査[1]では,褥瘡危険因子としてオッズ比が高い順に,栄養状態低下,ベッド上基本動作能力なし,病的骨突出,多汗,関節拘縮,便失禁であった.
- 褥瘡発生リスクアセスメントツールがあるが,大浦らは自力体位変換能力,病的骨突出,浮腫,関節拘縮の4項目に着目したO-Hスケールを開発し,病院だけでなく施設を含む在宅においても用いることを推奨している(**2**)[2].
- このスケールを用いた結果により3つの危険要因レベルに分ける.すなわち危険要因がない(0点),軽度レベル(1〜3点),中等度レベル(4〜6点),高度レベル(7〜10点)に分けて用いることになっており,それぞれの褥瘡発生確率は軽度レベルで約25%,中等度レベルで約26〜65%,高度レベルで約66%以上とされている[2].
- 褥瘡予防の方法としては圧力・ずれの排除,スキンケア,栄養管理,リハビリテーションなどを患者の状態に応じて行うことが必要になってくる.

> **Point**
> 褥瘡の予防,治療において栄養管理はとても重要と考えられている.在宅患者は低栄養状態もしくは低栄養のリスクが高いため,十分なカロリーと水分を摂取できるように患者に合わせた栄養管理計画を立てることが必要である.また,低栄養状態では創傷治癒に必要な微量栄養素も不足していることが多いので,亜鉛,ビタミン,アルギニン酸などを含む補助栄養剤の使用を検討していくことがとても大切である.

2 O-Hスケール

危険因子		点数
自力体位変換能力	できる	0
	どちらでもない	1.5
	できない	3
病的骨突出	なし	0
	軽度・中等度	1.5
	高度	3
浮腫	なし	0
	あり	3
関節拘縮	なし	0
	あり	1

危険因子のランク判定:0点 リスクなし,1〜3点 リスク軽度,4〜6点 リスク中等度,7〜10点 リスク高度

(大浦武彦「変容する21世紀の褥瘡診療」2004[2] より)

3 危険因子にあわせたマットレスの選択（介護力あり）

褥瘡リスク	自力体位変換能力	適応マットレス
軽度	あり　1.5点以下	厚さ 10 cm 未満　静止型マットレス 　ウレタン　ゲル　ゴム系など
	なし　3点	上記に加え，ポジショニングクッション使用
中等度	あり　1.5点以下	厚さ 10 cm 以上　静止型マットレス 　ウレタン　ゲル　ゴム　ウォーター系など
	なし　3点	上記に加え，ポジショニングクッション使用 または，体重設定タイプ　エアセルマットレス
高度	あり　1.5点以下	コンピューター制御圧モニター調節型マットレス
	なし　3点	上記に加え，ポジショニングクッション使用

（堀田由浩「新床ずれケアナビ」2011[3]より）

4 危険因子にあわせたマットレスの選択（介護力なし）

褥瘡リスク	自力体位変換能力	適応マットレス
軽度	あり　1.5点以下	厚さ 10 cm 未満　静止型マットレス
	なし　3点	上記に加え，ポジショニングクッション使用 または，体重設定タイプ　エアセルマットレス
中等度	あり　1.5点以下	コンピューター制御圧モニター調節型マットレス
	なし　3点	上記に加え，ポジショニングクッション使用
高度	あり　1.5点以下	コンピューター制御圧モニター調節型マットレス
	なし　3点	上記に加え，ポジショニングクッション使用

（堀田由浩「新床ずれケアナビ」2011[3]より）

- 圧力・ずれの排除では適切な体圧分散寝具を選択して，準備することが重要である．また関節拘縮の予防や進展の防止のためにはリハビリテーションを行うことが大切であり，関係する職種で調整してケア計画を立案することが求められる．体圧分散マットレスの選択などケアの内容についても関係する職種で共有して，正しく実施することが大切となる（3, 4）[3]．

褥瘡の治療

- 褥瘡治療にあたっては発生した要因について考察し，その原因を取り除かなければ優れた局所的治療を行っても治癒にもっていくことは難しい．褥瘡治療には体圧管理，栄養管理，局所治療のすべてをバランスよく行うことが大切である．
- 体圧管理に関しては体圧分散寝具を用いることが最も効果がある．現在では在宅でレンタル使用できるマットレスの種類も多く，患者の状態にあったものを選択することができる．予防と同じようにリスクアセスメントの結果に応じて選択すればよい．最近では時間を設定すれば自動体位変換を行うような高機能のマットレスもあるため，患者の状態，介護者の状況に応じて選択することができる．
- 栄養管理については他項にゆずるが，経口摂取による十分なカロリー摂取が

*2章「栄養アセスメントと栄養処方」(p36)参照

基本となる．経腸栄養を行っている場合には，下痢による仙骨部の便汚染などが褥瘡の悪化につながることも多いため注意が必要となる*．

> **ここに注目**
> 在宅褥瘡の治療においては患者の状態を考えて，創治癒を目標とするのか，現状維持を目標にするのかを判断して治療にあたることが必要である．現状維持を目標とするケースとしては悪性腫瘍などで生命予後が短い場合，患者・家族が積極的な治療を望まない場合などが考えられる．治療を始める前にカンファレンスなどで関係者が十分に話し合って目標を共有すべきである．

創の評価

- 褥瘡治療を行うにあたってはその創を正しく評価することが大切となる．
- 日本褥瘡学会では創の評価スケールとして，深さ（D：Depth），滲出液（E：Exudate），大きさ（S：Size），炎症/感染（I：Inflammation/Infection），肉芽組織（G：Granulation tissue），壊死組織（N：Necrotic tissue）を用いたDESIGN-R®ツールを用いることを推奨している[4]（5）．
- 在宅では多職種で褥瘡をみていることが多いので，DESIGN-R®を用いて創が悪化しているのか改善しているのかを客観的に評価して，多職種間で情報

5 DESIGN-R®

	DESIGN-R® 褥瘡経過評価用			
Depth 深さ 創内の一番深い部分で評価し，改善に伴い創底が浅くなった場合，これと相応の深さとして評価する				
d	0	皮膚損傷・発赤なし	D	3 皮下組織までの損傷
	1	持続する発赤		4 皮下組織を越える損傷
	2	真皮までの損傷		5 関節腔，体腔に至る損傷
				U 深さ判定が不能の場合
Exudate 滲出液				
e	0	なし	E	6 多量：1日2回以上のドレッシング交換を要する
	1	少量：毎日のドレッシング交換を要しない		
	3	中等量：1日1回のドレッシング交換を要する		
Size 大きさ 皮膚損傷範囲を測定：[長径(cm)×長径と直交する最大径(cm)]*3				
s	0	皮膚損傷なし	S	15 100以上
	3	4未満		
	6	4以上 16未満		
	8	16以上 36未満		
	9	36以上 64未満		
	12	64以上 100未満		
Inflammation/Infection 炎症/感染				
i	0	局所の炎症徴候なし	I	3 局所の明らかな感染徴候あり（炎症徴候，膿，悪臭など）
	1	局所の炎症徴候あり（創周囲の発赤，腫脹，熱感，疼痛）		9 全身的影響あり（発熱など）
Granulation 肉芽組織				
g	0	治癒あるいは創が浅いため肉芽形成の評価ができない	G	4 良性肉芽が，創面の10%以上50%未満を占める
	1	良性肉芽が創面の90%以上を占める		5 良性肉芽が，創面の10%未満を占める
	3	良性肉芽が創面の50%以上90%未満を占める		6 良性肉芽が全く形成されていない
Necrotic tissue 壊死組織 混在している場合は全体的に多い病態をもって評価する				
n	0	壊死組織なし	N	3 柔らかい壊死組織あり
				6 硬く厚い密着した壊死組織あり
Pocket ポケット 毎回同じ体位で，ポケット全周（潰瘍面も含め）[長径(cm)×短径*1(cm)]から潰瘍の大きさを差し引いたもの				
p	0	ポケットなし	P	6 4未満
				9 4以上 16未満
				12 16以上 36未満
				24 36以上

部位 [仙骨部，坐骨部，大転子部，踵骨部，その他（　　）]
*1："短径"とは"長径と直交する最大径"である
*2：深さ（Depth：d, D）の得点は合計には加えない
*3：持続する発赤の場合も皮膚損傷に準じて評価する

合計*2

© 日本褥瘡学会/2013

（日本褥瘡学会ホームページ http://www.jspu.org/jpn/info/pdf/design-r.pdf より）

6 NPUAP-EPUAPによる褥瘡の国際的定義

深部組織損傷 (DTI) 疑い―深さ不明	ステージ I 消退しない発赤	ステージ II 部分欠損	ステージ III 全層皮膚欠損	ステージ IV 全層組織欠損	分類不能 皮膚または組織の全層欠損―深さ不明
圧力やせん断力によって生じた皮下軟部組織が損傷に起因する,限局性の紫色または栗色の皮膚変色または血疱.	通常骨突出部に限局された領域に消退しない発赤を伴う損傷のない皮膚.色素の濃い皮膚には明白なる消退は起こらないが,周囲の皮膚と色が異なることがある.周囲の組織と比較して疼痛を伴い,硬い,柔らかい,熱感や冷感があるなどの場合がある.	黄色壊死組織(スラフ)を伴わない,創底が薄赤色の浅い潰瘍として現れる真皮の部分層欠損.皮蓋が破れていないもしくは開放/破裂した,血清または漿液で満たされた水疱を呈することもある.	全層組織欠損.皮下脂肪は視認できるが,骨,腱,筋肉は露出していない.組織欠損の深度が分からなくなるほどではないがスラフが付着していることがある.ポケットや瘻孔が存在することもある.	骨,腱,筋肉の露出を伴う全層組織欠損.スラフまたはエスカー(黒色壊死組織)が付着していることがある.ポケットや瘻孔を伴うことが多い.	創底にスラフ(黄色,黄褐色,灰色,緑色または茶色)やエスカー(黄褐色,茶色または黒色)が付着し,潰瘍の実際の深さが全く分からなくなっている全層組織欠損.

(EPUAP〈European Pressure Ulcer Advisory Panel〉/NPUAP〈American National Pressure Ulcer Advisory Panel〉,宮地良樹,真田弘美〈監訳〉「褥瘡の予防&治療 クイックリファレンスガイド」ケープ;2009,pp8-9 より)
http://www.cape.co.jp/pdf/yobou.pdf

共有するとよい.

- ただし在宅で褥瘡をもつ患者の主治医はほとんどが内科医であり,褥瘡については専門外であることが多い.そのためまずは大まかに創の評価をできればよいと思われる.はじめにその創が浅い褥瘡なのか深い褥瘡なのかを判定することが大切である.
- 深さのアセスメントとしては NPUAP 分類がわかりやすい.NPUAP 分類は褥瘡を見たときに組織損傷の程度を直感的に一目で判断できる方法である(6).
- 皮膚表層が発赤のみ示し,圧迫を解除しても改善しないものは一番浅い褥瘡である(ステージ I).びらん,水疱や潰瘍を形成していても真皮にとどまっていればステージ II であり,適切なケアによって短期間で治癒する.
- 皮下脂肪層より深い層にまで達するような褥瘡は深い褥瘡であり,筋膜まで達しないものはステージ III であり,筋肉や骨まで達するものはステージ IV と判断する.これらの創は治癒まで1か月以上,長ければ数か月かかることも多い.また,褥瘡に壊死組織があるのかまたは感染があるかを評価することは治療につながるためとても重要となる.

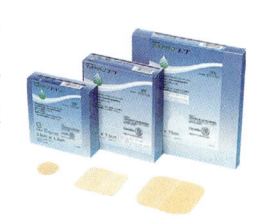

デュオアクティブ®ET(コンバテック ジャパン)

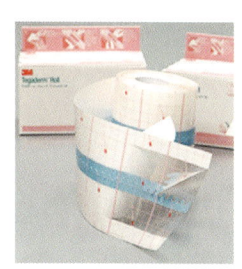

3M™ テガダーム™ スムース フィルムロール(スリーエム ヘルスケア)

⚓ 浅い褥瘡の治療

- 浅い褥瘡の場合には体圧管理を行うとともに,ドレッシング材を貼付するだけで治癒することが多い.ドレッシング材としてハイドロコロイド材であるデュオアクティブ®ET やデュオアクティブ®CGF などを用いている.
- 発赤だけの場合にはポリウレタンフィルム(テガダーム™,オプサイト®など)で十分である.これらは外来での一般創傷にも使えるので,診療所に常

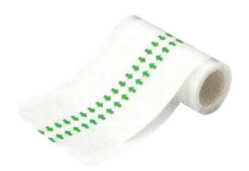

オプサイト® クイックロール(スミス・アンド・ネフュー)

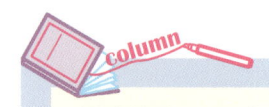

褥瘡治療の原則

褥瘡治療の原則はWound bed preparationとMoist wound healingである。

Wound bed preparationとは創床環境調整とも呼び，創傷が治癒するための環境をつくることを意味する。創傷治癒を阻害する因子（壊死組織，感染，過剰な滲出液など）をコントロールすることをいう。

特に壊死組織の除去と感染管理は深い褥瘡の治療においては重要である。消毒を漫然と行うよりは，洗浄を十分に行うことが創床環境を整えるために必要である。

Moist wound healingは湿潤療法ともいい，創を適度な湿潤環境に保つことによって創面からの浸出液に含まれる炎症細胞の活動性を維持したり，創傷治癒に必要な因子を逃がすことなく利用することで早期の治癒に導くという考え方であり，現在では創傷治療の原則となっている。

湿潤環境を維持するためにドレッシング材を用いることが多いが，保険適用としては使用期間が2〜3週間となっており，注意が必要である。そのため最近では，ラップ療法が在宅の現場で広まっている。平成12年度に改定された日本褥瘡学会ガイドラインでもラップ療法が取り上げられている[5]。

備しておくとよい。

深い褥瘡の治療

- 深い褥瘡の治療の場合には壊死組織の除去と感染管理が重要となる。これがうまくいかない場合には骨髄炎などを起こし，敗血症となる場合もあるため創を正しく評価することが大切である。黒色壊死組織の付着した褥瘡を見た場合には全身的に発熱がないか，壊死組織の周囲の皮膚に感染徴候（発赤，疼痛，腫脹，熱感）がないかを観察する。皮下膿瘍形成や骨髄炎などの可能性が少しでもあれば専門医に連絡をして指示に従ったほうがよい。
- 抗菌薬の投与などで感染がコントロール可能と判断された場合には，壊死組織の除去を行う。壊死組織が固い場合には除去が難しく，無理にメスやはさみを使用すると思わぬ出血をきたすこともある。そのため壊死組織を浸軟させて柔らかくなったところで除去を始めたほうがよい。
- 浸軟させる方法として，壊死組織の表層にメスでジグザク状に浅く切り込みを入れてゲーベン®クリームを塗布する方法もある。また硬い壊死組織では，蛋白融解酵素であるブロメライン軟膏を塗布して表面にポリウレタンフィルムなどを貼付し密閉することで徐々に浸軟させる方法もある。
- 壊死組織が柔らかくなってきたらメスやはさみで少しずつ除去していく，抗血栓薬などを内服している患者も多いため注意が必要である。出血が少しでもあれば，その時点で終了として日を改めて再度行うようにする。
- 黒色壊死組織が除去されれば黄色壊死組織が残り，滲出液が多くなってくる。適宜除去しながら十分に洗浄して滲出液のコントロールを行う。滲出液を吸収し，消毒効果ももつということからこの時期にイソジン®シュガーなどを用いることもあるが，肉芽の増生を妨げることにもなるので注意が必要である。

Point

滲出液が多いとき

壊死組織が融解したり，感染がある場合には多量の滲出液が出てくる。このような時期には高価なドレッシング材はもちろんラップやポリウレタンフィルムなどを貼る必要はない。このような時期は十分に洗浄してオムツを直に当て，頻回に交換するとよい。創の場所や形によっては尿取りパッドや母乳パッドなどを使うとよい。

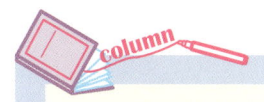

軟膏の選びかた

　皮膚科以外の先生方は軟膏の選択に迷うことも多いと思う．褥瘡の治療ではWound bed preparationとMoist wound healingが基本であるので，それぞれに適した軟膏を選ぶとよい．壊死組織の除去には蛋白分解作用のあるブロメライン軟膏が効果的である．また，ゲーベン®クリームには直接の壊死組織除去効果はないが浸透性が良いため，間接的に壊死除去効果がある．感染があるときは洗浄が基本であるが，一時的にユーパスタ®，カデックス®，ヨードコート®などを使用する．適度な湿潤状態の維持も褥瘡治療には重要であるが，そのためには軟膏の基剤を知って使うことが重要である．親水性基剤（乳剤性基剤）を含むゲーベン®クリーム，オルセノン®軟膏，リフラップ®軟膏などは湿潤環境が低下している創に用いるとよく，疎水性基剤を含むワセリンなどは保湿が必要な創に用いる．逆に親水性基剤でも水溶性基剤を含むユーパスタ®，カデックス®などは浸出液の多い創に適している．

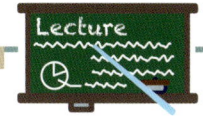

ラップ療法と穴あき粘着フィルム療法

●ラップ療法

　ラップ療法は2000年に鳥谷部俊一先生が発表した，褥瘡治療にラップを用いるという画期的な方法である．ラップ療法はその後多くの施設でさまざまな工夫，改良が加えられ，進化している[6]．

　その基本はドレッシング材と違って褥瘡を閉鎖環境に置くことなく，創傷治療のために必須の環境である湿潤環境を保つということで，基本的処置は，①創と周囲を微温湯で軽く洗い流す，②食品用ラップを大きめに貼る，ということだけである．

　食品用ラップを用いない方法として，プラスチックフィルム（穴あきポリエチレン）と紙おむつなどを使う方法などがある．また医薬品として，モイスキンパッドなどが発売されている．

　ラップ療法の優れた点としては，①医療用ドレッシング材を用いることより安価である，②創面に対する摩擦が少ないこと，③比較的簡単に処置できること，と思われる．

　さらに病院とは違って在宅では褥瘡管理に詳しい医師，看護師がいつもいるわけではなく，褥瘡の状態に合わせて選択しなければいけない医療用ドレッシング材は使いにくく，適応範囲の広いラップ療法は使用しやすいと思われる．

●穴あき粘着フィルム療法

　穴あき粘着フィルム療法は，大浦武彦先生が考案した方法[7]で，粘着フィルムにあけた穴から出てくる浸出液をオムツなどで吸収させ，適度な湿潤環境を作り出す方法である．

　粘着性のあるポリウレタンフィルムを用い，創面にあたる範囲に集中的に穴をあける．穴はできるだけ多く（10個/1cm^2）あけたほうがよく，場合によってはパンチ穴を追加する．

　医療用具であり，比較的入手しやすいポリウレタンフィルムをうまく使うことで，安価で簡単に処置ができるという点が評価されている．

- 肉芽が出てきたら創に対して十分に洗浄を行うとともに，湿潤環境を保つことが大切である．湿潤環境を保つ方法としてドレッシング材を用いる方法，ポリウレタンフィルムに穴をあけて尿取りパッドなどをあてる方法，ラップ療法などがある（☞ Lecture）．また肉芽を増生させる目的で，薬剤であるフィブラスト®スプレーを使用することも効果的である．

- 褥瘡ケアにおいて大切なことは創の状況を定期的に観察して，感染徴候や壊死などがあれば早期に適切な対応をすることである．そのためには創の状況をきちんと判断できる知識が必要となる．
- 在宅では病院とは違って頻回に医師が創を見ることはできない．つまり訪問看護師やヘルパーのていねいな観察がとても大きな意味をもっており，在宅での褥瘡ケアにおいて大きな役割が期待されている．

下腿潰瘍

- 在宅で足病変を見たときには，その症状が下肢血流不全によるものかどうかを判断することが重要である．
- 血流検査としてはABI（下肢の血圧/上肢の血圧，Ankle Brachial Pressure Index）を測定する方法が一般的である．0.9以下の場合には何らかの虚血があるものと考える．視診でチアノーゼの有無，皮膚温を診たり，足背動脈や後脛動脈の脈を触れることによっても血流状態を確認することができる．
- 下肢血流不全が疑われる場合には，血流改善の可能性について専門医にコンサルトすることが必要となる．
- 四肢の末梢動脈の動脈硬化により循環障害が起きると，さまざまな症状（間欠的跛行，疼痛，潰瘍，壊疽など）がみられるようになる．
- 糖尿病や血流不全がある場合には，少しの傷で潰瘍や蜂窩織炎へと発展することが多い．そのため胼胝，爪白癬，陥入爪などを含めてフットケアを行うことが大切である．

潰瘍の治療

- 下肢潰瘍では，他の部位の褥瘡治療と大きく違うのは血流の影響が大きく関与するためである．血流状態が悪いときに安易にデブリードマンを行うと創は逆に悪化し，壊死が急速に進むことになる．
- 血流が保たれている場合には，通常の褥瘡治療と同じように行う．
- 血流改善が望めない場合には，創面を乾燥させるかミイラ化させる方法を取ることもある．この場合にも感染を起こさないことが大切であり，洗浄と必要に応じてユーパスタ®，カデックス®軟膏などを用いることで感染を予防しながら乾燥させることができるようになる．
- 痛みがある場合には，鎮痛薬の投与で苦痛を取ることも大切である．また壊疽や感染が進んだ場合には，切断することで患者が楽になることもあるので専門医と連携をして治療方針を決めることが大切である．

文献
1) 須釜淳子ほか．在宅療養者における褥瘡の有病率及び予防・管理に関する調査．在宅褥瘡予防・治療ガイドブック（日本褥瘡学会 編），第1版．照林社；2008, pp i-viii.
2) 大浦武彦．介護保険と在宅褥瘡ケア．変容する21世紀の褥瘡診療（宮地良樹 監）．診断と治療社；2004, pp94-99.

ABI

ABI検査（足関節上腕血圧比）は足首と上腕の血圧を測定し，その比率（足首収縮期血圧÷上腕収縮期血圧）から値を求める．この値は末梢動脈狭窄や閉塞の診断に使用する．すなわち動脈内膜に脂質が沈着して内膜が厚くなり，粥状硬化ができて血管の内腔が狭くなるアテローム動脈硬化の進行程度，血管の狭窄や閉塞などを推定することができる．ただし，この値だけではその範囲や発生部位はわからないので造影検査などを行う必要がある．

デブリードマン

壊死組織の除去（デブリードマン）は，wound bed preparation（WBP）初期において不可欠な臨床的介入である．デブリードマンの手技としては，外科的，自己融解的，物理的，化学的，生物学的デブリードマンがある．臨床現場においては，それぞれに利点・欠点があるので，介護環境，創傷局所の状態や全身状態を考慮して，各デブリードマンの単独または組み合わせを選択して早期の壊死組織の除去を図ることが大切である．

3) 堀田由浩．危険度のアセスメント．新床ずれケアナビ―在宅・介護施設における褥瘡対策実践ガイド(日本在宅褥瘡創傷ケア推進協会 編)．中央法規出版；2011，pp 93-100．
4) 日本褥瘡学会．褥瘡評価スケールと DESIGN-R．褥瘡ガイドブック(日本褥瘡学会 編)．照林社；2012，pp 22-25．
5) 日本褥瘡学会学術教育委員会ガイドライン改定委員会．褥瘡予防・管理ガイドライン（第3版）．日本褥瘡学会誌 2012；14（2）：165-226．
6) 鳥谷部俊一．99％失敗しないラップ療法入門．これでわかった！褥創のラップ療法，第1版．三輪書店；2007，pp 4-15．
7) 大浦武彦．創傷被覆材を主とした治療法．新床ずれケアナビ―在宅・介護施設における褥瘡対策実践ガイド(日本在宅褥瘡創傷ケア推進協会 編)．中央法規出版；2011，pp 33-41．

医療・介護関連肺炎の在宅管理

平原佐斗司
東京ふれあい医療生活協同組合梶原診療所

- 在宅高齢者には救急疾患が多発するが，その中でも肺炎は最も頻度の高い疾患の一つであり，わが国の在宅患者の発熱の原因としても最もcommonな原因である[1]．
- 高齢者の肺炎の死亡率は20〜40％におよぶといわれ，高齢化に伴い，肺炎は日本人の死因別死亡率の第3位となった．
- 85歳以上の高齢者の肺炎による死亡率は，若年成人の約1,000倍であり，肺炎で死亡する患者の92％は65歳以上の高齢者である．
- 在宅高齢者の肺炎のほとんどは，誤嚥性肺炎を背景とした，**医療・介護関連肺炎**（nursing and health care-associated pneumonia：NHCAP）に分類される．
- NHCAPは，現在のわが国の全肺炎の6割前後を，施設によっては9割近くを占める可能性も示唆されている[2]．

医療・介護関連肺炎（NHCAP）とは

- 日本呼吸器学会は，2005年に成人市中肺炎診療ガイドライン（改訂版）を，2008年には成人院内肺炎診療ガイドライン（改訂版）を作成した．しかし，日常的にケアの必要な，「在宅患者に発生する肺炎に関するガイドライン」は長い間存在しなかった．
- 2005年に，米国胸部疾患学会と米国感染症学会の合同の院内肺炎（hospital-acquired pneumonia：HAP）ガイドラインの中で，市中肺炎と院内肺炎の間に位置する肺炎群として，「**医療ケア関連肺炎**（healthcare-associated pneumonia：HCAP）」という新しい概念が提唱された．
- わが国でもケアの必要な人が生活する施設や在宅で遭遇する肺炎に関するガイドラインの必要性が高まり，2011年に日本呼吸器病学会によって，「**医療・介護関連肺炎（NHCAP）診療ガイドライン**」が作成された．
- わが国のNHCAPの概念は，欧米のHCAPに比べ，市中肺炎（community acquired pneumonia：CAP）に近いものから，耐性菌によるHAPに近いものまで，よりヘテロな集団を包含していること，そして，誤嚥性肺炎の要素が強いことが特徴である．
- NHCAPガイドラインでは，「NHCAPの本質は，高齢者における誤嚥性肺

誤嚥性肺炎
細菌が唾液や胃液とともに肺に流れ込んで生じる肺炎．高齢者に多く発症し再発を繰り返す．再発を繰り返すと耐性菌が発生して抗生物質治療に抵抗性をもつため，優れた抗生物質が開発された現在でも多くの高齢者が死亡する原因になっている．

1 NHCAP の定義

1	長期療養型病床群もしくは介護施設に入所している*
2	90日以内に病院を退院した
3	介護**を必要とする高齢者，身障者
4	通院にて継続的に血管内治療（透析，抗菌薬，化学療法，免疫抑制薬等による治療）を受けている

* 1には精神病床も含む
** 介護の基準は，PS3：限られた自分の身の回りのことしかできない，日中の50%以上をベッドか椅子で過ごす，以上を目安とする

（日本呼吸器学会「医療・介護関連肺炎（NHCAP）診療ガイドライン」2011[2]より）

炎を中心とした予後不良肺炎と，高度医療の結果生じた耐性菌性肺炎の混在したもの」としている．

- ガイドラインではNHCAPの定義として 1 の4項目があげられている．具体的には老人保健施設や長期療養病床に入院している患者や訪問診療を受けている在宅患者に発生した肺炎はすべてあてはまる．
- NHCAPの主な発生機序として，①誤嚥性肺炎，②インフルエンザ後の二次性細菌性肺炎，③透析などの血管内治療による耐性菌性肺炎（MRSA肺炎など），④免疫抑制薬や抗癌剤による治療中に発症した日和見感染症としての肺炎がある．
- NHCAPでは，CAPに比し予後が悪く，耐性菌（特に先行治療歴や入院歴がある場合）の関与も少なくないため，肺炎の診断と治療において独自の方法が必要となる．

> 倫理的な判断も問われることの多い超高齢者の肺炎治療の現状を考慮し，「自律尊重の観点」から，適正な「治療区分」の判定は，患者および家族等の個人の生活歴，家族歴を最もよく知る主治医の判断に委ねられていることも，従来の肺炎のガイドラインとの大きな違いである．

医療・介護関連肺炎（NHCAP）の症状と所見

- 高齢者は，肺炎を起こしても典型的な症状は出現せず，「何となく元気がない」「食べられない」「ボーっとする．おかしなことを言う」「立ち上がれない」「失禁した」など，非典型的な症状が出現することが多い．
- 高齢者の肺炎でも，無熱肺炎はほとんどなく，ほとんどの例で発熱を伴うことが多いため，体温の測定は重要である．
- 経皮的酸素飽和度（SpO_2）が普段の値より4%以上低下しているときは，肺炎等の呼吸器疾患を第一に疑う．
- 高齢者の肺炎では，脱水を伴うことが多く，聴診所見では coarse crackles（水泡性ラ音）のような特徴的な所見が得られにくい．
- 高齢者の肺炎のほとんどは誤嚥性肺炎であるため，身体診察においては，背

Point
- 多くの呼吸器疾患患者は肺炎を引き金に急性増悪するので，定期的な体温測定は重要である．加えて，痰の色が濃くなっていないか，息苦しさが悪化していないかも観察する．肺性心が悪化すると，むくみが起こり，体重が増加する．できれば定期的に体重測定も行う．
- パルスオキシメータで普段からSpO_2を測定する習慣をつける（写真は「パルスフィット」（日本精密測器）．国内外のメーカーから多くの製品が出されている）．

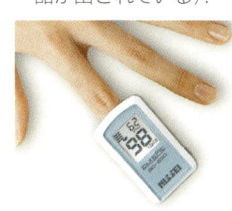

部（S^2, S^6, S^9）を聴診する習慣が重要である．

- **高齢者では白血球数が上昇しないことも少なくないため**，高齢者の肺炎では必ず白血球分類を検査し，左方移動の有無を確認する必要がある．
- 炎症反応の指標となる CRP 値は，アデノウイルス以外のウイルス感染では軽微の上昇にとどまるため，高齢者の感染性疾患の病原体の推測や肺炎の重症度判定に役立つ．
- **CRP > 15 mg/mL では有意に予後不良である**とされており，院内肺炎の重症度基準である I-ROAD（Japan Respiratory Society hospital community associated pneumonia severity index）の重症度規定因子にも採用されている．

> **ここに注目**
> CRPは炎症が始まって肝臓で産生されるまでに4～6時間を要し，その後8時間ごとに倍となり24時間から48時間でピークに達するとされているため，第1病日，特に発症直後のCRP値での重症度の評価をすることは控えたほうがよい．

- X線撮影装置などのポータブル医療検査機器を必要に応じて使用する．
- 高齢者の肺炎は脱水を伴うことが多いため，胸部単純X線写真では陰影が出現しにくく，胸部単純写真の過信は禁物である．高齢者の誤嚥性肺炎はCTを撮らない限り否定できないと考えておいたほうが間違いはない．

医療・介護関連肺炎（NHCAP）の原因菌

- わが国の肺炎の原因（分離）菌は，肺炎球菌，黄色ブドウ球菌（MRSA含む），クレブシエラ属などの腸内細菌，緑膿菌等が多い（**2**）[3]．
- しかし実際の原因菌の検出率は，肺炎球菌（2.0～33.3％），緑膿菌（1.3～7.8％），MRSA（1.3～23.1％）のように，施設ごと，地域ごとでかなり相違がある．
- NHCAPの原因（分離）菌としては**3**の菌種が想定されている．つまり，NHCAPで耐性リスクのない場合想定される起炎菌としては，**肺炎球菌**，**MSSA**，**グラム陰性腸内細菌（クレブシエラ属，大腸菌など）**，**インフルエンザ菌**，**口腔内連鎖球菌**，**非定型病原体（特にクラミドフィラ属）**が，耐性菌のリスクがある場合では，これらの菌種に加えて，**緑膿菌**，**MRSA**，**アシネトバクター属**，**ESBL産生腸内細菌**が想定されている．
- 緑膿菌，MRSA，ESBL産生腸内細菌などの耐性菌は約20％の症例で分離されるが，その頻度には地域や施設によって差がある．
- NHCAPは耐性菌の関与が多いと考えられ，これらを考慮した広域で強力なエンピリックセラピーが必要である（後述）．
- エンピリックセラピーを行う場合，耐性菌が起炎菌として想定されるかの判断が必要である．

CRP
CRPは，炎症や組織細胞の破壊が起こると血清中に増加する蛋白で，肺炎球菌がもっているC多糖体に反応することからC反応性蛋白（C-reactive protein）と名づけられた．当初は肺炎に特有の蛋白と考えられていたが，炎症や組織破壊のある病気で高値となることがわかっている．この検査で疾患を特定することはできないが，病気の進行度や重症度，経過，予後などを知る上では大切な指標となっている．

エンピリックセラピー
原因菌がわからないが治療を開始せざるを得ないときに経験的（empiric）に進める治療法．分離頻度が高く，致命的な起炎菌をカバーできる薬剤が用いられる．

2 わが国での各肺炎カテゴリーにおける原因微生物（%）

	市中肺炎	医療ケア関連肺炎	院内肺炎
肺炎球菌	23.4	13.5	5.0
その他のストレプトコッカス属	1.1	7.1	6.7
ブドウ球菌属	1.4	9.9	25.6
モラクセラ・カタラリス	1.7	0	—
インフルエンザ菌	6.0	2.8	3.6
クレブシエラ属	1.4	7.1	8.2
シュードモナス属	1.1	5.7	18.3
大腸菌	0.6	3.5	—
アシネトバクター属	0	2.1	0.7
プロテウス属	0	2.8	—
セラチア属	0	0	2.9
肺炎マイコプラズマ	11.2	0	0
肺炎クラミドフィラ	3.4	0.7	0
レジオネラ属	1.4	0	0
嫌気性菌	1.1	—	—
ウイルス	1.4	0	—
不明	45.6	45.4	58.2

（石田直．日本内科学会雑誌 2011[3] より）

3 NHCAP における原因菌

耐性菌のリスクがない場合
- 肺炎球菌
- MSSA
- グラム陰性腸内細菌(クレブシエラ属, 大腸菌など)
- インフルエンザ菌
- 口腔内連鎖球菌
- 非定型病原体(特にクラミドフィラ属)

耐性菌のリスクがある場合
（上記の菌種に加え，下記の菌を考慮する）
- 緑膿菌
- MRSA
- アシネトバクター
- ESBL 産生腸内細菌

（日本呼吸器学会「医療・介護関連肺炎（NHCAP）診療ガイドライン」2011[2] より）

原因菌の検索の意義

　NHCAP ガイドラインでは，高齢者や寝たきり状態の患者では喀出痰の採取は困難であり，また口腔内常在菌や気道内定着菌が混入するため，起炎菌同定の意義は低く，「細菌学的な検査には限界があり，診断，治療の相対的な判断材料として用い，抗菌薬の選択には経験的（エンピリック）治療を優先すべきである」としている．ただし，抗菌薬投与前に喀出痰が得られるという状況であれば，グラム染色と好気性培養を行うべきとしている．このような好条件がそろうのは在宅医療では稀であるが，これらの結果が意味のあるものであれば，もちろん治療の参考としてもよい．

　血液培養の有用性については，従来，市中肺炎で菌血症合併例は 10%前後と報告され，わが国の市中肺炎の診療ガイドライン（2007年）[4] では「行うべき」と，院内肺炎の診療ガイドライン（2008年）[5] では「意見が分かれる」と記載されていた．

　最近では，肺炎の血液培養の陽性率はかなり低く，治療の変更に役立つケースは極めて少ないこと，侵襲的検査であること，コスト面も考え，合併症のない市中肺炎には血液培養のルーチン化は不要である[6,7]とされている．

　一方，肺炎球菌とレジオネラの尿中抗原については，可能な限り行うべきとされている．特に肺炎球菌の尿中抗原は病初期から上昇するため，診断直後に実施してもよい．

　NHCAP では非定型肺炎の頻度は低いが，抗菌薬の反応が悪い場合は，クラミドフィラの混合感染はチェックする必要がある．

医療・介護関連肺炎(NHCAP)の「重症度」「治療区分」の考え方

- NHCAPは，多様な環境における種々の病態や基礎疾患・合併症を背景として発症する肺炎であり，その重症度を一律，単純に規定するのは困難であるだけでなく，予後の予測にも役立たず，適切ではないと考えられている．
- NHCAPの重症度を決定するための具体的なスケールなどは提示されていないが，それぞれの患者の条件にあった重症度判定法，例えばCAPにおけるPSI(pneumonia severity index)やA-DROP(Japan Respiratory Society community associated pneumonia severity index)，HAPでのI-ROADのような重症度の分類を参考にするように記載されている(**4**)．
- NHCAPガイドラインでは，重症度とは別に「治療区分」という考え方が導入された．
- NHCAPガイドラインの治療区分では外来治療が相当の肺炎をA群，入院の必要性とICU管理や呼吸器管理の必要性のどちらか，あるいは両方を必要とする重症群をD群，A群とD群の中間であるが，入院が必要な肺炎で耐性菌リスク因子のないものをB群，同じく耐性菌リスク因子があるものをC群と分類した(**5**)．
- 治療区分や入院の是非については，重症度に加えて，基礎疾患や合併症，栄養状態，精神的・身体的活動性，家族の状況などの社会的条件などを勘案し，主治医が選択することになっている．

> 耐性化のリスクについては，後述の「90日以内の抗菌薬の使用」と「経管栄養」の2項目の評価によって決定している．

医療・介護関連肺炎(NHCAP)の在宅治療の実際

- NHCAPでは，喀痰の起炎菌検出率は悪く，結果が治療効果に影響しないことから，最初にエンピリックセラピーを行う．
- エンピリックセラピーの原則は，主要な菌種をカバーする最小限の抗菌薬を投与することであるが，NHCAPの起炎菌は多岐にわたることから，実際の在宅での肺炎のエンピリックセラピーでは広域の抗菌薬を用いることになる(**6**)．
- NHCAPガイドラインの治療区分B，Cは「連日あるいは日に2回注射のために往診することが難しい」ということが前提となっているが，連日あるいは1日2回の注射ができる体制がとれる医療機関では，治療区分B，Cに相当する治療を自宅で行うことが可能である．

治療区分A

- 治療区分Aは，CAPに近い起炎菌を想定している．
- アモキシシリン/クラブラン酸：AMPC/CVA(オーグメンチン®)あるいはスルタミシリン：SBTPC(ユナシン®)内服やセフトリアキソン：CTRX(ロセフィン®)静注にマクロライド系内服薬を加えて投与する．
- CAPでは大きな位置を占める非定型肺炎については，後期高齢者ではマイ

肺炎の重症度分類

　PSIは，米国感染症学会が引用しているCAPの重症度分類で，CAPの死亡率の判断に役立つといわれている．

　日本呼吸器学会が改訂版CAPガイドラインで採用しているA-DROPは，日本呼吸器学会が2005年に定めた重症度分類である．内容は非常に簡便で，British Thoracic SocietyのCAP重症度分類で入院の必要性の判断に有用と評価されているCURB65（modified British Thoracic Society severity score）に類似している（**4**）．

　在宅重症例では，日本呼吸器学会のHAPの重症度分類であるI-ROADが参考になる．

4 CAPガイドラインの重症度基準（A-DROP分類）

使用する指標	
A：Age	男性70歳以上，女性75歳以上
D：Dehydration	BUN 21 mg/dL以上，または脱水あり
R：Respiration	SpO$_2$ 90%（≒PaO$_2$ 60 Torr）以下
O：Orientation	意識障害あり
P：Blood Pressure	血圧（収縮期）90 mmHg以下

重症度分類と治療の場の関係		
軽症	上記5つの項目のいずれも満足しないもの	外来治療
中等症	上記項目の1つまたは2つを有するもの	外来 or 入院治療
重症	上記項目の3つを有するもの	入院治療
超重症	上記項目の4つまたは5つを有するもの	ICU入院

＊ただし，ショックがあれば1項目のみでも超重症とする

（日本呼吸器学会「成人市中肺炎診療ガイドライン」[4] 2007より）

5 NHCAPの治療区分

A	外来治療が相当
B	入院治療相当だが，薬剤耐性菌関与のリスクがないもの
C	入院治療相当だが，薬剤耐性菌関与のリスクがあるもの
D	ICUの集中治療または人工呼吸器管理のいずれか，あるいは双方が必要な重症例

コプラズマを考慮する必要はほとんどなく，肺炎クラミドフィラと細菌との混合感染に若干の配慮が必要である．

- マクロライド系は，肺炎クラミドフィラ等の合併を想定して記載されているが，1％未満の肺炎クラミドフィラに対して，マクロライド系抗菌薬をルーチンに使用することには賛否両論ある．
- わが国のCAPやNHCAPにおいて，最も多い起炎菌である肺炎球菌は，約80％でマクロライド系やテトラサイクリン系抗菌薬に対して耐性をもつことから，**在宅の肺炎に対してマクロライド系単独投与はありえない**．
- ニューキノロン系を用いる場合には，嫌気性菌に効力が不十分なので，誤嚥の要素が強い肺炎の治療では注意を要する．
- ペニシリン系抗菌薬やニューキノロン系抗菌薬の錠剤は，長径が10〜

20 mm の大きさであり，嚥下障害をもつ在宅高齢者が内服できないことが多い．

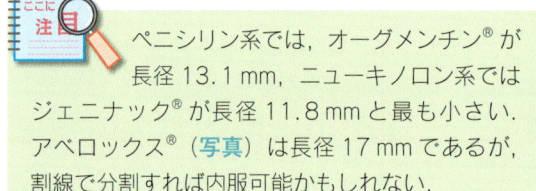

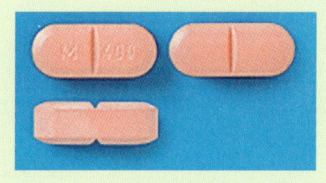

> **ここに注目**
> ペニシリン系では，オーグメンチン® が長径 13.1 mm，ニューキノロン系ではジェニナック® が長径 11.8 mm と最も小さい．アベロックス®（写真）は長径 17 mm であるが，割線で分割すれば内服可能かもしれない．

> 第三世代セフェム系の CTRX（ロセフィン®）は半減期（T1/2）が長く，胆汁排泄型であり，腎障害時にも使用できる．ただし，緑膿菌に抗菌力がほとんどなく，ブドウ球菌や嫌気性菌にも抗菌力は弱い．

- 内服が困難なケースについては最初からロセフィン® 注射を選択することもある．

⚓ 治療区分 B
- CTRX に加え，スルバクタム/アンピシリン：SBT/ABPC（ユナシン®S）やパニペネム/ベタミプロン：PAPM/BP（カルベニン®），注射用レボフロキサシン：LVFX（クラビット®）が用いられる．
- 頻回に注射に行くことが困難な在宅という制限因子を考えると，1 日 1 回の静注が可能な CTRX や 1 日 1 回の点滴が可能な LVFX を選択することが多くなる．

⚓ 治療区分 C
- 耐性菌を想定した抗菌薬を選択することになるが，現在のところ耐性菌の正確な分離や耐性化の予測は困難である．
- 不適切な初期治療をうけた群の予後は不良であり，不適切な治療を行った後に広域抗菌薬に広げて適正化しても予後は変わらないといわれている[2]．
- 現状では耐性化のリスク因子のある患者には，はじめから耐性菌をカバーできるより広域の治療を選択せざるをえない．
- NHCAP ガイドラインでは耐性菌の危険因子として，「過去 90 日以内の 2 日以上の広域抗菌薬（抗緑膿菌ペニシリン，3 世代または 4 世代セファロスポリン注射，カルバペネム系薬，キノロン系薬）使用歴」と「経管栄養」の 2 つがあげられており，それぞれ耐性化のリスク比は 3.1 倍と 2.5 倍である[2]．この因子のどちらかがある場合，緑膿菌や MRSA，アシネトバクター，ESBL 産生腸内細菌などの耐性菌を念頭において治療に当たる必要がある．
- 上記をふまえ，タゾバクタムナトリウム/ピペラシリンナトリウム：TAZ/PIPC（ゾシン®），あるいは抗緑膿菌性カルバペネムであるイミペネム/シラスタチンナトリウム配合：IPM/CS（チエナム®），メロペネム水和物：MEPM（メロペン®），ドリペネム水和物：DRPM（フィニバックス®）を使用する．
- 抗緑膿菌セフェムであるセフェピム塩酸塩水和物：CFPM（マキシピー

6 NHCAPガイドラインの「治療区分」と抗菌薬

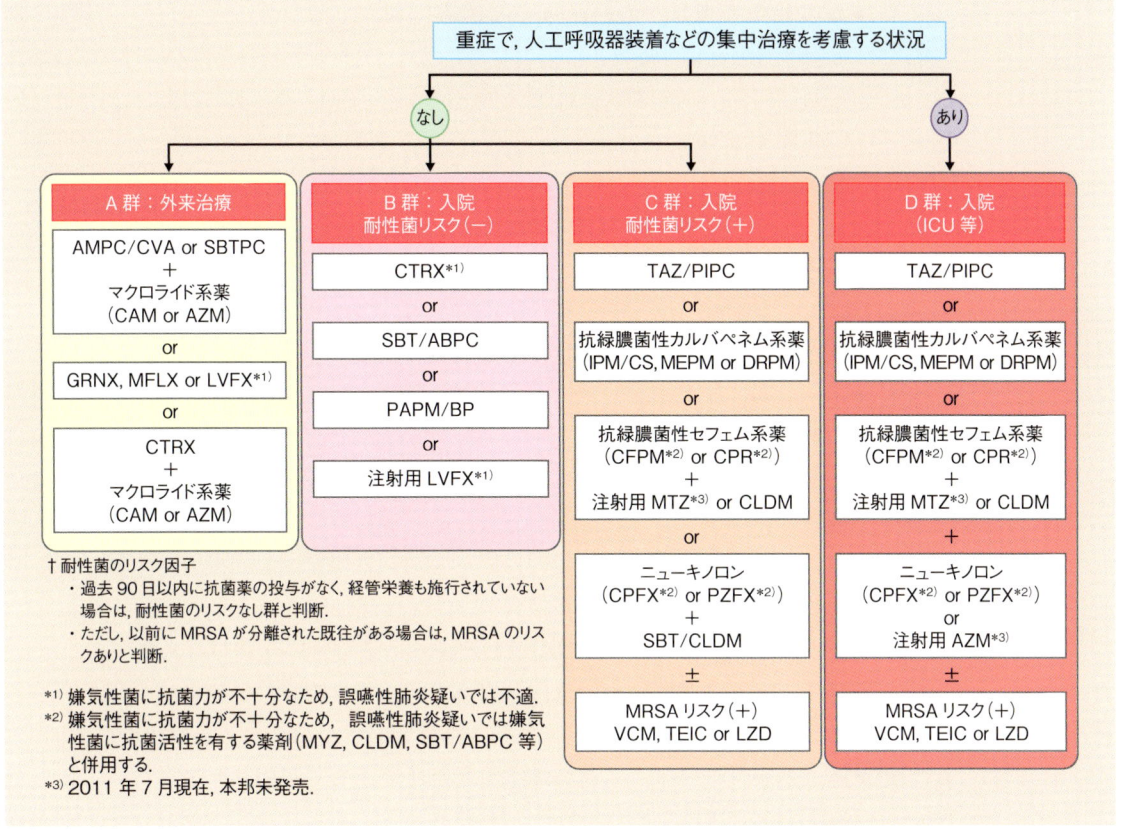

```
                    重症で，人工呼吸器装着などの集中治療を考慮する状況
                              ／              ＼
                           (なし)            (あり)
```

A群：外来治療	B群：入院 耐性菌リスク(−)	C群：入院 耐性菌リスク(+)	D群：入院 (ICU等)
AMPC/CVA or SBTPC ＋ マクロライド系薬 (CAM or AZM)	CTRX*1)	TAZ/PIPC	TAZ/PIPC
or	or	or	or
GRNX, MFLX or LVFX*1)	SBT/ABPC	抗緑膿菌性カルバペネム系薬 (IPM/CS, MEPM or DRPM)	抗緑膿菌性カルバペネム系薬 (IPM/CS, MEPM or DRPM)
or	or	or	or
CTRX ＋ マクロライド系薬 (CAM or AZM)	PAPM/BP	抗緑膿菌性セフェム系薬 (CFPM*2) or CPR*2)) ＋ 注射用 MTZ*3) or CLDM	抗緑膿菌性セフェム系薬 (CFPM*2) or CPR*2)) ＋ 注射用 MTZ*3) or CLDM
	or	or	＋
	注射用 LVFX*1)	ニューキノロン (CPFX*2) or PZFX*2)) ＋ SBT/CLDM	ニューキノロン (CPFX*2) or PZFX*2)) or 注射用 AZM*3)
		±	±
		MRSA リスク(+) VCM, TEIC or LZD	MRSA リスク(+) VCM, TEIC or LZD

† 耐性菌のリスク因子
・過去90日以内に抗菌薬の投与がなく，経管栄養も施行されていない場合は，耐性菌のリスクなし群と判断．
・ただし，以前にMRSAが分離された既往がある場合は，MRSAのリスクありと判断．

*1) 嫌気性菌に抗菌力が不十分なため，誤嚥性肺炎疑いでは不適．
*2) 嫌気性菌に抗菌力が不十分なため，誤嚥性肺炎疑いでは嫌気性菌に抗菌活性を有する薬剤(MYZ, CLDM, SBT/ABPC等)と併用する．
*3) 2011年7月現在，本邦未発売．

(日本呼吸器学会「医療・介護関連肺炎(NHCAP)診療ガイドライン」2011[2]より)

ム®)，セフピロム硫酸塩：CPR（ブロアクト®）に，嫌気性菌に活性を示すクリンダマイシン：CLDM（ダラシン®）を併用する方法も提示されている．

●ニューキノロン系注射薬であるシプロフロキサシン：CPFX（シプロキサン注®），パズフロキサシンメシル酸塩：PZFX（パシル注®）に，ニューキノロン系の弱点である嫌気性菌を補うためにSBT/ABPC（ユナシン®S静注用）を併用する方法が提示されている．

●入院歴などMRSAのリスクがある場合は，バンコマイシン塩酸塩：VCM（塩酸バンコマイシン®），リネゾリド：LZD（サイボックス®），テイコプラニン：TEIC（タゴシッド®），あるいはアルベカシン硫酸塩：ABK（ハベカシン®）のいずれかを加える．

> **ここに注目**
> 在宅で治療区分Cまで治療を行う場合は，往診可能な回数によって，治療が制限される．ゾシン®の1日3回の静注は在宅では現実的ではなく，マキシピーム®やブロアクト®などの抗緑膿菌性セフェム系薬を1日2回静注，あるいは嫌気性菌の感染が疑われる場合は抗緑膿菌性カルバペネム系薬の点滴静注を行う．ルート確保困難な場合，チエナム®筋注用を用いるとよい．

治療区分 D

- 耐性化を考慮した治療区分 C の治療に加え，稀ながら重症化の可能性のある肺炎，例えば，肺炎クラミドフィラやレジオネラなどをカバーするために，TAZ/PIPC や抗緑膿菌性カルバペネム（IPM/CS, MEPM, DRPM）に，CPFX や PZFX などのニューキノロン系薬やアジスロマイシン水和物：AZM（ジスロマック®点滴静注用）を併用する．
- 在宅医療で治療区分 D まで対応することはほとんどない．

医療・介護関連肺炎（NHCAP）のケア

- 在宅高齢者の肺炎の中には，少なからず治癒しない末期の肺炎が存在する．
- 治癒しない肺炎の多くは，嚥下反射の極度の低下，あるいは消失による末期の誤嚥性肺炎である．
- 在宅で肺炎の治療の方針を決定するには，重症化（耐性化）の問題とともに，構造化の問題（嚥下障害）を評価する必要がある．
- 嚥下反射が消失あるいは極度に低下している場合，経口摂取は困難である．
- 経管栄養など人工的水分栄養補給法（artificial hydration and nutrition：AHN）の適応に関して，関係者と納得する話し合いを重ねる必要がある．
- 嚥下障害が著明な肺炎患者に，胃瘻を行っても肺炎の発症は減少しないこともわかっているので，AHN は肺炎予防が目的ではないことを説明する．
- 肺炎の急性期には，抗菌薬等の治療だけではなく，口腔ケアを行い，肺理学療法などによって排痰を促し，栄養的介入と嚥下リハビリテーションを同時に開始するなどのケアが並行して実施されることが重要である．
- 高齢者の肺炎では脱水により気道上皮被覆液の水分量が減少し，それによって気道上皮の線毛輸送系の働きが悪化するため，感染を助長し，改善を遅らせる．適切な補液が必要である．

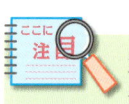

> 在宅医療でしばしば問題となるアルツハイマー型認知症などの末期認知症や脳卒中，神経難病，あるいは嚥下筋の高度のサルコペニアなどでは，嚥下反射を評価することが重要である．

> 潜在的に心不全のある高齢者では肺炎による発熱とともに心不全の急性増悪を起こすことがあるので，輸液の開始に際しては注意が必要である．

- 肺炎の急性期では，続発する誤嚥を予防し，廃用と低栄養による嚥下筋のサルコペニアを防止し，肺炎に伴う全身の合併症を防止することが重要である．
- 治療としてしばしば絶食の指示が出されるが，絶食は短期的には有効であるが，長期的にみると嚥下筋の廃用を促進し，嚥下障害を悪化させ，不顕性誤嚥のリスクを高めることになる．
- 簡易嚥下誘発試験などで，最低限の嚥下反射が残存していることが確認できれば，嚥下機能についてのアセスメントを行った上で，廃用と低栄養を防ぐために，栄養効率がよく嚥下しやすい食品を選んで経口摂取を継続することが望ましい．
- 肺炎患者に対しては，適切なポジショニングや体位変換が重要である（7）．

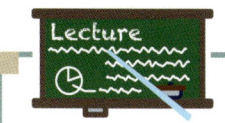

肺炎患者のポジショニング

　特に就寝時は頭位を挙上することが重要である（**7**）．ギャッジアップ（できれば30°）での就寝は，重力によって自然に梨状窩に唾液がたまって自然に嚥下が促されるため，最も誤嚥しにくい体位であり，続発する夜間の不顕性誤嚥を予防できる．

　胃食道逆流（gastroesophageal reflux disease：GERD）の合併時は，胃酸が逆流することにより，気管の収縮と易感染性が増すことで，肺炎の改善を妨げる．プロトンポンプ阻害薬（PPI）使用による肺炎増加も疑われるため，頭位挙上によって，GERDを防ぐことが重要である．

7 就寝時は頭位を挙上する

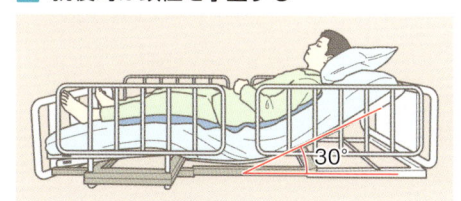

- ADLが比較的保たれている患者では積極的な体位ドレナージに加え，肺理学療法や吸入療法などを行う．
- 夜間の不顕性誤嚥を防止する上で最も重要なのは，徹底的な口腔ケアである．特に就寝前の口腔ケアを徹底することが重要で，日常の口腔ケアと歯科医による専門的治療とケアを組み合わせて行う．
- 抗精神病薬などの嚥下機能に影響する薬剤を中止したり，マイナートランキライザーや咳止めなど誤嚥を助長する薬剤を中止する．

文献

1) Yokobayashi K, et al. Retrospective cohort study of the incidence and risk of fever in elderly people living at home：a pragmatic aspect of home medical management in Japan. Geriatr Gerontol Int 2013 Jan 7. doi：10.1111/ggi.12024.
2) 日本呼吸器学会「医療・介護関連肺炎(NHCAP)診療ガイドライン作成委員会」（編）．医療・介護関連肺炎診療ガイドライン．日本呼吸器学会；2011.
3) 石田直．わが国の肺炎の疫学：現状と将来．日本内科学会雑誌 2011；100（12）：3484-3489.
4) 日本呼吸器学会「市中肺炎診療ガイドライン作成委員会」（編）．成人市中肺炎診療ガイドライン．日本呼吸器学会；2007.
5) 日本呼吸器学会「呼吸器感染症に関するガイドライン作成委員会」（編）．成人院内肺炎診療ガイドライン．日本呼吸器学会；2008.
6) Howie N, et al. Do peripheral blood cultures taken in the emergency department influence clinicalmanagement？ Emergency Med J 2007；24（3）：213-214.
7) Abe T, et al. Usefulness of initial blood cultures in patients admitted with pneumonia from an emergency department in Japan. J Infect Chemother 2009；15（3）：180-186.

在宅医療の諸課題

転倒・骨折や変形性関節症への対応

木下朋雄
コンフォガーデンクリニック

- ◆ わが国では，在宅高齢者の1/5～1/4が毎年転倒しており，転倒した高齢者の約1割が何らかの骨折を生じている．
- ◆ 要支援・要介護状態となった10人に1人は，骨折・転倒が原因である．特に，大腿骨近位部骨折は寝たきりになりやすい．
- ◆ 骨折は身体機能の低下の原因となるものであるが，一方で易転倒性となる内的要因，外的要因の結果として転倒していることもあり，このような観点から患者治療に向き合う必要もある．

高齢者の骨折の特徴

- 高齢者に多い骨折として脊椎圧迫骨折，橈骨遠位端骨折，大腿骨近位部骨折，上腕骨近位端骨折がある．
- 要支援・要介護状態となった1割（10人に1人）は，「骨折・転倒」が原因である．特に，大腿骨近位部骨折は日常生活・生命予後に大きな影響を及ぼす（寝たきりになりやすい）
- 初発の骨折を起因とし，第二，第三の骨折が負の連鎖として起こることが知られている（ドミノ骨折）． 1 に示すように大腿骨近位部骨折を起こす前に80％は脊椎圧迫骨折を起こしており，脊椎圧迫骨折を起こした人の45％が大腿骨近位部骨折をきたしている．脊椎圧迫骨折を起こした人が，次に大腿骨近位部骨折を引き起こすリスクは折らない人の約3～5倍であり，片方の大腿骨近位部骨折を起こした人が，次に反対側の大腿骨近位部骨折を引き起こすリスクは折らない人の約4倍あるといわれている．
- 二次予防をすることで大腿骨近位部骨折をかなりの割合で減らすことが可能である．そのためには初発の骨折後の適切な骨粗鬆症治療（継続）が大切である．
- ビスホスホネート製剤（bisphosphonate：BP）で反対側の大腿骨近位部骨折を約70％抑制することができる．初発骨折後のリハビリテーション，運動療法も非常に重要である．
- 骨折は身体機能の低下の原因となるものであるが，一方で易転倒性となる内

Point
初回骨折を起こした高齢者は第二，第三の骨折を起こす可能性が非常に高い．適切な骨粗鬆症に対する治療で再骨折をかなりの高い割合で防ぐことが可能である．

1 骨折の部位別・年代別発生率

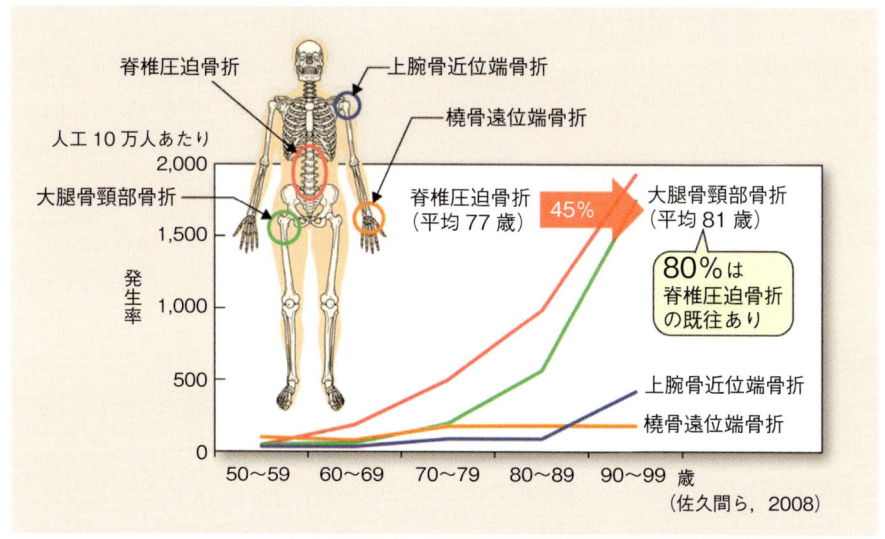

（日本整形外科学会報道資料「運動器不安定症の要因としての骨粗鬆症—その問題点と対策」〈2008年9月〉より）

的要因，外的要因の結果として転倒しているととらえることもできる．つまり，ADL低下などの原因としての骨折だけでなく，結果としての骨折という考え方もできる．このような観点から患者治療に向き合う必要もある．

転倒

- わが国では，在宅高齢者の1/5〜1/4が毎年転倒しており，転倒した高齢者の約1割が何らかの骨折を生じている．大腿骨近位部骨折は全骨折の中の10%未満と考えられ，転倒した高齢者の1%が大腿骨近位部骨折を起こしていると推定される．
- 転倒の原因としては大きく内的要因と外的要因に分けられる．
- 内的要因には身体的要因（高齢，女性，転倒の既往，運動機能低下，など），身体疾患的要因（運動器疾患，脳神経疾患，循環器疾患，など），精神疾患（特に認知症の有無），薬物使用（特に睡眠導入薬，抗てんかん薬，抗精神病薬，パーキンソン病治療薬）などがあげられる．
- 外的要因としては住環境（段差，障害物），靴・衣類，天候などがあげられる．
- 危険因子としては，①転倒の既往，②歩行能力（あるいは脚運動能力）の低下，③特定薬物の服用などがあげられている．
- そもそも高齢者は転倒するものであり，転倒をなくすことは不可能である．転倒はするものであるという前提でそれを少なくするにはどうしたらよいか，介護方法，環境を検討し，転倒して骨折しないようにすることが重要である．

安静臥床による筋力低下
1週間で約20%低下
2週間で約36%低下
3週間で約68%低下
4週間で約88%低下
5週間で約96%低下

大腿骨近位部骨折

- 大腿骨近位部骨折は特に日常生活や生命予後に大きな影響を及ぼす骨折である．この骨折で生存率の低下（高齢者での1年以内の死亡率が10〜20％），歩行機能の低下（介護や，杖・車椅子が必要となる），QOLの低下（外出頻度が少なくなり社会とのつながりが希薄になる）がみられる．
- 諸外国で大腿骨近位部骨折の発生率は減少してきている．その原因としてビスホスホネートを中心とした治療の普及があげられる．一方，日本では未だに大腿骨近位部骨折は増加している．
- 在宅において転倒後に大腿骨の骨折の有無の判断をしなければならない場面にしばしば遭遇する．往診でX線撮影が必要か，救急で病院に紹介したほうがよいか診察をしてトリアージしなければならない．
- 症状は一般的には立位が困難となり，患肢は外旋し短縮して自動運動が不能となる．腫脹・皮下出血はみられないことも多い．患肢を他動的に動かし，特に内外旋での局所の痛みがあるかを診る．股関節の前面，すなわち鼠径部のスカルパの三角を押すことで骨折部の圧痛もみられる．

> **ここに注目**
> 主訴が股関節周囲の痛みであればこの骨折を疑えるが，認知症で痛みの部位もはっきりせず，転位の少ない大腿骨内側骨折であれば歩行が可能であることもある．歩行の可否で骨折を否定することはできない．**まずは疑うことが必要である．**

脊椎圧迫骨折

- 脊椎の圧迫骨折は高齢者に非常に多い．痛みがなくいつの間にか椎体が潰れていたということも多くみられる（半分以上は無症候性であるという報告もある）．
- 受傷直後にはX線検査でも診断が不可能なことも多い．しばらくして圧潰し変形することで，X線画像での比較から診断がつくこともしばしばある．
- 陳旧性の骨折か新しい骨折かを判別することも難しく，MRI検査まで行えば判別はつくが，全例に行うことは困難であり，意義も少ない．
- 診察の際に脊椎の棘突起を上から順番に叩き，強く響くところがあるかどうかを診ることは非常に重要であり，背部の叩打痛の有無で新しい圧迫骨折が起こったかどうかを疑う．
- 叩打痛の有無は時に悪性腫瘍の脊椎転移を疑う診察所見でもあるので，背部痛などの診察においては必ず行うことを心掛けたい．
- 通常の脊椎圧迫骨折であれば神経損傷を伴うことはないが，強い外力が加わった場合には破裂骨折という脊柱管内の神経の損傷を伴う病態となることがある．下肢の麻痺が出ていないかどうかの診察を行い，そのような所見があれば専門医に紹介する必要がある．

Point
背部痛の診察時には必ず脊椎棘突起の叩打痛の有無を診る．
下肢の神経所見の有無もチェックする．

- 圧迫骨折がおちついた段階では椎体が圧潰（多くは前方が潰れて楔上に変形）して，変形性脊椎症といった状態となる．腰が曲がる，背が低くなるという状態となるが，この場合は変形を伴って治るためで，その後の腰痛の有無が問題となる．骨折の痛みよりもその後の慢性腰痛に対する治療が主体となるが，新しい骨折かどうか区別がなされないために，過度の安静となり，廃用となることが問題となる．

橈骨遠位端骨折

- 転倒などの際に手をついて受傷してしまう骨折である．手関節部の腫脹，橈骨遠位の圧痛・変形などの骨折の一般的な症状がみられる．X線撮影で骨折を確認し，転位があれば徒手整復し，ギプスなどで外固定する．
- 安定型か不安定型かによっても異なるが，おおむね4～6週の外固定を行う．
- 高齢者で手術になるのは，骨折が不安定で，生活の活動性が高い場合に行われる．
- リハビリテーションの目的は関節拘縮と疼痛の予防であり，初診時や外固定後から，手指，肘，肩関節などの自動可動域訓練を行うことが重要である．

橈骨遠位端骨折
局所の圧痛，腫脹・皮下出血の有無，回外位での疼痛の有無を診る．

骨粗鬆症と骨折

- 骨粗鬆症は，骨強度が低下して骨折のリスクが増大した状態であり，その骨強度は骨密度と骨質で表される．
- 骨粗鬆症は原発性骨粗鬆症と続発性骨粗鬆症に分けられる．
- 他国において大腿骨頸部骨折の発生頻度が減少してきているところは骨粗鬆症に対する治療の啓発の成果が大きいとされている．日本においては，骨粗鬆症の治療の継続性が低いことが問題である．
- 原発性骨粗鬆症の診断基準（2012年度改訂版）と原発性骨粗鬆症の薬物治療開始基準を 2 , 3 に示す．
- 閉経後女性および50歳以降の男性において，いずれも50歳以降に大腿骨近位部または椎体に脆弱性骨折があった場合には，骨量測定の結果を問わず薬物治療を検討する．
- 大腿骨近位部骨折および椎体骨折以外の脆弱性骨折（前腕骨遠位端骨折，上腕骨近位部骨折，骨盤骨折，下腿骨折，または肋骨骨折）があった場合には，骨量がYAMの80％未満である場合に薬物治療を検討する．

骨粗鬆症の定義
「骨強度の低下を特徴とし，骨折のリスクが増大しやすくなる骨格疾患」（2000年の米国立衛生研究所〈NIH〉におけるコンセンサス会議より）
骨強度＝骨密度（BMD）＋骨質（bone quality）

YAM
Young Adult Mean；若年成人平均値

顎骨壊死とビスホスホネート製剤[6]

- ビスホスホネート（BP）は骨粗鬆症治療の第一選択薬であり，その他にもがん患者や骨量が減少する疾患に対して有効な治療法として使用されている．
- 近年，ビスホスホネート製剤を投与されているがん患者や骨粗鬆症患者が抜歯などの侵襲的歯科治療を受けた後に，顎骨壊死（bisphosphonate-related osteonecrosis of the jaw：BRONJ）が発生し，ビスホスホネート製剤と

Point

椎体骨折または大腿骨近位部骨折があった場合には,骨密度の計測にかかわらず,骨粗鬆症と診断し治療を開始する.

2 原発性骨粗鬆症の診断基準(2012年度改訂版)

低骨量をきたす骨粗鬆症以外の疾患または続発性骨粗鬆症を認めず,骨評価の結果が下記の条件を満たす場合,原発性骨粗鬆症と診断する.

I. 脆弱性骨折(注1)あり
1. 椎体骨折(注2)または大腿骨近位部骨折あり
2. その他の脆弱性骨折(注3)があり,骨密度(注4)がYAMの80%未満

II. 脆弱性骨折なし
骨密度(注4)がYAMの70%以下または-2.5 SD以下

YAM:若年成人平均値(腰椎では20〜44歳,大腿骨近位部では20〜29歳)

注1 軽微な外力によって発生した非外傷性骨折.軽微な外力とは,立った姿勢からの転倒か,それ以下の外力をさす.
注2 形態椎体骨折のうち,3分の2は無症候性であることに留意するとともに,鑑別診断の観点からも脊椎X線像を確認することが望ましい.
注3 その他の脆弱性骨折:軽微な外力によって発生した非外傷性骨折で,骨折部位は肋骨,骨盤(恥骨,坐骨,仙骨を含む),上腕骨近位部,橈骨遠位端,下腿骨.
注4 骨密度は原則として腰椎または大腿骨近位部骨密度とする.また,複数部位で測定した場合にはより低い%値またはSD値を採用することとする.腰椎においてはL1〜L4またはL2〜L4を基準値とする.ただし,高齢者において,脊椎変形などのために腰椎骨密度の測定が困難な場合には大腿骨近位部骨密度とする.大腿骨近位部骨密度には頸部またはtotal hip(total proximal femur)を用いる.これらの測定が困難な場合は橈骨,第二中手骨の骨密度とするが,この場合は%のみ使用する.

付記
骨量減少(骨減少)[low bone mass(osteopenia)]:骨密度が-2.5 SDより大きく-1.0 SD未満の場合を骨量減少とする.

(「原発性骨粗鬆症の診断基準(2012年度改訂版)」[5]より)

ステロイドと骨粗鬆症

プレドニゾロン換算で5 mg/日以上を3か月以上使用する場合には,骨粗鬆症の治療を開始したほうがよい[8].

3 原発性骨粗鬆症の薬物治療開始基準

```
                  脆弱性骨折(大腿骨近位部骨折または椎体骨折)#1
                       │
              ┌────────┴────────┐
             ない                 ある
              │                   │
    脆弱性骨折(大腿骨近位部骨折および椎体骨折以外)#2
              │
       ┌──────┴──────┐
      ない             ある
       │               │
   ┌───┴───┐           │
BMDがYAMの  BMDがYAMの  BMDがYAMの
70%以上    70%未満#3   80%未満#3
80%未満#3
   │           │           │
┌──┴──┐        │           │
FRAX®の10  大腿骨近位部
年間の骨折  骨折の家族歴
確率(主要
骨折)15%以上
#4,5
   │    │      │           │
   └────┴──────┴───────────┘
              │
           薬物治療開始
```

FRAX®

WHOが開発した骨折リスク評価ツール.骨密度あるいは危険因子によって,個人の骨折絶対リスクを評価し,薬物治療開始のカットオフ値として使用されることを目的として作成された.個人の将来10年間の骨折発生確率(%)(大腿骨近位部骨折,主要な骨粗鬆症性骨折)が算出できる.
http://www.shef.ac.uk/FRAX/

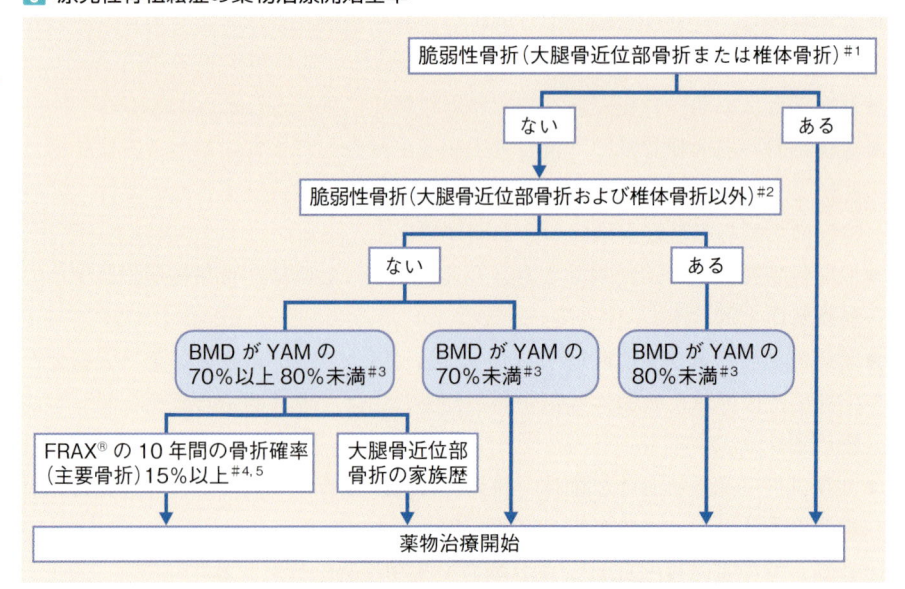

#1 女性では閉経以降,男性では50歳以降に軽微な外力で生じた,大腿骨近位部骨折または椎体骨折をさす.
#2 女性では閉経以降,男性では50歳以降に軽微な外力で生じた,前腕骨遠位端骨折,上腕骨近位部骨折,骨盤骨折,下腿骨折または肋骨骨折をさす.
#3 測定部位によってはTスコアの併記が検討されている.
#4 75歳未満で適用する.また,50歳代を中心とする世代においては,より低いカットオフ値を用いた場合でも,現行の診断基準に基づいて薬物治療が推奨される集団を部分的にしかカバーしないなどの限界も明らかになっている.
#5 この薬物治療開始基準は原発性骨粗鬆症に関するものであるため,FRAX®の項目のうち糖質コルチコイド,関節リウマチ,続発性骨粗鬆症にあてはまる者には適用されない.すなわち,これらの項目がすべて「なし」である症例にかぎって適用される.

(「骨粗鬆症の予防と治療ガイドライン2011年版」[4]より)

4 ビスホスホネート製剤投与中の患者の休薬について

```
悪性腫瘍患者                    骨粗鬆症患者
    │              ┌──────────────┼──────────────┐
    │         投与3年未満,かつ  投与3年未満,しかし  投与3年以上
    │         リスクファクター無し  リスクファクター有り
    │              │              │              │
    │              │         骨折リスクが高くない   │
    │              │              │              │
    ▼              ▼              ▼              ▼
  原則として休薬しない           休薬が望ましい
    │              │              │              │
    └──────────────┴──────口腔管理┴──────────────┘
    └──────────────┴──────歯科処置┴──────────────┘
```

(ビスフォスフォネート関連顎骨壊死に対するポジションペーパー和文簡略版. 2010年3月作成の部分改訂版, 2012年10月[6]より)

BRONJ の関連性を示唆する報告が相次いでいる.
- 原因としてビスホスホネート製剤の破骨細胞の骨吸収抑制作用が関与していると推測されている. さらに, 口腔衛生状態の不良がリスクファクターとしてあげられている.
- 2012年4月よりビスホスホネート系製剤服用の骨粗鬆症患者の口腔管理に対して月1回の診療報酬が認められるようになった. リスクとベネフィットを考慮してビスホスホネートを中止するか考えなければならない(4).

変形性膝関節症

- 変形性膝関節症は変形性関節症の中で頻度が最も高く, 特に中年以降の女性に多くみられる.
- 荷重関節のために歩行時痛があり, 外出頻度が少なくなる原因となる.
- 内側型, 外側型, 膝蓋大腿関節型とあるが, 日本では内側型が圧倒的に多く, しばしば膝内反変形(O脚)がみられる.
- 治療は保存療法が主体であり, 生活指導, 理学療法, 薬物療法(関節内注射を含む)などが行われる.
- 日常生活の留意点として膝にかかる負荷の軽減が重要であり, 階段では手すりを利用し, 正座・胡座は避けて椅子を主体とした生活にする. 散歩などの適度な運動はよいが, 無理な長時間のウォーキングなどは避ける. サポーターなどを利用した保温や, 杖・歩行器の利用なども勧められる.
- 運動療法としての大腿四頭筋訓練はエビデンスがある. 下肢伸展挙上法(SLR)は四頭筋訓練の一つの方法で, 仰臥位の状態で膝を伸展したまま踵を挙上し, 床から10〜20 cm の位置で5〜10秒間保持する. そして降ろし5秒休むという動作を1セットとする. それぞれ可能な範囲で10〜20セット

膝関節内注射の方法

①タオルなどを入れて膝を軽度屈曲位にする．②示指で膝蓋骨上縁を，拇指で膝蓋骨と大腿骨との間隙を触知し刺入部を確認する．膝蓋骨を横に揺らすことで間隙が判りやすくなる．③アルコール綿，イソジン®で消毒して感染を予防する．④23〜25Gの細い注射針を使用して穿刺する．注入時に痛みが少なく注入抵抗が少なければ関節内に入っていると判断できる．

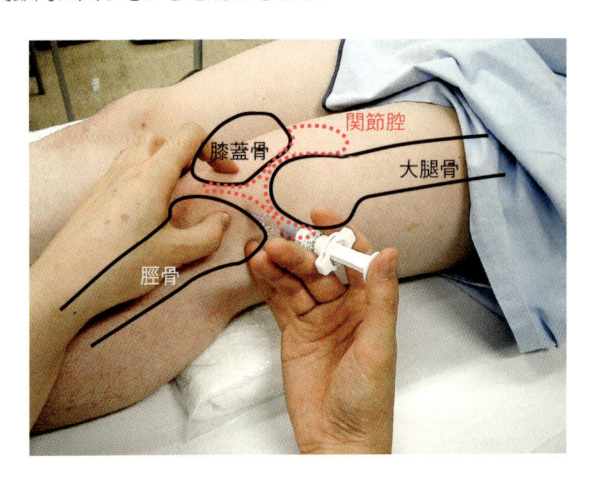

を1回として，1日3回以上を行う．
- 膝装具（ニーケア®，ゲルテックス®）は，痛みが軽快し歩行が楽になるので試してみる価値はある．
- 薬物療法は内服ではNSAIDsを主に使用し，その有用性は多くの研究で証明されている．合併する胃腸障害には注意が必要である．長期投与の場合，COX-2選択的阻害薬を使用することもあるが，いずれにせよ定期的な採血等の検査を行うことは必要である．
- 外用薬は長期投与においても副作用の発現頻度の低さと有用性が認められている．5に外用薬の種類と特徴を示す．さまざまな剤形があるが，選択は本人の希望，付け心地などを優先する．
- 関節内注射はステロイド（オルガドロン®，デカドロン®）を注入する方法と，ヒアルロン酸（アルツ®，スベニール®）を注入する方法がある．
- 関節内ステロイド投与は関節水腫を認める例や痛みが強い例には有用であるが，ステロイド性関節症を起こす可能性があるため頻回・大量の投与は避けるべきである．
- ヒアルロン酸はステロイドと比べて遅効性ではあるが，効果の持続期間が長い．
- 痛みが強い場合や関節水腫がある場合に局所麻酔薬（カルボカイン®，キシロカイン®）とステロイドを混注し，その後はヒアルロン酸を2週間に一度の

5 外用薬の剤形による特徴

	剤形		特徴
貼付剤	パップ剤	冷シップ	綿布に水性の医薬品を基剤に混和させて厚めに塗ったもので，すぐに使用可能になっている．保湿性に優れた基材にサリチル酸メチルやサリチル酸グリコールといった鎮痛消炎剤と天然ハッカなどの局所刺激性薬剤が加えられており，基剤に含まれる水の冷却効果と冷感成分による効果を期待したものである
		温シップ	温湿布はトウガラシエキスやノニル酸ワニリルアミドといった温感成分が加えられており，局所刺激による血管拡張，局所循環の改善を目的としたものである
	テープ剤（プラスター剤）		冷温の区別がなく，油性の医薬品を基材に混和させて薄く塗ったものでNSAIDsが患部に経皮吸収されることにより消炎鎮痛効果をもたらすものである．油性のため皮下組織への浸透がよく，1日1〜2回の貼り替えで十分な効果が得られるようになっている
塗布剤	半固形剤	軟膏剤	油脂性軟膏，クリーム剤，水溶性軟膏に分類できる．軟膏やクリームは薬剤を皮膚に塗りこむため，薬剤の消炎鎮痛効果と同時にマッサージや温熱効果も期待される．べたつきが残るものがある
		ゲル剤	ゲル剤は，クリームと液体の中間という位置づけだが，主剤の皮膚の透過性，筋組織への浸透力がよい．擦り込むことでべたつかずに使用感もよい．刺激も比較的少ない
	液剤	ローション剤 エアゾール剤	ローションはべたつかず容易に塗り広げられる．有毛部位にも使える．エアゾールは手を汚さないですみ，冷却作用で清涼感があり心理的効果も期待できる

ペースで定期的に注射して痛みの軽減を図る．痛みが減少していれば一度投与を中止して痛みが増加しないか経過を観て，漫然と投与しないようにする．

参考文献

1) 武藤芳照(総監修)．ここまでできる高齢者の転倒予防．日本看護協会出版会；2010．
2) 日本整形外科学会，日本骨折治療学会（監修）．大腿骨頚部/転子部骨折診療ガイドライン，改訂第2版．南江堂；2011．
3) 日本整形外科学会，日本手外科学会（監修）．橈骨遠位端骨折診療ガイドライン2012．南江堂；2012．
4) 骨粗鬆症の予防と治療ガイドライン作成委員会（編）．骨粗鬆症の予防と治療ガイドライン2011年版．ライフサイエンス出版；2011．
5) 日本骨代謝学会，日本骨粗鬆症学会合同原発性骨粗鬆症診断基準改訂検討委員会（編）．原発性骨粗鬆症の診断基準(2012年度改訂版)．
 http://jsbmr.umin.jp/pdf/g-guideline.pdf
6) ビスフォスフォネート関連顎骨壊死検討委員会．ビスフォスフォネート関連顎骨壊死に対するポジションペーパー(改訂追補2012年版)．和文簡略版(2010年3月作成)の部分改訂版，2012年10月．
 http://jsbmr.umin.jp/pdf/BRONJpositionpaper2012.pdf
7) 飯島治．在宅整形が得意技になる本．南山堂；2013．
8) 日本骨代謝学会ステロイド性骨粗鬆症診断基準検討小委員会．ステロイド性骨粗鬆症の管理と治療のガイドライン(2004年度和文概略版)．
 http://jsbmr.umin.jp/pdf/jpn_steroidguideline.pdf

在宅でみることができる排尿障害とカテーテル管理

尾山博則
おやまクリニック

- ◆ 在宅高齢者では排尿障害を有することが多く，生活の質の低下に強く関与している．
- ◆ 排尿障害の診断では検尿と残尿測定が必須である．
- ◆ 前立腺肥大症の手術適応は拡大しつつあり，在宅高齢者でも実施可能な場合がある．
- ◆ 尿道留置カテーテルの設置は適応を慎重に検討し安易に実施しない．
- ◆ 留置に伴う合併症やトラブルは少なくない．

在宅患者においては疾患別の診断・治療が必ずしも有用でないので，症状別に解説する．

頻尿

- 頻尿は最も遭遇することが多い症状であり，歩行・移動が可能な患者では排尿行為が転倒や骨折の原因となることも多い．寝たきり患者においても介護者の負担が増す．
- 診断には注意深い問診，尿検査，残尿測定は必須である．
- 検尿で尿路感染の有無や血尿の有無を確認する．
- 残尿測定*で溢流性頻尿の除外を行う．男性患者では可能ならエコーで前立腺肥大の除外も実施する．
- 頻尿の原因には多尿・膀胱蓄尿障害などがあり，夜間頻尿ではこれに睡眠障害が加わる．
- 排尿日誌や国際前立腺症状スコア（IPSS，**1**）[1]，過活動膀胱症状スコア（OABSS，**2**）[2]を用いて評価を行う．
- 評価可能な場合は，排尿日誌から夜間多尿か過活動膀胱かを判断して「夜間頻尿診療ガイドライン」[3]，「過活動膀胱診療ガイドライン」[4]のアルゴリズム（**3**，**4**）に従った治療を行う．
- 在宅医療の現場では患者の認知機能や介護負担の面から，排尿日誌や症状スコアなどの情報を得られないことも多い．評価が困難な場合は尿路感染がなく残尿の少ない頻尿ではおおむね過活動膀胱に準じる治療を行い，高齢男性では前立腺肥大症に準じた治療を行う．
- 過活動膀胱に準じて治療する際は抗コリン薬が第一選択である．口内乾燥や

*残尿が多い場合は後述の「排尿困難・尿閉」（p123）を参照

IPSS
International Prostate Symptom Score

OABSS
Overactive Bladder Symptom Score

在宅でみることができる排尿障害とカテーテル管理

1 国際前立腺症状スコア（IPSS）と QOL スコア

どれくらいの割合で次のような症状がありましたか	全くない	5回に1回の割合より少ない	2回に1回の割合より少ない	2回に1回の割合くらい	2回に1回の割合より多い	ほとんどいつも
この1か月の間に，尿をしたあとにまだ尿が残っている感じがありましたか	0	1	2	3	4	5
この1か月の間に，尿をしてから2時間以内にもう一度しなくてはならないことがありましたか	0	1	2	3	4	5
この1か月の間に，尿をしている間に尿が何度もとぎれることがありましたか	0	1	2	3	4	5
この1か月の間に，尿を我慢するのが難しいことがありましたか	0	1	2	3	4	5
この1か月の間に，尿の勢いが弱いことがありましたか	0	1	2	3	4	5
この1か月の間に，尿をし始めるためにお腹に力を入れることがありましたか	0	1	2	3	4	5
	0回	1回	2回	3回	4回	5回以上
この1か月の間に，夜寝てから朝起きるまでに，ふつう何回尿をするために起きましたか	0	1	2	3	4	5

IPSS 合計＿＿＿＿＿＿点
IPSS 重症度：軽症（0〜7点），中等症（8〜19点），重症（20〜35点）

	とても満足	満足	ほぼ満足	なんともいえない	やや不満	いやだ	とてもいやだ
現在の尿の状態がこのまま変わらずに続くとしたら，どう思いますか	0	1	2	3	4	5	6

QOL スコア＿＿＿＿＿＿点
QOL 重症度：軽症（0，1点），中等症（2，3，4点），重症（5，6点）

（日本泌尿器科学会「前立腺肥大症診療ガイドライン」2011[1] より）

2 過活動膀胱症状スコア（OABSS）

質問	症状	点数	程度
1	朝起きた時から寝る時までに，何回くらい尿をしましたか	0	7回以下
		1	8〜14回
		2	15回以上
2	夜寝てから朝起きるまでに，何回くらい尿をするために起きましたか	0	0回
		1	1回
		2	2回
		3	3回以上
3	急に尿がしたくなり，我慢が難しいことがありましたか	0	なし
		1	週に1回より少ない
		2	週に1回以上
		3	1日1回くらい
		4	1日2〜4回
		5	1日5回以上
4	急に尿がしたくなり，我慢できずに尿をもらしたことがありましたか	0	なし
		1	週に1回より少ない
		2	週に1回以上
		3	1日に1回くらい
		4	1日2〜4回
		5	1日5回以上
	合計点数		点

質問3の尿意切迫感スコアが2点以上，かつ，OABSS の合計が3点以上の場合は過活動膀胱と診断する

（日本排尿機能学会「過活動膀胱診療ガイドライン」2005[2] より）

3 夜間頻尿の診療アルゴリズム

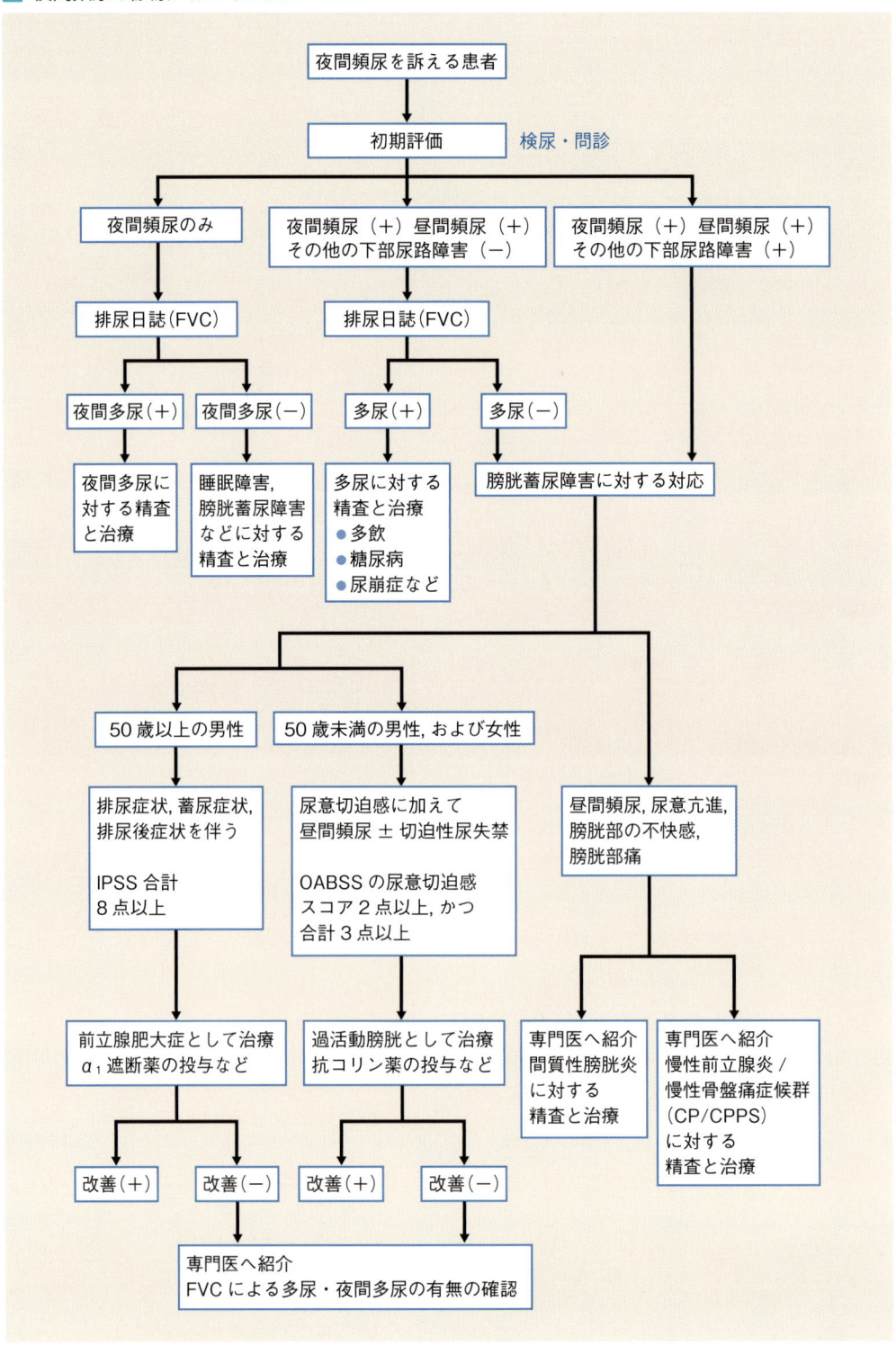

```
                         夜間頻尿を訴える患者
                                │
                            初期評価      検尿・問診
          ┌─────────────────────┼─────────────────────┐
     夜間頻尿のみ    夜間頻尿(＋) 昼間頻尿(＋)    夜間頻尿(＋) 昼間頻尿(＋)
                    その他の下部尿路障害(－)      その他の下部尿路障害(＋)
          │                     │                     │
     排尿日誌(FVC)         排尿日誌(FVC)               │
       ┌──┴──┐             ┌──┴──┐                   │
   夜間多尿(＋) 夜間多尿(－)  多尿(＋) 多尿(－)          │
       │      │            │       │                 │
   夜間多尿に 睡眠障害,    多尿に対する  膀胱蓄尿障害に対する対応
   対する精査 膀胱蓄尿障害  精査と治療
   と治療    などに対する  ●多飲
             精査と治療    ●糖尿病
                          ●尿崩症など
```

50 歳以上の男性 / 50 歳未満の男性, および女性

- 排尿症状, 蓄尿症状, 排尿後症状を伴う
  IPSS 合計 8 点以上
- 尿意切迫感に加えて 昼間頻尿 ± 切迫性尿失禁
  OABSS の尿意切迫感スコア 2 点以上, かつ合計 3 点以上
- 昼間頻尿, 尿意亢進, 膀胱部の不快感, 膀胱部痛

- 前立腺肥大症として治療 α_1 遮断薬の投与など
- 過活動膀胱として治療 抗コリン薬の投与など
- 専門医へ紹介 間質性膀胱炎に対する精査と治療
- 専門医へ紹介 慢性前立腺炎/慢性骨盤痛症候群 (CP/CPPS) に対する精査と治療

改善(＋) / 改善(－) / 改善(＋) / 改善(－)
→ 専門医へ紹介 FVC による多尿・夜間多尿の有無の確認

FVC：frequency volume chart

(日本排尿機能学会「夜間頻尿診療ガイドライン」2009[3] より, 青字箇所筆者追加)

4 過活動膀胱診療アルゴリズム

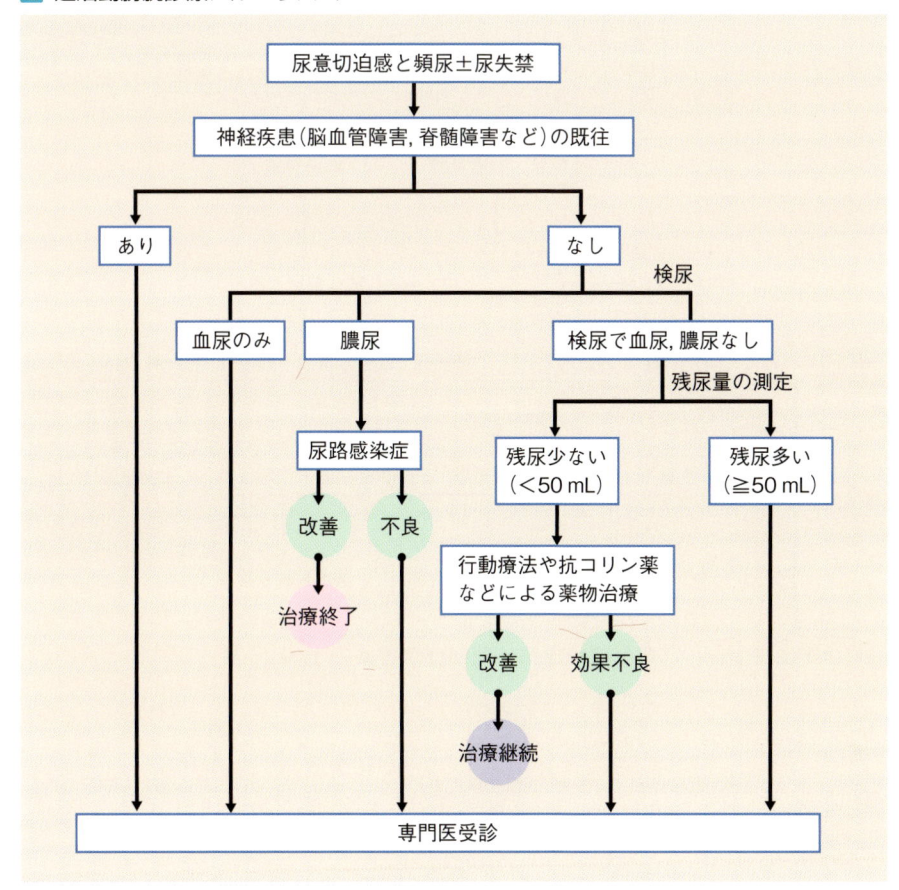

```
尿意切迫感と頻尿±尿失禁
         ↓
神経疾患（脳血管障害，脊髄障害など）の既往
    ↓              ↓
   あり            なし
                    ↓ 検尿
         ┌──────┬──────┬──────────┐
      血尿のみ  膿尿    検尿で血尿，膿尿なし
                          ↓ 残尿量の測定
                       ┌──────┬──────┐
                    残尿少ない      残尿多い
                    （<50 mL）    （≧50 mL）
               尿路感染症
              ↓      ↓         ↓
             改善   不良    行動療法や抗コリン薬
              ↓             などによる薬物治療
           治療終了            ↓      ↓
                            改善   効果不良
                             ↓
                          治療継続
                    ↓
                専門医受診
```

（日本排尿機能学会「過活動膀胱診療ガイドライン」改訂ダイジェスト版；2008[4]より）

便秘，そして認知機能への影響など副作用に注意を要する．

> **ここに注目**
> 認知症患者の場合，認知症そのものが過活動膀胱の一因であるが，抗コリン薬が認知症を増悪する可能性のある薬剤であるというジレンマがある．認知機能への影響が少ないとされる抗コリン薬を選択し，漫然と投与せず2〜4週で効果判定を行い，有効な場合のみ継続するなど慎重な対応を要する．不整脈や重篤な心疾患がなければ$β_3$刺激薬も有効な選択肢である．

⚓ 排尿困難・尿閉

- 前立腺肥大症などの閉塞性疾患があることが多い．
- 検尿と残尿測定は必須である．50歳以上の男性で国際前立腺症状スコア（IPSS）やエコーによる前立腺容積を測定可能な場合は「前立腺肥大症診療ガイドライン」[1]の診療アルゴリズム（5）に沿って治療を行う．
- 評価が困難な場合は，尿閉でなく残尿も多くなければ$α_1$遮断薬の投与を検討する．

下部尿路障害に排尿の姿勢も大きな影響がある．態勢を保持できる患者では男性では立位，女性では座位が基本であるが，座位の場合足底が床につくように座高を設定すると，骨盤底筋が十分弛緩し良好な排尿が得られる．トイレに移動できない場合でも，臥位よりは座位のほうが良好な排尿が得やすい．

Point
エコーによる残尿測定は排尿直後に膀胱を観察し楕円体の近似式を用いて残尿量（mL）＝膀胱長径（cm）×短径（cm）×前後径（cm）×0.5で簡単に求められる．導尿より患者の苦痛がなく複数回の実施が可能で治療前後の評価も容易である．

5 前立腺肥大症診療のアルゴリズム

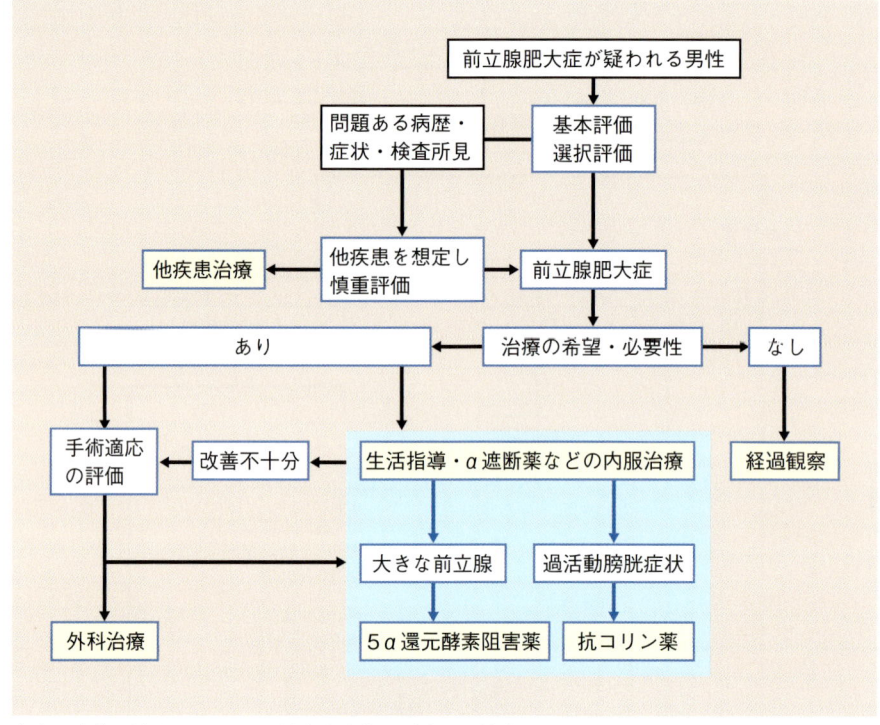

```
                            前立腺肥大症が疑われる男性
                                      ↓
                問題ある病歴・      基本評価
                症状・検査所見  →   選択評価
                      ↓                ↓
      他疾患治療 ← 他疾患を想定し    前立腺肥大症
                慎重評価              ↓
                              治療の希望・必要性
                     ↓          ↓              ↓
                    あり                       なし
                     ↓                          ↓
        手術適応 ← 改善不十分 ← 生活指導・α遮断薬    経過観察
        の評価                などの内服治療
                              ↓          ↓
                         大きな前立腺  過活動膀胱症状
                              ↓          ↓
         外科治療           5α還元酵素阻害薬  抗コリン薬
```

在宅で実施可能なのは IPSS，前立腺容積の測定，尿検査である
（日本泌尿器科学会「前立腺肥大症診療ガイドライン」2011[1]より，青字説明は筆者による）

HoLEP
holmium laser enucleation of the prostate

PVP
photoselective vaporization of the prostate

- 50 歳以上の男性では，PSA の測定を行い前立腺がんの除外を行う．
- 前立腺が大きく（おおむね 30 cm³ 以上）症状が強い場合は，手術適応があるか泌尿器科医にコンサルテーションするとよい．近年ホルミウムレーザー前立腺核出術（HoLEP）や光選択的前立腺蒸散術（PVP）なども施設によっては可能になってきており，全身状態の良くない在宅患者にも手術適応が広がってきている．また 5α 還元酵素阻害薬も有効である．
- 残尿が多い（150 mL 以上）症例や尿閉例で手術適応がない場合では，カテーテル留置や間欠導尿を検討する．
- 間欠導尿は排尿機能のリハビリテーション効果があるうえに，感染などの合併症が少なく望ましい治療である．
- 間欠導尿は自己導尿が基本となるが，高齢者の場合，麻痺のある患者，認知症の患者などでは手技の習得が困難であり，やむなくカテーテル留置となる場合は多い．
- 介助者による導尿も有効だが，現状では介護職による導尿は法的に問題があること，導尿のためだけに看護師や医師が連日訪問するのも現実的でないことから家族による導尿に限られる．しかし 1 日数回の間欠導尿は，介護負担が重くなることから実際には選択しにくい．症例によっては導尿回数を減じ

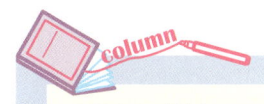

> **column**
>
> **PSAの測定**
>
> 　PSA 測定が前立腺がんの診断・治療に有用であることは論をまたないが，米国予防医学作業部会がPSA 検診による利益は曖昧で不利益（過剰な検査や不必要な治療による有害事象）は明確であり，米国において前立腺がんを疑わせる症状のない男性を対象とした検診は行わないよう勧告している．
>
> 　日本でも疫学者と泌尿器科医の間に見解の相違があり，医学界はこのことについて混乱の渦中にある．
>
> 　排尿障害のある患者においては進行前立腺がんがしばしば発見されるので PSA 測定が極めて重要ではあるが，前立腺がんは極めて緩徐に進行することが多い疾患であることも事実である．
>
> 　他の疾患で生命予後が不良と推定される場合や排尿障害が閉塞性ではない超高齢者などでは，PSA 測定に慎重であるほうが患者や家族に必要以上の不安を与えずにすむし，医療経済の面でも適切かもしれない．
>
> 　実臨床では生命予後不良や超高齢者といっても線引きは難しいので，患者や家族に前立腺がんの自然史を説明し，利益と不利益を勘案して測定するかどうかを決定するのが現実的と考えている．

た間欠導尿でも管理可能なことがある．認知症などでカテーテル自己抜去を繰り返す場合などでは選択肢の一つである．

尿失禁

- 溢流性尿失禁の除外をまず行う．診断はエコーや導尿で残尿を測定すれば容易である．尿失禁患者で残尿が多く導尿後に失禁がなければ溢流性である．溢流性尿失禁では前記の尿閉・排尿困難例に準じて治療を行う．
- 尿意切迫感・頻尿があり残尿が少なければ，切迫性尿失禁と診断し前記の頻尿に準じて治療を行う．
- 体動時などに失禁があれば腹圧性の尿失禁を疑う．腹圧性尿失禁について薬物療法はほとんど無効であるので，可能な場合は**骨盤底筋体操**の指導を行い患者の希望があれば手術適応の有無について泌尿器科医に相談する．
- 切迫性尿失禁や腹圧性尿失禁はカテーテル留置の適応ではない．
- 在宅患者で特徴的な例としては排尿機能が保たれているにもかかわらず，神経疾患や運動器疾患により歩行や移動に困難があり，トイレに間に合わず失禁となっていることがある．ポータブル便器や尿瓶を状況に応じて適切に利用することで失禁の改善やおむつの使用量の削減が可能なことがある．
- 認知症の患者においても排尿をモニターする超音波装置などを利用して，排尿のパターンを把握し排尿を誘導することで失禁を軽減することが可能な場合がある．

排尿障害には薬剤が原因の場合もある．利尿薬やカルシウム拮抗薬は投与時間によっては夜間多尿をまねく．不整脈治療薬，抗うつ薬，抗ヒスタミン薬，抗コリン薬は排尿困難や尿閉を起こすことがある．症状と薬剤の影響が一致する場合は薬剤調整も検討する．

Point

溢流性尿失禁に対する抗コリン薬投与や，切迫性尿失禁におけるカテーテル留置などの不適切な対応が在宅患者で散見される．簡便かつ有用なので排尿障害と出会ったらまず残尿測定を実施していただきたい．

尿路カテーテル管理

尿道留置カテーテル設置の適応
- 尿道留置カテーテルの長期留置の適応は 6 のごとくである．
- 前立腺肥大症や神経因性膀胱に代表される下部尿路機能障害において，尿閉から腎後性腎不全を招くことを防ぎ，残尿の増加に伴う尿路感染，敗血症の危険性の低下を目的として設置される．
- 留置を決断する際には他の選択肢を考慮し，適応があるのかよく検討する．また留置を決断した場合は管理を継続するために本人，家族，あるいは介護担当者にその取り扱いの周知を図ることが必要である．

尿道留置カテーテルの種類
- 尿道留置カテーテルには，さまざまな種類，材質，サイズがある（7）．
- 通常成人では 14～18 Fr のフォーリー型　固定水 10 mL　2 way が用いられる．

6 在宅における尿道留置カテーテルの適応

1．尿閉およびそれに準ずる病態（溢流性尿失禁・著しく多い残尿）
前立腺疾患などの下部尿路閉塞 　脳血管障害・脊髄損傷・神経疾患による神経因性膀胱
2．褥瘡などで尿汚染の予防
原疾患が軽快したら早期に抜去する
3．寝たきり患者や認知症患者において他の手段による排尿管理が困難な場合
相対的な適応なので他の手段をよく検討してから実施

7 尿道留置カテーテルの種類

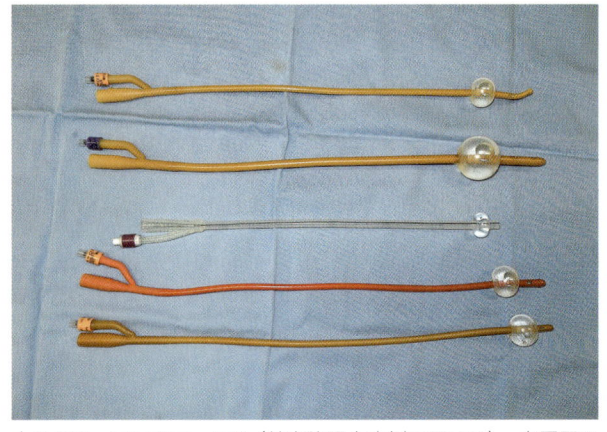

上からチーマンカテーテル（前立腺肥大症例で用いる），血尿用のカテーテル（固定水が大きく側孔が大きい），腎盂バルーン（固定水が小さくバルーンが先端にある），先穴カテーテル，フォーリーカテーテル．

- サイズは太くなると患者の苦痛は増し尿道の圧迫壊死の頻度が高まるが，細くなると内腔が狭くなり閉塞しやすくなる．
- フォーリー型が標準的だが，前立腺肥大症患者では先端が屈曲しているチーマンカテーテルを用いる場合がある．
- 固定水は通常5〜10 mLのものが用いられるが，血尿で圧迫止血が必要な場合や骨盤性器脱などで自然抜去が起こる場合に30 mL以上のものを用いることがある．
- 材質については，長期留置の場合，オールシリコン製やシリコンコーティング・ラテックス製が用いられることが多い．銀コーティングや親水性コーティングなど感染予防や刺激低下に配慮した材質のものも広く用いられている．
- 近年は，尿バッグが一体となった閉鎖式で消毒や潤滑剤も同梱されているものが便利で感染管理上も望ましいことから多く用いられている．

⚓ 尿道留置カテーテルの設置

- 留置の具体的な手技については広く知られているので，ここでは簡単に触れる．
- 男性の場合尿道が屈曲しており，外括約筋，前立腺，内括約筋などの抵抗のある部位があるので陰茎を適度に牽引して直線化して挿入する．
- 挿入困難例の多くは，患者の緊張に伴う括約筋収縮が原因なので患者をリラックスさせる．
- 女性の場合，留置は比較的容易だが，高齢患者で外陰部の萎縮があり外尿道口の確認が困難で挿入できないことがある．腟前壁側に引き込まれた型で外尿道口が存在することがあるので，挿入前の十分な観察が重要である．
- 在宅で実施する際には，すでに留置されているカテーテルの交換事故は少ないが，初回留置の場合に，尿道狭窄などで挿入が極めて困難あるいは不可能な例があることを念頭におく必要がある．挿入困難なケースで無理をすると尿道損傷を招くので，無理をせず泌尿器科医に依頼すべきである．

⚓ 尿道留置カテーテルの管理

- 留置されたカテーテルは定期的に交換を行う．通常2〜4週程度で交換するが，閉塞のためにより早い交換が必要になることもある．
- カテーテルは男性では下腹部にペニスを頭側に向けた状態で，女性では大腿に固定する．尿バッグは感染管理上閉鎖式回路のものを用いるが，外出時などの利便性を考えてレッグバッグやベリーバッグを用いる場合もある．例外的に，認知症患者などで自己抜去の危険がある場合や，拘束を嫌う場合はカテーテルキャップを用いることがある．

カテーテル留置にともなう合併症・トラブル

合併症① 尿路性器感染
- カテーテルを留置した場合尿路感染は必発であり，閉鎖式回路のものを用いても1か月後には，ほぼ全例で尿路感染が観察される．
- 定期的膀胱洗浄は感染の予防には有効ではない．また抗菌薬の予防的使用も効果がないばかりか，耐性菌の出現を招く危険性を高めるので無用である[5]．
- 急性前立腺炎，精巣上体炎，腎盂腎炎などによる発熱や肉眼的血尿などの症候性感染を発症した場合には速やかに抗菌薬を用いる．カテーテル留置中の症候性感染では複雑性尿路感染症として取り扱い，尿培養を実施し直ちに抗菌薬投与を開始する．治療開始後も改善が得られない場合は重症例と考え，入院治療を検討する．
- また長期留置で尿路感染があると，時に紫色尿バッグ症候群を認める(8)が，これは治療の対象とならない．

合併症② 結石形成
- カテーテル留置が長期になると尿路結石の発生をみることが多い．血尿やバルーンの破損や症候性の尿路感染の一因となる．
- 摂取水分量の確保や尿のpHの調整などで予防に努めるが明確に有効な予防法はなく，内視鏡手術などで治療を要することが多い．

合併症③ 尿道皮膚瘻
- カテーテルによる尿道粘膜の圧迫から尿道周囲の壊死が起き，尿道皮膚瘻が形成されることがある．男性の外尿道口腹側の壊死で尿道下裂のような状態になることが多いが(9)，陰茎の根部(10)や陰嚢に皮膚瘻を形成する場合も

8 紫色尿バッグ症候群

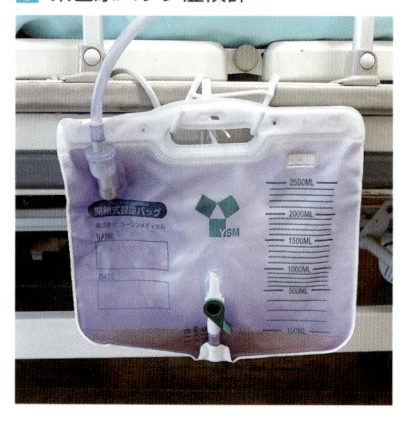

9 外尿道口腹側の壊死による尿道下裂

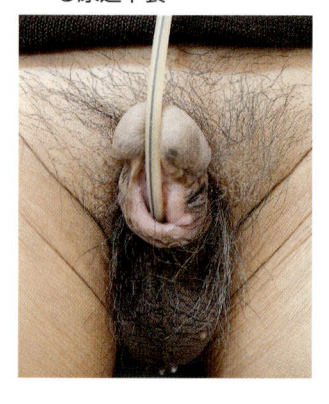

10 陰茎根部の皮膚瘻

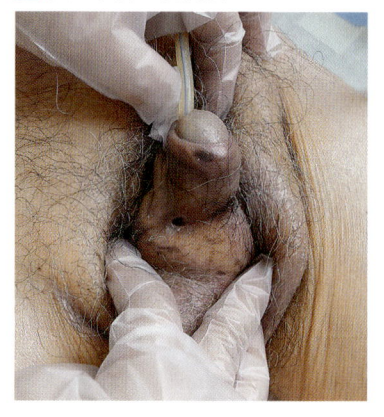

ある．女性の陰唇に潰瘍壊死を形成する場合もある．カテーテルの適切な固定など事前の予防が重要であるが，発症した場合は有効な治療はないので状態が許せば膀胱瘻の造設が望ましい．

⚓ トラブル① カテーテルの自然抜去・自己抜去
- 固定水が抜けて自然抜去した場合は特に危険がないので再留置を実施．
- 認知症患者で多くみられる固定水が膨らんだ状態での自己抜去は尿道損傷が必発なので，すみやかにカテーテルを再度留置する．再留置が困難な場合は泌尿器科医に依頼する．尿道損傷を放置すると，膿瘍を形成し敗血症をまねく場合がある．認知症患者では着衣の工夫などでの事前の予防が重要である．

⚓ トラブル② カテーテルが抜けない．
- カテーテル交換時に抜去できないことが稀にある．バルーン固定水注入路が閉塞していることが多い．ガイドワイヤーを用いて閉塞の解消を図るが，穿刺を要する場合もある．また固定水を抜いても抜去できない場合はカテーテル周囲に結石が強固に付着している場合である．1か月以上にわたり留置されている場合に経験することが多い．抜去不可の場合は無理をせず泌尿器科医に相談するほうが賢明だろう．

⚓ トラブル③ カテーテル留置中の血尿
- 慢性感染や体動による刺激で肉眼的血尿が出現することがある．多くの場合は一過性である．
- 感染を疑う場合は抗菌薬の投与を行い，反復する場合は年齢や性別を考慮し（尿路上皮がん・腎細胞がんともに高齢男性で頻度が高い），尿細胞診などで悪性疾患の除外診断を実施する．
- 血餅でカテーテルが閉塞するような高度血尿が出現した場合は，膀胱タンポナーデに発展する場合があり泌尿器科に依頼が必要である．

⚓ 膀胱瘻の管理
- カテーテル留置が長期にわたる場合には膀胱瘻造設が行われることが多い．尿道やその周囲組織の合併症の頻度が尿道留置に比して少ない[5]．
- 交換について尿道留置と大きく異なる点は少ないが，造設してから日が浅い場合はガイドワイヤーなどで刺入路を確保しないと膀胱前腔にカテーテルが逸脱し，再造設が必要となる．通常1か月以上経過すれば，カテーテル単独での挿入が可能である．
- カテーテルは先穴でガイドワイヤーなどの使用が可能で，バルーンがカテーテルの先端付近にある腎盂バルーンカテーテルを用いる．
- 自然抜去の場合に時間が経つと瘻孔が閉鎖するので，短時間に再挿入が必要である．

Point
カテーテルの固定水が抜けないケースでは，鉗子などでカテーテルを把持した既往があることが多い．固定水注入路の内腔は極めて狭いので鉗子による圧迫などで容易に閉塞する．入浴などでカテーテルプラグなどを利用する際にカテーテルを鉗子などで把持してはいけない．

- カテーテルは通常，腹側に固定する．膀胱瘻設置部位は体毛が多く，処理を怠ると体毛が膀胱内に迷入し結石形成の核となることがあるので適切な除毛が必要である．

腎瘻の管理

- 腎瘻は下部尿路の泌尿器がん，婦人科がん，消化器がんの局所浸潤や後腹膜播種などにより腎後性腎不全となった場合に造設されることが多い．
- 管理の要諦は膀胱瘻の場合と大きな差異はないが，血流の豊富な腎臓に直接刺入されているので合併症は重症化しやすい．造設から日が浅い場合は実施医療機関での交換が安全だが，時間が経てば在宅での交換も可能である．
- 腎盂の内腔は通常 $5 \sim 8 \, cm^3$ しかないので，腎盂バルーンカテーテルの固定水（$3 \sim 5 \, mL$ のことが多い）を所定容量そのまま入れると腎盂の圧迫や閉塞を招くことがある．
- 腎瘻を造設する際に水腎症の状況などを確認し固定水の量を決定しているので，交換時には固定水の量と固定部位の深さ（腎盂バルーンカテーテルには目盛がある）の情報を事前に確認することが肝要である．
- 自然抜去の場合の対応は膀胱瘻と同様に急ぐ必要がある．

Point
膀胱瘻・腎瘻では自然抜去した場合，時間が経つと挿入困難となる．腎盂バルーンが挿入できなくても，細いサイズの尿道留置カテーテルや気道吸引用のネラトンカテーテルなどで刺入路が確保できれば，再造設が回避できることがある．

文献

1) 日本泌尿器科学会「前立腺肥大症診療ガイドライン作成委員会」(編)．前立腺肥大症診療ガイドライン．リッチヒルメディカル；2011．
2) 日本排尿機能学会「過活動膀胱診療ガイドライン作成委員会」(編)．過活動膀胱診療ガイドライン．ブラックウェルパブリッシング；2005．
3) 日本排尿機能学会「夜間頻尿診療ガイドライン作成委員会」(編)．夜間頻尿診療ガイドライン．ブラックウェルパブリッシング；2009．
4) 日本排尿機能学会「過活動膀胱診療ガイドライン作成委員会」(編)．過活動膀胱診療ガイドライン改訂ダイジェスト版．ブラックウェルパブリッシング；2008．
5) 日本排尿機能学会/日本脊髄障害医学会「脊髄損傷における排尿障害の診療ガイドライン」作成委員会．脊髄損傷における排尿障害の診療ガイドライン．リッチヒルメディカル；2011．

在宅医療の諸課題

在宅での歯科医療

原 龍馬
原歯科医院

- ◆ 加齢とともに口腔機能も低下してくるが，その維持・増進のために，歯科治療・口腔ケア・口腔リハビリテーションは必要である．
- ◆ 在宅での歯科医療は「口腔ケア」抜きには考えられない．虫歯，歯周病の治療や欠損補綴で咀嚼機能の回復を図るとともに，口腔ケアによる口腔内細菌の減少，さらに，機能回復のための「口腔リハビリテーション」は必須である．
- ◆ 「口腔ケア」には，口腔内を清潔に保つ器質的口腔ケアだけでなく，摂食・嚥下機能の維持・増進のためのリハビリテーション（機能的口腔ケア）がある．
- ◆ 在宅での歯科治療は，環境面，効率面，安全面でも診療所での治療に劣るため，すべての歯科医師が積極的に応じるとは限らない．しかしながら口腔内に問題があると思われる場合は，積極的に歯科に繋げてほしい．
- ◆ ケアマネジャー，訪問看護師，歯科衛生士，ヘルパー等に，連携してくれる歯科医師を探してもらうこともひとつの方法である．

在宅医療における歯科的問題

- 口腔の機能（食べる・話す・呼吸する）は全身の発達と同様に経年的に変化している（1）．
- 食物を咀嚼するのに不自由しないためには，成人においては自分の歯が20本は必要とされている（8020運動）が，在宅療養高齢者においては歯牙喪失も進み，十分に食することが出来なくなってくる．
- 歯牙喪失の原因は二大疾患（虫歯，歯周病）であり，虫歯よりも歯周病の比率が大きい（2）．歯周病の進行を3に示す．
- 歯牙喪失が進んだ場合は，義歯・ブリッジ等で補綴する必要があるが，義歯にも部分床（少数歯欠損，多数歯欠損）と全部床があり（4），その人固有のもので，形態は千差万別であり，各自の口腔に適合していて機能するものでなければならない．
- 在宅療養高齢者では，咀嚼筋や脳機能の衰えと相まって，咀嚼嚥下機能も低下している．
- 年齢とともに衰えてくる口腔機能を維持・増進させるためには，在宅療養高

咀嚼
咀嚼とは，単に歯で食物を噛み砕くということではなく，食物をよく噛んで砕いていき，唾液を分泌させて食物とよく混ぜ合わせ，呑み込みやすい大きさにして食物の消化吸収を高めることである．

8020運動
自分の歯で噛み砕いておいしく食べるため，"高齢（80歳）になっても20本以上自分の歯を保とう"という主旨で始まった運動．平成元年に厚生省（現・厚生労働省）と日本歯科医師会が提唱し，平成12年には「8020推進財団」（http://www.8020zaidan.or.jp/index.html）が設立されている．

齢者でよりいっそう歯科治療と口腔ケアは重要となる．
- 在宅療養高齢者の歯科的特徴は，概して口腔内の汚れが著しく，虫歯の進行，歯周病の進行，嚥下機能の低下をきたしている（**5**）．

1 成人（左）と高齢者（中・右）の口腔内パノラマX線写真

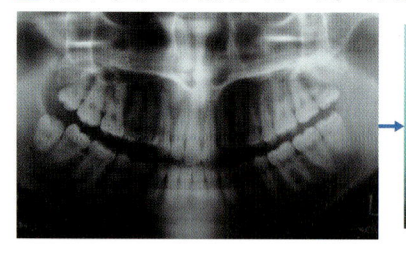

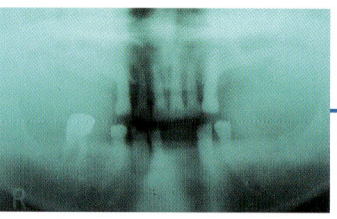

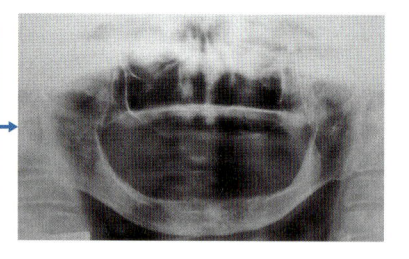

2 歯を失う主原因の割合（％）

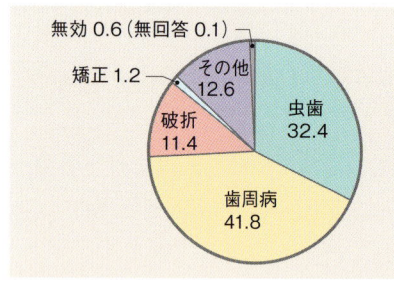

無効 0.6（無回答 0.1）
矯正 1.2
その他 12.6
破折 11.4
虫歯 32.4
歯周病 41.8

（8020推進財団「永久歯の抜歯原因調査報告書」2005より）

3 歯周病の進行

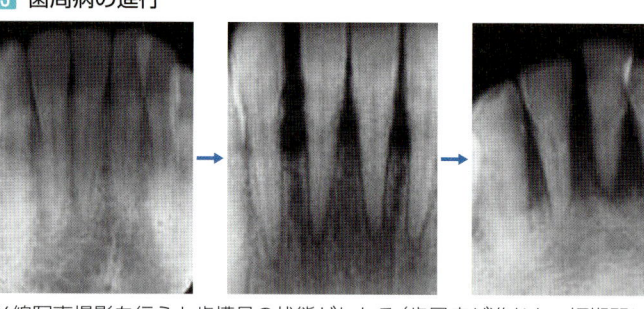

X線写真撮影を行うと歯槽骨の状態がわかる（歯周病が進むと，短期間に多数歯を失うことがある）

4 義歯

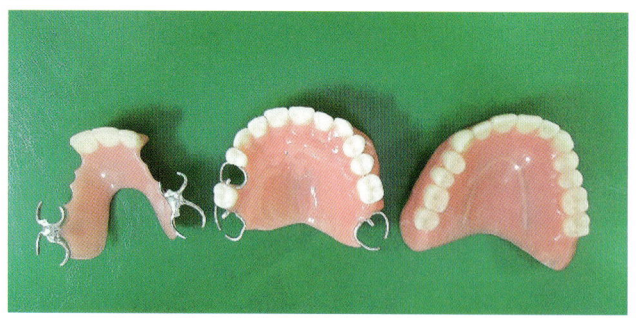

左より部分床（少数歯欠損，多数歯欠損），全部床

5 在宅高齢者の口腔内には汚れが目立つことが多い

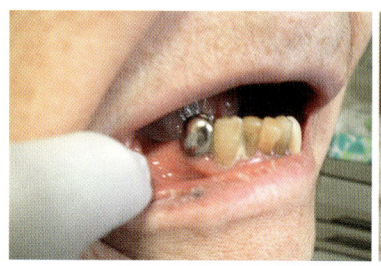

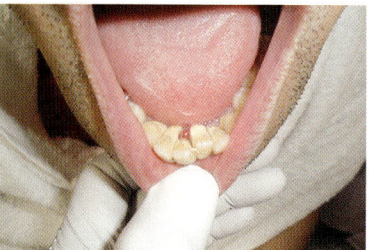

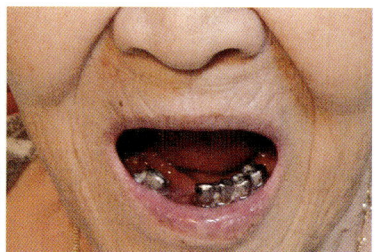

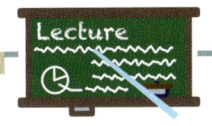

歯のしくみと虫歯・歯周病の好発部位

口の中には300種類以上の細菌が棲んでおり、その数は500億〜1兆個といわれる。細菌同士が集まって塊（プラーク）を作り、このプラークの中の細菌が歯周組織に炎症を起こさせる。

虫歯と歯周病は相互に悪影響を及ぼすので、それぞれの好発部位を知り、ケアに活かすことが大切である。

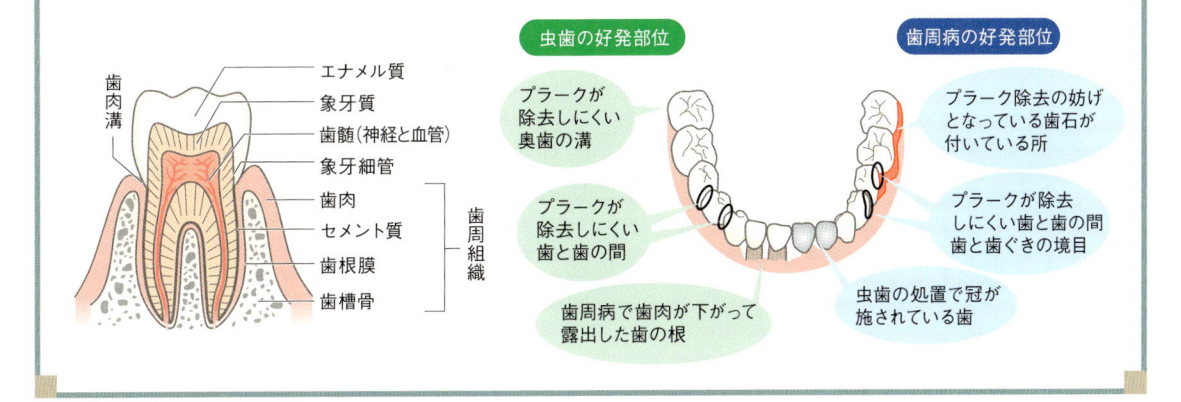

歯の構造
- エナメル質
- 象牙質
- 歯髄（神経と血管）
- 象牙細管
- 歯肉溝
- 歯肉
- セメント質
- 歯根膜
- 歯槽骨
（歯肉・セメント質・歯根膜・歯槽骨＝歯周組織）

虫歯の好発部位
- プラークが除去しにくい奥歯の溝
- プラークが除去しにくい歯と歯の間
- 歯周病で歯肉が下がって露出した歯の根

歯周病の好発部位
- プラーク除去の妨げとなっている歯石が付いている所
- プラークが除去しにくい歯と歯の間、歯と歯ぐきの境目
- 虫歯の処置で冠が施されている歯

口腔ケアの重要性

- 口腔は「食べる」「会話する」「呼吸する」臓器であり、複雑で多様な働きをしている。
- 口腔ケア*は、口腔内清拭だけではなく、摂食・嚥下のためのリハビリテーションを含む、広範囲の「器質的および機能的口腔ケア」を意味している。
- 口腔ケアには、次のような内容が含まれる。①含嗽、②食物残渣の清掃、プラーク・舌苔の除去、③舌・口唇の運動、④口の開閉運動、口を膨らませる運動、⑤上肢・下肢の運動、⑥頸部の運動と刺激、口腔周囲筋・口腔内のマッサージ、⑦唾液腺への刺激、⑧発語を促すアプローチ。また、これらの一助として「口腔体操」がある。
- 肺炎は高齢者の直接の死因となることが多いが、なかでも口腔内の不潔さと摂食嚥下機能の低下による「誤嚥性肺炎」が見逃せない。この肺炎やインフルエンザ予防には口腔ケアを欠かすことができない。
- 口腔内の筋力の低下や咀嚼能力の低下は、"むせ"として現れる。より重症にならないよう、また「寝たきり」にならないよう支援しなければならない。
- 口腔ケアは、全身機能の回復、認知症の予防にも効果がある。
- （提言）「訪問口腔ケアステーション（仮称）」から出動する歯科衛生士により口腔ケアが遍く行われるようにならないものか。

*口腔ケアについては2章「嚥下障害のアセスメントと嚥下リハビリテーション」(p53) も参照

口腔体操
嚥下体操ともいわれる「食事前の準備体操」。頸、頬、唇、舌などを意識して動かす。口や口のまわりの筋肉だけでなく、指の刺激や首・肩の体操なども含まれる。『実践！介護予防 口腔機能向上マニュアル』（東京都高齢者研究・福祉振興財団、2006：pp91-99）等に詳述されている。

"periodontal medicine"

歯周病は，歯と歯ぐきの境目にプラークがたまり，その中の細菌の刺激によって引き起こされる「歯ぐきと骨の病気」である．

全身疾患は歯周病のリスクファクターとなるが，歯周病も身体疾患や全身状態に影響を及ぼす可能性があるとして，その相互関係をあらわす"periodontal medicine"という概念が注目されている．

糖尿病患者が歯周病にかかると，糖尿病の症状が悪化する危険がある．また，歯周病が糖尿病を引き起こすこともある．最近は，歯周病は「網膜症」「腎症」「神経障害」などに続く糖尿病の6番目の合併症といわれるようになってきた．歯周病が糖尿病発症の引き金になるだけではなく，血糖のコントロールを難しくしたり，さらに病状を悪化させたりする可能性がある．逆に歯周病をケアすると，糖尿病が改善されることが明らかになっており，糖尿病と歯周病の関係は，いまや無視することはできない問題になっている．

日本人の成人の約8割に何らかの歯周病があるといわれているが，初期の歯周病は，ほとんど自覚症状がない．このため，多くの人は歯周病にかかっていることに気づかないことが多い．

歯周病と全身疾患との関係を，口腔と身体の両面からみていく必要がある．

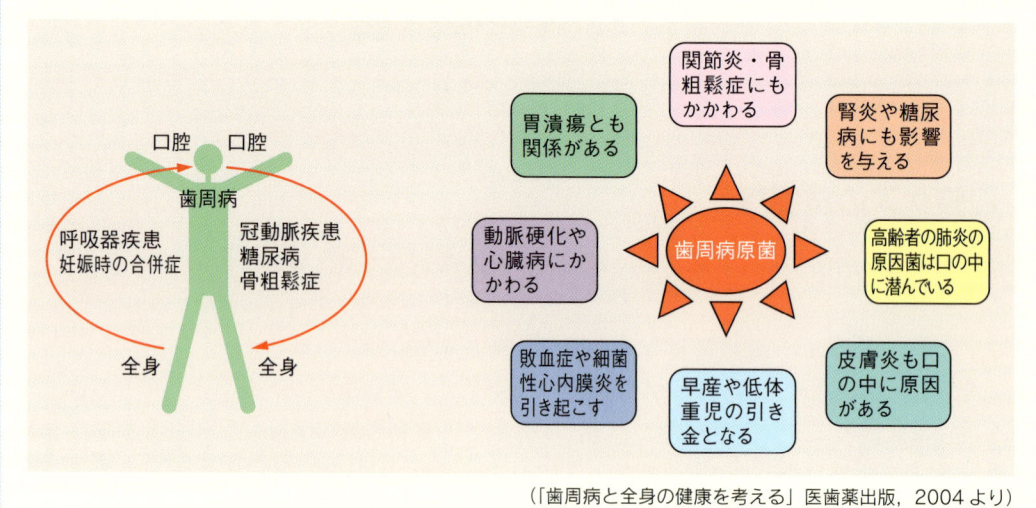

（「歯周病と全身の健康を考える」医歯薬出版，2004より）

噛まなくなった現代人

1回の食事における咀嚼回数は時代によって変わり，弥生時代4,000回，鎌倉時代2,500回，江戸時代1,500回，戦前1,400回，現代では620回とされる．その背景には，核家族化，不規則な生活，孤食，飽食，軟食，グルメ，ストレスなどが関係するといわれている．

ここに注目

姿勢を保ち，手を動かし，噛んで食事をするという行為は，「脳の働き」の多くを動員する行為であり，「脳の活性化」にも通じている．よく噛んで食べることができると，脳の血流が増し，脳を活性化させるので，認知症の予防・改善にもなる．さらに，唾液も多く出て消化を助け，そしてその免疫機能が細菌の発育を抑え，発がん物質を減少させるともいわれている（口腔の自浄作用）．

訪問歯科診療の効果

● 直接歯科（口腔）には関係しないと思われるものでも，実は歯科の問題が原因

> **咀嚼は脳を活性化し，肥満を防ぐ**
>
> 「よく噛むこと」の効果には以下のようなものがあげられる．
>
> ■ 消化を助ける
> 　よく噛んで食べ物をすりつぶすと，消化が良くなる．噛むときに出る唾液にも，消化を助ける働きがある．
>
> ■ 歯ぐきと顎の骨を丈夫にする
> 　よく噛むと，顎の骨や筋肉が発達し，歯並びがきれいになり，歯ぐきも丈夫になる．
>
> ■ 唾液の分泌を促す
> 　①でんぷんを分解する，②細菌に抵抗する，③刺激物を包み込む，④発がん物質を溶かす，⑤唾液は美容と老化防止の特効薬．
>
> ■ 脳を活性化する（＝噛んで脳イキイキ）
> 　よく噛むと脳の血流が増え，脳細胞の発達に良い影響を与える．よく噛んでゆっくり食べると適量で満腹感が得られダイエットに効果的．よく噛むことで脳を活性化させ，認知症を予防すると考えられている．

となっていることがあり，それを改善することで，全身状態やQOLの改善につながることがある．以下に筆者の経験した事例をあげる．

症例1（91歳，女性，要介護2）

- 生活欲がなくなり，きざみ食など，さまざまに調理の工夫をしても食べず，さらに話せなくなった．
  ⇒鋭利な残根が舌を傷つけ，痛みで唾液も飲み込めない状態であった．鋭利な部分（左側下顎第二大臼歯の尖ったエナメル質）をタービンで削合し滑らかにした．舌にできた潰瘍は，3日目には小さくなり1週間でほぼ治癒．食事も会話も今までどおりとなった．

症例2（89歳，女性，要介護4）

- 食事に時間が非常にかかり，食後には義歯の周りに食物残渣がたくさんついている．
  ⇒上下の総義歯を改造（裏装）した．上下総義歯は安定し，食欲も増し，食事時間も短縮．食後の口腔および義歯の清掃（ケア）にも時間がかからなくなった．日常動作にも活力がみられ，ADLが向上した．

症例3（83歳，女性，心疾患で入院中）

- 口腔内が痛み，食事ができない．
  ⇒下顎の顎堤は，いわゆる「舟底形」で，歯科的には難症例であった．体調の悪いときや使い過ぎたときなど，容易に義歯性の潰瘍が粘膜にできる．義歯を調整し粘膜の潰瘍を治療したところ，食欲も出てきて，その後退院した．

症例4（76歳，男性，要介護3）

- 13年前より多発性脳梗塞，高血圧．10年前より糖代謝障害．6年前よりパーキンソン症候群．嚥下障害，歩行障害が次第にひどくなり，飲食時にむせることが多くなっていた．肺の一部切除もあり肺活動が著しく少ないので，むせるときにチアノーゼ状態になることもしばしばあった．
  ⇒食形態や食事環境の指導．食事前の舌・口唇・頬筋の運動を指導するなどの摂食指導をした．左右均等に噛み合わせられるよう咬合プレート（着脱可能な義歯様の咬合床）を作製し使用してもらって訓練した．最終的には，金属床を作製し，好きな煎餅も食べられるようになった．

症例5（79歳，女性，要介護4）

- 下肢骨折以来6年間，準寝たきり状態で，最近，急速に食が細くなり，元気がない．
  ⇒残根の処置，動揺歯の抜歯，歯石除去，歯周ポケットの清掃，義歯装着など，口腔ケア・歯科治療により全身状態が改善．笑顔，伝い歩き等，ADLの向上がみられた．

訪問歯科診療でどこまでの治療や口腔ケアができるのか

- 在宅でも，歯科診療所での治療のほとんどすべてが可能であるが，**治療環境を診療室と同じにはできない**．例えば，治療時の頭部の固定や開口が不十分，唾液の吸引が困難，器具の滅菌などの問題で，治療内容が制限されてくる（ 6 ）．実際には，義歯関係，また口腔ケアやリハビリテーションが中心になる．
- 診療室にはX線室があり，治療椅子には切削器具や使用薬品がセットしてある（ 7 ）．一方，訪問診療ではこれらの器具・機材をポータブル機器として必要に応じて用意して在宅に搬入し，組み立てて使用する（ 8 ）．
- 訪問歯科診療するときに搬入する器具・機材には，ポータブルタービン（歯牙および補綴物を切削する機器），ポータブルX線撮影機，エンジン（義歯切削器具），義歯調製用器材，訪問用治療器具（治療に必要な器具・薬剤・等），ヘッドライト，訪問診療用座椅子（頭部安定用の椅子）などがある．治療内容によって用意するものはまちまちであるが，エンジンおよび義歯調整用器材一式と，簡単なう蝕処置および歯周組織処置の用具は常備しておく（ 9 ）．

ターミナルの患者にも訪問歯科診療は可能か？

誤嚥性肺炎を少なくするためにも，また，がん末期の重度の口内炎の緩和のためにも，「口腔ケア」は必要である．時には，旅立ちのための入れ歯を作製することもある．寝たきり状態の改善にも寄与している．歯科における緩和ケアともいえる．

6 訪問歯科診療の様子

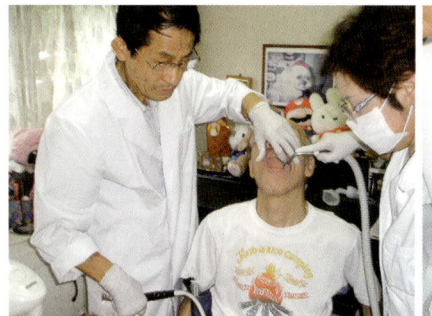

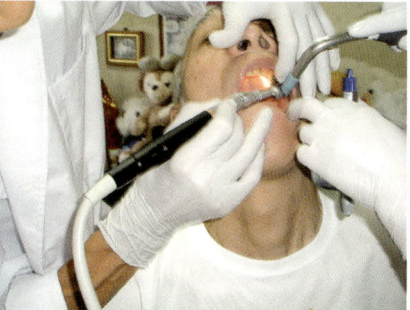

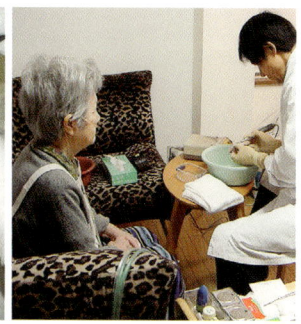

7 診療室の治療椅子

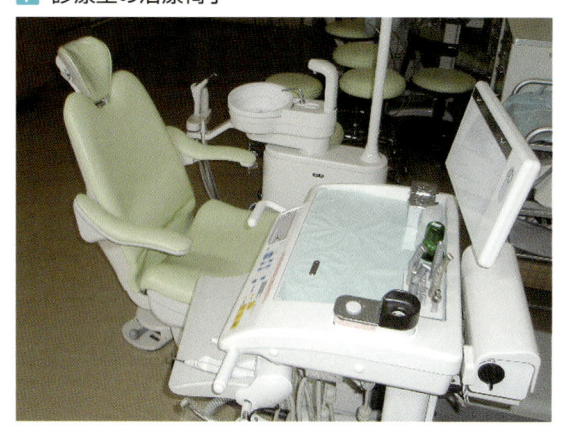

診療室の治療椅子には，タービン，バキューム（吸引器），ライト，電気エンジン，安頭台，等が内蔵されている．
訪問診療の場合は，これらの機械はポータブル化されており，必要なものを携帯し，組み立てて使用する．

8 訪問診療時のポータブル機器

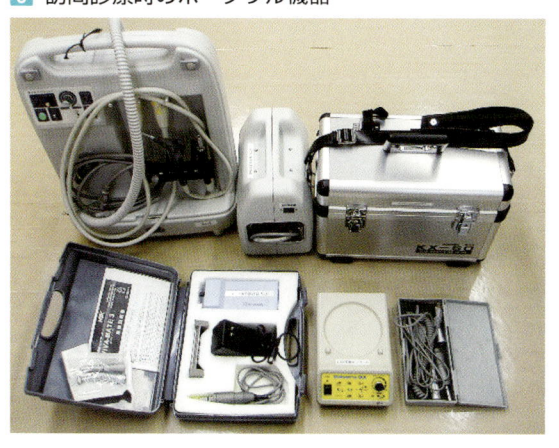

9 筆者が訪問診療時に常用している器具・機材セット

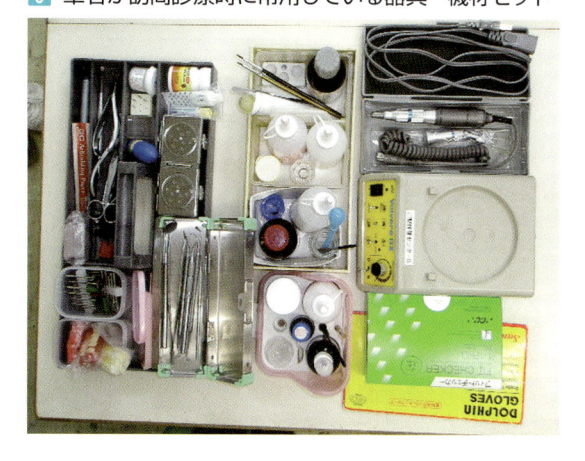

訪問歯科診療依頼の実際

- 以下のような場合，口腔内に問題があることを疑い，訪問歯科診療の依頼を検討する．
  - ・口の清掃ができていない，あるいは不十分のようだ
  - ・口臭がする

- 食事に時間がかかる，食欲がなくなった
- むせるようになった
- 体重減少が著しい
- 微熱が続いている

訪問歯科診療を行っているところはまだまだ少ない

その理由として，①訪問歯科診療への縛り（在宅療養支援歯科診療所に登録するには，常勤の歯科医師の他に，常勤の歯科衛生士または看護師がそれぞれ1名以上いて，しかも後方支援の診療所や連携病院が必要，さらに，歯科にも24時間体制の規則，等）がある，②非効率性，③保険点数の低さ，④介護度の高い患者が多く，治療リスクが高い，⑤医科との連携のなさ・難しさなどがある．

- 訪問歯科診療を依頼する場合，「顔の見える関係」を作るためにも，まず近隣の歯科医院に問い合わせてみる．しかし，訪問診療に応じるところは，残念ながらまだ多くない（現在，在宅療養支援歯科診療所として登録しているのは5,000ほどで，全国の歯科診療所約7万のうち1割にも満たない）．
- 地域の歯科医師会や行政（衛生部や介護課など）への問い合わせ，またケアマネジャー，訪問看護師，歯科衛生士，ヘルパー等に，連携してくれる歯科医師を探してもらうこともひとつの方法である．
- 最近は，歯科大学・大学歯学部の「訪問診療チーム」の取り組みも多くなってきている．
- 訪問歯科診療に関連する診療報酬を⑩に示す．筆者の場合，1回の居宅への訪問歯科診療の平均点数は約1,500点である．

今後の課題と展望

- 訪問歯科へのニーズは，急速な高齢化に伴い，ますます高まってくるものと思われる．
- 急性期から，在宅療養までを多職種連携でフォローする．
- 口腔ケアは，口腔清掃の役割以上に，咀嚼筋・表情筋や唾液腺への刺激による「廃用予防」，「摂食・嚥下機能の維持」が期待され，急性期からの取り組みが推奨される．
- PEGなどの経管栄養中でも，唾液誤嚥による肺炎を考慮すれば，起因菌のリザーバーとなる義歯や口腔の清掃が不可欠である．
- 病院においても看護師による口腔ケアは行われているが，複雑な歯周組織，さらに義歯やブリッジなど（補綴装置）には，「専門的口腔ケア」が必要である．
- 在宅における医学管理の問題，医療連携に関するコミュニケーションの問題が大きく，歯科医師の多くが在宅医療の敷居を高く感じている．
- 医師・看護師らとの連携が進めやすい病院でのシステムが，ひいては在宅嚥下リハビリテーションでの「歯科の役割モデル」を示すと思われる（退院時共同指導など）．
- 歯科医師の嚥下リハビリテーションへの取り組みは進んでいるが，その専門性とスキルが問われている．
- 医師・看護師が連携をとる際に戸惑うことも予想されるが，歯科医師は嚥下の"口腔期"の障害を中心に多くの症例を手掛けており，その分野で，多職種と協働できると考えている．

専門的口腔ケア

口腔への刺激は嚥下反射や咳反射を改善する．専門的口腔ケアとは，単なる「器質的口腔ケア」に留まらない，舌の持ち上がりの筋力を鍛える舌訓練や，頬の動きを改善するための頬訓練，嚥下を改善するためのアイスマッサージや頭部挙上訓練，等を行うことで，口腔・嚥下機能の維持・改善を図るという「機能的口腔ケア」をも内包するもので，口腔機能のリハビリそのものでもある．その手技と用具は歯科医療関係者から提供できる．

10 訪問歯科診療に関連する診療報酬

1）基本診療料

診療時間 20 分未満　　初診料 218 点または再診料 42 点
　　　　　20 分以上　　歯科訪問診療Ⅰ（同一建物で 1 人のみ）　850 点
　　　　　　　　　　　歯科訪問診療Ⅱ（同一建物で 2 人以上）　380 点

2）基本診療料の加算項目

ⅰ）在宅患者等急性歯科疾患対応加算（必要に応じられるように切削器具を携行した場合）
　　同一建物 1 人のみ（＋ 170 点），5 人以上（＋ 85 点），6 人以上（＋ 50 点）
ⅱ）歯科訪問診療補助加算（歯科衛生士が同行し，歯科診療の補助を行った場合）
　　同一建物 1 人のみ（＋ 110 点），2 人以上（＋ 45 点）
ⅲ）歯科診療特別対応加算（「著しく歯科診療が困難な者」に対する加算）＋ 175（又は 250）点
ⅳ）診療時間加算　（1 時間を超えた場合 30 分又はその端数を増すごとに）＋ 100 点
ⅴ）緊急歯科訪問加算

訪問時間		加算点数	
		歯科訪問診療Ⅰ	歯科訪問診療Ⅱ
標榜時間内	おおむね 8：00～13：00	415 点	190 点
夜間	18：00～22：00	830 点	380 点
深夜	22：00～ 6：00	1,660 点	760 点

ⅵ）その他　特掲診療料加算（抜髄，感染根管処置，抜歯，切開，床修理はそれぞれの点数に＋ 50/100 点加算）
　　診療情報提供料（Ⅰ）（250 点）の加算，地域医療連携体制加算（＋ 300 点；1 回限り），など

3）指導料を算定

介護保険の要支援・要介護者（介護保険で算定）：500 単位（または 450 単位）
介護保険の非認定者（医療保険で算定）　　　　：歯科疾患在宅療養管理料（140 点又は 130 点）※
　　　　　　　　　　　　　　　　　　　　　　　又は，歯科疾患管理料（110 点：診療時間が 20 分未満の場合）
※（在宅療養支援歯科診療所の場合　　　　140 点　＋　口腔機能管理加算（＋ 50 点）
　　在宅療養支援歯科診療所でない場合　　130 点のみ

4）医療連携している場合

ⅰ）在宅患者歯科治療総合医療管理料（在歯管）　140 点（月 1 回限り）
ⅱ）在宅患者連携指導料（多職種と共同で療養上必要な指導を行った場合）　900 点（月 1 回）
ⅲ）介護支援連携指導料（ドクターの指示で歯科衛生士や看護師等が算定）　300 点（入院中 2 回限り）
ⅳ）その他　退院時共同指導料（歯援診 600 点，その他 300 点），退院前訪問指導料（555 点），在宅患者緊急時カンファレンス料（200 点），など

5）歯科衛生士が訪問して指導した場合

介護保険の要支援・要介護認定者（介護保険で算定）　居宅療養管理指導料（350　or　300 単位）
介護保険の非認定者（医療保険で算定）　訪問歯科衛生指導料（350 点）

1 点 10 円，医療保険は患者 3 割負担（高齢者は 1 割負担），介護保険は 1 割負担

参考文献

- 原龍馬．訪問歯科 Q & A．訪問看護と介護 2011；16（6）：467-474．
- （社）全国在宅歯科医療・口腔ケア連絡会のホームページ．
  http://e-shika.org/
- 土屋友幸．日本歯科医学会第 25 回学術講演会講演集．日本歯科医学会誌 2007；26：62．
- 石川烈．歯科疾患と全身との関わり—歯周病が全身に及ぼす影響．日本歯科医学会誌 2007；26：63-66．
- 奥田克爾．歯科疾患と全身との関わり—口腔慢性感染症は全身の健康に影響する．日本歯科医学会誌 2007；26：67-70．
- ライオン歯科衛生研究所（編）．歯周病と全身の健康を考える．医歯薬出版；2004．
- 平野浩彦，畑野純（監）．実践！介護予防 口腔機能向上マニュアル．東京都高齢者研究・福祉振興財団；2006，pp91-99．
- 東京医科歯科大学歯科同窓会社会医療部（監），お茶の水保険診療研究会（編）．歯科保険請求 2013．クインテッセンス；2013，pp657-669．

緩和ケア

3章

緩和ケア

がんの在宅緩和ケア
疼痛管理

茅根義和
東芝病院緩和ケア科

- WHOがん疼痛治療法（WHO方式）に沿った疼痛管理が重要である．
- 非オピオイド，オピオイド，鎮痛補助薬それぞれの特徴をよく理解して使いこなすことが重要である．
- モルヒネについて十分に理解しモルヒネを使いこなすことができれば，他のオピオイドも使いこなすことができるようになる．

痛みの原因をはっきりさせることは，痛みが一時的なものなのか，遷延するものなのか，鎮痛薬の使用と関係なく痛みが軽減する可能性があるものなのか，痛みが時間経過と共に強くなるものなのかを判断するために重要である．
特に鎮痛薬の使用と関係なく痛みが軽減する場合，オピオイドの相対的過量投与が生じる可能性があるため，オピオイドの用量を注意深く評価する必要がある．

がん患者における痛み

- 疼痛はがん患者の約6～9割が経験する一般的な症状である[1]．
- がんの苦痛症状の中では比較的早期から問題になる．
- いわゆる末期がん患者だけでなく，がん治療中の患者でも経験する症状であるため，臨床現場において疼痛は最も対応頻度の多い症状とも言える．
- がん患者が経験する痛みはさまざまであり，痛みを評価する場合には，がんが原因の痛みだけでなく治療に関連した痛み等もあることに留意する必要がある（**1**[2]）．
- 一部の痛みは鎮痛薬の使用と関係なく軽減する可能性がある．
- がん性疼痛に関わらず痛みは**侵害受容性疼痛**と**神経障害性疼痛**に大別され，それぞれに有効な鎮痛薬が異なることも重要なポイントである（**2**）．
- 侵害受容性疼痛と神経障害性疼痛との特徴を理解し，がん患者が訴える痛み

1 がん患者が経験する痛み

がんによる痛み	侵害受容性疼痛　内臓痛　体性痛　神経障害性疼痛
がん治療に伴う痛み	術後痛　化学療法後神経障害性疼痛　放射線照射後疼痛
がん・がん治療と直接関係のない痛み	元々患者が有していた疾患による痛み　新しく合併した疾患による痛み　がんにより二次的に生じた痛み

（日本緩和医療学会「がん疼痛の薬物療法に関するガイドライン2010年版」2010[2]より）

2 侵害受容性疼痛と神経障害性疼痛

侵害受容性疼痛	神経障害性疼痛
・神経終末が刺激されることで生じる疼痛である．本来生体において想定されている疼痛であり，一般的にイメージされる「痛み」として感じるものである． ・疼痛の発生する部位により体性痛と内臓痛に大別される． ・体性痛とは組織損傷の結果として，皮膚，靭帯，腱，骨膜などの痛み受容体が刺激されて起こる．持続性の鈍痛で，その局在は一般に明瞭である． ・内臓痛とは，特に胸部や腹部内臓におけるがんの浸潤や圧迫などに関連する痛みである．深部の疼痛であり，局在が明瞭でなく，離れた皮膚に関連痛を示す場合がある． ・NSAIDs，オピオイドが効きやすい痛みである．	・腫瘍の圧迫，浸潤が神経，脊髄および，これらの神経伝導路を刺激あるいは遮断して生じる．本来，生体が想定していない痛みであり，特徴的な痛みとなる． ・比較的鋭い痛みが持続し，時に締め付けられるような圧迫感，電気が走るような発作性の激痛として感覚されることもある．また，しびれ感を伴うことが多い． ・NSAIDs，オピオイドが効きにくい痛みであり，鎮痛補助薬を必要とすることが多い．

がどちらであるかを判断していくことが重要だが，実際の痛みには侵害受容性疼痛と神経障害性疼痛が混在しており，どちらの要素が強いかにより，痛み全体を侵害性疼痛としてとらえるか神経障害性疼痛としてとらえるかを判断することになる．

疼痛治療の基礎

- がん患者の疼痛治療ではWHOがん疼痛治療法（以下，WHO方式）と非オピオイド，オピオイドおよび鎮痛補助薬についての詳しい知識が必要である．
- WHO方式の5つの柱（**3**[3]）で鎮痛薬の使用方法がはじめの2項に示され，実際の薬剤の選択方法が第3項に示されている．第4項はオピオイドの用量設定の基本であり，第5項では個々の患者に合わせた薬剤使用を推奨している．
- 除痛ラダー（**4**[3]）は疼痛の強さにより使用する薬剤を選択することを示しており，必ずしも薬剤選択の順番を示しているのではない．痛みの強さは「弱い痛み」「中等度の痛み」「強い痛み」と分けられているが，痛みの強さについて数値化された基準がある訳ではない．
- 弱い痛みに対しては非オピオイドだけで対処ができるが，非オピオイドだけ

3 WHO方式の5つの柱

● By the mouth	できる限り経口投与として
● By the clock	投与時間を決めて定時的に
● By the ladder	痛みの強さに応じた鎮痛薬の選択
● For the individual	痛みが消える個別的な量で
● With attention to detail	その上で細かい点に考慮

（世界保健機関〈編〉「がんの痛みからの解放―WHO方式がん疼痛治療法」1996[3]より）

WHO方式は，世界保健機関（WHO）のがん疼痛救済計画のなかで編集された「Cancer Pain Relief」（日本語訳「がんの痛みからの解放」）で提唱されている，がん疼痛治療の世界的ゴールデンスタンダードである．WHO方式では**5つの柱**（**3**）とその第3項である**除痛ラダー**（**4**）を押さえておくとよい．

Point
除痛ラダーは主に侵害受容性疼痛を対象としているため，神経障害性疼痛では除痛ラダーに沿った鎮痛薬の選択に加えて鎮痛補助薬の併用を検討することとなる．

4 除痛ラダー

	弱い痛み	中等度の痛み	強い痛み

強オピオイド
モルヒネ
フェンタニル
オキシコドン

弱オピオイド
コデイン
トラマドール

非オピオイド（アセトアミノフェン，NSAIDs）± 鎮痛補助薬

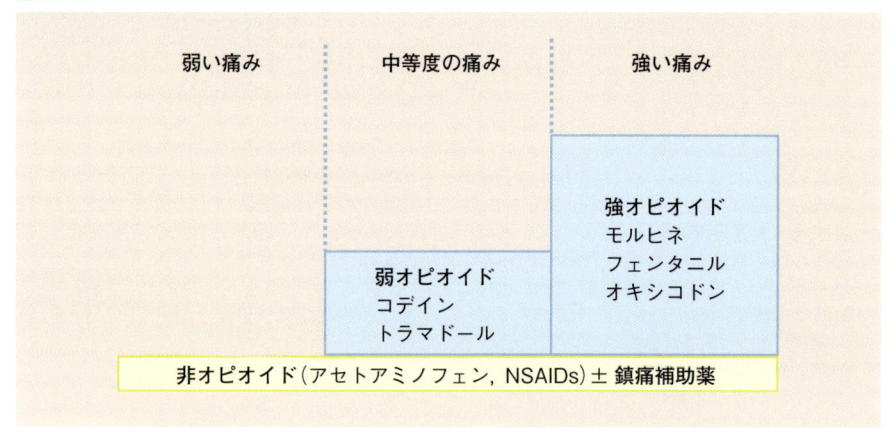

（世界保健機関〈編〉「がんの痛みからの解放─WHO 方式がん疼痛治療法」1996[3] より作成）

では痛みがとりきれない時にはオピオイドを併用することになる．このような強さの痛みが「中等度」の痛みと考えればよい．
- 除痛ラダーにおいては中等度以上の痛みについては非オピオイドとオピオイドを併用することが基本となる．

鎮痛薬

非オピオイド（NSAIDs とアセトアミノフェン）
- WHO 方式の除痛ラダーにおける「弱い痛み」には非オピオイドで対処する．
- 非オピオイドは NSAIDs とアセトアミノフェンに大別される．
- NSAIDs はアラキドン酸カスケードに関与する補酵素であるシクロオキシゲナーゼ（COX）の作用を阻害することでその鎮痛作用を発揮する．
- NSAIDs は多くの種類があるが，現時点でがん性疼痛に特に有効であることが実証されている NSAIDs はないため，どの NSAIDs を選択してもかまわない．
- コキシブ系 NSAIDs をのぞき，鎮痛効果の強い NSAIDs は消化管粘膜障害，腎障害といった副作用も強く起こる傾向があるため，実際にがん性疼痛に対して NSAIDs を使用する時には，鎮痛効果と副作用のバランスを見ながら選択することになる．
- がん性疼痛に保険適用のある NSAIDs は**フルルビプロフェンナトリウム注**だけであり，他の NSAIDs はがん性疼痛に対して保険適用はない．
- コキシブ系は NSAIDs でありながら他の NSAIDs にあるような副作用が少ないために非オピオイドとして使用しやすいと考えられる．鎮痛効果はロキソプロフェンとほぼ同等であり，NSAIDs としては中等度の効果が期待できる．
- アセトアミノフェンは NSAIDs と全く異なった作用機序で鎮痛効果を発揮すると考えられているが，その作用機序は明らかではない．抗炎症作用がな

5 モルヒネ，オキシコドン，フェンタニルの特徴

モルヒネ	オキシコドン	フェンタニル
・最も鎮痛力が強い． ・オピオイドの基準薬． ・現在の日本では，入手できる剤形が最も豊富である．（内服｛速放性製剤，徐放性製剤｝，坐薬，注射） ・オピオイド受容体の選択性は低く，副作用の種類が多い． ・肝代謝であるが，代謝産物（M-3-G，M-6-G）に薬理活性（M-3-G は主に副作用に関係する）がある．代謝産物は腎排泄である．	・鎮痛，鎮咳作用が主な薬理作用である． ・内服，注射がある． ・オピオイド受容体の選択性は低いが，全体にモルヒネよりも副作用の頻度が少ない． ・呼吸抑制，嘔吐，縮瞳はモルヒネ同様にみられる．精神症状，掻痒などはモルヒネに比べて弱い． ・便秘は頻度はやや少ないが，いったん起こるとモルヒネよりコントロールが困難な場合がある． ・肝代謝で代謝産物にはほぼ薬理活性がない． ・肝での初回通過効果が少なく，生物学的利用能は 60〜90％と高い．	・鎮痛効果は弱く，投与量が大量になりやすい． ・注射と貼付剤があるが，内服がない． ・μ1 受容体選択性が高いことからモルヒネ不耐症の原因となる副作用が出現しにくい．しかし，過量投与での呼吸抑制はモルヒネ同様に出現する． ・肝代謝であり，代謝産物に薬理活性がほぼないため，腎障害のある患者にも安全に使用できる．

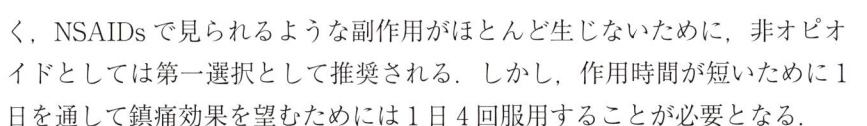

く，NSAIDs で見られるような副作用がほとんど生じないために，非オピオイドとしては第一選択として推奨される．しかし，作用時間が短いために 1 日を通して鎮痛効果を望むためには 1 日 4 回服用することが必要となる．
- NSAIDs とアセトアミノフェンは作用機序が異なるため，併用が可能である．

⚓ オピオイド

- オピオイドは中枢，末梢におけるオピオイド受容体に結合することで薬理作用を発揮する薬剤である．
- 疼痛治療に使用するオピオイドには，モルヒネ，オキシコドン，フェンタニル，コデイン，ブプレノルフィン，トラマドールがある．
- モルヒネ，オキシコドン，フェンタニルの特徴を 5 にまとめる．

> **ここに注目**
> モルヒネはオピオイドの基準薬である．したがってモルヒネ以外のオピオイド製剤について検討する時に作用，副作用にかかわらず常にモルヒネを基準とし，それと比較して考えることが基本となる．すなわちオピオイドを処方する医師はすべからくモルヒネを十分に理解し，使いこなせる必要がある．

- ブプレノルフィン，トラマドール，1％コデインは麻薬処方せんが不要であるが，モルヒネ，オキシコドン，フェンタニル，コデインを処方する際には麻薬処方せんが必要となる（☞p146 **Lecture** 参照）．

● **コデイン**
弱オピオイドに分類される．一般に鎮咳作用を利用する用法が多いが，鎮痛薬としても有用である．鎮痛薬としての力価はモルヒネの約 1/10 である．便秘は必発であるが，他の副作用が少ないためそれほど痛みが強くない患者ではオピオイドの導入として使用することができる．また，咳，呼吸困難を伴う患者においては積極的に検討してもよい．

● **トラマドール**
オピオイド作動性の弱オピオイドである．コデインと同様，それほど痛みが強くない患者においてオピオイドの導入時に使用することができる．トラマドール製剤は麻薬処方せんが必要でないため，コデインよりも処方の面で汎用性がある．慢性疼痛にも適応のあるアセトアミノフェンとの合剤もあり，筆者はそろそろオピオイドが必要と思われる患者の頓用として処方することが多い．コデインと比較して吐き気が出やすいため，処方にあたっては中枢作用型の制吐薬を準備しておく必要がある．

● **ブプレノルフィン**
オピオイド部分拮抗薬であるが，強オピオイドと同等の鎮痛力がある．坐薬があり在宅では坐薬での使用が中心となる．トラマドールと同様に，オピオイド未使用患者の頓用として使用することが多い．ただし，オピオイド部分拮抗薬であるため，ブプレノルフィンと他のオピオイド作動薬が併用されないような配慮が必要となる．ブプレノルフィンを使い始める際には吐き気が強く出ることがあるので 1 回投与量は 1 mg としたほうがよい．

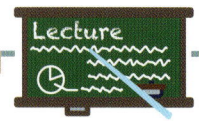

麻薬処方せん

医療用麻薬を交付し使用する時には麻薬処方せんが必要となる.

麻薬処方せんは，**6**の内容が記載されていれば特別な処方せんを用いる必要はない．患者の住所，麻薬施用者免許番号は忘れがちになるため注意が必要である（**7**）．

麻薬処方せんには，必ずしも「麻薬」と表記する必要はないが，管理上の理由で他の処方せんと区別するため，麻薬処方せんの上部に㊓と朱書きするか，医療用麻薬の品名の下に朱線を引くことが推奨されている．ただし，患者に不安を抱かせる場合等にはこの限りではない．

内服麻薬については薬剤ごとに規定された処方期間（一般に30日）以内に使用される麻薬を1枚の麻薬処方せんで一括処方できる．

注射麻薬については施用日ごとに1枚ずつ麻薬処方せんを発行する必要がある．この場合，施用日を記載し，その施用日に施用しなければならない．なお，ポンプに1週間分の医療用麻薬注を充填して使用する場合には，充填日に充填する医療用麻薬注の全量を，充填日を施用日として麻薬処方せんに記載する．

外用麻薬については1回の処方で処方する医療用麻薬全量を1枚の麻薬処方せんで処方できる．

麻薬管理上の理由によって，1回に処方される医療用麻薬の量は必要最小限にとどめるべきである．

6 麻薬処方せんに記載が必要な事項

- 患者の氏名，年齢（生年月日でも可）
- 患者の住所
- 麻薬の品名，分量，用法用量
- 麻薬施用者の記名押印または署名
- 処方せんの使用期間
- 処方せんの発行年月日
- 麻薬施用者免許番号
- 麻薬診療施設の名称および所在地

7 麻薬処方せん記入例

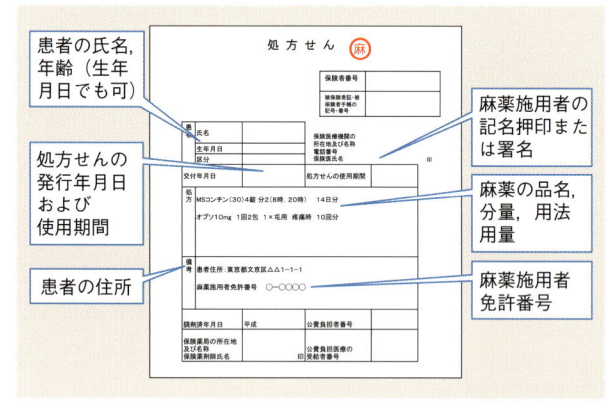

（参考：「医療用麻薬―臨床医のくすり箱」南山堂, 2011）

8 モルヒネの副作用

よくみられる副作用（予防的対処がモルヒネ投与開始時より必要）
- 便秘
- 吐き気・嘔吐
- 眠気

時にみられる副作用（頻度は低いが的確な対処が必要）
- 精神症状（不穏，混乱，幻覚，錯乱など）
- 排尿障害
- 口腔乾燥
- ミオクローヌス
- 呼吸抑制
- 発汗
- 掻痒感

モルヒネ中止時にみられる副作用
- 離脱症候群

ここに注目 麻薬と医療用麻薬

「麻薬」は麻薬及び向精神薬取締法において規制対象となっている物質，「医療用麻薬」は麻薬のうち，医薬品として製造・販売が許可されているものである．

以前，医療用麻薬はすべてオピオイド製剤であったが，平成19年（2007年）1月1日にケタミンが麻薬及び向精神薬取締法第2条第1号に規定する麻薬に指定され，オピオイドおよびケタミンが医療用麻薬として扱われている．

オピオイドの副作用

- モルヒネの副作用は，**出現頻度**と**対処方法**で分けて整理すると理解しやすい（**8**）．
- モルヒネの開始時には**便秘**および**吐き気**対策が必要である．
- モルヒネによる便秘は程度の差はあれどほぼ必発の副作用であるため緩下剤の併用は必須である．
- 吐き気については，最低いつでも吐き気対策が行えるように準備しておく．

Lecture

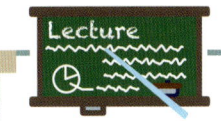

　モルヒネはオピオイドの中で最も強い痛み止めであるが，オピオイドの中で最も副作用の種類が多くその発生頻度も高い．だから使用しづらいのではなく，モルヒネの副作用を十分理解し，その対処法が会得できているのなら，他のオピオイドを使用する時にはそれを応用すればよいことになる．
　あるオピオイドを他のオピオイドに変更する場合には，各オピオイド同士の投与量換算は ⑨ のようなモルヒネを中心とした等力価換算を理解しておくとよい．

⑨ オピオイドの換算

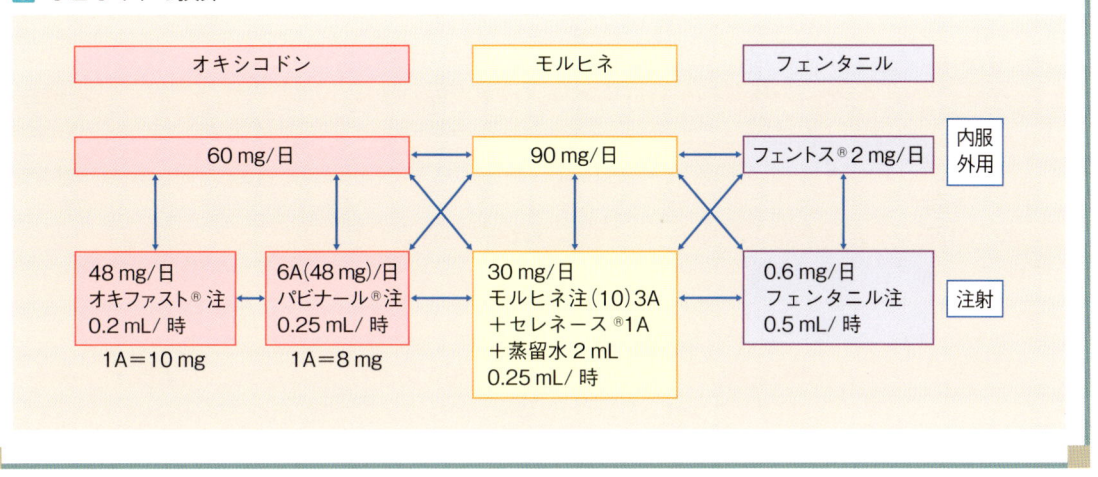

オキシコドン	モルヒネ	フェンタニル	
60 mg/日	90 mg/日	フェントス® 2 mg/日	内服／外用
48 mg/日 オキシファスト®注 0.2 mL/時　　6A(48 mg)/日 パビナール®注 0.25 mL/時 (1A=10 mg)　(1A=8 mg)	30 mg/日 モルヒネ注(10)3A ＋セレネース®1A ＋蒸留水2 mL 0.25 mL/時	0.6 mg/日 フェンタニル注 0.5 mL/時	注射

ここに注目

　在宅患者では，服用するしないにかかわらずモルヒネの開始と同時に制吐薬は処方しておく．制吐薬はモルヒネの開始と同時に定時服用してもよいし，頓用として吐き気が出現した時に服用するよう指示するのでもよい．
　制吐薬の定時投与を併用して吐き気が全く出現しない場合には，投与開始2週間を目処にいったん制吐薬の定時投与は中止を検討する．

- オキシコドンの場合はモルヒネに準じた対処が必要となるが，フェンタニルでは便秘，吐き気の副作用は頻度，程度共に軽いため，それぞれを開始できる準備をしておけば十分である．

オピオイドの使い方

- オピオイドを定時で投与する場合にはモルヒネ，オキシコドンの定時投与で開始する．はじめからフェンタニル貼付剤で開始はしない．
- オピオイドを開始する時にはじめから徐放性製剤を使用せず，はじめの数日は速放性製剤で開始する．
- モルヒネの場合にはモルヒネ水溶液を1回5 mg，1日4回で，オキシコドンの場合にはオキノーム® 2.5 mgを1日4回で開始し，痛みが収まらない時には1回量のモルヒネないしオキシコドンを頓用で使用しつつ1日の必要量を確定する．このようにして1日の必要量が確定してから徐放性製剤に変更する．

Point
モルヒネ，オキシコドンが副作用によって継続が困難となる場合（モルヒネ不耐症）には，フェンタニル貼付剤へ変更する．

- モルヒネ，オキシコドンの徐放性製剤の投与間隔が12時間製剤では，投与時間が等間隔であれば8時間間隔で投与しても数日で血中濃度は本来の投与間隔と同様に安定する．したがって，投与量をうまく2分割できない場合には分3投与を検討してもよい．
- 同様に次の徐放性製剤を服用する前すなわち血中濃度が低下し始める時間になると必ず痛みを感じる場合がある．この時には，あえて分3投与にすることで血中濃度の低下により痛みを感じることを解消することができる．
- ただし，24時間製剤を中途半端に前倒しで投与することは定時投与を困難にするために推奨できない．
- この場合には徐放性製剤服用前の痛みを感じだすタイミングで，頓用分の速放性製剤1回分（レスキュー）を使用することで対処する．
- 疼痛が増強し，1日の投与量が不足となる場合には増量を行うが，増量の目安はそれまでの1日投与量の1/2〜1/4増である．

> **ここに注目**　在宅ですぐに追加のオピオイドを処方できない場合，すぐに新しい用量の麻薬が薬局で準備できない場合には，手元にある既に処方されている薬剤を使用して服用方法を変更して服用するよう指示をする．この場合，一時的に服用タイミング，服用量が増量後の用法と異なることがあるが，それはかまわない．しかし，患者・家族が混乱しないよう正確な服薬指導を行い，訪問看護師にもこの間の服薬に関してはきめ細かく確認，指導を行うよう依頼する必要がある．

突出痛への対処（レスキューの使用）

- 痛みはそのパターンから，**持続痛**と**突出痛**に分けられる（**10**）．突出痛はがん性疼痛の特徴である．痛みが一時的に突然強くなることが自宅において起こると，患者・家族は強い不安を感じることがある．
- 突出痛に対しては，内服オピオイド1日量の1/6〜1/8程度のオピオイド（レスキュー）を追加投与することで対処できることが多い．
- 持続皮下注射（後述）の場合にはPCA（patient controlled analgesia）機能を使用するが，基本的には1時間量を追加投与する．

内服が困難な時には

坐薬を使う

- アセトアミノフェン，NSAIDsの坐薬は一般的に使用されている通りに使用できる．
- アセトアミノフェンの坐薬は低用量に設定されているため，鎮痛に必要な量を投与するためには1回に複数の坐薬を投与する必要があり，定時投与には向かない．
- NSAIDsの坐薬を繰り返し使用すると直腸粘膜に潰瘍が生じる場合があるた

突出痛は英語ではBreakthrough Painと言われ，持続痛の有無や程度，鎮痛薬治療の有無にかかわらず発生する一過性の痛みの増強をさす[2]．

Point
レスキューを円滑に使用できるには
①突出痛が起こりうること
②突出痛が起こった時にはレスキューを使用することで，1時間内外で疼痛が軽減することを説明し，適切なレスキューを予め患者の手元に処方しておく．
またベースのオピオイド量を増量した時，ついついレスキューの1回量を増やすことを忘れがちとなるため，必ずレスキュー量が適切であるかも確認するようにする．

10 持続痛と突出痛

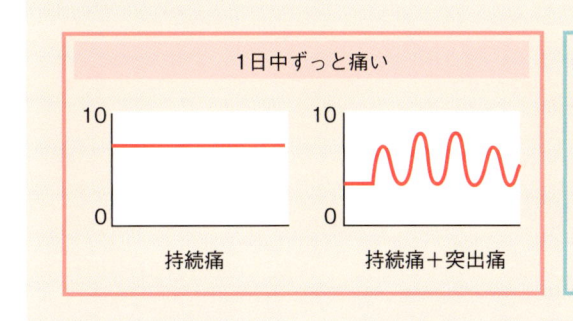

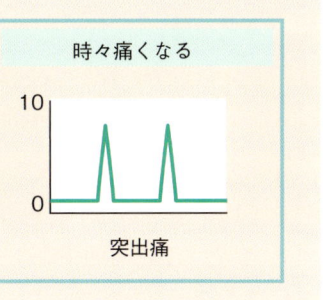

1日中ずっと痛い	時々痛くなる
持続痛　　持続痛＋突出痛	突出痛

（木澤義之ほか〈編〉「3ステップ実践緩和ケア」2013[4]より）

め，長期の使用においては注意が必要となる．
- オピオイドではブプレノルフィン，モルヒネが坐薬として使用できる．
- モルヒネ坐薬は最大で1回30 mgの使用が可能である．一般的に8時間ごとの投与となるため1日必要量が100 mgを超える場合には，坐薬以外の投与方法を検討する必要がある．
- ブプレノルフィンはオピオイド部分拮抗薬であるため，フェンタニル貼付剤との併用はさけるべきである．

⚓ 持続皮下注射を使う

- オピオイド注射薬で疼痛をコントロールする場合に最もよく使用されるのが持続皮下注射（**11**, **12**）である．
- 塩酸モルヒネ，オキシコドン注，フェンタニル注は**在宅悪性腫瘍患者指導管理料**の対象薬剤であり，管理料および材料費の保険請求が可能となる．ただし使用するポンプについてはバルーン式ディスポーザブルタイプの連続注入器または機械式ポンプ（薬液が取り出せない構造であり，患者等が注入速度を変えることができないもの）であることが条件となる．

⚓ 鎮痛補助薬

- 鎮痛補助薬は「主たる薬理学的作用には鎮痛作用を有しないが，鎮痛薬と併用することにより鎮痛効果を高め，特定の状況下で鎮痛効果を示す薬剤」と定義される[2]．
- 神経障害性疼痛に対して使用することが多い（**13**）．
- 鎮痛補助薬の選択に関しては明確な基準はない．傾向としては電撃痛に近い痛みであれば抗けいれん薬や抗うつ薬が有効であることが多く，持続する不快な感覚やしびれ感に近い痛みであれば抗不整脈薬や抗うつ薬が有効であることが多いが，実際には個々の患者の痛みに対して適用と評価を繰り返す必要がある．

Point
持続皮下注射でのポンプは，特に安定した鎮痛が得られるまでは数日ごとに往診し時間投与量を増減する必要があるため，機械式ポンプの使用がのぞましい．1日投与量が安定すればバルーン式ディスポーザブルタイプの連続注入器に切り替えることができるが，突出痛に備えるためPCA機能がついたものを選択することが推奨される．

Point
神経障害性疼痛に対して使用することが多いが，その他にも骨転移痛や脳圧亢進に伴う頭痛に対するステロイド，骨転移痛に対するビスホスホネートや主に使用されるデノスマブ，腸閉塞に伴う腸管の痛みに対するオクトレオチドやブチルスコポラミン臭化物も鎮痛補助薬として使用される．

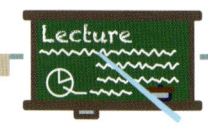

> WHO 方式の「5 つの柱」にもあるように，鎮痛薬はできるだけ内服で使用することが基本となるが，がんの進行に伴いさまざまな理由で内服が困難となる場合がある．
>
> 入院患者であれば内服のかわりに間欠的点滴や静注，筋注を 1 日に何回も行うことが容易であるが，在宅ではこのような投与方法は現実的には困難である．実際に内服が困難になったことで入院を決断する場合も多い．
>
> しかし，内服が困難になった場合でも坐薬，注射薬を工夫して使用することで，疼痛コントロールが引き続き在宅で継続できる時もある．
>
> 内服困難時にはフェンタニル貼付剤を使用することが一番に思い浮かべられると思うが，内服困難になる状況としてもっとも多いのは病状の悪化に伴う嚥下困難である．この時期には患者の体調，疼痛が比較的早く動くため，フェンタニル貼付剤だけで疼痛をコントロールすることは難しい場合が多い．いたずらにフェンタニル貼付剤を増量すると突然の過量投与症状が現れることもあるため，フェンタニル貼付剤の使用はそれまでの定時内服オピオイドと同等の量をフェンタニル貼付剤に変更するにとどめ，疼痛の変化に対しては他の対処を併用することが奨められる．

11 持続皮下注射

持続皮下注射の利点

- 持続投与のため，薬物の血中濃度が一定
- 微量調節が可能
- 投与方法が簡便で，容易に開始，中断ができる
- 装置が小型であり，患者の行動をあまり制限しない

装置・必要物品

ポンプ（テルモ TE-361 など），シリンジ，エクステンションチューブ
27 G 翼状針，フィルムドレッシング

具体的方法

- 刺入部位は胸部，腹部，大腿，上腕の皮下
- 27 G 翼状針は皮下脂肪層へ皮膚とほぼ平行に刺入し，フィルムドレッシングで覆う
- 針の交換は刺入部の発赤がなければ，1 週間に 1 回

その他

- ポンプの流量は 0.05 mL/時（1.2 mL/日）きざみで変更
- 単一ルートでの最大許容流量は 0.8 〜 1.0 mL/時（皮下の許容量）

12 持続皮下注入用ポンプ

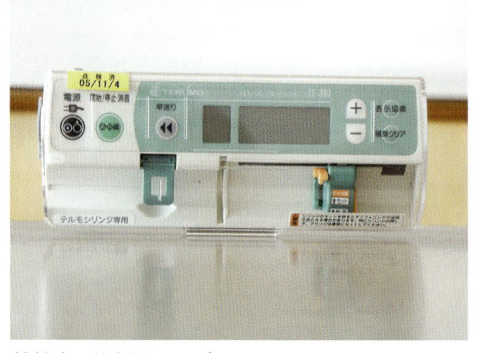

持続皮下注射用ポンプ
（テルフュージョン® 小型シリンジポンプ TE-361, テルモ）

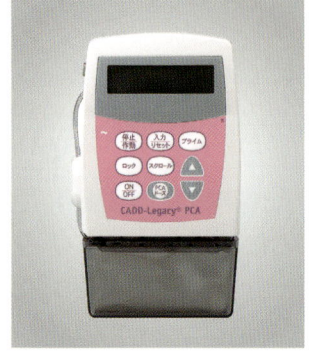

携帯型精密輸液ポンプ
（CADD-Legacy® PCA Model 6300, スミスメディカル・ジャパン）

13 神経障害性疼痛に使用する主な鎮痛補助薬

	薬剤名	開始用量（1日量）	標準的用量（1日量）	備考
抗うつ薬	アミトリプチリン	10 mg	10〜75 mg	
	ノルトリプチリン	10 mg	20〜75 mg	
	アモキサピン	10〜25 mg	25〜75 mg	
抗けいれん薬	バルプロ酸ナトリウム	200 mg	400〜1,200 mg	
	クロナゼパム	0.5 mg	1〜2 mg	
	ガバペンチン	200 mg	600〜2,400 mg	
	プレガバリン	25 mg	25〜150 mg	
抗不整脈薬	リドカイン	5 mg/kg	5〜20 mg/kg	持続静注で使用
	メキシレチン	300 mg	150〜450 mg	内服または点滴静注
	フレカイニド*	100 mg	100〜200 mg	
NMDA受容体拮抗薬	ケタミン	0.5〜1 mg/kg	100〜500 mg	持続皮下注または持続静注
	イフェンプロジル*	120 mg	120〜180 mg	

＊はガイドラインの投与方法の目安に記載されていない

- オピオイドと異なり鎮痛補助薬はすぐに効果が現れないため，効果判定は数日〜1週間を目処とする．
- 鎮痛補助薬の使用に際しては専門家の意見を参考にすることが奨められる．

文献

1) Waller A, Caroline NL. Cancer pain：incidence, mechanisms, and syndromes. In：Handbook of Palliative Care in Cancer, 2nd edition. Butterworth-Heinemann；2000, pp11-21.
2) 日本緩和医療学会緩和医療ガイドライン作成委員会（編）．がん疼痛の薬物療法に関するガイドライン 2010年版．金原出版；2010.
3) 世界保健機関（編）/武田文和（訳）．がんの痛みからの解放—WHO方式がん疼痛治療法，第2版．金原出版；1996.
4) 木澤義之ほか（編）．3ステップ実践緩和ケア．青海社；2013.

参考文献

- 茅根義和，細谷治（編）．医療用麻薬—臨床医のくすり箱．南山堂；2011.
- 平原佐斗司，茅根義和（編）．チャレンジ！在宅がん緩和ケア，改訂2版．南山堂；2013.
- 厚生労働省医薬食品局監視指導・麻薬対策課（編）．病院・診療所における麻薬管理マニュアル．平成23年4月．
  http://www.mhlw.go.jp/bunya/iyakuhin/yakubuturanyou/dl/mayaku_kanri_01.pdf

緩和ケア

がんの在宅緩和ケア
嘔気・嘔吐，呼吸困難感，せん妄

浜野　淳
筑波大学医学医療系

◆ 嘔気・嘔吐に対しては，治療可能な原因検索と症状緩和を行う．予後や本人・家族の状態によっては入院精査・加療も考慮する．
◆ 呼吸不全を伴う呼吸困難感の有無を評価し，治療可能な原因検索を行う．
◆ 意識障害，認知機能の障害について家族・介護者に聞くことで，せん妄を診断することができる．

在宅がん患者の嘔気・嘔吐

定義と評価

- 嘔気とは「吐きたくなるような切迫した不快な自覚症状」，嘔吐とは「消化管内容物を反射的に口から出すこと」と定義される．
- 在宅がん患者が嘔気・嘔吐を訴えている場合，大切なのは限られた医療資源で効率的に嘔気・嘔吐の原因および病態生理を検索することである．
- がん患者の嘔気・嘔吐の原因となる病態生理は複数ある．
- 病態生理の多くは，①大脳皮質，②前庭神経，③化学受容体，④消化管，の4つの部位を介して嘔気・嘔吐を引き起こすことが多いが，複数の原因，病態生理が関係していることもある．
- 在宅で評価できる原因は，薬剤，高カルシウム血症，腎障害，腹水などであり，その他の原因についてはCTやMRIなどが必要となることが多く，病院への紹介を検討する必要もある．

マネジメント概論

- がん患者の嘔気・嘔吐の原因・病態生理は多岐にわたることが多い上に，複数の原因・病態が重なり合っていることもあるため，原因究明→問題解決といかないことも多い．
- 在宅がん患者の嘔気・嘔吐のマネジメントにおいて，最終的に在宅医に求められる判断は，症状を緩和するために病院でしかできない検査・治療と在宅でできる対処とを比較し，どちらがより本人・家族のためになるか？という

ことである．
- 在宅でできる対処としては，使用できる内服の制吐薬は入院環境と変わりないが，嘔気・嘔吐のため内服できない状態の場合に，どのような対処ができるかによって在宅療養を継続できるか，病院での検査・治療が必要かの判断が変わってくる．
- 在宅療養を継続できるかという判断は，在宅チーム（在宅医，訪問看護，ケアマネジャー，ヘルパーなど）の力量と本人・家族のセルフケア能力による部分が大きいため，個々のケースによって判断が異なる．

⚓ 在宅でできる具体的な治療，マネジメント

- がん患者の嘔気・嘔吐において，原因検索によって改善できる原因が見つかった場合には，予後の見通しと本人・家族の希望を考えて原因介入・治療を行うか検討する．
- 原因介入・治療ができない場合，もしくは，行わない場合には，病態生理に応じた制吐薬を用いることで症状緩和できることがある．
- 嘔気・嘔吐の症状緩和として，**制吐薬**を用いることが多いが，嘔気・嘔吐の原因・病態生理に応じて有効な薬剤が異なるため，臨床症状などから原因・病態生理を検討することは重要である．**1**に臨床症状，考えられる病態，関係する機序，有効な薬剤を示す．
- 制吐薬の具体的な処方例は**2**にあるが，在宅では定期的な処方だけでなく，嘔気が悪化したときに使用する薬剤を予め処方しておくことが重要である．

1 がん患者の嘔気・嘔吐で考えられる病態と有効な薬剤

臨床症状	考えられる病態	関係する機序	有効な薬剤
・動くと悪化する嘔気・嘔吐 ・めまいを伴う嘔気・嘔吐	①脳転移，がん性髄膜炎 ②オピオイド	前庭神経	抗ヒスタミン薬
・1日中嘔気・嘔吐がある ・オピオイド内服後に増悪する嘔気・嘔吐	①オピオイドなどの薬剤 ②腎障害 ③高カルシウム血症	化学受容体	ドパミン受容体拮抗薬
・食後に増悪する ・便秘や消化管ガスの増加	①オピオイド ②肝腫大・腹水による消化管蠕動の低下	消化管蠕動の低下	消化管蠕動亢進薬
・蠕動痛がある	①消化管閉塞	消化管蠕動の亢進	抗コリン薬

2 在宅における制吐薬の処方例

薬剤の種類	定期処方例	嘔気時処方例
抗ヒスタミン薬	ジフェンヒドラミン/ジプロフィリン（トラベルミン®）3錠 分3 毎食後	ジフェンヒドラミン/ジプロフィリン（トラベルミン®）1錠/回
ドパミン受容体拮抗薬	ハロペリドール（セレネース®）0.75 mg 1錠 分1 眠前	ハロペリドール（セレネース®）0.75 mg 1錠/回
消化管蠕動亢進薬	ドンペリドン（ナウゼリン®）10 mg 3錠 分3 毎食前	ドンペリドン（ナウゼリン®）10 mg 1〜2錠/回
抗コリン薬	ブチルスコポラミン（ブスコパン®）10 mg 3錠 分3 毎食後	ブチルスコポラミン（ブスコパン®）10 mg 1錠/回

3 在宅で使用できる主な持続投与用ポンプ機器の特徴

	テルフュージョン® 小型シリンジポンプ TE-361（テルモ）	CADD-Legacy® PCA Model 6300（スミスメディカル・ジャパン）	バクスターインフューザー PCA タイプ（BB シリーズ，LVBB シリーズ）（バクスター）（写真は BB シリーズ）
シリンジ・バッグ量	5, 10 mL	50, 100, 250 mL	65, 96, 300 mL
最大・最小流量設定	0.05〜60 mL/時	0.1〜50 mL/時	0.5, 2, 4, 5 mL/時（規定値）
ボーラス量	1 時間量（0.05〜2 mL/時）	0.05〜9.9 mL/時	0.5, 2, 4 mL/時（規定値）
流量精度	±3%	±6%	環境に依存する
PCA 機能	あり	あり	あり
バッテリー	AC 電源/充電	アルカリ単3電池2本/AC 電源	なし
携帯時の電源作動時間	1 mL/時で 24 時間以上	4 mL/時で約 178 時間	なし
重量	330 g（バッテリー含む）	340 g（電池含む）	約 50〜64 g
ロックアウト時間設定	15, 30, 45, 60, 90, 120 分	5 分〜24 時間（1 分刻み）	15, 30, 60 分
在宅で考慮すること	シリンジの交換頻度が適切になるような薬液量，流量の設定	薬液を変更する際にカセットごと交換するため，廃棄する薬液が多くなる可能性とカセットの費用	気温や希釈液，ポンプの位置によって流量が変わること

4 在宅がん患者における嘔気・嘔吐に対するアプローチ

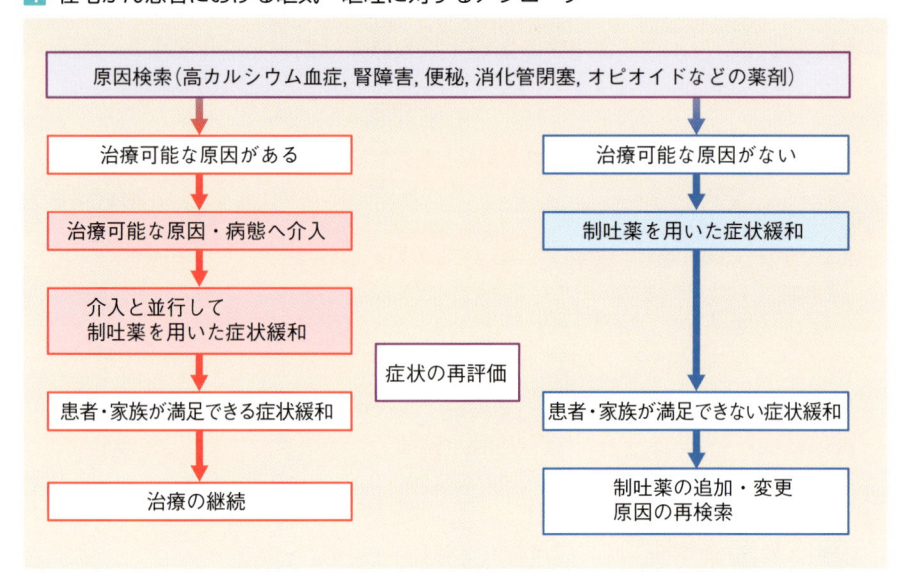

```
原因検索（高カルシウム血症，腎障害，便秘，消化管閉塞，オピオイドなどの薬剤）
        ↓                                    ↓
治療可能な原因がある                   治療可能な原因がない
        ↓                                    ↓
治療可能な原因・病態へ介入              制吐薬を用いた症状緩和
        ↓                                    
介入と並行して                         
制吐薬を用いた症状緩和         症状の再評価
        ↓                                    ↓
患者・家族が満足できる症状緩和        患者・家族が満足できない症状緩和
        ↓                                    ↓
治療の継続                            制吐薬の追加・変更
                                      原因の再検索
```

- 内服が困難な場合は，3 にあるような持続投与用ポンプ機器を用いて制吐薬を持続的に静脈注射，もしくは皮下注射することも在宅では可能である．持続静脈注射，持続皮下注射については，最初は経験のある在宅医，訪問看護師に相談するのがよい．
- 在宅がん患者における嘔気・嘔吐に対するアプローチを 4 に示す．

在宅がん患者の呼吸困難感

定義と評価
- 呼吸困難感は呼吸時の不快な感覚と定義される主観的な症状である．
- 呼吸不全は低酸素血症（酸素分圧 $PaO_2 \leq 60$ Torr）で定義される客観的な病態である．
- 呼吸困難感は呼吸不全・低酸素血症とは必ずしも一致しない．
- 主観的な呼吸困難感を認めたら，呼吸不全・低酸素血症の有無を評価する．
- 在宅では病歴，呼吸回数，聴診所見，超音波検査などから病態を推測する．

マネジメント概論
- がんと関係ない病態で治療可能なものや，がんに伴うものでも治療が可能な病態（5）があるので，在宅では，予後や本人・家族の希望と合わせて，どこまで評価し，どのような治療目標を設定するかを考える必要がある．
- 治療困難な病態の場合は，薬剤やケアによって症状緩和を行う．

在宅でできる具体的な治療，マネジメント
- 在宅でできる治療可能な主な病態としては，肺炎，慢性閉塞性肺疾患（COPD）急性増悪，喘息，心不全があるが，がんに伴う胸水貯留，気道狭窄に対しては治療が困難な場合が多い．
- 呼吸困難感の症状緩和として在宅でできることとして**モルヒネ投与**があり，病態によってはステロイド投与が有効なこともある．

【投与例】
○呼吸困難感に対して
　　モルヒネ塩酸塩（オプソ液®）5 mg 3包 分3　毎食後
○がん性リンパ管症の合併が疑われる呼吸困難感に対して
　　ベタメタゾン（リンデロン®）4 mg 分1　朝食後に加えて
　　モルヒネ塩酸塩（オプソ液®）5 mg 3包 分3　毎食後

- 在宅がん患者における呼吸困難感に対するアプローチを6に示す．

5 呼吸困難感を引き起こす主な病態

頻度の高い病態	頻度の低い病態
感染症	気胸
胸水	気道狭窄
腹水	COPD・喘息
心不全	心囊水
貧血	上大静脈症候群
がん性リンパ管症	不安・パニック発作

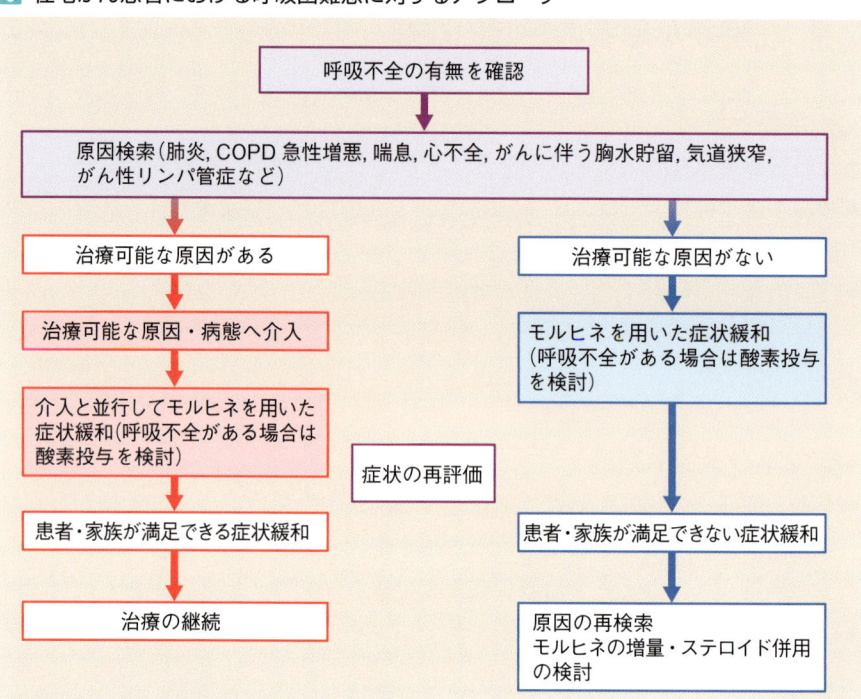

6 在宅がん患者における呼吸困難感に対するアプローチ

```
              呼吸不全の有無を確認
                      ↓
    原因検索(肺炎, COPD 急性増悪, 喘息, 心不全, がんに伴う胸水貯留, 気道狭窄,
    がん性リンパ管症など)
         ↓                              ↓
   治療可能な原因がある              治療可能な原因がない
         ↓                              ↓
   治療可能な原因・病態へ介入        モルヒネを用いた症状緩和
         ↓                         (呼吸不全がある場合は酸素投与
   介入と並行してモルヒネを用いた    を検討)
   症状緩和(呼吸不全がある場合は
   酸素投与を検討)           症状の再評価
         ↓                              ↓
   患者・家族が満足できる症状緩和   患者・家族が満足できない症状緩和
         ↓                              ↓
       治療の継続                   原因の再検索
                                    モルヒネの増量・ステロイド併用
                                    の検討
```

在宅がん患者のせん妄

定義と評価

- せん妄の診断には，意識障害，認知機能の障害，日内変動，身体要因の存在が必要である(7)．
- せん妄に気付くきっかけとして，本人が「集中できない」，家族が「最近言っていることがおかしい」「忘れっぽい」「昼間にうとうとして，夜は眠れていない」などがある．
- 治療可能な原因（感染症，高カルシウム血症，オピオイド，ステロイド，ベンゾジアゼピン系薬剤など）および改善可能な身体的苦痛（尿閉，便秘，疼痛など）を検索する．

マネジメント概論

- 原因および本人の全身状態，予後，そして介護力を考慮して，回復を目標とするのか，せん妄症状による苦痛の緩和を目標とするのか介護者を含めたチームで検討し共有する．
- せん妄を起こしている患者本人だけでなく，そばで看ている家族の辛さを和らげるケアとコミュニケーションが重要である．

7 せん妄の診断基準（アメリカ精神医学会 DSM-5 より筆者訳）

A	注意・集中の障害（注意を維持，集中，転換する能力の低下，環境認識における清明度の低下）
B	症状が短期間（通常は数時間から数日）のうちに出現し，元々の注意，覚醒状態から変化し，1日の中でも重症度が変動する傾向がある
C	認知の障害（記憶欠損，失見当識，言語の障害，空間視覚，もしくは知覚）
D	基準 A,C は，以前から存在，確立，もしくは進行した神経認知障害では説明がつかず，昏睡のような著しい覚醒度の低下が起きていないと考えられる障害
E	病歴，身体診察，検査所見から，他の疾患，薬物中毒・離脱（薬物乱用もしくは薬剤による），もしくは毒素への曝露，もしくは，複数の病因によって直接引き起こされた生理学的影響と考えられる

8 在宅におけるせん妄ケア

せん妄について説明する	せん妄の原因，対処方法，緩和方法について本人・家族と共有する．急に認知症になった訳ではないことを説明するとよい．在宅ではヘルパーも重要な「家族」になっていることがあるので，ヘルパーとの情報共有も大切である．
睡眠を確保する	家族と相談して部屋の環境調整や日中の活動性を工夫することで夜間の睡眠を確保する．必要に応じて薬物を使用する．
時間感覚を回復させる	時間感覚を大事にするために，時計やカレンダーを見えるところに置く，食事・入浴などを規則正しく行う．おはよう，おやすみなどの時間を含むコミュニケーションを意識的に行うように家族に伝える．
コミュニケーションの工夫	話ははっきり，ゆっくり，わかりやすく話すとよいことを家族に伝える．大切なのは説得せずに，本人に理解してもらえるようにすること．
さまざまな症状の緩和	痛み，嘔気，便秘，呼吸苦などの症状だけでなく，エアマットなどの寝具，部屋の温度・湿度などが不快になっていないか確認し，改善できることを実施する．
口腔ケア	在宅では見落としがちだが，口腔内が不潔であると意欲，食欲，会話能力などが低下しせん妄のリスクになるので，家族やヘルパーと協力して適切な口腔ケアを行う．
家族ケア	本人への対応方法を提示し，家族ができること，できるケアを一緒に考える．在宅ではヘルパーも重要な「家族」になっていることがあるので，ヘルパーへの情報提供，指導も大切である．

⚓ 在宅でできる具体的な治療，マネジメント

- 治療可能な原因，改善可能な身体的苦痛に対して，本人の全身状態，予後，そして本人，家族の希望などを考慮して治療・対処方針を検討する．
- 薬物による対処としては下記のような処方例があるが，大切なのはせん妄症状がひどくなる時間の前に薬物を投与することである．

【処方例】
○不穏時のみ
　　　リスペリドン（リスパダール®）0.5 mg 1 包　もしくは
　　　ハロペリドール（セレネース®）0.75 mg 1 錠　もしくは
　　　クエチアピン（セロクエル®）25 mg 1 錠
○定期内服
　　　リスペリドン（リスパダール®）0.5 mg 1 包を眠前に開始し，2〜3 日ごとに

1〜2 mg まで増量　もしくは
ハロペリドール（セレネース®）0.75 mg 1 錠を眠前に開始し，2〜3 日ごとに
　　　1.5〜2 mg まで増量　もしくは
クエチアピン（セロクエル®）25 mg 1 錠を眠前に開始し，2〜3 日ごとに 50 mg
　　　まで増量

- 在宅におけるせん妄のケアとして大切なことは 8 にあるが，病棟との違いは，ケアを提供する側への情報提供，指導の仕方がケースによって異なることであり，医師だけでなく訪問看護師，ケアマネジャーとの協働が重要である．

参考文献
- OPTIM（Outreach Palliative care Trial of Integrated regional Model：厚生労働科学研究費補助金第 3 次対がん総合戦略研究事業「緩和ケア普及のための地域プロジェクト」）．ステップ緩和ケアムービー．
http://gankanwa.umin.jp/movies.html
- NCCN Clinical Practice Guidelines in Oncology：Palliative care, Ver 2.2013.
http://www.nccn.org/professionals/physician_gls/pdf/palliative.pdf（アクセスには登録が必要）

緩和ケアに必要な腫瘍学

はじめに

　がんは末期に近づくほど症状や臨床経過において法則性が認められる．そのため，在宅医が最期の1～2か月間だけに関わるのであれば，基本的な緩和ケアの知識と技術を習得していれば十分で，腫瘍学についての知識はそれほど必要ないかもしれない．

　しかし，今日，多くの分子標的治療薬が開発され，外来化学療法が進歩し，がん治療を受けながら，在宅緩和ケアを必要とする患者が増加している．

　在宅医が，地域において早期から生き方の相談も含めた包括的な緩和ケアに関わる場合，腫瘍学の知識が求められるようになる．

在宅医療に腫瘍学が必要か？

　がんは，発症直後はがんの種類によって，初発症状や必要な検査，治療も異なるが，がんが進行し，看取りが近づくほど，症状や臨床経過において一定の共通性・法則性が認められ，それは終末期になるほど顕在化する特徴をもっている．

　がんは，発症直後は無症状であるが，自律増殖したがん細胞が原発巣や転移巣で侵害受容器や神経に浸潤すると，疼痛が出現し，それは増強しながら長期に持続する．また，原発巣や転移巣でのがんが増大することにより，肺，肝，脳など生体臓器の機能不全を引き起こし，呼吸困難や麻痺などさまざまな苦痛をもたらす．

　また，がんが急速に増大する末期には，異常な内分泌・代謝状態（悪液質）を引き起こすため，だるさや食思不振，やせなどの全身症状をもたらし，起立歩行障害，意識障害やせん妄，昏睡状態となり，死にいたる．

　従来の在宅緩和ケアの主な対象はターミナル中期（予後数週間）のがん患者であった．実際，当院（梶原診療所）の在宅がん患者の平均在宅日数は67日であり，中央値は34日であり，おおよそ半分の方は在宅導入されてから1か月少しで死亡している．

　そして，このターミナル中期以降の苦痛や経過，症状緩和法には共通性がある．

　がんの終末期の緩和ケアに必要な基本的な治療の知識（薬剤）や技術はそれほど多くはなく，在宅医が基本的な緩和ケアを学びさえすれば，一定の質の高い在宅緩和ケアは提供できる．

　近年，在宅緩和ケアの現場では，より早期からの緩和ケアが求められるようになった．例えば，乳がんや大腸がんなどは分子標的薬も含む化学療法の進歩によって明らかな予後の延長がもたらされた．治療中のがん患者も，がんに伴う苦痛だけでなく，治療に伴うさまざまな苦痛に苛まされているが，治療中のがん患者にはほとんど緩和ケアの光が当たっていない．

　在宅医が，終末期のがん患者の緩和ケアだけを提供するのであれば，腫瘍学の知識はそれほど必要ない．しかし，在宅医が治療中のがん患者に対しても緩和ケアを提供するためには，抗がん剤の知識や主要ながんの自然経過や特徴について熟知する必要がでてくる．また，在宅医

1 在宅医に何故腫瘍学が必要か？

1. 延命や治療についての相談に応える
2. がんの症状緩和について深く理解する
3. 各がんの特徴を知り，今後起こりうる問題を予測し，早期からの緩和ケアに生かす
   ― 胃がん→肝転移，がん性腹膜炎，イレウス ⇔ 乳がん→骨，肺，脳
   ― 乳がんの骨転移　長期生存　⇔　肺がんの骨転移　半年
4. 治療と並行した緩和ケアに対応する
   ― 抗がん剤治療を受けながら長期療養（乳がん，大腸がんなど）
   ― 大腸がん：5-FU　口内炎，乳がん：PTX　神経障害　など

が治療も含めたさまざまな選択について，生き方の相談も含めて，それに答えようとする場合は，治療に関しての最低限の知識が必要とされよう．

さらに，腫瘍学を学ぶことは，がんに伴う苦痛に関して，深く理解することにつながり，病態ごとに細かい戦略をたてることが容易となる．また，各がんの特徴を知れば，今後起こりうる問題を予測しながら緩和ケアを提供できるため，確実に緩和ケアの質のレベルアップをもたらす．在宅医は，標準的な緩和ケアを習得した後に，是非腫瘍学を体系的に学ぶとよい（**1**）．

悪性腫瘍（がん）の特徴

がん細胞は，正常の生体細胞と異なる多様な特徴をもっている（**2**）．このようながんの増殖の機序を解明することで，さまざまな治療のアプローチが生まれている．

がん細胞は，生体の増殖抑制シグナルに反応しない．例えば，生体細胞は他の細胞に接触すると増殖が停止するが，がん細胞は接触しても増殖が止まることはない（接触阻止の無効化）．

また，染色体の端にあるテロメアは1万～2万塩基対の長さがあるが，分裂する度に50～100塩基対ずつ短縮していく．これにより，生物ごとに細胞分裂が可能な回数が決まっており，この限界分裂回数は生物の寿命と関係している．例えば，ヒトの場合は，40～60回（110

2 がん細胞の特徴

- 増殖シグナルの自発的な発信
- 増殖抑制シグナルへの不応答性
- アポトーシスの回避
- 無限の自己複製能
- 持続する血管新生
- 周囲組織への浸潤能と転移能

年），ハツカネズミでは14～28回（3.5年），ガラパゴスガメでは72～114回（175年）である．しかし，がん細胞ではテロメラーゼによって，テロメアが修復され，無限の増殖が可能となる．

上皮増殖（成長）因子受容体（epidermal growth factor receptor：EGFR）は，細胞の増殖や成長を制御する上皮成長因子（epidermal growth factor：EGF）を認識し，シグナル伝達を行う受容体である．このEGFRはさまざまな悪性腫瘍で過剰発現がみられ，がんの予後不良因子となる．分子標的治療薬の中には，EGFRをターゲットにした分子標的治療薬も開発されている．

がんは，自ら血管新生を促すための血管内皮細胞増殖因子（vascular endothelial growth factor：VEGF）を放出し，自らを養う血管を増殖させ，栄養分と酸素を補給しながら増大していく．腫瘍性血管新生が起こらなければ，がんは2mm以上の大きさになることができないという．大腸がんで用いられる分子標的薬であるベバシズマブ（アバスチン®）は，VEGFに対するモノクローナル抗体であり，VEGFの働き

を阻害することにより，血管新生を抑えたり腫瘍の増殖や転移を抑制する作用を持つ．

悪性腫瘍(がん)の特徴は，①自律性増殖，②浸潤と転移，③異常な内分泌・代謝状態を起こすことである．

がん細胞が，組織本来の役割を忘れて繁殖，増殖を繰り返し，周りの正常な組織へ侵入し，破壊していくことを"浸潤"という．がんの浸潤が侵害受容器に達した時は，侵害受容性疼痛が，神経に達した時は神経障害性疼痛が出現する．そして，原発巣と転移巣で，がんが浸潤し，臓器の機能を奪うことで，さまざまな臓器の機能不全を引き起こす．

がんの"転移"とは，「がん細胞が発生した場所(原発巣)から離れて，リンパ節や肝臓，肺などの他の臓器に移動して定着し，そこで再び増殖して腫瘍(転移性腫瘍)を形成すること」である．

転移は，その経路によって，リンパ行性転移と，血行性転移，播種の3つの様式がある．

血行性転移は，最も多い転移様式である．がん細胞は血管壁の薄い細静脈や毛細血管に侵入し，大量の血液が流れ込む肺や肝臓，脳，赤色髄などに転移する．リンパ行性転移とは，リンパ流に沿って求心性に転移する順行性転移である．播種(dissemination)は，体腔へ漿膜を突き破って連絡した腫瘍から，腫瘍細胞が体腔内に遊離して他の漿膜面に移植され転移するものである．具体的には，がん性腹膜炎やがん性胸膜炎，がん性髄膜炎などがある．

がん細胞の転移のしやすさは，第一にがん細胞を運ぶ血流やリンパ流などの解剖学的特徴によって決定する．例えば，肝転移が大腸がんに多いのは，門脈血流に乗って肝臓に転移しやすいからである．二つ目に，がんの転移のしやすさは，がん細胞と臓器の親和性によって決まる．これは，転移先の組織が分泌するケモカインとがん細胞の表面に発現するケモカインの受容体によると説明されている．例えば，乳がんや前立腺がんが骨転移を起こしやすいことや，小細胞肺がんが脳転移をしやすいのはその例である．

がんが進行し，一定の量になると異常な内分泌・代謝状態(悪液質)に陥る．

悪液質とは，「終末期のがん患者にみられる，るいそうを特徴とする栄養・代謝異常，食思不振，体重減少，貧血，水・電解質の異常，免疫異常などによる進行性の全身の消耗状態のこと」をいう．生体から分泌されるサイトカイン(IL-6，TNF-α，IL-1，INF-γなど)や腫瘍特異的物質の産生によって，安静時代謝率が上昇し，エネルギー必要量が増加し，糖，蛋白，脂質の代謝異常を伴い，低栄養に陥り，がんによる体重減少(cancer-induced weight loss：CIWL)を伴う．

また，進行したがんでは，しばしば腫瘍随伴症候群が発生する．腫瘍随伴症候群は，腫瘍から分泌される物質によって二次的に発生するか，あるいは腫瘍に向かう抗体が他の組織と交差反応した結果，腫瘍から離れた場所にさまざまな症状が出現するものである．

進行したがんの病態

■ 転移性肺腫瘍

肺転移は，進行性悪性腫瘍の患者の約30％に起こる．肺に最も転移しやすいのは肺がん(肺内転移)である．それ以外のがんでは，乳がん，腎がん，甲状腺乳頭がん，大腸がん，子宮頸がん，頭頸部がん，骨・軟部悪性腫瘍(骨肉腫等)，膀胱がんが多く，他に，前立腺がん，胃がん，食道がん，肝がん，膵がん，卵巣がん，精巣腫瘍，皮膚がんなどでも見られる．肺転移の経路のほとんどが血行性転移だと考えられているため，血流の豊富な肺の下葉に起こりやすい．

基本的に肺転移した腫瘍が治癒することはほとんどないが，原発が大腸がん，腎がん，肉腫，精巣の奇形腫の場合，切除の条件が満たされれ

ば治癒を目的とした切除が行われることがある．

■ 転移性肝腫瘍

ほぼすべてのがんが肝臓に転移する可能性があるが，肝転移を起こすがんで，日本人で多いのは，大腸がん，胃がん，膵臓がんであり，続いて子宮がん，肺がん，乳がん，胆嚢がんなどである．

肝転移の経路としては，経門脈性，経リンパ行性，経動脈性があるが，経門脈性の転移は消化器がんが多く，経リンパ行性は胆嚢などの隣接臓器が多く，経動脈性は乳がんなどの消化器以外のがんが多い．

肝転移の患者の予後は，孤立性転移の場合発症後約18か月，肝全体に広がっている場合は3か月だと言われている．

■ 転移性骨腫瘍

肺，肝転移に次いで多いのは骨転移である．骨転移の発生頻度が高いがんは，前立腺がん（85％），乳がん（85％）であり，続いて肺がん（44％）や腎がん（37％），膀胱がん・甲状腺がん（50％），胃がんである．

骨転移のタイプは，造骨型，溶骨型，骨梁間型の3つとそれらの混合型に分けられる．骨転移のタイプは局所でどのサイトカインが優勢かで決まるものと推測されているが，がんの種類によって一定の傾向がある．例えば乳がんは溶骨型が多いが，前立腺がんは造骨型が多い．骨梁間型は骨シンチグラフィでも同定できないことに注意が必要である．

骨転移の経路としては，やはり血行性転移が最も多い．そのため，骨転移は血流豊富な赤色髄の多い躯幹骨に多い．具体的には，脊椎（69％，腰椎・胸椎・頸椎の順），骨盤（41％），大腿骨（25％）に多く，その他，肋骨，胸骨，上腕骨，頭蓋骨などにも見られる．

重度の病的骨折は骨転移を認める患者の約9％に生じる．がん種別では，乳がん（53％），腎がん（11％），肺がん（8％），甲状腺がん（5％）の順に多いと言われている．血液がんでは，多発性骨髄腫で，しばしば病的骨折が問題となる．

骨転移による痛みは，腰椎など加重部位の転移で強く，上肢や頭蓋骨，胸骨などでは少ない．脊椎の病的骨折による脊髄損傷では下肢の麻痺を引き起こし，患者のQOLを大きく損なうことがある．予後が1～2か月以上の場合は，手術による内固定も考慮される．

胸椎では50～60％以上の腫瘍占拠率と肋椎関節の破壊がある場合，腰椎では35～40％の腫瘍占拠率と椎弓根破壊がある場合，四肢の長管骨では，骨溶解型で1/3～2/3の腫瘍占拠率があり，転子部近傍の転移の場合は骨折に留意する必要がある．

同じ骨転移でも，骨転移が見つかってからの予後はがんの種類によって全く異なる．例えば肺がんの骨転移例の平均的な予後は6～7か月であるが，乳がんでは19～25か月であると言われている．

■ 転移性脳腫瘍

すべての悪性腫瘍は脳に転移しうるが，実際の頭蓋外臓器の悪性腫瘍の脳転移率は5～13.5％（剖検例では25～35％）と報告されている．

原発巣としては，肺がん51％，乳がん10.3％が多く，次いで胃がん4.5％，直腸がん4.4％の順である．一方，肝がんや肉腫，卵巣がん，前立腺がん，膀胱がんでは少ない．

脳実質にはリンパ組織がないため，脳転移は血行性に生じる．70～80％がテント上に発生し，大脳半球の発生が全体の約45％で，特に灌流域の広い中大脳動脈領域に多い．全転移性脳腫瘍の75％は原発巣の発見・治療から2年以内に発生しているが，肺がん約7か月，乳がん4～5年など，がんの種類によって異なる．

がん治療の進歩

近年，がん治療は大きな進歩を遂げている．

手術療法は，内視鏡手術，縮小手術など体にやさしい治療の方向に向かっている．

放射線治療では，ガンマナイフ，サイバーナイフのような定位照射，強度変調放射線治療（intensity-modulated radiotherapy：IMRT）や重粒子線治療など目覚ましい進歩がある．IVR（interventional radiology）でも，血管造影・超音波・CT等の画像ガイド下に経皮的手技を行う低侵襲性治療が進歩し，さまざまな治療法が開発されてきた．

抗がん剤治療では，さまざまな分子標的治療薬の開発によって生命予後の改善が図られるようになった．肺がんや乳がん，大腸がんでは，標的分子や遺伝子変異を事前に調べることで，効果を予測することも可能となっており，オーダーメイドに近い治療が実現しつつある．分子標的治療薬の開発と支持療法の進歩によって，化学療法は入院から外来化学療法へと変化してきた．

このように，がん治療の進歩は，治療成績の向上をもたらすとともに，患者に合った個別治療へ，入院治療から外来治療へと変化をもたらしている．

在宅医療に必要な化学療法の知識

ここでは五大がんを例にあげ，各がんの特徴と治療の実際について解説する．

肺がん

わが国の部位別がん死亡数は肺がんが最も多く，男性がん死亡全体の23.9％，女性がん死亡全体の13.8％を占める（2012年）[7]．

■ 組織型

肺がんは，4つの代表的な組織型に分けられる．

腺がんは男性の肺がんの40％，女性の肺がんの70％以上を占めている．増大と収縮を繰り返し，遠隔転移しやすい性質がある．

扁平上皮がんは男性の肺がんの40％，女性の肺がんの15％を占め，連続性に進展することが多い．高カルシウム血症などの腫瘍随伴症候群を起こしやすい．

小細胞がんは肺がんの約15～20％を占め，増殖が速く，脳・リンパ節・肝臓・副腎・骨などに遠隔転移しやすい．腫瘍随伴症候群を起こしやすい．

大細胞がんは，一般に増殖が速く，診断時は大きながんであることが多い．

■ 非小細胞がんと小細胞がん

肺がんの診断と治療について，非小細胞がんと小細胞がんに分けて解説する．

非小細胞がんは，肺がんの80～85％を占める．死亡率・罹患率は男性が多く，女性の3～4倍である．中枢に発生することが多い扁平上皮がんでは，咳，痰，気道出血，気道閉塞による呼吸困難などで発症し，末梢に発生する腺がんでは，胸痛，胸水による呼吸困難や反回神経麻痺による嗄声・嚥下困難，Horner症候群などが見られやすい．

切除不能および放射線照射治療不能の進行非小細胞肺がんに対する抗がん剤治療は生存期間を延長しQOLも改善するため，行うよう強く勧められている．具体的には，シスプラチンを含む抗がん剤治療が対症療法と比べて生存期間中央値を6～8週，1年生存率を15～25％に改善する．また，高齢者進行非小細胞肺がんに対する抗がん剤治療も生存期間を延長しQOLも改善するため，行うよう勧められる．

しかし，一方で非小細胞肺がんに早期から緩和ケアを提供することで，2.7か月という抗がん剤の効果と匹敵する生存期間の延長が見られたという論文[1]もある．

シスプラチンとの併用薬は，塩酸イリノテカン（カンプト®），ビノレルビン（ナベルビン®），ゲムシタビン（ジェムザール®），パクリタキセル（タキソール®），ドセタキセル（タキソテール®）が強く勧められ，シスプラチンの毒性が

懸念される患者に対しては，シスプラチンを含まない 2 剤併用療法も選択肢となり得る．

また，新しいガイドラインでは，上皮成長因子受容体（EGFR）変異例（日本人の腺がんの 40％）には分子標的治療薬のゲフィチニブ（イレッサ®），エルロチニブ（タルセバ®）を，ALK 融合遺伝子が認められた場合（腺がんの 5％）クリゾチニブ（ザーコリ®）をファーストチョイスとして用いることが推奨されている[2]．

小細胞がんは，肺がんのうち 15〜20％を占める．主に，肺門部に好発．腫瘍は粘膜上皮下に発育し，気管支に沿って長軸方向に進展する．増殖が速く，遠隔転移しやすいのが特徴で，発見時に約 60〜70％で転移を認める．Cushing 症候群，抗利尿ホルモン不適切分泌症候群（syndrome of inappropriate antidiuretic hormone secretion：SIADH），Lambert-Eaton 症候群などの腫瘍随伴症候群が起こりやすいことも特徴である．

■ 病期

病期については，TNM 分類の他に，限局型（limited disease：LD；片側胸郭内すなわち根治照射が可能と考えられる範囲に病巣が限局するもの），進展型（extended disease：ED；LD の範囲を越えて病変が進展しているもの）に分けられる．I 期であれば，手術＋術前または術後化学療法が選択され，LD であれば，化学療法と胸部放射線治療の併用，ED であれば化学療法が選択される．

ED に対する標準治療は，PE 療法（シスプラチン＋エトポシド）と IP 療法（シスプラチン＋イリノテカン）であり，LD 症例で初回治療によく反応した場合は，予防的全脳照射が行われる．化学療法・放射線療法への感受性は高いが，初回治療に反応しても 80〜90％の症例は再発・再燃し，再発例の生存期間中央値（MST）は 2〜3 か月と言われている．

乳がん

日本人女性で最も罹患率の高い悪性腫瘍であるが，生命予後は比較的良好で，部位別死亡率は第 5 位（2012 年）となっている[7]．発症は 40 歳代に，死亡は 50 歳代にピークがある．

乳がんの初発症状としては，乳房腫瘤，疼痛，乳頭分泌異常，発赤・腫脹，腋窩・鎖骨上窩リンパ節腫脹などがあげられる．乳がんは早い段階から全身への微小転移を伴う全身疾患であり，手術・放射線など局所治療だけでの制御は期待しがたく，集学的な治療戦略が必要である．

乳がんが転移しやすい部位は，骨，肺，胸膜，肝臓である．発見時に転移がある例は 10％以下だが，初期治療を受けた約 3 割は遠隔転移で再発すると言われている．進行がんであっても経過が比較的長いため，慢性病と捉えられ，患者は身体症状のみならず精神的，社会的，経済的にも負担が大きい．

早期がんに対しては，まず手術により原発巣を切除した後，リスク分類に応じた薬物療法を追加し，治癒を目指す．局所進行がんに対しても，術前薬物療法を行い，切除可能となれば手術と術後放射線療法を行う．転移性乳がんでは基本的に治癒は困難と考えられ，症状緩和と生存期間延長が目標となる．

転移性乳がんにおいては，内分泌反応性と EGFR ファミリーの一つである HER2 の発現状況によって，薬物療法が選択される．ホルモン療法として，抗エストロゲン薬（ノルバデックス®），LH-RH アゴニスト，アロマターゼ阻害薬（アロマシン®，アリミデックス®）などが使用される．

アントラサイクリン系薬剤（アドリアシン®，ファルモルビシン®）は，転移性乳がんに対してファーストラインとして用いるべき薬剤で，奏効率 40〜60％である．蓄積毒性である心毒性に注意する．

抗体療法としては，HER2 陽性例（25〜

30%）に対してHER2を標的とするモノクローナル抗体であるトラスツズマブ（ハーセプチン®）の投与が行われる．心毒性があるため投与前には心機能評価を行い，原則としてアントラサイクリン系薬剤との同時併用は避け，タキサン系薬剤（タキソール®）と併用する[3]．HER陽性乳がんのセカンドラインの治療薬としては，ラパチニブ（タイケルブ®）はカペシタビン（ゼローダ®）との併用で用いられる．

胃がん

胃がんは，わが国では1960年代から大幅な減少傾向にあったが，部位別死亡者数の2位を占めている（2012年）[7]．罹患数は死亡数の約2倍で，生存率は比較的高い．

多くは腺がんで，分化型と未分化型に分類されている．分化型は，多くは隆起型．転移様式は血行性が多く，高齢者，男性に多い．未分化型は，びまん性に進展し，転移様式はリンパ行性，播種性が多い．切除不能な進行・再発胃がんは予後が不良であった（Best Supportive CareのみのMSTは3～4か月）が，化学療法により生存期間の延長，症状緩和，QOL向上が得られる．

胃癌取扱い規約により病期を決定する．IAからIIIB期まで手術の対象となるが，病期により切除範囲は異なる（内視鏡的粘膜切除，縮小手術A・B，定型手術，拡大手術）．II/III期症例ではTS-1の術後1年の内服が標準的な術後補助化学療法である．

IV期では根治は望めず，化学療法が第一選択となるが，N3が唯一の規定因子の場合，根治を目指して拡大手術が行われる場合もある．

胃がんに用いられる抗がん剤としては，TS-1＋シスプラチンが標準的なレジメンとして用いられる[4]．最近，HER2陽性（22％）の胃がんにトラスツズマブ（ハーセプチン®）を含む化学療法が推奨されている．

大腸がん

大腸がんの部位別死亡率は男性で3位，女性では1位（2012年）[7]で，罹患数は死亡数の約2.3倍であり，生存率は比較的高い．比較的予後は良く，肺や肝に転移がある例でも外科的切除の対象となる．脳や骨への転移は少ない．切除不能例への全身化学療法の成績も向上し，進行がんであっても長期生存が可能となってきている．

0～III期は手術療法が基本である．粘膜内がん，リンパ節転移の危険性の低い粘膜下層への軽度浸潤がんでは内視鏡切除が行われる．その他は腸管切除＋リンパ節郭清が基本である．

遠隔転移のあるIV期でも，可能であれば原発巣・転移巣とも切除の対象となる．肝切除例で5年生存率20～50％，肺切除例で30～60％であり，他のがんと異なり，切除ができれば長期生存も期待できる．

切除不能な転移例・再発例では，全身化学療法が行われる．治癒こそ期待できないものの，生存期間の延長やQOLの改善が認められる．

大腸がんの標準化学療法は，FOLFOX療法（5-FU＋l-LV＋L-OHP：5-FU＋アイソボリン®＋エルプラット®）とFOLFILI療法（5-FU＋l-LV＋CTP-11：5-FU＋アイソボリン®＋カンプト®）[5]である．IV期の大腸がんMSTは約8か月であるが，これらの治療によって20か月を超えた．さらに分子標的治療薬である抗VEGF抗体ベバシズマブ（アバスチン®）を併用することによって，予後はさらに改善している（生存期間MST 25か月）．

新しい分子標的治療薬である抗EGFR抗体（アービタックス®，ベクティビックス®）はKRAS遺伝子野生型の大腸がんに有効である．

イリノテカンにTS-1を併用するIRIS療法やTS-1とオキサリプラチンを併用するSOX療法も，転移性大腸がんの治療に有効であることが臨床試験で明らかになりつつある．

肝がん

部位別死亡率は男性の4位，女性の6位を占める（2012年）[7]．死亡率・罹患率は男性で高く，女性の約3倍である．肝細胞がんは，正常肝に発生することはまれで，肝硬変・慢性肝炎といった障害肝を背景に発生する．ほとんどが肝炎ウイルスの持続感染（80％がC型，15％がB型肝炎ウイルス）が原因であるが，最近では非アルコール性脂肪性肝炎（non-alcoholic steatohepatitis：NASH）等ウイルス性以外の原因も見られている．

肝予備能が保たれていれば，がんの制御はさほど困難ではないが，治療後の残肝再発は極めて高率である．

肝がんでは，がん自体による症状はかなり進行するまで現れず，背景の慢性肝疾患による症状が主体となるが，肝がんが増大すると腹部膨満感，肝被膜進展による疼痛が現れることがある．肝外転移は少なく，診断から2年以内で3～4％程度の出現に過ぎない．部位は肺，骨，リンパ節が多く，脳転移はまれである．肝がん患者では，がんによる身体的苦痛や日常生活の制限は比較的少ないが，再発に対する継続的な検査と治療が終生必要で，精神的・経済的な負担が大きい．

時に，腫瘍の破裂（10％）による突然の腹痛，貧血，時に出血性ショックが出現する．

背景肝の肝障害度が，治療方針および予後の重要な決定因子となるため，病期分類（原発性肝癌取扱い規約）に加えて，肝障害度（日本肝癌研究会Child-Pugh分類）によって治療方針が決まる．

肝がんでは，他のがんと異なり，放射線療法や全身化学療法の有効性は確立していない．

手術療法としては切除が中心であるが，背景肝の障害のために，手術できるケースは限られている．ミラノ基準を満たす肝がんについては肝移植が保険適用となっているが，適応は極めて限局的である．

遠隔転移が少なく，異時多発傾向のある肝がんの治療においては，IVRが重要な役割を果たす．局所療法（経皮的アルコール注入法，マイクロ波，熱凝固療法，ラジオ波凝固療法），経肝動脈化学塞栓療法（TAE，リピオドール-アドリアマイシン）が，局所治療のために用いられている[6]．

（平原佐斗司）

文献

1) Temel JS, et al. Early palliative care for patients with metastatic non-small-cell lung cancer. N Engl J Med 2010；363（8）：733-742. doi：10.1056/NEJMoa1000678.
2) 日本肺癌学会（編）．EBMの手法による肺癌診療ガイドライン2010年版．日本肺癌学会；2010.
3) 日本乳癌学会（編）．科学的根拠に基づく乳癌診療ガイドライン2011年版．1.治療編．日本乳癌学会；2011.
4) 日本胃癌学会（編）．胃癌治療ガイドライン．医師用2010年10月改訂［第3版］
   http://jgca.jp/guideline/index.html（2013.12.9現在）
5) 大腸癌研究会．大腸癌治療ガイドライン．医師用2010版．
   http://www.jsccr.jp/guideline/2010/particular.html（2013.12.9現在）
6) 日本肝臓学会．肝癌診療ガイドライン2009年版．
   http://www.jsh.or.jp/medical/guidelines/jsh_guidlines/examination_jp（2013.12.9現在）
7) がん研究振興財団．がんの統計'13．
   http://ganjoho.jp/data/professional/statistics/backnumber/2013/cancer_statistics_2013.pdf（2014.1.12現在）

緩和ケア

非がん疾患の緩和ケア

大石　愛
東京慈恵会医科大学総合医科学研究センター臨床疫学研究室

- ◆ 人口動態や疾病構造の変化を背景に，多くの先進国では非がん疾患の緩和ケアに注目が集まっている．日本においても非がん疾患の緩和ケアは重要な課題である．
- ◆ 予後予測の困難さ，一般市民および医療従事者の認識が低いこと，症状緩和のエビデンスが少ないことなどが，非がん疾患の緩和ケアを困難にしている因子としてあげられる．
- ◆ 予後が不確実であるがゆえ，事前にプロアクティブなプランを立てておくことがより重要となる．
- ◆ 確立されていない領域であるがゆえに，評価，介入，見直しの流れを基本に忠実に，かつ臨機応変に行い，患者ごとのニーズを多職種チームとして把握し，柔軟に対応していく姿勢が必要である．
- ◆ 不確実な状況でのコミュニケーションは，医師のみでなくすべての医療従事者にとって難しいことを自覚する．

非がん疾患の緩和ケアの動向

- 1960年代に現代ホスピス運動が始まって以来，緩和ケアの中心はがん患者であったが，1980年代半ばにHIV/AIDSの問題が浮上してから，非がん疾患の緩和ケアの重要性が注目されるようになった．
- 1990年代以降の米国・英国を中心とするさまざまな研究により，非がん疾患患者も，がん患者と同等またはそれ以上の苦痛を抱えて終末期を迎えていることが明らかとなった．
- わが国の緩和ケアは，病院内緩和ケア病棟を中心に発展してきた．緩和ケア病棟が，事実上がん患者のみ受け入れてきたことや，緩和ケアががん対策のもと発展してきたことが，「緩和ケアはがん患者のためのもの」という認識を強める結果となった．
- 世界的には，高齢化および疾病構造の変化に伴い，根治不可能な長期慢性疾患を抱え生活する人が増加し，慢性疾患を抱える人にどのように平等に緩和ケアを受ける機会を提供するかが大きな問題となっている．
- 英国においては，プライマリ・ケア医であるGP（General Practitioner）が終末期ケアを担い，困難な症例は専門緩和ケアチームに紹介される．専門緩

「非がん疾患」という言葉
「非がん疾患」といっても多様な疾患が含まれ，本来，病態の異なるこれらの疾患をまとめて論じることは困難ともいえるが，緩和ケアががん疾患を中心に発展してきたことと対比して，「非がん」という用語が用いられることが多い．

和ケアサービスの利用者のうち，非がん疾患患者が占める割合は 12 ～ 24% であり（2010 年），診断名に関わらず専門緩和ケアサービスへのアクセスを向上させることが国の方針として明示されている．
- 米国では，ホスピスプログラムに登録されるには余命 6 か月以内との診断が必要である．ホスピスプログラム登録者のうち，非がん疾患患者は 65% となっている（2012 年）．
- わが国は世界的高齢化が進んでいる国であり，長期慢性疾患を中心とする非がん疾患への緩和ケアは，これから重要な分野となることが明らかである．
- 平成 21 年度（2009 年度）の統計によると，日本人の死因のうち非がん疾患が約 6 割を占める（不慮の事故，自殺は除く）．がん，非がんの在宅死数はそれぞれ約 3 万および約 13 万と推定され，**在宅医療が非がん疾患の緩和ケアに果たす役割は大きい**．

非がん疾患の緩和ケアの特徴

- 成人における非がん疾患の緩和ケアの対象疾患としては，心不全，COPD，認知症，神経難病，腎不全，脳血管障害，肝不全などがあげられる．多くは高齢者であり，複数の合併症は必発といってもよい．
- 小児においては対象疾患の幅はさらに広く，先天性代謝異常なども含まれる．それぞれの疾患患者の数が少なく，経験・エビデンスともに蓄積しにくい．
- 一般市民のみならず，医療従事者の間にも非がん疾患の緩和ケアについての認識・経験が少なく，また学習機会も少ない．
- 症状緩和についてのエビデンスは少しずつ蓄積されてきているが，まだその数は少ない．患者・家族，および多職種チームでの対話を重ねながらケースごとに対処する必要がある．
- 非がん疾患の終末期は，疾病経過が不確実であり，予後予測がしにくい．がんに比べて，治療不能となるポイントが不明瞭であり，最後まで治療可能性を否定しにくい．このため，患者，家族，医療者のそれぞれが**治療の「ギアチェンジ」**に困難感を抱くことが多い．
- 身体機能が低下した状態で生活する期間が長く，長期にわたる家族の介護負担のマネジメントも必要になる．
- 長期の罹患期間において，緩和ケアの相対的重要性も病期や状態によって変わってくる．患者の病状，および患者と患者を支える人々の心理・社会・スピリチュアルな状況のそれぞれが揺らぐ．援助にあたる医療職には，この揺らぎや不確実性を受け止め，対応することが求められる．これには多職種のチームで取り組むことが欠かせない．
- 日本においては，多くの緩和ケアに関する制度（保険適用を含む）・施設はがん疾患を中心に成り立っている．このため非がん疾患患者が利用できる緩和ケアサービスは限られており，現場での柔軟な対処，および制度の改善への取り組みの両者が求められる．

疾患の軌道

- 身体機能に焦点をおいた終末期の軌道は，大きく分けて以下のような3パターンになることが知られている(**1**)．

がん疾患パターン
- 最後の2か月程度で，倦怠感，食欲低下，ADL低下などの全身症状が出現し，急速に全般的身体機能が低下する．

臓器不全パターン(心不全，呼吸不全など)*

*4章「重度心不全の在宅管理」(p211)，「終末期呼吸器疾患の緩和ケア」(p201)参照

- 急性増悪と寛解を繰り返しながら徐々に悪化する．急性増悪を繰り返すことが患者にとって大きな不安になる一方，前回と同じようにまた寛解するだろうとの思いを抱き続けることや，寛解したときに急性増悪前より全身状態が悪くなっていることに自覚がないことも多い．
- 最期の時は，突然に見えることが多い．

認知症・老衰パターン
- 認知症以外にも，複数の疾患を抱えている場合にこのような経過をたどる

1 終末期の機能軌道パターン

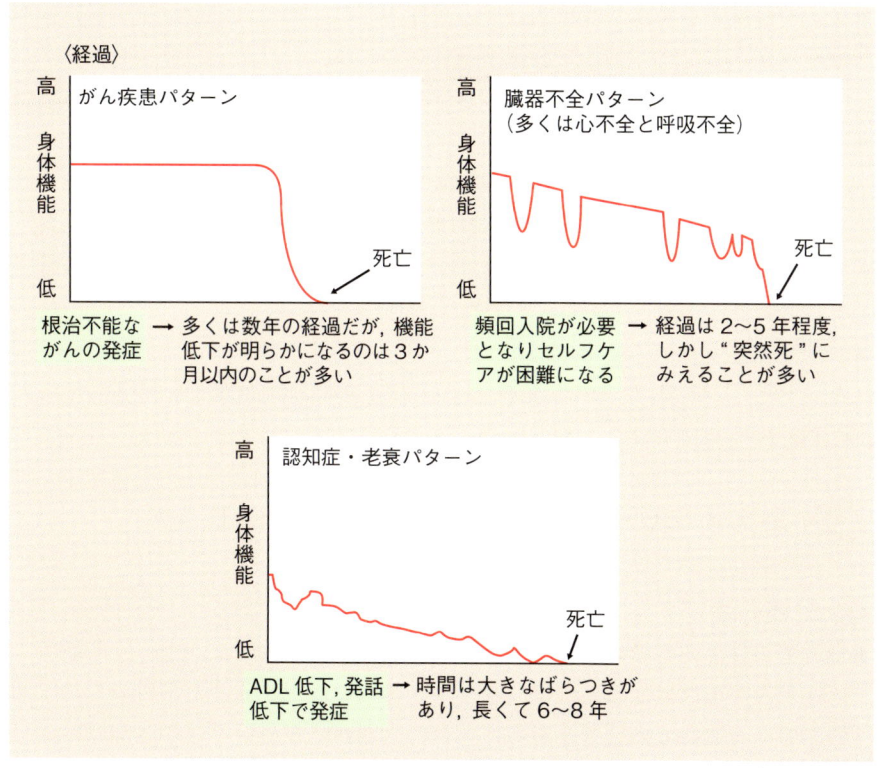

〈経過〉

がん疾患パターン
根治不能な → 多くは数年の経過だが，機能
がんの発症　　低下が明らかになるのは3か
　　　　　　月以内のことが多い

臓器不全パターン（多くは心不全と呼吸不全）
頻回入院が必要 → 経過は2～5年程度，
となりセルフケ　しかし"突然死"に
アが困難になる　みえることが多い

認知症・老衰パターン
ADL低下，発話 → 時間は大きなばらつきが
低下で発症　　　あり，長くて6～8年

(「The GSF prognostic indicator guidance」2011[1]より筆者訳)

ことがある.
▶ 数年以上の単位で緩徐に進行するので,家族の介護負担が慢性的に生じる.
▶ 認知症の長期病状の進行については比較的わかっていることが多いが,他の合併症によって修飾されることが多い.
● 上記のように,疾患経過が大きく異なるので,がん疾患を念頭においた従来の緩和ケアモデルでは非がん疾患に生じるさまざまな問題に対応しにくい.
● 疾患によって機能が低下する部位や臓器はさまざまであり,軌道に影響する因子が複雑,共通性は少なく,法則性も乏しい.このため予後の予測が困難である.

緩和ケアニーズのある患者を同定するには

● 非がん疾患の緩和ケアを困難にしている要因の一つが予後予測の困難さである.病の軌道に影響を与える因子が複雑であり,病態,臨床状況,治療への反応,合併症,心理・社会的状況,現時点までの状態悪化のスピードなどを総合的に判断する必要がある.
● 医療従事者の予後予測能力は不正確で,かつ予後を楽観的に見積もりやすいことが知られている.この傾向は,医療者が患者のことをよく知っている場合に顕著となる.
● 残された時間を厳密に予測するよりも,大まかな予測(年,月,週,日の単位)を早めに立てることが現実的であり,実際的有用性が高い.
● 今までにさまざまな予後予測指標の開発がされているものの,完璧に正確なものは存在しない.細かい予後予測に捉われず,目の前の患者に必要なケアを見逃さないことが最も重要である.
● 緩和ケア的アプローチへの切り替えのタイミングは必ずしも明確とならず,「ギアチェンジ」は困難なことが多い.このことを自分自身が認識するとともに,多職種と共有しておく.
● 何種類かのシナリオを考えておく「シナリオプラニング」の考え方が有効である可能性がある.
● プライマリ・ケアの現場で緩和ケアニーズのある患者を同定するためのツールとして開発された Supportive and Palliative Care Indicators Tool (SPICT™)を紹介する*(**2**).

コミュニケーション・情報提供について

全体を通じて
● 患者および家族の病状についての理解は人によって大きく異なる.一般的には非がん疾患は発症時期がはっきりせず緩徐に進行することが多いため,加齢に伴う身体機能の低下と疾患の進行の区別ができていないことが多い.
● 患者・家族の情報ニーズを把握し,必要とする情報を必要なだけ提供する.

残り時間を知るツール
月〜年単位の予後予測は難しい.高齢者の半年〜年単位の死亡率予測ツールが以下のサイトにわかりやすくまとめられている.
http://www.eprognosis.org/
同じ患者についていくつかのツールを試してみること,自分の予測との比較を続けることで,漫然と経験を重ねるよりも効率よく感覚を身に付けることができる可能性がある.

*http://www.spict.org.uk/ よりアクセス可能.登録すれば無料で PDF がダウンロード可能.

2 Supportive and Palliative Care Indicators Tool (SPICT™)

サプライズ・クエスチョン:「この患者さんが12か月以内に亡くなったら驚きますか?」の質問を併用することも可能.

以下の全身状態低下の指標のうち2つ以上が当てはまる
- Performance status の低下または低い状態が持続しており改善の可能性が低い（身の回りのことにサポートが必要, 日中50％以上の時間をベッド上で過ごす）
- 過去半年に2回以上の予定外入院があった
- 3〜6か月に体重減少（5〜10％）があり, BMI＜20
- 原疾患の十分な治療にもかかわらず, 苦痛となる自覚症状が持続する
- 施設あるいは長期療養型病床に入院中あるいは在宅ケアが必要な状態
- 患者が支持緩和ケアあるいは治療の差し控え・見直しが必要な状況

がん
- 進行性転移性がんによる機能の低下
- 脆弱にて抗がん治療ができない, または治療は症状コントロールのために行われている

心血管疾患
- NYHA class III/IV または重大な治療不能な冠動脈疾患, かつ
- 呼吸困難, または安静時またはわずかな労作時の胸痛
- 重症で手術不能な末梢血管疾患

呼吸器疾患
- 重症慢性肺疾患, かつ
- 呼吸困難, または安静時またはわずかな労作時の胸痛
- 酸素療法が必要
- 呼吸器管理が必要または呼吸器管理が禁忌

腎疾患
- 全身状態の悪化を伴うStage 4または5のCKD（eGFR＜30mL/分）
- 他の予後規定因子となる疾患の状態および治療を複雑にしている腎疾患の存在
- 透析療法の中止

神経疾患
- 十分な治療にもかかわらず, 身体および認知機能の進行性の低下
- コミュニケーションの困難を伴う発語の問題, 進行性の嚥下障害を伴うこともある
- 再発する誤嚥性肺炎, 呼吸困難・呼吸不全

認知症/虚弱
- 着替え, 歩行, 摂食に介助が必要
- 経口摂取が低下し, 栄養状態の維持が困難
- 排尿・排便失禁
- 発語によるコミュニケーションが困難, 社会的活動の低下
- 大腿骨骨折・複数の転倒
- 繰り返す発熱, 感染, 誤嚥性肺炎

肝疾患
- 以下のいずれかを1年以内に併発した進行性肝硬変
  - 利尿薬に反応しない腹水
  - 肝性脳症
  - 肝腎症候群
  - 細菌性腹膜炎
  - 再発性静脈瘤出血
- 肝移植が禁忌

アセスメントとプラン
- 患者へのケアが最適なものとなるように, 現在の治療や投薬を見直す
- 症状や患者のニーズが複雑で, マネジメントが困難なときには専門家への紹介を考慮する
- 現在および将来のケアのゴールやプランについて, 患者や家族と合意する
- 患者の判断能力が落ちる可能性があるときには, 早めのプランを立てる
- ケアプラン, CPRや治療をどこまで行うかの情報を他医療従事者と共有する
- ケアのコーディネートをする

（筆者訳）

- 不確実な状況においてのコミュニケーションは, 医師およびすべての医療従事者にとって難しいことを自覚する. 多職種との情報共有, 連携により解決策の幅が広がることがある.

> **column**
>
> **Hope for the best, prepare for the worst**
> 　緩和ケアのプランには，悪くなったときに備えるという側面が強いが，英国ではこのことわざが "Rainy day thinking" として引用され，今雨が降っていなくても，念のために傘を持って出かけることに例えられることがある[1]．
> 　日本語では，「転ばぬ先の杖」「備えあれば憂いなし」といったところであろうか．状況が悪くなることを前提で話し合わなければならないことも多いが，患者・家族とのコミュニケーションの際には，これからも安心して生活を続けるための方法を一緒に考えているということを伝えるための言葉を多く用意しておきたい．

予後について

- 予後がはっきりしない状況で患者に予後について尋ねられた場合，慌てず，まずは患者が本当に知りたいのは何なのかを把握する．
- 実際には，これからの生活についての不安が予後についての質問に繋がっていることが多い．今の時点で考えられる見通し，それに基づく具体的なプランを共に考えることが不安の解消に繋がりうる．
- 医療者側から，今後のプランについて話し合う必要があるときには，「これからの生活をより安心して過ごすために」というメッセージを付け加えることを忘れない．

方針決定において

- 考えられる病態や原因をわかりやすく説明し，とりうる選択肢について患者・家族と話し合う．曖昧な状況で方針を決定せざるを得ないことも多いので，お互いに合意することがより一層重要となる．
- 「もうできることはありません」のメッセージは，医療者が思う以上に患者・家族には印象に残る．とりうる手段を可能な限り広げて考えている姿勢を示すことが重要である．

マネジメント

予防

- 非がん疾患の緩和ケアでは，がん疾患以上に「予防」に労力がかけられるべきである．
- 予防には，医学的介入による病状の悪化および症状の予防と，環境整備による不必要な苦痛を増やさないための予防がある．
- 前者は，QOLや患者の状況との兼ね合いを見ながら原疾患のコントロールを行うことで実現し，後者は，事前指示書など病状が悪化したときのプランを前もって立てておくことで達成可能となる．

> **column**
>
> **非がん性慢性疼痛へのオピオイド処方**
>
> 　海外の研究結果から，非がん疾患の終末期において疼痛が十分に治療されていない可能性は高いが，その中にオピオイドの必要な疼痛がどの程度含まれているのかについて現時点でははっきりした見解はない．
>
> 　2012年に，日本ペインクリニック学会より『非がん性慢性［疼］痛に対するオピオイド鎮痛薬処方ガイドライン』[2]が発行された．オピオイドの過剰投与による弊害を防ぐことも目的としていることが特徴で，適応症例，処方の手順などが記載されている．
>
> 　非がん疾患患者へのオピオイド処方で懸念されるのは依存・乱用であるが，予後が短ければ依存の懸念は薄まる．一方，予後が短い患者においては全身状態が悪化していることが多く，投与量については慎重になる必要がある．開始量は上記ガイドラインにも記載があるが，患者の状況に応じて投与量を検討すべきである．
>
> 　上記ガイドラインにおいては，
>
> 　　　経口モルヒネ塩酸塩　120 mg/日以上（フェンタニル貼付剤 12.6 mg）
>
> で専門家への相談を考慮とされている．

- 訪問診療導入時，本人の誕生日などイベントごとがあったとき，急性増悪からの寛解時などに，「今後もできるだけ元気で過ごすために」と話を切り出し，病状悪化時にどのように過ごしたいと思っているのかを聞き出すとよい．

⚓ 評価

- 非がん疾患患者は，身体機能の「低下」に伴う苦痛に悩まされることが多い．「呼吸苦」，「倦怠感」，「疼痛」が非がん疾患の緩和ケアにおいて最も頻度の多い身体症状と考えられる．
- 一般的に疾患の病態と直接因果関係が見えにくい症状（例：心不全患者の疼痛）については，症状の把握がされにくい．患者の生活に寄り添い，生活上何が問題になっているのかという視点から問診を行うことで，症状を把握できることがある．
- 患者が病状についてどのように考えているのか，どの程度の情報を必要としているのかの評価も，方針決定のうえで必要となる．

疾病と症状
症状の病態を考えることは重要であり，常に忘れてはならない．一方，「疾患→症状」という発想が非がん疾患における症状把握のバリアとなっている面もある．一度，診断名を横におき，目の前の患者のニーズを把握しようという姿勢も必要なのかもしれない．

⚓ 介入

- 現時点においては，各症状の治療については，がん疾患のエビデンスを借用する，あるいは個々の疾患ごとのエビデンスを調べる必要がある．
- 原疾患への介入・治療に反応し，患者が耐えられる状況であれば，原疾患への治療も選択肢となる．
- 薬物以外の治療や介入（環境整備など）など，対処については幅広く考え，多職種・地域のリソースを活用することも念頭におく．

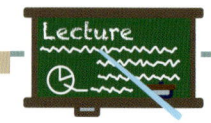

Modified CGA

 非がん疾患の緩和ケアは，すなわち質の高い訪問診療を提供することで実現できるともいえる．症状の悪化や不要な入院の回避という予防まで念頭に入れれば，ほとんどすべての訪問診療患者が緩和ケアの対象といってもよいかもしれない．

 横林らが開発した，維持期・安定期の訪問診療モデル「modified CGA」[3]（**3**）を活用することで，毎回の訪問診療での観察ポイントをおさえることができ，また，Aの部分にサプライズクエスチョン：「この患者が12か月以内に亡くなったら驚くか？」を付け加えることで，緩和ケアニーズのある患者の同定にも役立てることができる（Yesの場合には，SPICT™〈p171〉などによる具体的な評価に進む）．

 緩和ケアニーズがあると評価された患者については，modified CGAの項目に加えて，本人の身体・心理状態への配慮，本人・介護者の情報ニーズの確認，今後の治療方針についての相談・合意（SPICT™の「アセスメントとプラン」の項を参照）への配慮をより丁寧に行うとよいだろう．

3 維持期・安定期の評価 — modified CGA

m	medication	薬の確認．減量できるかどうか？ 投与経路は問題ないか？
C	Care the caregiver	介護者の状況確認と共感
G	Geriatric vital	5快（快食，快便，快眠，快重，快動）
A	Analgesia	痛み，緩和ケアの必要性は？

> **ここに注目**
> 目標があいまいなまま治療を始めると，治療の引き際がわからなくなってしまうことが多い．介入を始める前に，治療の目標をどのようにモニターするかをできる範囲で決めておく．

⚓ 見直し
- 患者の希望などの個別の要素に配慮する．ちょっとした変化にも目を配ることの積み重ねが必要となる．
- 以前は有効だった原疾患の補正による症状緩和が計れなくなった場合は，予後は一段と厳しくなっていると考えられ，治療の見直しと共に長期プランの見直しが必要なことが多い．

⚓ 処方例
- 現時点で非がん性疼痛に処方可能なオピオイドと開始量は以下の通りとなっている．

　　　トラマドール/アセトアミノフェン配合錠（トラムセット® など）
　　　1回1錠　1日4回経口投与　投与間隔は4時間以上あける
　　　ブプレノルフィン貼付剤（ノルスパンテープ® など）
　　　　ブプレノルフィンとして5 mg
　　　フェンタニル貼付剤（デュロテップ®MTパッチ など）
　　　　本剤投与前に使用していたオピオイド鎮痛薬の用法・用量を勘案して，2.1,

Total Pain Theory

人間が感じる「痛み」は身体的な問題のみから生じるのではなく，その他さまざまな因子が「痛み」の経験に影響しうる．

これらの因子は相互作用し，その関係は複雑ではあるが，身体的，精神的，社会的，スピリチュアルな面の，4つに分けて考えると理解しやすい（**4**）．

これらの因子が相互作用して，最終的に「全人的苦痛（total pain）」を感じる，というのが Total pain theory である．

緩和ケアは，これらすべての側面に目を向け，患者の QOL の向上のために，多職種のチームで対処する（WHO の緩和ケアの定義）．医師一人が行えること，把握できることの限界を認識し，在宅医療に関わるすべての職種との情報共有や協力しての治療（対処）方針の決定が欠かせない．

4 Total pain theory

身体面
痛みやその他の症状
治療の副作用
不眠，倦怠感

精神面
効果のない治療への憤り
自分が疾患を引き起こしてしまったことへの後悔
ボディイメージの変化
痛みと死に対する恐怖
絶望感

社会面
家族の心配
経済面の心配
社会的地位の喪失
家庭や職場での役割の喪失
疎外感，孤独感

スピリチュアルな面
なぜ，何のために私に起こったのか
人生にどんな意味と目的があるのか
どうしたら過去の過ちが許されるのか
死んだらどうなるのか

全人的苦痛 Total Pain

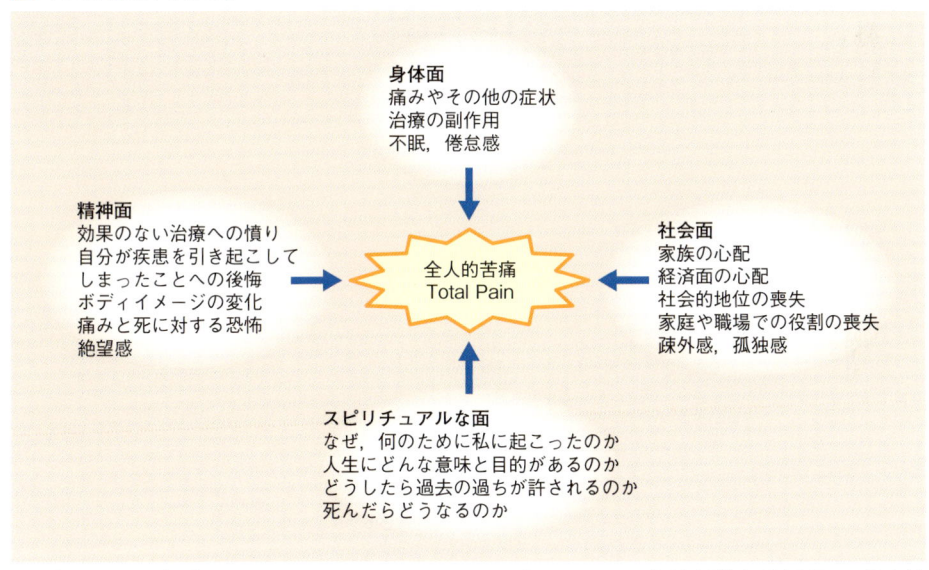

（Twycross R ら「Symptom Management in Advanced Cancer, 4th ed」2009[4] より筆者訳，一部改変）

  4.2，8.4，12.6 mg のいずれかを選択
 コデイン（リン酸コデイン錠・散）
  1回 20 mg　1日 60 mg
 モルヒネ（塩酸モルヒネ錠・末）
  1回 5〜10 mg　1日 15 mg

文献

1) The Gold Standards Framework Centre. The GSF prognostic indicator guidance. 2011.
 http://www.goldstandardsframework.org.uk/cd-content/uploads/files/General%20Files/Prognostic%20Indicator%20Guidance%20October%202011.pdf
2) 日本ペインクリニック学会非がん性慢性［疼］痛に対するオピオイド鎮痛薬処方ガイドライン作成ワーキンググループ（編）．非がん性慢性［疼］痛に対するオピオイド鎮痛薬処方

ガイドライン．真興交易(株)医書出版部；2012.
3) 横林賢一．「家庭医/総合医の扱う健康問題に関する知識と技術（第Ⅱ部D：p.158-204）」に関連するポートフォリオ例②．日本プライマリ・ケア連合学会（編）．日本プライマリ・ケア連合学会基本研修ハンドブック．南山堂；2012，pp251-258.
4) Twycross R, et al. Symptom Management in Advanced Cancer, 4th ed. Palliativedrugs.com；2009.

参考文献
- Addington-Hall JM, Higginson IJ. Palliative Care for Non-Cancer Patients. Oxford University Press；2001.
- Murtagh FEM, et al. Patterns of dying：Palliative care for non-malignant disease. Clin Med 2004；4：9-44.
- Twycross R ほか（著），武田文和（監訳）．トワイクロス先生のがん患者の症状マネジメント，第2版．医学書院；2010.
- 平原佐斗司(編著)．チャレンジ！非がん疾患の緩和ケア．南山堂；2011.

病態別重度期のケアと終末期の緩和ケア

4章

病態別重度期のケアと終末期の緩和ケア

脳卒中の在宅医療

桑原直行
秋田組合総合病院 救急・総合診療部/脳神経外科
秋田県総合診療・家庭医研修センター

◆ 脳卒中は脳出血，くも膜下出血，脳梗塞（ラクナ梗塞，アテローム血栓性梗塞，心原性脳塞栓症）等の総称であるが，病巣の部位と大きさにより後遺障害はさまざまである．
◆ 脳卒中は要介護の原因疾患の第1位で約24％を占めている．さらに要介護5の34％，要介護4の30％は脳卒中が原因である[1]．
◆ 脳卒中は日本人の死因別死亡率で第4位となったが，死亡数は増加しているうえ第3位の肺炎には脳卒中に起因するものもあり，依然致死的な疾患であることに変わりはない．
◆ 在宅医療の対象疾患の中で，最も多く，長期的な手厚いケアが必要な疾患である．そして在宅医がかかわる脳卒中慢性期では再発や合併症も多く，家族にとって身体的にも精神的にも負担が大きいことを念頭に置かなければならない．

脳卒中患者の特徴と問題点

- 脳卒中患者は，麻痺などの身体的障害に加え精神的心理的な障害も少なからずあるため，コミュニケーションが取りづらく，患者の身体的・精神的な苦痛や状態変化の把握が困難であるということが特徴であり問題となる．
- 比較的長い経過の中で加齢とともにADLが徐々に低下し，再発や合併症などのイベント発症により急激に悪化するため，予後予測は困難と言える．
- 再発や合併症により急変する可能性があることとその状態を説明したうえで，対応方法（救急搬送や胃瘻などの栄養管理方法など）を本人や家族（介護者）と前もって十分に話し合っておくことが重要である．
- 脳卒中患者の心理として元通りに治りたいと考えるため，いつまでも良くならない，みじめだと閉じこもる傾向があり，自分だけが苦しんでいるなどと孤独感を感じることもある．また，介助・介護される側であるため依存傾向が強くなり，主体性を持ちにくい．
- 特に病院では医療者主導で物事が進んでしまい，安全管理という名目で活動が制限されてしまうことも少なくない．しかし在宅では患者や家族の自己決定に基づき主体的に行動することで，障害を抱えながらも新たな生活を構築することが目標となる．
- 脳卒中患者やその家族は，家庭や社会での役割がないと考えていることも少

なくなく，生活を楽しむ余裕がないことも多い．個人や環境因子が活動や社会参加を妨げていることを意識し，改善策を提案していく必要がある．

日常管理のチェックポイント

- 脳卒中発症者では，再発の可能性を常に考えて診療する必要があり，初診時と定期検査時そして急変時には**1**の項目をチェックするとよい．
- 普段の診療では神経学的評価は手短にして，ADLやIADLについて評価し，可能な限りその人らしい生活を送れるように支援する．
- 脳卒中の在宅医療のポイントは，①残存機能の維持・向上，②摂食嚥下・栄養管理，③再発予防と対応，④合併症の予防と対応，⑤事故防止，⑥介護者への配慮である．
- 上記ポイントは，それぞれが独立したものではなくお互いに関連しており，介護者も含め，その人に関わるすべての職種が連携し，情報を共有したうえで，カンファレンス等を行いながら意見交換をして対応することが最も重要である．

ADL, IADL, BADL
ADL（activities of daily living；日常生活動作）が食事や排泄，入浴など日常の基本動作を指すのに対してIADL（instrumental activities of daily living；手段的日常生活動作）は，交通機関の利用や電話の応対，買物，食事の支度，家事，洗濯，服薬管理，金銭管理など，自立した生活を営むために必要な複雑な活動を指す．家庭における歩行や移動，食事，更衣，入浴，排泄などの基本的な身体動作についてはBADL（basic activities of daily living,；基本的日常生活動作）ともいわれる．

実践　脳卒中患者の在宅医療

- WHOの国際生活機能分類（International Classification of Functioning, Disability and Health：ICF，**2**）に基づき，たとえ病気や障害を持っていたとしても，日常生活の活動制限・不自由さ，社会生活への参加制約・疎外感などを環境因子と個人因子を含め，生きることの全体像として捉え，それを改善するためのアプローチが必要である．

退院前カンファレンス

- 急性期および回復期病院から患者を受ける際には退院前カンファレンスに参加し，ケアマネジャーや訪問看護師，介護サービス業者，歯科医師，薬剤師などと情報を共有しておくことが重要である．
- ADLやIADL，介護度や身体障害者の申請状況などの確認に加え，視野障害や空間失認，失語などのコミュニケーション障害などについての確認を忘れてはならない．

脳卒中に特徴的な診察準備

- 視野障害や空間失認などがある場合には，認識できない側から声をかけても患者さんの反応は悪く，初めに両側から声をかけて反応の良い診察位置を確認しておく必要がある．
- 自宅等では，診察位置を確保するためベッドの位置や頭の方向を変更しなければならない場合もあり，家族とも十分相談しておく．

1 脳卒中発症者の診察項目

意識レベル	Japan Coma Scale		
	Ⅰ 刺激しなくても覚醒している状態	Ⅱ 刺激すると覚醒する状態	Ⅲ 刺激しても覚醒しない状態
	0 全く正常 1 大体意識清明だが，今一つはっきりしない 2 時・人・場所がわからない（見当識障害） 3 自分の名前，生年月日が言えない	10 普通の呼びかけで容易に開眼する 20 大きな声または体を揺さぶることにより開眼する 30 痛み・刺激を加えつつ呼びかけを繰り返すとかろうじて開眼する	100 痛み刺激に対しはらいのける様な動作をする 200 痛み刺激で少し手足を動かしたり顔をしかめる 300 痛み刺激に全く反応しない
	Glasgow Coma Scale		
	開眼（Eyes Open）	言語（Best Verbal Response）	運動（Best Motor Response）
	4 自発的に開眼する 3 呼びかけにより開眼する 2 痛み刺激により開眼する 1 全く開眼しない	5 見当識良好 4 混乱した会話 3 不適切な言葉 2 理解不能の応答 1 反応なし	6 命令に従う 5 疼痛に適切に反応 4 屈曲逃避 3 異常屈曲反応 2 伸展反応（除脳姿勢） 1 反応なし
呼吸	回数（　　）　　型（正，チェーンストークス，群発性，失調性，下顎呼吸）　　深さ（浅，正，深）　　O₂SAT（　　）％ 随伴症状（息切れ，呼吸困難，喘鳴，チアノーゼ）		
肺聴診			
循環	血圧（　／　）mmHg　　左右差（有：血圧（　／　）mmHg，無）　　脈拍（　）回　　リズム（整，不整）　　尿量（　）L		
心音聴診			
体温	℃　　皮膚　色調　　　　冷汗　　湿潤　　乾燥		
神経学的所見	瞳孔　右　　mm，整，不整　　左　　mm，整，不整　　対光反射　右　直接：＋，－　間接：＋，－　左　直接：＋，－　間接：＋，－	眼球運動	A. 障害なし B. 側方視が自由にできない（不十分） C. 眼球は偏位したままで反対側へ側方視できない（完全共同偏視または正中固定）
	視野　A. 同名性の視野欠損 or 半盲なし B. 同名性の視野欠損 or 半盲あり（右，左）	空間認識	A. 線分二等分試験正常 B. 線分二等分試験で半側空間無視（右，左） C. 麻痺に気がつかない．あるいは一側の空間を無視した行動をする（右，左）
	顔面　A. 異常なし B. 片側の鼻唇溝が浅い（右，左） C. 安静時に口角が下垂している（右，左）	言語	1. 口頭命令で拳をつくる（両側麻痺の場合は口頭命令で開眼する） 2. 時計を見せて"時計"と言える 3. "サクラ"を繰り返して言える 4. 住所，家族の名前が上手に言える
	運動機能　Hand（手） 1. 正常（右，左） 2. 親指と小指で輪を作る（右，左） 3. そばに置いたコップが持てる（右，左） 4. 指は動くが物はつかめない（右，左） 5. 全く動かない（右，左）	Arm（腕） 1. 正常（右，左） 2. 肘を伸ばしたまま腕を挙上できる（右，左） 3. 肘を屈曲すれば挙上できる（右，左） 4. 腕は動くが持ち上げられない（右，左） 5. 全く動かない（右，左）	Leg（下肢） 1. 正常（右，左） 2. 膝を伸ばしたまま下肢を挙上できる（右，左） 3. 自力で膝立てが可能（右，左） 4. 下肢は動くが膝立てはできない（右，左） 5. 全く動かない（右，左）
	感覚　A. 正常（感覚障害がない）（右，左） B. 何らかの軽い感覚障害がある（右，左） C. はっきりした感覚障害がある（右，左）	足底反射	A. 正常（右，左） B. いずれとも言えない（右，左） C. 病的反射（Babinski または Chaddock）陽性（1回でも認めたら陽性）（右，左）

＊運動機能，感覚，足底反射は左右を評価し，該当する欄の（右，左）に○を付けてください．

（日本脳卒中学会 Japan Stroke Scale（JSS）第 5 版を参考に作成）

2 ICF

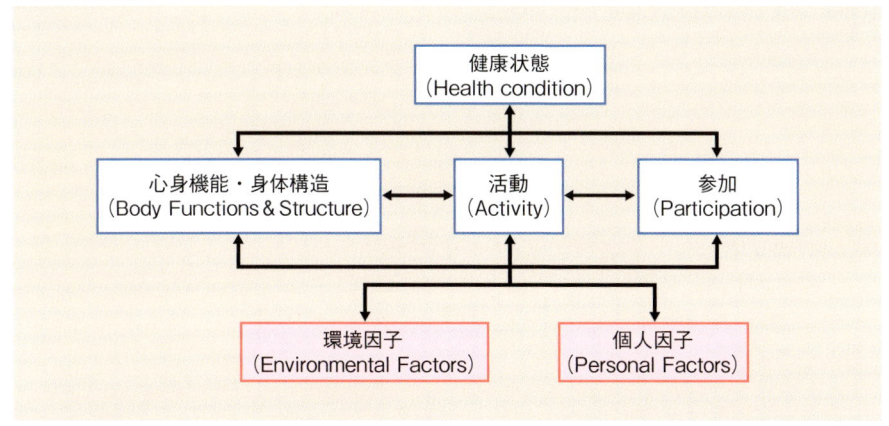

（健康状態 Health condition）

心身機能・身体構造（Body Functions & Structure）⇔ 活動（Activity）⇔ 参加（Participation）

環境因子（Environmental Factors）　個人因子（Personal Factors）

（障害者福祉研究会〈編〉「ICF 国際生活機能分類―国際障害分類改定版」中央法規出版，2002 より）

コミュニケーション障害への対応

意識障害
- 意識障害が後遺していたとしても，家族は何らかの意思表示や意思疎通ができていると考えていることもあり，単にそれを否定するのではなく，家族の意見も尊重しながら声をかけることで，家族との信頼関係を構築していくことが重要である．

失語症
- 失語症にはさまざまな種類があるが，言語性の障害だけでなく思考や状況判断の障害を伴うことも多く，介護者との意思疎通が困難となり，お互いに苦痛を感じてしまう．
- 失語症患者には，ゆっくりと単語や文節で区切って話し，文字や絵を見せたり，身振りを用いたりすることも重要である．また，Yes／No で答えられる質問を用意すると，言葉が出なくとも何らかの意思表示ができることもある．
- 失語症の場合，五十音表によるポイントは役に立たないことが多い．

構音障害
- 失語症とは違い言葉の表出のみの障害であり，話しかけは普通でよい．
- 患者には，ゆっくり口を大きく動かし，一音一音発声するように指導する．患者の言葉を何度も聞き返すと，余計な緊張を与え言語明瞭度が低下する．
- 患者は伝わらない苦痛を感じ，話す意欲を失ってしまうこともあるので，筆談や五十音表のポイントなどを併用するとよい．

⚓ 残存機能の維持・向上

- 在宅療養移行時には残存機能はほぼ固定していると言ってよいが，本人の意欲や家族との関係性，ケアマネジャーや訪問看護師，リハビリテーション職などの多職種の関わり方で，その機能は大きく左右される．
- 意欲と残存機能を維持向上させることを常に念頭に置き，「花見に行きたい」など患者の希望から適切で具体的な目標を設定し，訪問リハビリや通所リハビリなどを上手く利用していく．たとえ実用的な歩行まで到達できないとしても，歩行訓練を加えることで，本人や家族の意欲や満足度は大きく変わってくることもある．
- 意識障害があっても背面開放端座位保持テーブル(3)などを使うことで，座位時間を増やし，車椅子への移乗を考慮すべきである．
- 生活の中で自立できていないことに対して，リハビリテーションを行うことで介護度の低下が期待できる．
- リハビリテーションに対しての努力を褒めることはもちろんであるが，興味や関心が機能訓練ばかりに集中しないように，生活を楽しむための趣味の話やお孫さんの話など，その人の物語や考えを尊敬の念をもって傾聴することが大切である．
- 家族との会話を楽しんだり，レクリエーションや社会参加，園芸など自分のやりたいことを楽しむことが主体性を持つことになり，生活機能の維持・向上に繋がる．

⚓ 摂食・嚥下，栄養管理

- 嚥下障害は脳卒中急性期には50％以上の患者に認められ[2]，誤嚥性肺炎や低栄養等により生命予後や機能予後を左右する症状の一つである．
- 在宅療養期では嚥下障害がある程度回復していることも多いが，再発や全身状態の悪化に伴い，嚥下障害を再び来す可能性は少なくない．
- 摂食・嚥下機能低下は脳卒中再発以外の要因でも引き起こされるので，在宅

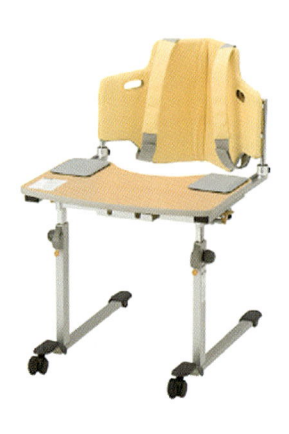

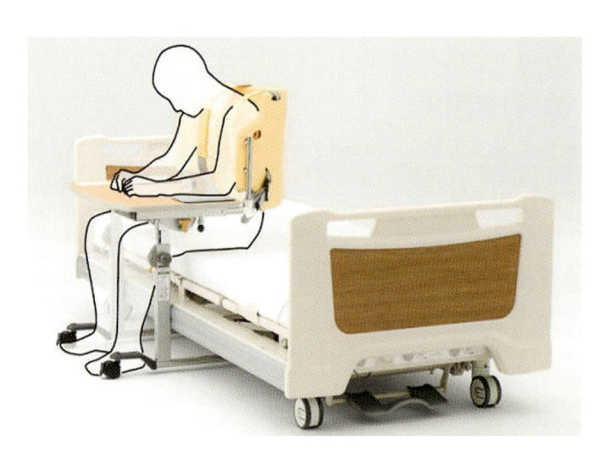

3 背面開放端座位保持テーブル
「Sittan」(パラマウントベッド)

療養患者では常に十分な食事が摂れなくなる危険性を抱えていることを意識し，適切な対応を行う．

- 食事量の低下や偏食が続いていないかを観察し，定期的な体重測定を行い記録する．立位困難な場合などには，デイサービスや訪問入浴，ショートステイなどの介護サービス利用時に体重測定を行う．
- 患者や介護者の言葉に耳を傾け，「最近やせてきた」「食べると疲れる」「食事に時間がかかる」「口に貯める，飲み込まない」「食事中や食後にむせる，咳が出る，ゼロゼロする」などの訴えがあれば摂食・嚥下機能低下を疑う．
- 訴えやむせがなくとも不顕性誤嚥を起こしていることもあり，注意が必要である．
- 在宅療養期であっても，意識障害が軽度であれば，嚥下リハビリテーションで改善することもあり，誤嚥を恐れ，安全を優先するあまり患者の食べるという喜びを奪ってしまうことにも気を付けなければならない．
- 嚥下障害の有無にかかわらず，口腔内の乾燥と汚染は肺炎や不明熱などの原因になると同時に，美味しく食べる，楽しく話すといった基本的快楽の支障となるため，口腔ケアは非常に重要で，家族と共に器質的口腔ケア（口の中をきれいにすること，特に食事前のうがい）と機能的口腔ケア（口腔周囲・頸部のマッサージ，口体操・舌体操）を行うとよい．
- 介護者，医師，歯科医師，歯科衛生士，訪問看護師，言語聴覚士などが患者に合わせた摂食条件や嚥下訓練と口腔ケアの手技を共有し，終末期にあっても可能な限り継続することが患者の尊厳に繋がる．
- 摂食時は30～45°リクライニングさせ頭部を前傾させ，麻痺側が上方になるような姿勢に調整し，食後2時間ほど座位を維持することを指導する．
- 食事の場所，姿勢，食べ方，食事内容と調理法，摂取時の温度，大きさや形態などをチェックし，むせや発熱がないかを介護者やヘルパー，訪問看護師等とも情報共有する．
- 皮膚の乾燥状態や浮腫や褥瘡の有無，規則的な排便があるか，便の性状はどうかを確認しておくことは脱水や低栄養状態などを判断する材料となる．
- 機能的要因である咀嚼や嚥下機能の低下，義歯などの口腔内の問題は，言語聴覚士，歯科医師，歯科衛生士等と連携することで改善が期待できるうえ，最近は歯科医師が嚥下内視鏡や嚥下リハビリテーションなどを積極的に行っているところもあり，日頃から地域での多職種連携ネットワークを構築しておくとよい．

具体的な栄養管理や嚥下リハビリテーションに関しては2章「栄養アセスメントと栄養処方」(p36)，「嚥下障害のアセスメントと嚥下リハビリテーション」(p53)を参照

排尿・排便障害

- 排尿・排便障害は介護量とストレスを増やす大きな原因であり，社会参加の妨げとなるだけでなく，患者の尊厳を損ねる重大な問題でもある．
- 脳卒中急性期（再発時）には低活動性膀胱を呈し，尿閉となるため導尿やカテーテル留置が必要となることが多い．慢性期にも15～30％の患者に排尿

具体的な排尿障害の管理については2章「在宅でみることができる排尿障害とカテーテル管理」（p120）を参照

障害が認められ，病型では過活動性膀胱による切迫性尿失禁と頻尿が多い[3]．
- 男性の場合は前立腺肥大による閉塞性排尿障害，女性の場合には骨盤底筋群の筋力低下による腹圧性尿失禁などが加わってくるため，複雑な病態であることも少なくない．
- 脳卒中発症者では，病期によって膀胱の活動状態が変わるうえ尿路感染や合併症も多く，検尿，残尿測定・膀胱内圧測定，直腸指診，超音波検査などを行い総合的に判断し治療方針を決定する必要がある[4]．
- 排便障害も脳卒中患者によく見られ，運動機能低下，水分・食物摂取量の低下，薬剤等の影響で便秘となることが多い．
- 水分と食物繊維の適切な摂取を行い，下剤，坐剤，浣腸などを使用する．しかし，下剤投与は患者・介護者の重大なストレスの一つである便失禁の原因ともなるので，下剤は少量とし，介護者のいるときに摘便や浣腸にて排便させることも考慮する．
- 経管栄養では軟便から下痢となることもあり，水分減量，半固形化投与を試みる．増粘剤や半固形化剤などは利用しやすいが患者に購入してもらう必要がある．
- 難治性で感染性下痢が否定できれば，ロペラミド塩酸塩（ロペミン®）やコデインリン酸塩（リン酸コデイン®）を投与してもよい．
- 脳卒中患者ではADL障害があるため，尿意や便意はあっても移動や脱衣に手間取り失禁してしまう機能性失禁もある．このような失禁は患者や家族に精神的な苦痛を与える．トイレまでの距離の短縮，トイレの改造，介護者とのコミュニケーションの工夫を第一に考え，安易におむつやカテーテル留置を行わないことが重要である．
- 脳卒中終末期には皮膚の過湿潤による褥瘡の危険性もあり，おむつやカテーテル留置が必要となることも多い．

再発予防と再発への対応

再発予防

- 脳卒中の再発率は年約5％，5年で約30〜50％とする報告が多い．年齢別にみると20〜70代までは加齢に従って上昇し，70代では年24％に達する[5]．
- 再発危険因子の中には，加齢，男性，初回発症病型が脳梗塞であることのようにコントロール不能なものもあるが，高血圧，糖尿病，心房細動，脂質異常症，喫煙，多量飲酒の危険因子については生活習慣の改善や薬物治療が可能であり[5,6]，厳格な管理により再発率を抑えることが出来る（ **4** ）．
- 高齢者では薬物の代謝・排泄能低下や多剤併用により，薬効が出過ぎたり，薬物有害作用の出現率も高いため，慎重に投与する必要がある[7]．
- 心原性脳塞栓症は脳梗塞の約3割を占めるが，その7割が心房細動を原因とし，脳の広い範囲が急速に虚血状態に陥るため，発症後1年以内に約半数が

4 脳卒中再発予防の目標値

	目標値	代表的治療薬	特記事項
高血圧	脳梗塞発症2～3か月 150/95 mmHg 最終目標値 140/90 mmHg 未満 抗血栓薬使用中 115～130/75～80 mmHg 脳出血では拡張期血圧 75～90 mmHg 以下	高血圧治療ガイドライン参照	頭蓋内主幹動脈や頸部内頸動脈に高度狭窄病変のある場合には，最高血圧140 mmHg 以下で再発が増えるとの報告もあり，注意を要する
糖尿病	HbA1c6.5%が目標となるが，糖尿病を含む危険因子（高血圧，脂質異常症，肥満，喫煙）を包括的にコントロールすることが必要	糖尿病診療ガイドライン参照	ピオグリタゾン群で47%の脳卒中再発リスク低下
脂質異常症	LDL-C 120 mg/dL 未満 HDL-C 40 mg/dL 以上 中性脂肪（TG）150 mg/dL 未満	スタチン製剤 EPA（エパデール®） EPA + DHA（ロトリガ®）	スタチン製剤＋EPA 投与群で脳卒中再発20%抑制
アテローム血栓性脳梗塞	抗血小板薬をベースに，スタチン製剤を併用するなど，包括的な管理が必要	少量アスピリン（バイアスピリン®） シロスタゾール（プレタール®） 硫酸クロピドグレル（プラビックス®）	シロスタゾールはアスピリンと比較し，脳卒中再発を26%低下，脳出血発症リスクを54%低下
心原性脳塞栓症	INR 2.0～3.0 の範囲 70歳以上 INR 1.6～2.6 NOAC での指標は現在のところない	ワルファリンカリウム（ワーファリン®） ダビガトランエテキシラート（プラザキサ®） リバーロキサバン（イグザレルト®） アピキサバン（エリキュース®錠）	再発予防では INR 目標値2.9という報告もある

死亡するほど予後が悪く，機能的にも重症化しやすいうえ，再発も多い[8]．

- 心原性脳塞栓症の再発予防は抗凝固療法で，ビタミンK拮抗薬であるワルファリン，新規経口抗凝固薬（NOAC：Novel Oral AntiCoagulants）である抗トロンビン阻害薬のダビガトランエテキシラート（プラザキサ®），選択的直接作用型第Xa因子阻害薬のリバーロキサバン（イグザレルト®）やアピキサバン（エリキュース®錠）がある．

- 在宅療養中に抗凝固薬を開始することは少ないと思われるが，薬剤や食品との相互作用や再発・出血性合併症のリスクを考えるとNOACが使いやすい．中等度以上の嚥下障害や経管投与の場合にはワルファリンを粉砕して投与することとなる．NOACも含め経過中の腎機能低下時には減量や中止も考慮する．

- ワルファリンの作用は食事や他薬剤に影響されやすく，定期的なPT-INR（INR）等の血液凝固モニタリングが必要であるが，NOACでは，食事や他薬剤の影響も少なく，脳卒中・全身性塞栓症の発症率をワルファリンに対して有意に低減させ，出血のリスクは同等かそれ以下であり，使いやすい薬剤である．

- NOACはいずれも高齢者や腎機能低下例では注意を要し，クレアチニンクリアランス等の定期的な検査は必要である．また経管投与での安全性は確立されていない．

column

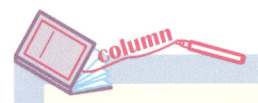

ワルファリン管理のポイント

　在宅管理で問題となるのは使用頻度の高い解熱鎮痛薬や抗菌薬などを処方するときであろう．これらの薬剤はワルファリンの作用を増強するものが多く，新たな薬剤を使用開始する場合には特に注意を要する．

　鼻出血や皮下出血，血痰や血尿・血便・黒色便などの有無を介護者にも注意喚起しておき，2，3日後にはINRをチェックした方が安全である．また，新たな下痢や食事量低下時にも作用が増強することがあり，注意が必要である．

　ワルファリンの増減量は5～20％が一般的で，INR 4以上でワルファリン中止，INR 5以上で1～2.5 mgのビタミンKを経口投与，INR 9以上ではそれ以上のビタミンKが必要で，出血のある場合と同様に入院を考慮する必要がある．

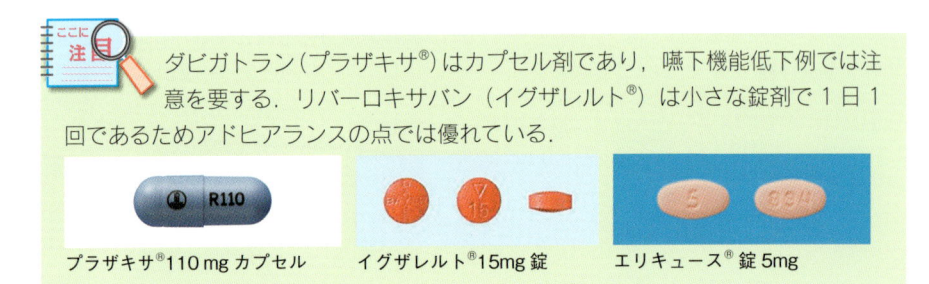

ここに注目
ダビガトラン（プラザキサ®）はカプセル剤であり，嚥下機能低下例では注意を要する．リバーロキサバン（イグザレルト®）は小さな錠剤で1日1回であるためアドヒアランスの点では優れている．

プラザキサ®110 mg カプセル　　イグザレルト®15 mg 錠　　エリキュース®錠5 mg

再発への対応

⚓ "FAST" でチェック

- 「Face」（顔の麻痺），「Arm」（腕の麻痺），「Speech」（ことばの障害），Time（発症時刻）により再発をチェックする（**5**）．
- 脳卒中地域連携クリティカルパスなどの利用により，急性期病院との連携を行い，再発時の後方支援を確立しておく．

⚓ 意識障害と呼吸障害への対応

- 再発や合併症による全身状態の悪化を来した患者では意識レベルの低下が見られる．意識障害に加え麻痺や嚥下障害などの新たな神経症状を伴う場合には，再発の可能性が高いが，痙攣発作や低血糖，電解質異常，発熱，心不全等でも起こりうるので，血液検査等を行い総合的に判断する．
- 意識状態の急激な変化には，十分な説明をしていたとしても家族は対応できず，後方支援病院への搬送が必要になることも多い．急性期治療により，ある程度回復する可能性もあるが，高齢で意識障害に加え呼吸障害等があると回復不能なことが多く，普段から急変時の対応を話し合っておくことが重要で，それにより介護者の不安や苦痛は少なくなる．

ACT FAST
National Stroke Association（米国脳卒中協会）では，脳卒中を疑う人をみたら，「Face」「Arm」「Speech」の3つのテストをするように勧めており，脳卒中の発症に早く気づいてもらおうと実施しているキャンペーンの標語である．

5 "FAST"の概要

Face	にっこり笑ってもらうと顔がゆがむ (麻痺側の口角が上がらないため)	麻痺側　健常側
Arm	手のひらを上に，両手をあげてもらい，目を閉じてもらうと手が下がる (麻痺側の上肢は回内，下垂する：Barre's sign)	
Speech	「今日は天気がいい」などの言葉を言ってもらうと上手くしゃべれない (パ行，ラ行などでもよい)	
Time	以前と比較して変化が現れたら，できるだけ早く専門医に相談する．	

- 意識レベルが低下すると舌根沈下による呼吸障害も起こる．頭部後屈や側臥位にしても改善しない場合，経口・経鼻エアウェイや気管挿管も考慮するが，介護者と十分に話し合い，納得のうえで治療を選択する必要がある．

合併症の予防と対応

誤嚥性肺炎

- 口腔ケアと体位が重要である．
- 誤嚥性肺炎の予防として嚥下反射，咳反射を担っているサブスタンスPを増加させるACE阻害薬[9]や塩酸アマンタジン（シンメトレル®）[10]などの薬剤投与も検討する（適応外処方）．
- 抗血小板薬シロスタゾール（プレタール®）も誤嚥性肺炎の予防効果がある[11]．口腔内崩壊錠や細粒もあるため嚥下障害のある脳梗塞患者（心原性を除く）では特に有用である．

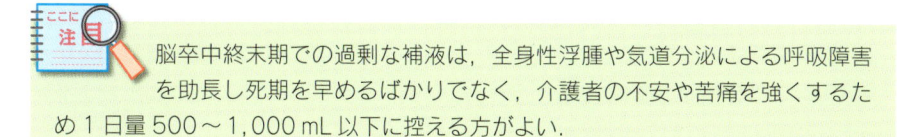

前述の摂食・嚥下，栄養管理の項(p182)を参照

> **ここに注目**　脳卒中終末期での過剰な補液は，全身性浮腫や気道分泌による呼吸障害を助長し死期を早めるばかりでなく，介護者の不安や苦痛を強くするため1日量500〜1,000 mL以下に控える方がよい．

運動機能障害による疼痛と褥瘡

- 麻痺肢は経過とともに**弛緩性麻痺**から**痙性麻痺**に変化し，筋伸張反射亢進による痙縮が起こり，運動時に痛みを伴うことがある．
- 意識障害や重度片麻痺などの運動機能障害があると，廃用性筋萎縮と痛みを

WHO三段階除痛ラダー

がんの痛みの強さに応じて，どのような鎮痛薬を選択するかを示した段階図である．

厚生労働省医薬食品局の医療用麻薬適正使用ガイダンスにもあるように，非がん慢性疼痛では薬物療法や理学療法，神経ブロック，心理療法などを組み合わせた集学的治療を行い，痛みの改善にとらわれず，日常生活の改善を目標とすることが重要である．オピオイドの開始にあたっては他に有効な治療手段がなく，効果が副作用に勝ると思われる場合に使用し，乱用・依存の可能性もあるので注意深く評価する必要がある．

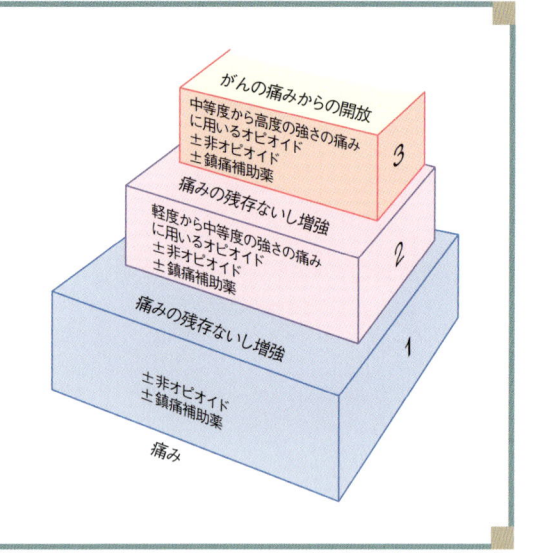

```
3: がんの痛みからの開放
   中等度から高度の強さの痛み
   に用いるオピオイド
   ±非オピオイド
   ±鎮痛補助薬
2: 痛みの残存ないし増強
   軽度から中等度の強さの痛み
   に用いるオピオイド
   ±非オピオイド
   ±鎮痛補助薬
1: 痛みの残存ないし増強
   ±非オピオイド
   ±鎮痛補助薬
   痛み
```

Point
グラクソ・スミスクライン株式会社で行われているボツリヌス療法講習・実技セミナーを受講することにより痙縮に対してA型ボツリヌス毒素製剤（ボトックス®）による治療が可能となり，上下肢の関節可動域の増加と介助量の軽減が期待できる．

伴う関節拘縮を来し，介護の支障にもなるため，適切な関節可動域（ROM）訓練を行う．

● 四肢の移動や体位変換ができなくなると，圧のかかる部位に潰瘍や褥瘡を形成し，痛みの原因となるばかりでなく重篤な感染症を引き起こす可能性もあり，エアマットや電動ベッドなどを用いて，体位変換を行うなど早めの対応が必要である．

● 痛みに関しては，通常の鎮痛薬からWHO三段階除痛ラダーを参考にし，痙縮や拘縮に関しては十分なエビデンスはないが，バクロフェン（リオレサール®）やダントロレンナトリウム（ダントリウム®）などの処方を試みる．

⚓ 痙攣発作

● 痙攣発作は劇的で意識消失や神経症状を伴うため，患者や介護者は強い恐怖を覚え，激しく動揺する．脳卒中後に痙攣が起こる可能性は数％あるが，痙攣による再発や死亡の危険性は高くはないことを，前もって説明しておく．

● 発作が起きた場合は，介護者に共感しながらも，慌てることなく冷静に対処するよう指示する．可能ならば側臥位にして誤嚥を防ぎ，患者の周囲から危険物を遠ざける．通常は数分で止まることが多いが，以下の場合には後方支援病院への搬送が必要である．

　① 初回発作である．（何が起きているか分からない）
　② 痙攣が5分以上続いている．（自然消失する可能性が低い）
　③ 意識が回復しないうちに，再び痙攣発作が起きる．（痙攣重積）
　④ 新たな神経症状や増悪がみられる．（再発の可能性あり）
　⑤ 転倒し，激しく頭部などをぶつけた．（外傷性頭蓋内出血の可能性あり）

● 初回発作でCT等の画像所見にも問題なければ薬剤投与の必要はないが，複

数回の発作があれば，症候性てんかんとしてカルバマゼピン（テグレトール®）やバルプロ酸ナトリウム（デパケンR®），フェニトイン（アレビアチン®）などの抗てんかん薬投与を行う．
- 抗てんかん薬は血中濃度を測定しながら増量するが，効果には個人差があり，抗てんかん薬にても100％予防できるわけではないことを説明しておく．
- 発作時の対応としてジアゼパム坐剤（ダイアップ®坐剤10 mg）や抱水クロラール坐剤（エスクレ®坐剤250 mg）を事前準備しておき，介護者が経直腸投与することも有用である．
- 終末期においても，痙攣をコントロールすることは必要であるが，ジアゼパムの静注や筋注は呼吸停止を来すこともあり，上記坐剤を使用している．

⚓ 中枢性疼痛
- 視床病変だけでなく，中枢神経内における痛覚伝導路の病変によって生じる．
- 患者は感覚脱失や感覚低下があるにもかかわらず，灼熱感やジンジン，ヒリヒリなどと表現される自発痛を覚えたり，触刺激で疼痛が誘発される（allodynia）こともある．
- うつや不安などの精神反響と呼ばれる情動反応を示すことが特徴である．
- 脳卒中発症直後から認められるのは18％，1週間以内18％，その後1か月以内が20％であるが，数か月後に始まることもある．
- 患者にとっても介護者にとっても中枢性疼痛は重大な苦痛でADLにも影響を及ぼすが，現状では満足のいく治療はない．非ステロイド性抗炎症薬は無効のことが多く，プレガバリン（リリカ®），抗うつ薬アミトリプチリン（トリプタノール®）や抗痙攣薬ラモトリギン（ラミクタール®），ガバペンチン（ガバペン®）が第一選択薬となる[12]．
- 上記第一選択薬の単独または複数投与で効果のない場合，クロナゼパム（リボトリール®）またはカルバマゼピン（テグレトール®）を追加する．いずれもめまいやふらつきの副作用があり，少量投与，就寝前投与から始めるとよい．
- セロトニン・ノルアドレナリン再取り込み阻害薬（SNRI）やオピオイドが効果を示すこともある．

⚓ うつ症状
- 脳血管障害後のうつ症状に関しては抗うつ薬も効果があるが，患者会や家族会などへ参加し，お互いの苦しさや辛さを話し合い，分かち合い，助言し合うピアカウンセリングが良い．

⚓ 認知機能低下
- 改訂長谷川式簡易知能評価スケール等で定期的に評価し，変化を見逃さないことが重要で，患者の機能維持はもちろん介護者の負担軽減にも努める．
- 脳血管性認知症だけでなく，高齢化によるアルツハイマー型認知症との合併

- も少なくない.
- 周辺症状は介護者の負担となるが，本人の思いや尊厳が守られていないような質の低いケアに起因することを自覚しなければならない.

事故防止

- 医療スタッフのみならず，本人，その家族にも転倒予防の重要性を啓発する.
- 機能的観点から転倒リスクを評価し，それに対しきめ細かい実施項目を具体的にさまざまな職種から提示する.
- 手すり設置や段差の解消など住宅環境を整えるのはもちろん，杖，補助装具，車椅子などを揃え，リハビリテーションを継続する.
- 転倒のリスクを減らすためには，トイレまでの歩行訓練や車椅子移乗訓練など日常的な活動を繰り返し行うことが重要である.
- 経管栄養や点滴時などに介護用ミトンを着用して事故抜去を予防することもあるが，ミトン着用は身体拘束になるため家族と十分に話し合う必要がある.

介護者への配慮

- 脳卒中患者のケアを考えるうえで介護者への説明と配慮は必要不可欠である．介護者は，患者と同様に4つのステップ（①ショック・混乱期，②回復への過度の期待と不安期，③絶望・抑うつ期，④障害受容期）を経て障害を容認できるようになる[13].
- 各々の段階で病状や今後起こりうる状態変化，その治療や介護方法，社会的資源の利用などを説明し，介護者の疑問にも誠意をもって答える姿勢が必要である.
- 介護者はストレスに起因する疾患にかかりやすく，介護継続のためには，介護者の健康管理と介護者自身のための時間を確保できる体制を整えることが大切である．しかし，患者の状態悪化時には罪悪感を抱くことも多く，普段から，無理をせず，できることだけで十分であることを説明する.
- 慢性期は介護者が孤独感や社会からの隔絶感を覚える時期でもあり，積極的に介護者の不安や問題点を聴取し，レスパイト入院や電話相談などを利用することや，患者・家族の会などへの社会参加を促すべきである.
- どのような時期においても，患者や介護者を常に気に掛けていることを示し，その人の考えや気持ちに共感し，辛い治療やリハビリそして長期にわたる介護に対して，さり気なく賞賛することが最も大切である.

文献

1) 厚生労働省. 平成22年国民生活基礎調査の概況.
http://www.mhlw.go.jp/toukei/saikin/hw/k-tyosa/k-tyosa10/
2) Crary MA, Groher ME（著），藤島一郎（訳）. 嚥下障害入門 Introduction to Adult Swallowing Disorders. 医歯薬出版；2007.
3) Gross JC. Urinary incontinence and stroke outcomes. Arch Phys Med Rehabil 2000；81：

22-27.
4) 塩見努ほか. 慢性期脳卒中332症例の排尿管理. 日本泌尿器科学会雑誌 1992;83:2029-2036.
5) 鈴木一夫. 脳卒中の再発. 治療 2009;91:2560-2564.
6) Talelli P, Greenwood RJ. Recurrent stroke: where do we stand with the secondary prevention of noncardioembolic ischaemic strokes? Ther Adv Cardiovasc Dis 2008;2:387-405.
7) 日本老年医学会（編）. 高齢者の安全な薬物療法ガイドライン 2005. メジカルビュー社;2005.
8) 松田信二ほか. 脳卒中急性期死亡例の解析. 脳卒中データバンク 2009（小林祥泰 編）. 中山書店;2009, pp48-49.
9) Arai T, et al. ACE inhibitors and protection against pneumonia in elderly patients with stroke. Neurology 2005;64:573-574.
10) Nakagawa T, et al. Amantadine and pneumonia. Lancet 1999;353:1157.
11) Shinohara Y. Antiplatelet cilostazol is effective in the prevention of pneumonia in ischemic stroke patients in the chronic stage. Cerebrovasc Dis 2006;22:57-60.
12) Frese A, et al. Pharmacologic treatment of central post-stroke pain. Clin J Pain 2006;22(3):252-260.
13) Holbrook M. Stroke: social and emotional outcome. J R Coll Physicians Lond 1982;16:100-104.

病態別重度期のケアと終末期の緩和ケア

重度認知症の在宅ケア

大澤　誠
医療法人あづま会 大井戸診療所

- ◆認知症は，最も新しい推計では，65歳以上人口の15％を占めると言われている．
- ◆認知症の中でもアルツハイマー病はその過半数を占め，さらに，その自然経過の病期（ステージ）が明確なのもアルツハイマー病である．その病期とはMCI（mild cognitive impairment：軽度認知障害）⇒軽度⇒中等度⇒重度⇒終末期である．
- ◆アルツハイマー病の重度から末期にかけては肺炎をはじめとした身体合併症が多く，医療の役割は重要である．
- ◆終末期の定義は次第に確立されてきており，その診断も医療にとっては重要な役割である．そして終末期ケアの意思決定プロセスに関わることも求められる．
- ◆終末期の緩和ケアの中では医療的な関わりはむしろ限定的となる．

　筆者に与えられたテーマ「重度認知症の在宅ケア」とサブテーマ「在宅で実践する重度認知症の緩和ケア」は，本書編者の平原佐斗司氏の著書『認知症ステージアプローチ入門』[1]に詳述されている．本稿では，実際に筆者が今も診ていて，しかも現在に至るまでに紆余曲折のあった一事例を取りあげ，筆者の役割を務めることにしたい．

事例呈示

事例
- 63歳頃発症のアルツハイマー病の女性．
現在，要介護5，C1Ⅳ，長女夫婦と暮らしている．

経過
- X－8年頃より，姉の死をきっかけに，同じ話しの繰り返しが多くなった．
- 次第にもの忘れ，置き忘れも生じ，よその家の花を摘んできたり，衣服の重ね着が目立つようになったりした．……Aの時期
- X年6月27日当院初診（HDS-R：10/30）．その後当院通所リハビリ利用するようになったが，徘徊・失行・尿失禁・コミュニケーションの障害が目立ち，声を荒げたりすることもあって，他の利用者ともトラブルになることが

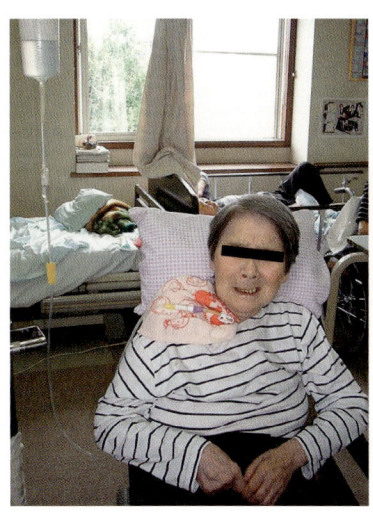

◀ 通所リハビリ利用中，エンシュアL®の後，水を落としている．

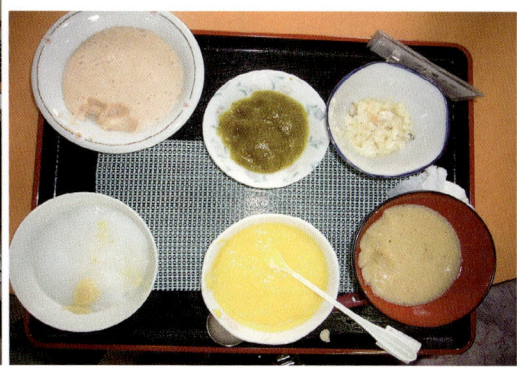

◀ 通所リハビリ利用時の食形態：とろみをつけたりして，半固形食が中心．食べるのは，せいぜい，この3分の1程度である．

- 多かった．……Bの時期
- X＋2年3月19日，夫の死をきっかけに某老健施設入所．しかしBPSDひどく，即，同一法人の精神科病院入院．
- 入院中，寝たきりとなり，X＋3年4月，両側大転子部に重症の褥瘡が生じたまま退院，在宅復帰した．そして，訪問診療，訪問看護，通所リハビリ等利用し，褥瘡は治癒．在宅復帰当時，言葉も失い，体動も少なくなっていたが，徐々に体動活発になり，語彙も少なく錯語もみられるものの，発語も活発になった．
- しかしX＋4年10月31日誤嚥性肺炎生じ某病院入院．その後2回の誤嚥性肺炎による入退院を繰り返し，経口からの栄養および水分補給が困難となったため，X＋7年2月，長女に予後予測に関して，担当する訪問看護師，ケアマネジャー等を交え説明した（せいぜい末梢からの補液，それも徐々に減らして，自然な死を迎えた方がよいのではと示唆しながら）．しかし，長女はまだ生きていてほしい，あきらめたくないと言って胃瘻造設を希望．某病院にて3月7日に胃瘻造設．在宅復帰した．……Cの時期
- その後，1年が経過．長女がプリンなどを食べさせるようになっており，そのため，嚥下内視鏡検査（video endoscopic examination of swallowing；VE）を中心に食事形態・食事量を評価．胃瘻からの経管栄養を基本に，1日摂取カロリーのおよそ半分を口から摂るようになっている．
- 現在，表情の変化にも富み，声掛けに対しての反応も良好で，時に意味の通じる発語もあり，体重も増えている．しかし，車椅子座位は可能であるが，姿勢は崩れていわゆる"仙骨座り"となりやすく，股関節の可動性も低下し，頸部も伸展位をとりがちで，時折むせる．

1 アルツハイマー型認知症（AD）の重症度—FAST分類

重症度	臨床診断	FASTにおける特徴
1. 認知機能の障害なし	正常	主観的および客観的機能低下は認められない
2. 非常に軽度の認知機能の低下	年齢相応	物の置き忘れを訴える．喚語困難
3. 軽度の認知機能低下	境界状態	熟練を要する仕事の場面では機能低下が同僚によって認められる．新しい場所に旅行することは困難
4. 中等度の認知機能低下	軽度のAD	夕食に客を招く段取りをつけたり，家計を管理したり，買い物をしたりする程度の仕事でも支障をきたす
5. やや高度の認知機能低下	中等度のAD	介助なしでは適切な洋服を選んで着ることができない．入浴させる時にもなんとかなだめすかして説得することが必要なこともある
6. 高度の認知機能低下	やや高度のAD	(a) 不適切に着衣 (b) 入浴に介助を要する．入浴を嫌がる (c) トイレの水を流せなくなる (d) 尿失禁 (e) 便失禁
7. 非常に高度の認知機能低下	高度のAD	(a) 最大限約6語に限定された言語機能の低下 (b) 理解しうる語はただ1つの単語となる (c) 歩行能力の低下 (d) 着座能力の喪失 (e) 笑う能力の喪失 (f) 昏迷および昏睡

(Reisberg B, et al. Ann Acad Sci 1984；435：481 より作成)

事例の解説

- この事例を，FAST分類（Functional Assessment Staging of the Alzheimer type, 1）に則って整理しながら，振り返ってみる．

Aの時期

- Aの時期はFAST stage 5から徐々にFAST stage 6に移行するような時期であった．家庭外での生活では，社会性も崩れ，常に見守りを必要とし，家庭内での生活においてもIADL（手段的日常生活動作）自立できず，身の回りのことにおいても適切な指示や介助を必要とするようになっていた．つまり，中等度以降の状態での当院初診であった．
- この時期においては，**スピリチュアル・ペイン**を言語化することはほとんどなく，周囲はそれをくみ取って対応する必要がある．それが，この時期のもっとも緩和的なアプローチの一つと言える．ところで**医療的介入**のスタートはこの段階では遅いと言える．

Bの時期

- Bの時期は既にFAST stage 6の段階と言える．つまり重度の認知機能低下を示し，失行が目立ち，また尿失禁もあり，リハビリパンツ着用も含め，身

スピリチュアル・ペイン
認知症の特徴として記憶障害・見当識障害が挙げられる．「ここはどこだかわからない」「自分はどうすればいいのかわからない」「自分はどうなっていくの？」など薄れていく自分の記憶に日々不安を抱いている．自分が保てなくなることの不安，自分と自分の人生が脅かされる不安，まさにスピリチュアルな痛みにつながる．

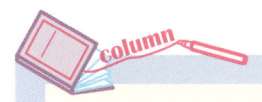

> **医療的介入**
>
> ここでは抗認知症薬投与のことを主に指している.
>
> 現在，わが国では4種類の抗認知症薬があり，進行程度，活動性の程度等によって，使い分けられる．ドネペジル，リバスチグミン，ガランタミンという3種のアセチルコリンエステラーゼ阻害薬と，メマンチンというNMDA受容体拮抗薬である．ドネペジルとメマンチンのみが高度のアルツハイマー病に使える薬剤であるが，果たしてそれらをいつまで使うか悩むことになる.
>
> 筆者はFAST stage 7になったら，つまり歩行不能となったら，家族に「そろそろお薬やめましょうか」と打診するようにしているが，継続を望む家族も多い．確かに，ドネペジルをやめた途端，表情の変化が乏しくなり，活気がなくなったケースを何例か経験している．また適応もなく，機序も不明であるが，高度になり食事量の減ったケースにリバスチグミン（パッチ）を使用した結果，食事量が増えたケースを何例も経験している.

の回りのことすべてに関し，適切な介助を要していた．言葉の理解ができず，また語彙も少なくなって，コミュニケーションは成立しづらかった.

- しかし，まだ運動機能は保たれ，通所リハビリテーションの場でも徘徊がみられ，また声を荒げたりすることもあって，他の利用者とのトラブルを生じた.
- 言語化されないスピリチュアル・ペインをくみ取ろうとする努力よりも，感情的（精神的感情よりも身体的感情）な心地良さがケアには求められると言ってもよいだろう．それが本人のQOLにつながる最も緩和的なアプローチと言える.
- 医療的には，ドネペジルおよび少量の非定型抗精神病薬の使用と並行して，本人にとって心地良いケアを模索していた（当時はドネペジルしかなかったが，今ならメマンチンの投与を試みているだろう．そして抑肝散を併用）.
- しかし，それらの効果はなく，夫の死もあって，疲弊に耐え切れず，主たる介護者である長女は老健入所を決意した.
- 一般的にはFAST stage 5の段階においてBPSDは目立つことが多いが，本事例のようにやや高度と考えられるFAST stage 6でBPSDが生じる場合もあり，その背景に身体的要因（関節の痛みや，皮膚のかゆみ，便秘等を含む身体合併症，**2**）があったりするが，それを言葉で表現できないので注意が必要である.
- それらの既に言葉で表現できない身体的要因を如何に非侵襲的な方法で診断するか問われている．血液生化学的検査，検尿，単純X線検査，エコー検査，CTなどがそれである.
- 老健入所を引き金に，BPSDはさらに悪化．ただちに精神科病院入院に至ったようである．そこでの生活は推測するしかないが，薬剤による拘束，車椅子抑制等は今でも精神科病院では行われている．ともかく老健入所後1年して，本事例が再び筆者の前に現れた際は，寝たきりで体動少なく，両側大転子部に褥瘡生じ，表情なく，発語もなく，しかし，介助すれば食事は誤嚥な

身体的感情と精神的感情
感情は大別すると身体的感情と精神的感情に分けられる.
- 身体的感情は，体感とははっきり区別できない感情である．快い味覚，不快な痛みなどの身体的感覚に伴う感覚的感情と，充実感，活気，脱力感，疲労感，緊張感などの全身的な快・不快の感情である生気感情とがある.
- 精神的感情とは，なんらかの心的な動機に対する反応的な感情で，対象を意識して喜び，悲しみ，恐れ，怒るような体験である．言葉の理解が崩れると，この感情を抱くことは難しいと思われる.

2 認知症の主な身体合併症

- 高血圧症・糖尿病・脳梗塞・虚血性心疾患の他，便秘症・不眠症を伴うことが多い
- 肺炎
- 心不全
- 脱水症
- 胃潰瘍・逆流性食道炎などの消化器疾患
- 尿路感染症
- 大腿骨頸部骨折・変形性関節症
- 皮膚掻痒症

3 アルツハイマー病の臨床症状出現順序

	初期（軽度） (FAST stage 4) (HDS-R 18〜25)	中期（中等度） (FAST stage 5) (HDS-R 11〜17)	末期（重度） (FAST stage 6〜7d) (HDS-R 0〜10)	終末期
記憶障害	近時記憶障害	即時記憶障害	遠隔記憶障害　完全健忘	
見当識障害	時間の失見当	場所の失見当	人物の失見当	
言語障害		健忘失語	感覚性失語　　全失語	
精神症状	不安・うつ・妄想	幻覚・鏡現象		
行動障害		焦燥	多動・徘徊・暴力　　不潔行為	
運動障害			失禁　痙攣　固縮　四肢拘縮	
生活障害	IADL 障害		BADL 障害　ADL 全介助	嚥下障害

HDS-R（改訂長谷川式認知症スケール）の得点は大まかなめやす
（山口晴保〈編著〉「認知症の正しい理解と包括的医療・ケアのポイント」第2版, 協同医書出版；2010, p63 より）

く食べられているように見えた．アルツハイマー病の自然な経過の中ではFAST stage 7-e の時期と言えるが，実は廃用によるものであったことがその後，改善を見たことによって判明する．

- この FAST stage 7-d, e, f はおおよそ，アルツハイマー病の終末期ととらえられる時期であるが，本事例のように廃用に伴って生じた場合，可逆的な経過をとることもある．これを終末期とみなして，適切な介入が控えられることのないように注意する必要がある．
- 本事例ではその後，訪問診療，訪問看護，そして通所リハビリテーション利用し，褥瘡は治癒．徐々に体動増え，語彙も少なく錯語もみられるものの，発語も活発となった．
- 介護および看護スタッフの声掛けのみならず，通所リハビリテーションの場では，他の利用者の動きや言葉に刺激を受け，さらに家では家族の声掛けと，その家族が忙しい時は，本人が好みそうな韓流ドラマをずっと放映しているといった試みがあった．如何に日常的なたわいもない刺激の繰り返しが効果的であるかがわかる．FAST stage は 7 のままではあったが明らかに逆行したのである．
- 先にも述べたが，言語表現が乏しくなる中等度から重度になるこの時期にかけて，何の訴えも聞かれぬまま感染症・脱水症等の身体合併症を生じ，あたかも自然に心身の機能が低下したかのように，摂食不能になることに注意しなければならない．
- 熱意のある介護職や，また医療者の中にさえ，そうした状態を終末期（いわゆる"みなし末期"）として，医療の介入を極端に制限した看取りをめざす人たちがいる．しかしこれは過小医療であり，認知症の人の生存権を否定するものと言える[2]．

⚓ C の時期

- しかし，本事例も，誤嚥性肺炎を繰り返す時期を迎え，三度にわたる入退院

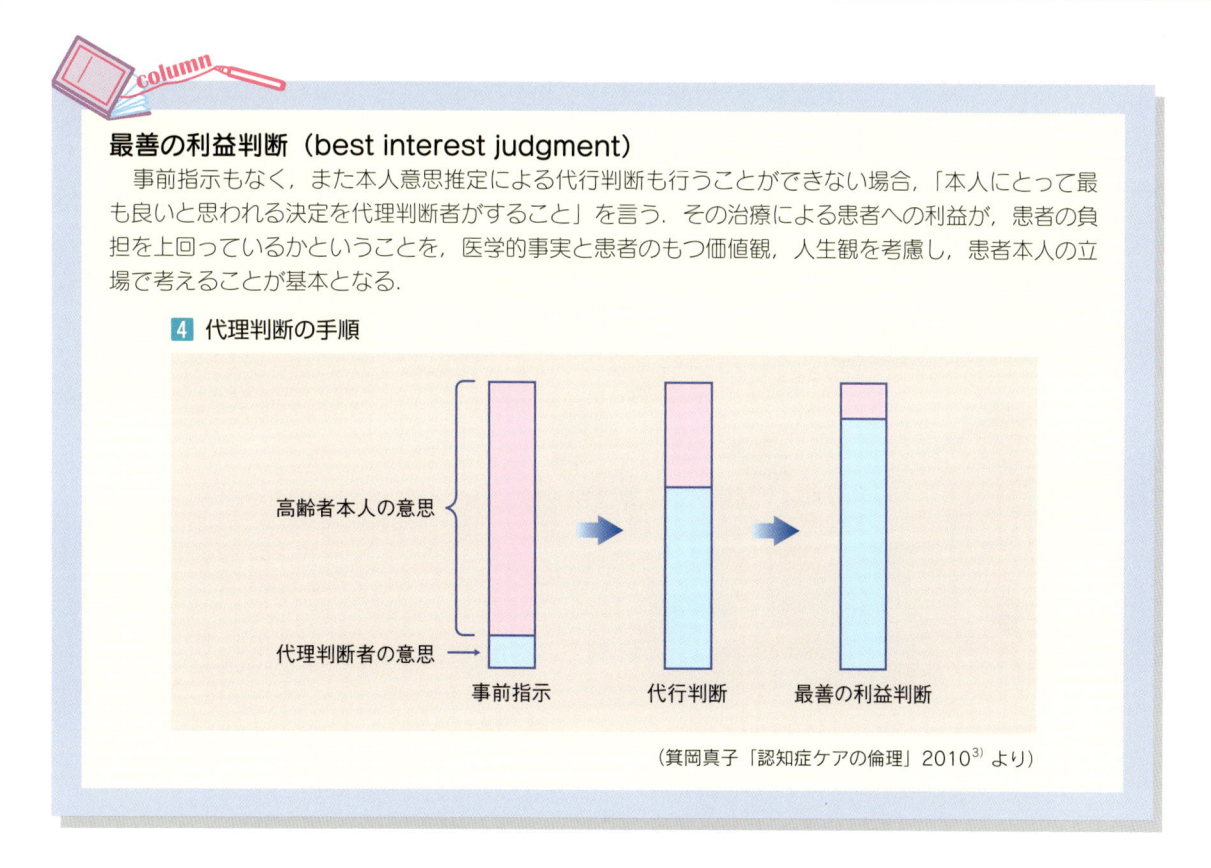

最善の利益判断（best interest judgment）

　事前指示もなく，また本人意思推定による代行判断も行うことができない場合，「本人にとって最も良いと思われる決定を代理判断者がすること」を言う．その治療による患者への利益が，患者の負担を上回っているかということを，医学的事実と患者のもつ価値観，人生観を考慮し，患者本人の立場で考えることが基本となる．

4 代理判断の手順

（箕岡真子「認知症ケアの倫理」2010[3] より）

を繰り返し，食事・水分の摂取が思うようにいかないCの時期を迎えた．
- 表情もうつろとなり，笑顔も発語も消えた．FAST stage 7 e, f の段階と言える．そこで長女に対して予後説明をした．筆者の意図は既に明らかに，より緩和的なアプローチ(徐々に無治療に誘導)に傾いていたことは否めない．
- だが，長女はまだ生きていて欲しいと明確に答え，胃瘻造設を望んだ．それが訪問看護師，ケアマネジャーを含め皆の共有した意思決定となった．
- これが「最善の利益判断（best interest judgment）」であったかの議論はさておき（実は，その後の経過をみれば，確かに「最善の利益判断」であったと言わざるを得ない），私たちは，認知症のひと本人のQOLだけではなく，周囲の関係する人々のQOLs（quality of lives）を考えなければならない．それらのバランスをとることが倫理的に適切であると言える．
- また，事前指示（advance directive）がその意思決定に際し有用となることもあるが，わが国においてはなかなか普及しない．アルツハイマー病の場合には，せめて中等度の段階までに，病名告知とともにこの事前指示があると，終末期における意思決定は円滑に，そして本人の意思を反映した形で行われると思われる．つまり，告知を前提とするなら，既にそこから家族への継続的な意思決定への支援は始まっているとも言える．"命の選択"をしなければならない状況は家族に多大な心理的苦痛を与えるからである．そして，この意思決定のプロセスは繰り返し行われることが望ましい[3]．
- こうして，本事例においては，胃瘻造設が行われ，体力の回復とともに，限

column 摂食・嚥下機能評価チーム

2012年，群馬県在宅療養支援診療所連絡会において，摂食・嚥下機能評価チームを作り，在宅患者の摂食・嚥下機能評価を行った．

医師，歯科医師，ST（言語聴覚士），PT（理学療法士），訪問看護師によるチームが，群馬県内4圏域を巡り，在宅患者や施設入所者の摂食・嚥下機能評価を嚥下内視鏡検査（VE）を中心に行った．実は本事例もその中の1例であり，筆者もそのチームに加わった．今後，各圏域にこのようなチームが出来上がり，随時，摂食・嚥下機能評価ができることをめざしている[5]．

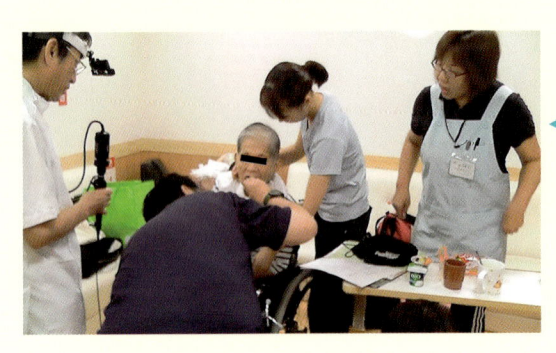

◀ VE実施の前に，歯科医が歯牙・歯ぐきの状態を診ている
この近くには，ケアスタッフが集まっていて，VEの際にはモニターを見ていた
自分たちの食事援助行為が，如何に危険に満ちたものであるかを知る瞬間でもあった

5 重度から末期アルツハイマー病の経過

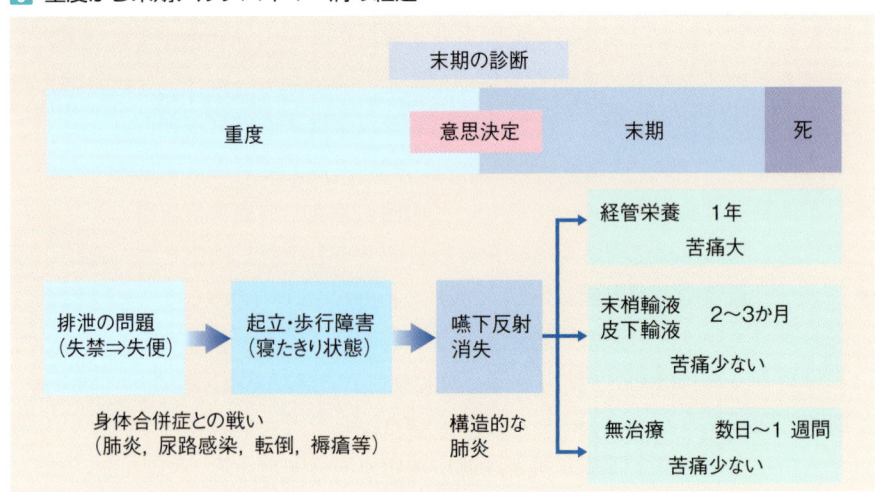

（平原佐斗司「認知症ステージアプローチ入門」2013[1]より）

定的ではあるが経口摂取も可能となった．FAST stageは，またしても7の中ではあるが逆行したと言える．筆者の終末期の判断は間違っていたことになるのだろうか．

- 終末期の判断をするにあたり，平原はS-SPT（Simple Swallowing Provocation Test：簡易嚥下誘発試験）を勧めている．在宅医療のベッドサイドでの嚥下反射の低下の有無の評価に適しているというのがその理由である．筆者はFAST stage 7になり，誤嚥性肺炎を繰り返すならば，その時を終末期と

アルツハイマー病以外の認知症の症状経過を知る

アルツハイマー病以外のその他の代表的な認知症の症状経過を概観する．

ここで強調したいのは，多くの認知症においてはアルツハイマー病における FAST のような進行期分類はないものの，少なくとも最終的には認知機能だけでなく，運動機能の障害を生じるということである．

その一つとして摂食・嚥下障害があり，それが高度で，治療やケアに反応しない肺炎を併発した時期を終末期と考えるが，どの疾患においても，その際の倫理的課題（経管栄養を行うかどうかということに代表される）に苦慮することとなる．

● 血管性認知症（vascular dementia：VaD）

主たる原因の脳梗塞や虚血性変化のタイプが皮質型か皮質下型かによって，またより多い皮質下型でも多発性ラクナ梗塞かビンスワンガー型か等によって進行のしかたはさまざまである．

ラクナ梗塞を繰り返しているような場合は発作のたびに一段と悪化していくが，梗塞の再発がなかったり，脳循環が改善・安定していたりする場合は症状も安定し，長く同じような状態が続くことが多い．

VaD では多くの例で神経症状を伴い，構音障害や嚥下障害を最初から起こすことが多く，食事のむせから，誤嚥性肺炎を起こしやすい．また錐体外路障害により，足取りが小股になり，わずかな段差でも転びやすくなることもある．これらの神経症状の程度が予後に影響し，誤嚥性肺炎・寝たきり・褥瘡などの合併症が生じやすく，全経過の長さを左右する．

● レビー小体型認知症（dementia with Lewy bodies：DLB）

運動症状や自律神経症状が進行し，ほとんどが寝たきり状態となり，失禁や嚥下障害の進行をみる．また，AD や VaD に比べて，DLB の認知機能障害の進行は同等かより速いとされている．進行すると幻視や認知機能の動揺は目立たなくなる．

DLB 発症後の平均生存期間は 10 年未満であるが，発症から 1，2 年のうちに急速に症状が悪化して死に至る DLB もある．

● 前頭側頭型認知症（frontotemporal dementia：FTD）

前頭側頭葉変性症（FTLD）のうちの FTD では，初期には脱抑制を中心とする性格の変化や同じ行為を繰り返す常同行動が目立つが，認知機能の障害は軽い．中期には滞続言語，失語などの言語機能の障害，自発性の障害，思考怠惰と呼ばれる特有な接触障害が目立つようになるが，記憶力は意外に保たれている．末期に至ると精神荒廃が著しく，無言，不潔が目立ち，運動系では痙縮，原始反射などが出現し，ついには寝たきりとなる．

6 認知症の原因疾患

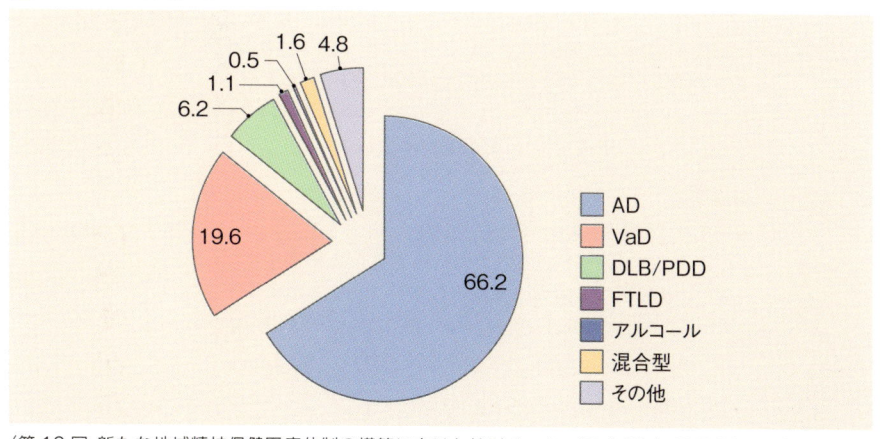

- AD　66.2
- VaD　19.6
- DLB/PDD　6.2
- FTLD　1.1
- アルコール　0.5
- 混合型　1.6
- その他　4.8

（第 19 回 新たな地域精神保健医療体制の構築に向けた検討チーム，平成 23 年 7 月 26 日，朝田隆構成員提供資料から）

7 重度から末期の支援のポイント

① ケア形態変更	通所中心⇒訪問系サービス（訪問介護・訪問看護）
② 診療形態変更	外来⇒訪問診療，訪問看護（必須）
③ 合併症の管理・治療	感染症，転倒等
④ 意思決定支援	意思決定代行者，療養の場，緩和ケア中心，延命治療の方針，家族の心のケア
⑤ 苦痛評価，症状緩和	呼吸苦，嚥下障害，褥瘡，発熱，痛み等
⑥ 具体的な延命治療の選択	経管栄養，点滴など，合併症の治療，感染症の治療

(平原佐斗司「認知症ステージアプローチ入門」2013[1]より)

しているが，客観的な指標を持つべきかも知れない[4]．

まとめ

- 認知症が重度から終末期に至った時の医療・ケアの目標は，身体的合併症を起こさず，苦痛がなく穏やかに過ごせることと言える．緩和ケアが何よりも優先されなければならない時期である．
- 平原は，その目標を，①苦痛がなく，穏やかであること，②その人らしさを支えるケアであること，③非言語的コミュニケーションを大切にすること，④家族の意思決定の支援をすること，⑤家族の悲嘆のケアをすること，と言っている．

文献

1) 平原佐斗司．認知症ステージアプローチ入門．中央法規出版；2013．
2) シンポジウム「高齢者の終末期医療―尊厳死を考える」（老人の専門医療を考える会主催，1998/06/06）．医学書院．週刊医学界新聞 No2299, 1998.
 http://www.igaku-shoin.co.jp/nwsppr/n1998dir/n2299dir/n2299_08.htm
3) 箕岡真子．認知症ケアの倫理．ワールドプランニング；2010．
4) 平原佐斗司．在宅での嚥下障害のアセスメント．メディカルトリビューン．Home care medicine 2003年1月号 Q&A より
 http://www.zaitakuiryo-yuumizaidan.com/main/kaisetsu5.html
5) 川島理ほか．地域で在宅療養者の摂食・嚥下機能評価を多職種のチームで行うためのモデル事業，2011年度在宅医療研究助成，勇美記念財団．
 http://www.zaitakuiryo-yuumizaidan.com/data/file/data1_20130226032357.pdf

参考文献

- 全国社会福祉協議会，全国地域包括・在宅介護支援センター協議会．平成24年度厚生労働省補助事業「地域包括支援センターや在宅介護支援センターにおける認知症の人に対する相談支援の手法に関する調査研究事業」報告書．2013年3月
 http://www.shakyo.or.jp/research/2013_pdf/130412_tenpu02.pdf

病態別重度期のケアと終末期の緩和ケア

終末期呼吸器疾患の緩和ケア

平原佐斗司
東京ふれあい医療生活協同組合梶原診療所

- ◆ COPD（慢性閉塞性肺疾患）は日本人の死因の第9位（平成24年）であり，高齢化の進行の中でこの30年間に2.5倍に増加している．在宅医療においても，COPDをはじめとした呼吸器疾患を診療する機会は少なくない．
- ◆ 終末期の呼吸器疾患患者の呼吸困難を改善し，QOLを高めるための積極的なアプローチとして，包括的呼吸リハビリテーションとともに，呼吸器疾患の緩和ケアが重要である．
- ◆ COPDの数年単位の予後予測法は開発されているが，短期の予後予測法は確立されていない．
- ◆ 呼吸器疾患などの臓器不全群では，標準的な治療やケアの継続が，緩和ケアにおいても重要である．具体的には，薬物治療とコンディショニングを中心とした包括的呼吸リハビリテーションの要素を可能なかぎり継続しながら，そこに緩和ケア的な手技（モルヒネ投与や酸素投与量の調整など）を加えていく．
- ◆ 呼吸器疾患患者の意思決定においては，安定期からの定期的な予備的ガイダンスが重要である．意思決定の場面では，最善の治療を続けているという前提を崩さずに，医学的妥当性のある悪い情報についても率直に説明した上で（hope for the best and prepare for the worst），終末期のケアについて患者，家族と医療者が共同で意思決定をする（shared decision making：SDM）ことが重要である．

在宅における呼吸器疾患患者のマネジメント

COPDのステージと慢性疾患の病みの軌跡

- わが国のCOPD（chronic obstructive pulmonary disease；慢性閉塞性肺疾患）患者は欧米に比して少ないと考えられていたが，2000年に全国の35施設で行われたNICE Study（Nippon COPD Epidemiology Study）[1]において，COPD患者は530万人に及ぶと推定され，欧米とほぼ同じであること，COPDの約8割は診断されておらず，治療を受けているのはわずか5％に過ぎないことが明らかになっている．
- わが国では，諸外国に比べてCOPD以外の呼吸器疾患，例えば肺結核後遺症，間質性肺炎，気管支拡張症などの慢性下気道感染などの割合が比較的高い．COPD以外の呼吸器疾患における緩和ケアに関するエビデンスは限定的で，

1 COPDの病期

	0期	1期 軽症	2期 中等症	3期 重症	4期 最重症
1秒率	正常	70%未満			
1秒量/正常値	正常	80%以上	50%以上 80%未満	30%以上 50%未満	30%未満 or 50%未満で 慢性呼吸不全か右心不全合併
症状			あり		

2 病みの軌跡の局面と特徴

局面	特徴
1. 前軌跡期	病みの行路が始まる前，予防的段階，徴候や症状がみられない状況
2. 軌跡発現期	徴候や症状がみられる．診断の期間が含まれる
3. クライシス期	生命が脅かされる状況
4. 急性期	病気や合併症の活動期．管理のための入院が必要となる状況
5. 安定期	病みの行路と症状が養生法によってコントロールされている状況
6. 不安定期	病みの行路と症状が養生法によってコントロールされていない状況
7. 立ち直り期	病みの行路が上に向かう状況
8. 下降期	身体的状況や心理的状態が進行性に悪化し，障害や症状の増大によって特徴づけられる状況
9. 臨死期	数週間，数日で死に至る状況

（黒江ゆり子「事例を通してやさしく学ぶ―中範囲理論入門」第2版，2009[3] より）

今後さらなる研究が必要と考えられているが，現時点では，各疾患の特性を踏まえつつ，COPDと類似のケアを提供すべきであろう．
- 呼吸器疾患の代表疾患であるCOPDの重症度は，1秒率・1秒量等をもとに0～4期の5つの病期に分けられている[2]．訪問診療の対象となるCOPDの多くは4期（最重症）のCOPD患者である（**1**）．
- 呼吸器疾患を含めた非がん疾患の緩和ケアの対象患者の多くは，慢性疾患患者の進行期・終末期の患者ととらえることもできる．
- 慢性疾患の軌道は単一のパターンというものがなく，極めて多様であるため，未来は不明瞭で見通せないことが多い．CorbinとStraussは，慢性疾患の局面を，①前軌跡期，②軌跡発現期，③クライシス期，④急性期，⑤安定期，⑥不安定期，⑦立ち直り期，⑧下降期，⑨臨死期の9つの局面に分類し，慢性疾患では疾患や患者ごとにこれらの局面をさまざまな組み合わせで移行していくと考えた（**2**[3]）．
- 在宅医療の対象となる進行期の呼吸器疾患は，主として安定期，不安定期，急性期，下降期，そして臨死期を移行していくと考えられる．
- 呼吸器疾患患者の在宅でのマネジメントでは，①安定期には，禁忌事項がないかぎり，それぞれの患者の状態にあった包括的呼吸リハビリテーション*のプログラムを策定し，それを実施すること，②呼吸器疾患の「病みの軌跡」の中で，必ず起こる急性期の徴候を早期に発見し，迅速に適切な医療を提供

*2章「包括的呼吸リハビリテーション」(p63)を参照

3 包括的呼吸リハビリテーションと緩和ケア

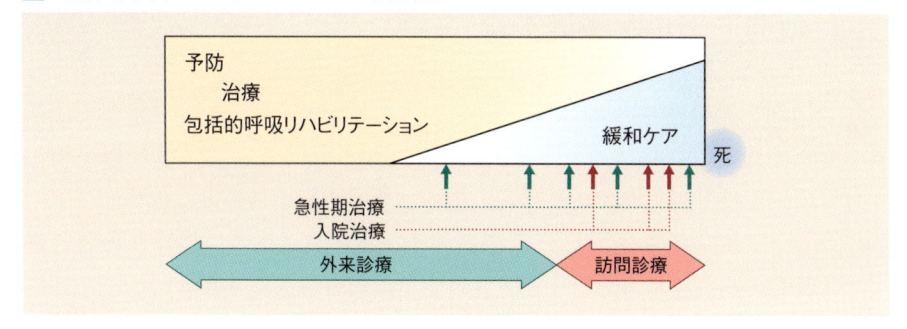

```
予防
  治療
  包括的呼吸リハビリテーション
                    緩和ケア
                           死
          急性期治療
          入院治療
     外来診療      訪問診療
```

すること，③終末期に近づくにつれ，計画的に意思決定の支援を行い，適正なタイミングで緩和ケアを導入していくことがポイントとなる．

緩和ケアの導入

- 従来，呼吸器疾患や心不全のような急性増悪を繰り返す慢性疾患（非がん疾患の臓器不全群）では，患者の苦痛に目をつぶって，どこまでも治療モデルで押し通すことが許されてきた．しかし，近年あらゆる疾患に対して，適切な緩和ケアをできるだけ早期から導入することの重要性が認識されてきている(3)．
- 呼吸器疾患においては，薬物治療とコンディショニングを中心とした包括的呼吸リハビリテーションの要素を可能なかぎり継続しながら，そこに緩和ケア的な手技（具体的には，呼吸困難のキードラッグであるモルヒネなどの薬剤投与や酸素投与量の調整など）を加えていく．
- 呼吸器疾患などの非がん疾患の臓器不全群では，標準的な治療やケアの継続が緩和ケアになると考えられているため，標準的治療は最期まで残ることが多い．
- 緩和ケアはより早期での導入が望ましいが，具体的に，どのタイミングで緩和的な手技を加えていくかについての基準はない．しかし，遅くとも，①安静時の呼吸困難があり，気管支拡張薬，ステロイド，抗菌薬治療等に十分反応しない状態，②6か月間に10％以上のやせや極度の食思不振が出現している状態，③頻回な救急受診や入院歴がある場合，④トイレ移動も困難となるほどADLの低下を認める場合，⑤十分な酸素投与下でも，動脈血酸素分圧（PaO_2）が55 Torr（経皮的酸素飽和度〈SpO_2〉で88％以下）となるほどの低酸素血症がみられる時には，確実に緩和ケアが導入されていなければならない．

軌道モデルと予後予測

COPD の軌道モデル

- COPD では一様に機能が低下するのではなく，**4**のように入院治療を含む急性増悪を繰り返しながら推移し，急性増悪を経験するたびに機能が低下していく．入院を繰り返す COPD 患者の予後は不良であり，COPD の急性増悪入院者の死亡率は 5％で，入院者の 1 年以内の再入院率が 45％，1 年以内の死亡率は 13％と言われている．
- COPD の急性増悪時に，この状態が本当に回復の見込みがないのかどうかの判断は困難であり，急性増悪と看取りの区別は容易ではなく，最期は急に訪れることが多い．そのため，COPD の短期的な予後予測は難しいと考えられている．
- 他の呼吸器疾患も，COPD と同様に急性増悪と改善を繰り返しながら，全般的機能が徐々に悪化するという典型的な臓器不全モデルの軌道をたどるが，COPD 以上に予後の予測は困難である．

COPD の予後予測

- 呼吸器疾患の患者と家族の意思決定を支援し，適切な緩和ケアを提供するためには，まず医療者自身が，患者に近い将来最期の時が訪れるかもしれないことを積極的に疑うことが大切である．
- 一方，呼吸器疾患を含めた多くの非がん疾患では，信頼性の高い予後予測法は確立していない．COPD においても，数年単位の予後予測法は開発されているが，短期（月単位）の予後予測法は確立されていない．
- COPD の予後不良因子としては，年齢（高齢であること），やせ，ADL，1 秒量による COPD の staging，再入院回数，在宅酸素療法（home oxygen ther-

4 呼吸器疾患モデル

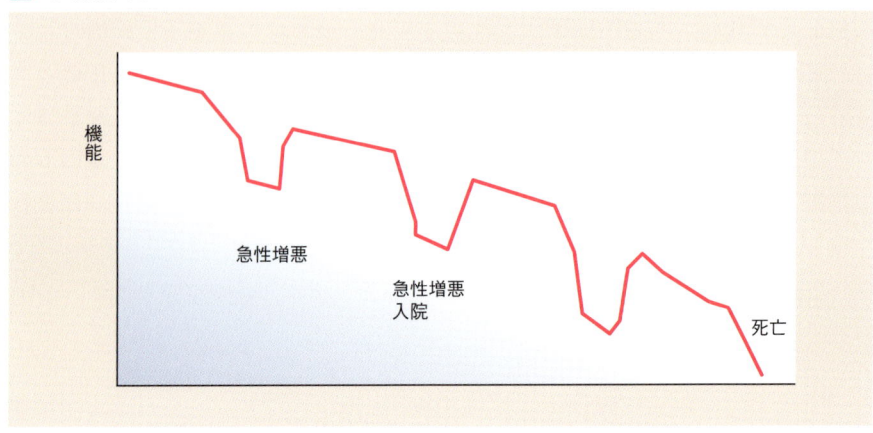

apy：HOT）の使用等が挙げられるが，なかでもやせと呼吸困難感は，呼吸機能とは独立した予後因子であることが知られている．
- 2004年にCelliらは，COPDの予後予測スコアとして，肥満指数（BMI；B），気流閉塞度（degree of airflow obstruction；O），呼吸困難（dyspnea；D），6分間歩行試験で測定する運動能力（exercise capacity；E）の4つの変数を使用したBODE index（5）を開発[4]した．6に示すように，BODE indexは数年単位の予後スコアとしては有効である．
- また，Puhanらは，BODEに比較して簡略な予後予測スケールとしてADO indexを開発[5]した．ADO indexは，年齢，呼吸困難，気道閉塞の各項目をスコア化したもので（7），BODE indexと比べてエビデンスレベルは低いが，在宅患者で実施困難な体重測定や6分間歩行試験といった項目がないため，スパイロメトリーさえできればADLの低下している訪問診療対象者でも，3年の予後予測が可能となる（8）．

5 BODE index

	0	1	2	3
1秒率の予測値	65以上	50〜60%	36〜49%	35%以下
6分間の歩行距離	350m以上	250〜349m	150〜249m	149m以下
MRC呼吸困難感スケール	0〜1	2	3	4
BMI（ボディマスインデックス）体重(kg)÷身長(m)÷身長(m)	21以上	21以下		

（Celli BR, et al. N Engl J Med 2004[4] より）

6 BODE indexスコアと死亡率

BODE indexスコア	0〜2	3〜4	4〜6	7〜10
1年死亡率	2%	2%	2%	5%
2年死亡率	6%	8%	14%	31%
52か月死亡率	19%	32%	40%	80%

（Celli BR, et al. N Engl J Med 2004[4] より）

7 ADO index

	0	1	2	3	4	5
年齢	40〜49	50〜59	60〜69	70〜79	80〜89	90〜
呼吸困難（MRCスケール）	0〜1	2	3	4		
気道閉塞 FEV_1%	$FEV_1 \geq 65$%予測値	$FEV_1\ 36〜64$%予測値	$FEV_1 \leq 35$%			

（Puhan MA, et al. Lancet 2009[5] より）

8 ADOスコアによるCOPD患者の3年予後予測

ADOスコア	0	1	2	3	4	5	6	7	8	9	10
長期重度COPD患者の死亡率	7.2%	9.9%	13.5%	18.1%	23.9%	30.8%	36.7%	47.2%	55.9%	64.2%	71.8%
初回入院COPD患者の死亡率	3.0%	4.0%	5.4%	7.3%	9.8%	12.9%	16.9%	21.8%	27.6%	34.3%	41.7%

（Puhan MA, et al. Lancet 2009[5] より）

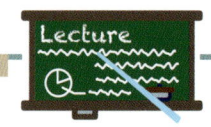

医学的妥当性は十分ではないが，英国の GSF の疾患別臨床指標（⑨）や米国のホスピス利用基準（⑩）などは，医師が COPD 患者の余命を半年から 1 年と疑う基準として，海外で実際に用いられており，医療者が最期の時間が近づいていることを認識するのに役立つかもしれない．

⑨ 英国 GSF の疾患別臨床指標―慢性閉塞性肺疾患（COPD）

- 重症の COPD（検査の性能に問題があるかもしれないが 1 秒率が 30％未満）
- 入院を繰り返す（COPD の急性増悪で 12 か月の間に 4 回以上）
- 在宅酸素療法が必要
- MRC grade 4/5：平坦な道を 100 ヤード（91.4 m）で息切れがひどく外出できない
- 右心不全の徴候
- 他の症状の合併（食思不振，耐性菌，うつ）
- 12 か月以内に COPD のために 6 週間を超えてステロイド全身投与

⑩ 米国メディケアのホスピス利用基準

適切な治療にもかかわらず，身体・機能的状況が急速に低下
1. A と B を満たす重篤な呼吸器疾患
   A：ベッドや椅子に座っている
   B：末期で進行性―気道感染や呼吸不全による救急外来受診頻度の増加，入院，往診の増加
2. 3 か月以内の病院記録にて，安静時室内気 $PaO_2 \leq 55$ Torr または酸素投与下にて $SpO_2 \leq 88\%$，または $PaCO_2 \geq 50$ Torr
3. 肺性心による右心不全
4. 10％の体重減少/6 か月
5. 安静時の頻脈 100/分以上

＊ 1，2，3 を満たし，かつ 4 あるいは 5 を認める

（平原佐斗司ほか．非がん疾患の在宅ホスピスケアの方法の確立のための研究．2006[7]) より）

呼吸器疾患の緩和ケアの実際

- わが国の『COPD（慢性閉塞性肺疾患）診断と治療のためのガイドライン』では，2013 年に発刊された第 4 版で初めて，COPD 終末期の医療について具体的に言及されるようになった[6]．
- ガイドライン第 4 版では，肺がんには鎮痛薬，オピオイドが 70％以上使用されているが，COPD では向精神薬や鎮痛薬は 10％前後しか用いられていないことを紹介し，COPD での終末期の痛みや苦痛，不安などはがん患者に匹敵するが，鎮痛薬などが十分投与されていないことを指摘している．
- COPD は，非がん疾患の中では最も苦痛の程度が大きい疾患群であり，最期の 1 週間の症状では，呼吸困難が最も出現率が高い苦痛であることがわかっている（⑪[7]）．
- 呼吸器疾患の末期では，適切な緩和ケアが必須である．

11 在宅非がん疾患患者の疾患別症状 ($n = 242$)

疾患群	n	中等度以上の苦痛	最期の1週間の症状(有効回答数)		
			1	2	3
脳卒中	55	12.9%（31）	嚥下障害 80%（30）	喀痰 73.3%（30）	呼吸困難 68.8%（32）
認知症	47	6.9%（29）	食思不振 75%（24）	嚥下障害 70.9%（31）	発熱 63.3%（30）
神経難病	28	21.4%（14）	嚥下障害 100%（16）	呼吸困難 94.4%（18）	喀痰 94.1%（17）
老衰	27	4.8%（21）	食思不振 100%（21）	便秘 81%（21）	嚥下障害 77.3%（22）
呼吸器疾患	26	50%（14）	呼吸困難 100%（17）	喀痰 88.2%（17）	食思不振 87.5%（16）
慢性心不全	14	25%（8）	呼吸困難 100%（8）	喀痰 87.5%（8）	便秘 87.5%（8）
慢性腎不全	12	30%（10）	浮腫 81.8%（11）	食思不振 81.8%（11）	呼吸困難，排尿障害，だるさ 50%（10, 10, 6）
全体	242	16%（159）	食思不振 83.3%（132）	嚥下障害 72.3%（148）	呼吸困難 70.9%（148）

（平原佐斗司ほか．非がん疾患の在宅ホスピスケアの方法の確立のための研究．2006[7] より）

- 呼吸器疾患の緩和ケアにおいては，それまで行ってきた標準的な薬物治療や運動療法以外の包括的呼吸リハビリテーションの要素，例えば酸素療法，肺理学療法，呼吸筋マッサージ等をできるかぎり継続することが重要である．
- 在宅酸素療法では，SpO_2 が 90％以上を維持できる酸素投与を行う．高濃度の酸素吸入が必要な場合，カニューレではなく，オキシマイザー，さらにリザーバー付マスクを用いることもある．
- リザーバー付マスクには，600 mL の容量のリザーバーがついており，ここに貯まった酸素を一度に吸入するために，高濃度の酸素吸入が可能となる．
- リザーバー付マスクは，二酸化炭素の貯留を防ぐため，6 L/分以上の酸素流量で用いる．
- リザーバー付マスクを用いると，6 L の酸素流量で 60％，7 L で 70％，8 L で 80％，9 L で 90％と，在宅でもかなり高濃度の酸素を吸入することができる．
- 高濃度の酸素が肺障害を引き起こすことは知られているが，終末期の緩和ケアの観点からは，ためらわずに酸素投与量を上げ，SpO_2 が 89～92％を維持するように調整する．
- マスクは，顔にフィットしていないと期待された酸素濃度が得られないので注意が必要である．

⚓ モルヒネの使用

- 呼吸器疾患の終末期の最大の苦痛である呼吸困難を緩和するためには，キードラッグであるモルヒネの積極的使用が必須である．
- 少量のモルヒネを少量の水に溶かしたモルヒネ水を，少量（1 回 2～3 mg）から開始し，使用制限をせずに頓用で使用するか，4～6 時間ごとに投与する．モルヒネ水の使用回数が増えたら，徐放剤に切り替えるようにするとよい．モルペス®細粒を用いれば，10 mg 以下の単位で徐放剤を調整できる*．

*現在のところ，硫酸モルヒネ徐放剤の呼吸器疾患への投与は保険適用外である．

- モルヒネ投与中は，呼吸数やCO$_2$貯留をカプノメーターなどでモニターする．少量からの投与であれば，CO$_2$の蓄積をもたらすことなく，呼吸困難を緩和することができる．
- モルヒネによって呼吸困難が緩和しない場合は，マイナートランキライザーを加える[8]が，より呼吸抑制を起こしやすいので注意を要する．
- 経口摂取が困難となった場合，確実で，一定の濃度が維持できるシリンジポンプを用いた持続皮下注射を行う．

- ケアにおいては，まず安楽な体位（ファーラー位等）をとることが重要である．臨死期になると寝返りやわずかな動きでも酸素飽和度が低下するので，最も安楽な体位を工夫する．
- 室内の十分な換気，顔面のクーリング，顔面への送風なども有効である．
- 痰の多い疾患（びまん性汎細気管支炎や気管支拡張症等の末期）では，吸入や肺理学療法などを駆使し，十分な喀痰管理を行うことが重要である．
- 痰の喀出が多い場合は，末期の補液を最小限にしぼるようにする．

呼吸器疾患終末期の意思決定支援

予備的ガイダンス（anticipatory guidance）

- 呼吸器疾患などの臓器不全群の末期の意思決定が困難な理由として，これらの疾患群では予測できない急速な悪化を引き起こすことが多いこと，そのような切羽詰まった状況では複雑な治療行為について具体的に理解し，決定することが困難であることが挙げられる．
- COPDを含む慢性疾患では，定期的に（通常年に1回）病状をきちんと評価した上で，呼吸器疾患の現在の状態について，患者・家族と医療者が振り返る機会をもつことが重要である．ここでは，現在の病状，予測できる予後の範囲，治療の振り返り，advanced care planning（ACP），治療の希望（急性増悪時にNPPVを行うか，気管挿管や気管切開，あるいは人工呼吸療法を行うかなど）等について事前に話をしておく．
- 末期の状態になっても，最善の標準的治療（薬物療法を含めた包括的呼吸リハビリテーション）を行った上で，最大の苦痛である呼吸困難に対するモルヒネの積極的使用などを含めた緩和ケアという選択肢があることを説明し，医療者の責任において十分な緩和ケアを提供することを約束しておくことが大切である．また，最後に決定したことはいつ変えてもよいことを必ず伝えておくとよい．最後にこれからの1年の治療とケアの目標を共有した後，話し合った内容をカルテに記載し，残していくようにする．
- このような予備的ガイダンスを定期的に繰り返すことが，将来に予測されるストレスフルな出来事に対する恐怖や不安を和らげるための心理的準備を促す．

意思決定支援の実際

- 呼吸器疾患などの臓器不全群の意思決定支援の場面においては，医療者は最善と最悪のどちらかのみの説明になりがちであることに留意する．つまり，終末期の話をさけ，どこまでも病状を改善させるための治療（治療モデル）で押し通す説明か，末期で有効な治療法がないという説明かのどちらかの説明になりやすい．
- 患者が何に価値をおき，どう生きたいかを明確にした上で，それに見合う医療・ケアの形を提案することが advanced care planning（ACP）の基本であることは言うまでもない．一方，多くの患者や家族は最期まで力を尽くしてもらいたいと思っているという事実にも注意を払うことが大切である．
- 患者や家族の治療に対する希望を聞きつつ，最善の治療を続けているという前提を崩さずに，今後病状が悪化する可能性が十分にあること（専門家として予測しうる悪い情報）を率直に説明した上で，終末期の生き方の話をする姿勢（hope for the best and prepare for the worst）が重要である．
- 意思決定の支援においては，医療者が一方的に治療の方針を決めるパターナリズムか，患者と家族に全決定を無責任に委ねるかという両極端に陥りやすい．
- 非がん疾患の緩和ケアにおける意思決定では，医療者と患者・家族が共同で意思決定をする shared decision making（SDM）が推奨される．そのためには，最初に患者が自身の疾患や状態をどのように理解しているかを尋ね（ask），患者がどこまで理解しているかを把握した上で，患者が聞きたいと望む範囲で，十分理解できる範囲の情報を伝える（tell）ことで，患者がもっている知識に加えて新しい情報を提供し，誤解をただしたり，患者の価値観，望み，疾患の状態に合わせた提案をすることが可能になる．その上で，最後に，「あなたの心配事はどのようなことですか？」とオープンに聞き（ask），患者からの質問を受けるようにするとよい（ask-tell-ask アプローチ）．
- このような方法で予備的ガイダンスを毎年繰り返し行い，話し合いを積み上げることをベースにしつつ，急性期あるいは終末期においても，病態，予後，治療の選択肢，患者の好みや家族の意向などについて再評価を行うことで，医療者は患者と家族の生き方に見合う具体的な医療やケアの在り方を提案することができる．
- 患者と家族は，自らの生き方を基本にしつつ，医療行為についての正しい理解の上に，納得した選択を行うことができ，急な病状の悪化に備えたり，家族の喪失のストレスを和らげることができる．

文献

1) Fukuchi Y, et al. COPD in Japan：the Nippon COPD Epidemiology study. Respirology 2004；9（4）：458-465.
2) 日本呼吸器学会COPDガイドライン第3版作成委員会（編）．COPD（慢性閉塞性肺疾患）診断と治療のためのガイドライン，第3版．メディカルレビュー社：2009.

3) 黒江ゆり子.病みの軌跡.事例を通してやさしく学ぶ―中範囲理論入門,第 2 版(佐藤栄子編著).日総研出版;2009,p325.
4) Celli BR, et al. The body-mass index, airflow obstruction, dyspnea, and exercise capacity index in chronic obstructive pulmonary disease. N Engl J Med 2004;350(10):1005-1012.
5) Puhan MA, et al. Expansion of the prognostic assessment of patients with chronic obstructive pulmonary disease: the updated BODE index and the ADO index. Lancet 2009;374(9691):704-711.
6) 日本呼吸器学会 COPD ガイドライン第 4 版作成委員会(編).COPD(慢性閉塞性肺疾患)診断と治療のためのガイドライン,第 4 版.メディカルレビュー社;2013.
7) 平原佐斗司ほか.非がん疾患の在宅ホスピスケアの方法の確立のための研究.在宅医療助成勇美記念財団 2006 年度後期助成研究.
http://www.zaitakuiryo-yuumizaidan.com/data/file/data1_20100507092236.pdf
8) Abrahm JL, Hansen-Flaschen J. Hospice care for patients with advanced lung disease. Chest 2002;121(1):220-229.

病態別重度期のケアと終末期の緩和ケア

重度心不全の在宅管理

山中　崇
東京女子医科大学東医療センター在宅医療部

- ◆心不全は進行性の病態であり，再入院率が高く，生命予後も不良である．
- ◆心不全の治療，ケアにおいては，基礎疾患の治療および心不全をコントロールするための薬剤治療に加え，塩分や水分の制限，服薬アドヒアランスの維持・向上を含めた日常生活の管理が大切である．多職種が参加するケアチームを構築し，包括的に医療・ケアを提供することが望まれる．
- ◆心不全の初期から緩和ケアに配慮し，高度・末期心不全においては，緩和ケアを充実させることにより，苦痛の軽減，QOL向上に努める．
- ◆高度・末期心不全における症状緩和の課題として，呼吸困難，疼痛，倦怠感，不安，抑うつなどの頻度が高いことが示されている．これらに対する症状緩和の方法を確立し，改善していくことは，今後の大きな課題である．

心不全の病態と経過

- 慢性心不全は，心筋虚血，心筋症，弁膜症，不整脈などのさまざまな基礎疾患により，心筋障害をきたし，心臓のポンプ機能が低下することにより，末梢主要臓器の酸素需要量に見合う血液量を，絶対的あるいは相対的に拍出できない状態である．肺，体静脈系または両系にうっ血をきたし，日常生活に障害を生じる[1]．
- 心不全の原因疾患は，虚血性心疾患が1/3を占め，弁膜症，高血圧が続く．
- 心不全は進行性の病態であり，自覚症状の分類としてNYHA（New York Heart Association）分類（**1**），進行度の分類としてACC（American College of Cardiology）およびAHA（American Heart Association）による心不全のstage分類（**2**）[2]がよく用いられる．
- 心不全の治療には生活管理に加え，運動療法，薬物療法，非薬物療法（心臓再同期療法，植込み型除細動器，植込み型補助人工心臓，心移植など）がある．これらの生命予後改善を目指した治療と並行して緩和ケアを提供することにより，QOL向上を目指す．病期により病態治療と緩和ケアの割合を見直す必要がある．終末期には患者，家族に対する悲嘆ケアも行う（**3**[3]，**4**[4,5]）．
- 心不全増悪による再入院率は高く，退院後6か月以内で27％，1年以内で

1 心疾患が日常生活における自覚症状に及ぼす影響に基づく分類

New York Heart Association（NYHA）心機能分類	
Ⅰ度	身体活動に制限のないもの 日常生活における身体活動では，疲労，動悸，呼吸困難，狭心症症状は起こらない
Ⅱ度	身体活動に軽度の制限があるもの 日常生活における身体活動でも，疲労，動悸，呼吸困難，狭心症症状が起こる
Ⅲ度	身体活動に高度の制限があるもの 軽い日常生活における身体活動でも，疲労，動悸，呼吸困難，狭心症症状が起こる
Ⅳ度	身体活動を制限して安静にしていても，心不全症状や狭心症症状が起こるもの 少しの身体活動によっても，訴えが増強する

自覚症状に基づく分類のため，必ずしも疾患の重症度を反映しない

2 心不全の発症と進行を考慮した stage 分類

ACC と AHA による心不全の stage	
Stage A	器質的心疾患および心不全の自覚症状はないが，心不全の発症リスクが高いもの
Stage B	器質的心疾患を有するが，心不全の自覚症状，他覚症状がないもの
Stage C	器質的心疾患を有し，心不全の自覚症状が現在あるか，既往のあるもの
Stage D	治療抵抗性の心不全であり，特別な治療を要するもの

（Hunt SA, et al. Circulation 2005[2]）より）

3 包括的な心不全治療に関する概要

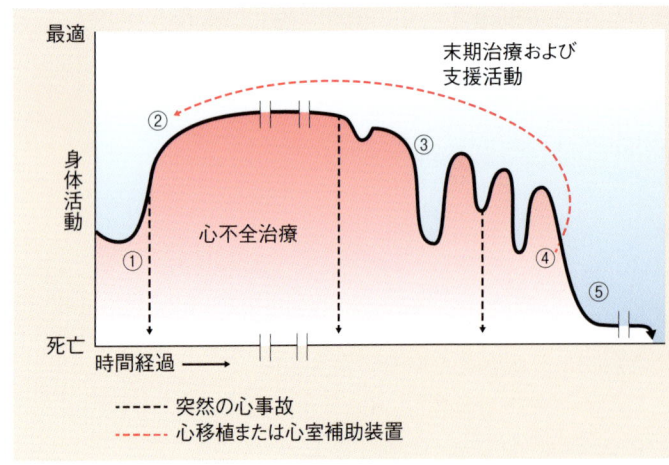

①心不全の初期症状が出現，心不全治療を開始する時期
②初期薬物治療とそれに続く機械的補助循環や心移植により，期間はさまざまであるが小康状態が継続する時期
③さまざまな程度に身体機能が低下する時期；緊急措置に反応し得るが，断続的に心不全は増悪
④ステージD心不全，難治性の症状を伴い，身体機能が制限される時期
⑤終末期

（Goodlin SJ. Palliative care in congestive heart failure. J Am Coll Cardiol 2009；54：386-396 を改変；〈循環器病の診断と治療に関するガイドライン（2008-2009年度合同研究班報告）〉「循環器疾患における末期医療に関する提言」（JCS2010）[3]）より）

35％にのぼる[6]．心不全患者の多くは，心不全の増悪や肺炎などによる再入院を繰り返しながら，身体機能の低下が進行していく（ 5 ）[4,7]．
- 心不全の増悪による再入院の要因として，塩分・水分制限が徹底できないこと，疲労，服薬アドヒアランスの低下，精神的・身体的ストレスが多い[8]．
- 心不全の1年死亡率は7〜8％と高い[9,10]．一度入院を必要とする心不全を生じた患者の5年生存率は，女性では乳がん，大腸がん，卵巣がん，男性では膀胱がん，前立腺がん，大腸がんよりも低いという結果がある[11]．しばし

4 緩和ケアのモデル

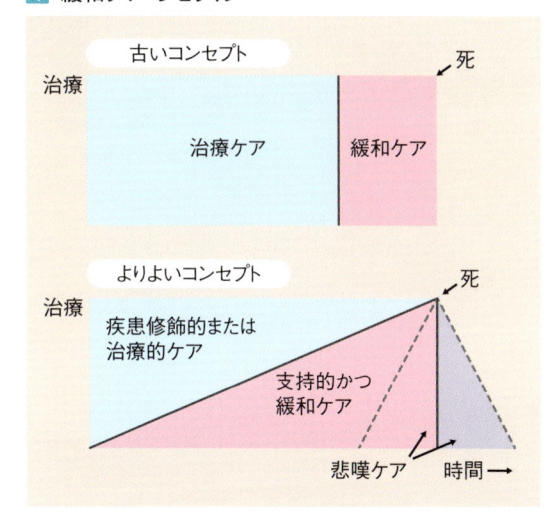

古いコンセプト／よりよいコンセプト

心不全発症時より緩和ケアを開始し，進行とともに緩和ケアの割合が増加する．終末期〜死後にわたり悲嘆ケアを継続することにより，家族を含めた支援を行う．
(Jaarsma T, et al. Eur J Heart Fail 2009[4]；Murray SA, et al. BMJ 2005[5] より)

5 終末期における3通りの主な機能低下の軌跡

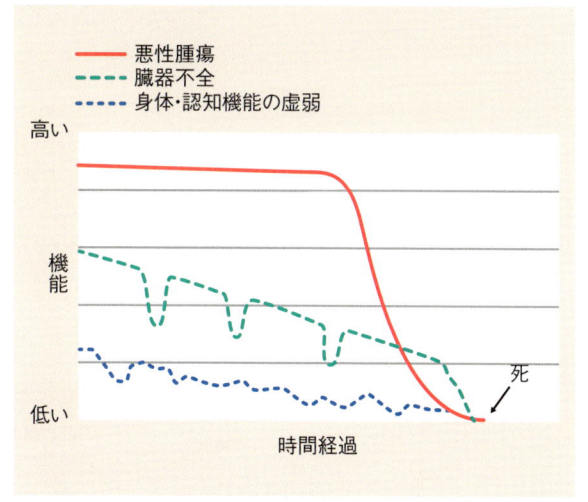

(Jaarsma T, et al. Eur J Heart Fail 2009[4]；Murray SA, Sheikh BMJ 2008[7] より)

ば突然死が起こることも特徴としてあげられる．
- 心不全患者において，予後予測を行うこと，特に中長期の死期を予測することは困難である．

重度心不全・末期心不全とは

循環器疾患における末期状態とは

- 「循環器病の診断と治療に関するガイドライン（2008-2009年度合同研究班報告）循環器疾患における末期医療に関する提言」[3] において，「循環器疾患の末期状態（end-stage）は，最大の薬物治療でも治療困難な状態である．終末期（end-of-life）は，循環器疾患での繰り返す病像の悪化あるいは急激な増悪から，死が間近に迫り，治療の可能性のない末期状態を指す．」と述べている（**6**）．
- 循環器疾患には繰り返す緩解増悪を経て最終的に終末期を迎える場合と，脳卒中，急性心筋梗塞，急性心筋炎，大動脈解離等により，突然終末期を迎える場合，さらに不整脈などによる突然死がある．
- 循環器疾患では，終末期になっても，透析，ペースメーカー，植込み型除細動器，補助人工心臓，心移植などにより改善する可能性があることが特徴である．したがって，治療の選択肢については，十分話し合い，決定する．

心不全の末期状態とは

- 「循環器病の診断と治療に関するガイドライン（2008-2009年度合同研究班

6 循環器疾患の末期状態の概念図

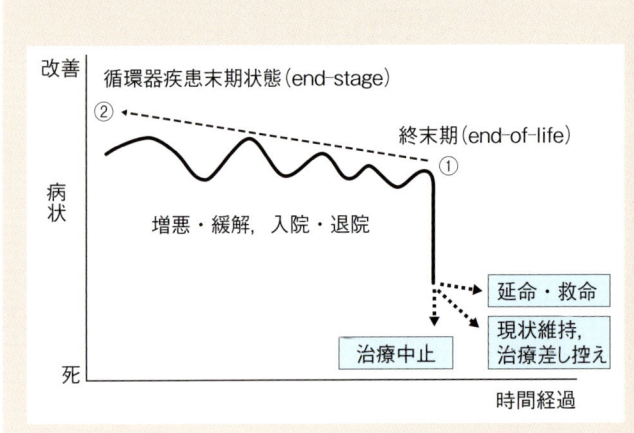

循環器疾患の末期状態には，心不全（心筋症，弁膜症，虚血性），不整脈，腎疾患等慢性に経過する疾患があり，増悪と緩解により入退院を繰り返すようになる．この時期に，今後の治療手段（適応決定）や見通し，終末期のことを十分説明相談し，意思確認が必要である．循環器疾患に対する緩和ケアはこの時期から開始し，症状への対応や精神的支援，治療方法の選択支援等がチームとして必要である．終末期は，死を間近にした状態であり，慢性的な経過からの移行と，脳卒中，急性心筋梗塞，急性心筋炎，大動脈解離等により突然終末期を迎える場合がある．後者は救急医療や集中治療で対応が問題となる症例となる．循環器疾患の特徴は，終末期になっても補助人工心臓，移植，透析，ペースメーカ，ICD，侵襲的治療により改善するチャンスがあることである（本図の①から②）．

　終末期には，したがって救命，延命，治療差し控え，中断等を検討する必要があり，これには本人や家族の意思の確認と複数の医療スタッフによる検討が必要である．このシステムには，病院の倫理的な指針，学会・社会・法的な支援システムが必要である．

（〈循環器病の診断と治療に関するガイドライン（2008-2009年度合同研究班報告）〉「循環器疾患における末期医療に関する提言」（JCS2010）[3] より）

報告）循環器疾患における末期医療に関する提言」[3] では，心不全の末期状態を以下のように定義している．
(1) 適切な治療を実施していることが原則
(2) 器質的な心機能障害により，適切な治療にかかわらず，慢性的にNYHA IVの症状を訴え，頻回または持続的点滴薬物療法を必要とする
(3) 6か月に1回以上の入院歴，LVEF ≦ 20%等の具体的な病歴や心機能を基準とすることもあり得る
(4) 終末期が近いと判断されることを含むこともあり得る

- 慢性心不全のガイドライン[2]（2005年，ACC/AHA）における，治療抵抗性心不全の定義は以下のようである．「心不全の発症と進行を考慮したステージ分類で，Stage A ～ D に分類される．Stage D は治療抵抗性の心不全であり，最大限の薬剤治療にもかかわらず安静時にも著明な症状を生じるものを指す．この時，薬剤治療以外の治療を考慮するか，緩和ケアに基づくホスピスケアに向かうか，判断が求められる．」（7）

- これまでにACC/AHAおよびEuropean Society of Cardiologyより，末期心不全における緩和ケア，ホスピスケアの必要性が述べられていたが，わが国においても，循環器疾患における末期医療に関する提言[3] が出されるなど，高度心不全・末期心不全における緩和ケアの必要性が認識されるようになっている．しかし，具体的な症状緩和の方法，包括的アプローチの方法については，今後さらに検討すべき課題として残されている．

7 心不全の進行ステージとステージごとに推奨される治療

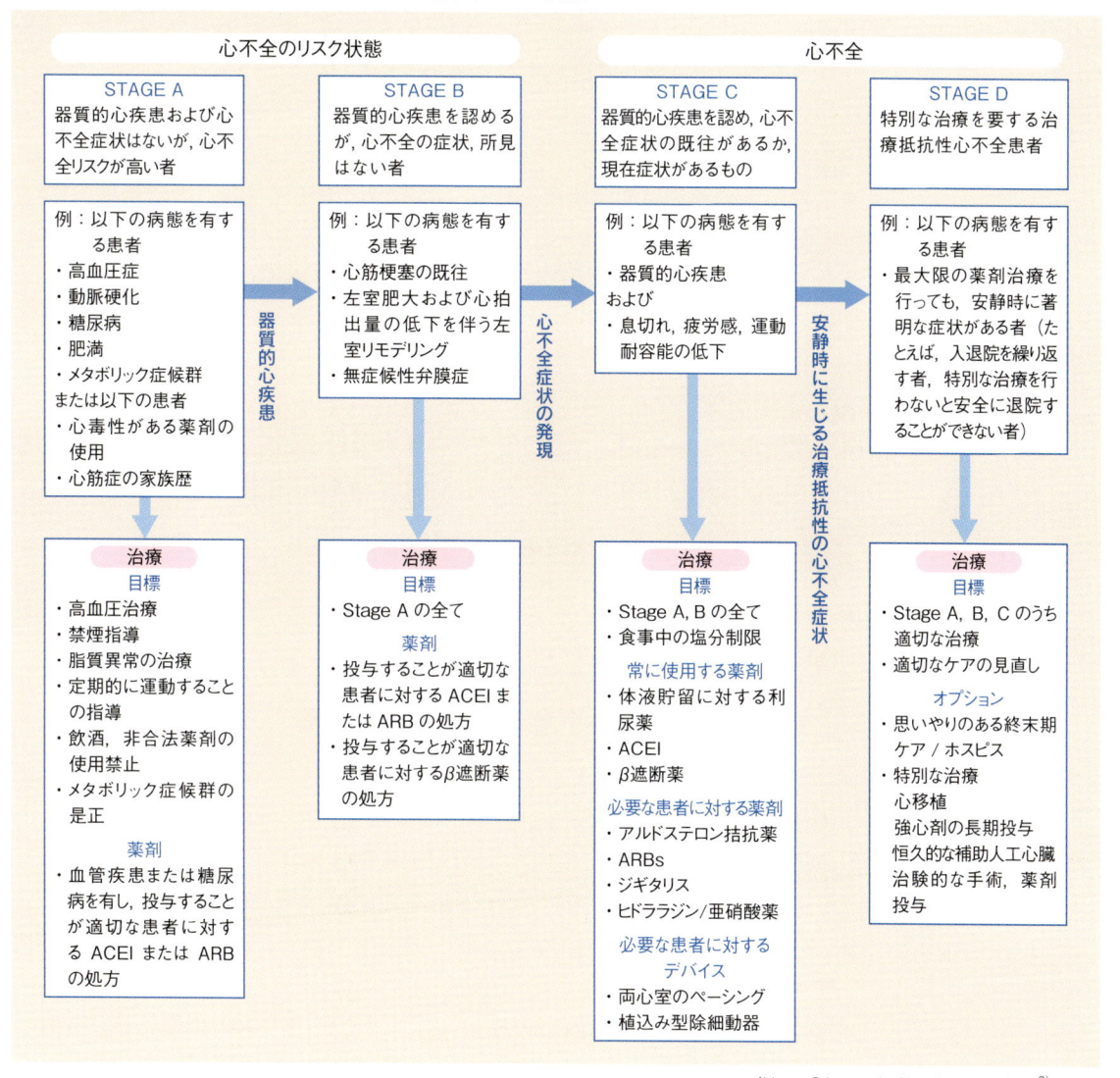

心不全のリスク状態		心不全	
STAGE A 器質的心疾患および心不全症状はないが，心不全リスクが高い者	**STAGE B** 器質的心疾患を認めるが，心不全の症状，所見はない者	**STAGE C** 器質的心疾患を認め，心不全症状の既往があるか，現在症状があるもの	**STAGE D** 特別な治療を要する治療抵抗性心不全患者

器質的心疾患 → 心不全症状の発現 → 安静時に生じる治療抵抗性の心不全症状

STAGE A
例：以下の病態を有する患者
- 高血圧症
- 動脈硬化
- 糖尿病
- 肥満
- メタボリック症候群

または以下の患者
- 心毒性がある薬剤の使用
- 心筋症の家族歴

治療目標
- 高血圧治療
- 禁煙指導
- 脂質異常の治療
- 定期的に運動することの指導
- 飲酒，非合法薬剤の使用禁止
- メタボリック症候群の是正

薬剤
- 血管疾患または糖尿病を有し，投与することが適切な患者に対するACEIまたはARBの処方

STAGE B
例：以下の病態を有する患者
- 心筋梗塞の既往
- 左室肥大および心拍出量の低下を伴う左室リモデリング
- 無症候性弁膜症

治療目標
- Stage A の全て

薬剤
- 投与することが適切な患者に対するACEIまたはARBの処方
- 投与することが適切な患者に対するβ遮断薬の処方

STAGE C
例：以下の病態を有する患者
- 器質的心疾患
および
- 息切れ，疲労感，運動耐容能の低下

治療目標
- Stage A, B の全て
- 食事中の塩分制限

常に使用する薬剤
- 体液貯留に対する利尿薬
- ACEI
- β遮断薬

必要な患者に対する薬剤
- アルドステロン拮抗薬
- ARBs
- ジギタリス
- ヒドララジン/亜硝酸薬

必要な患者に対するデバイス
- 両心室のペーシング
- 植込み型除細動器

STAGE D
例：以下の病態を有する患者
- 最大限の薬剤治療を行っても，安静時に著明な症状がある者（たとえば，入退院を繰り返す者，特別な治療を行わないと安全に退院することができない者）

治療目標
- Stage A, B, Cのうち適切な治療
- 適切なケアの見直し

オプション
- 思いやりのある終末期ケア／ホスピス
- 特別な治療
  心移植
  強心剤の長期投与
  恒久的な補助人工心臓
  治験的な手術，薬剤投与

(Hunt SA, et al. Circulation 2005[2] より)

心不全の在宅医療

- 心不全の在宅医療は，①包括的ケアに基づく安定した状態の維持，②急性増悪時の治療，③緩和ケアに分けることができる．

包括的ケアに基づく良好な状態の維持

- 病態および身体機能が安定した状態を維持することができるように努めるケアであり，塩分・水分摂取量の管理，服薬アドヒアランスの向上，運動リハビリテーションなどが含まれる．安定した状態を維持し，急性増悪による入院を回避するためには，患者・家族が病態を理解し，日常生活における注意

点，薬剤治療の内容を理解することが不可欠である．医師だけではなく，看護師，薬剤師，管理栄養士，理学療法士，臨床心理士，ケアマネジャー，介護スタッフが協働してケアすることが望ましい．

⚓ 急性増悪時の治療
- 急性増悪の原因診断，治療を行う．心不全の増悪因子は，基礎疾患の悪化，不整脈，肺炎などの感染症，塩分・水分の過剰摂取，服薬アドヒアランスの低下などがあり，総合的に判断する．在宅治療が困難となり，入院治療を必要とする場合が多い．

⚓ 緩和ケア
- 症状緩和は，終末期にのみ限定されるものではない．初期から病態治療と並行して症状緩和を図ることにより，QOL の維持，向上を目指す．

⚙ 重度心不全における治療・ケア
- 重度心不全においては，①原疾患および心不全の病態治療の継続，②急性増悪時の治療，③緩和ケアの充実が課題となる．

📖 原疾患および心不全の病態治療の継続
- 心不全をコントロールすることが症状緩和にも結びつくため，それまでの治療を継続する．

⚓ 生活管理
- 塩分・水分の制限，栄養状態の維持・改善を目指した食事療法を含めた生活管理を行う．
- カリウムを多く含む食品（バナナ，いちご，ドライフルーツ，トマト，ブロッコリー，オレンジ，など），食物繊維が多い食品を食べるように心がける．
- 体重測定を定期的に行い，水分過剰状態に対して早期に対応する．
- 高齢者では，安静に伴い，廃用性変化が進行し，日常生活機能が低下するとともに，呼吸循環動態に悪影響を及ぼすため，可能な限り身体活動度を維持することを含めたリハビリテーションに努める．
- せん妄や認知症を発症しやすいことに留意する．認知症を合併すると，症状を的確に表現することが困難になること，治療の必要性を理解することが困難になること，服薬アドヒアランスが低下することなどから，良好な治療を維持することが困難になりがちである．
- 心不全増悪による再入院の誘因として，塩分・水分制限が十分でないこと，服薬アドヒアランスの低下，ストレスなどが多い．
- 慢性心不全の再入院率を減少させることに関して，**高齢者総合機能評価**に基づく包括的なケアの有用性が示されている．すなわち，医師だけではなく，

高齢者総合機能評価
疾患だけではなく，生活機能（基本的 ADL，手段的 ADL），精神機能（認知機能，抑うつ，意欲，等），生活の状況などを包括的に評価し，QOL の改善を目指す手法．慢性心不全を有する高齢者に対して，高齢者総合機能評価に基づく包括的ケアを提供することにより，再入院率の減少，入院日数の減少，ADL の改善と維持，医療費の削減を認めたという研究結果が示されている．

看護師，薬剤師，理学療法士，臨床心理士，管理栄養士，ソーシャルワーカーなどの多職種からなるチームが，疾患，身体機能，精神機能，生活状況などを包括的に評価し，治療・ケアしていくことが有用である．

採血検査
- 血算：貧血は心不全の増悪因子となり得る．
- 血清電解質，クレアチニン：利尿薬，ACE阻害薬使用時には必須．
- 肝酵素：肝うっ血の評価．
- 甲状腺機能：65歳以上，心房細動を有する患者では必須．
- 血清BNP，NT-pro BNP：BNPは採血後の保管状態に注意が必要であり，NT-pro BNPは腎機能低下の影響を受けやすいという点に注意が必要．入院治療では胸部X線，心エコーなどの検査を容易に行うことが可能であり，心不全の状態・変化を把握しやすいが，在宅医療の場においては画像検査に制約があり，自覚症状，診察所見，体重の推移などとともに，BNP，NT-pro BNP値をガイドとして心不全の状態をとらえ，治療に活かすことが現実的である．

その他の検査
- 胸部X線：外来診療では心機能の評価法として有用であるが，在宅医療では胸部X線の撮影は困難な場合が多い．
- 心電図：自覚症状，脈診または胸部聴診所見から不整脈が疑われる場合，心電図検査を行う．頻脈性心房細動は，しばしば心不全の増悪因子となり，原因検索とともに薬剤治療が必要になる．
- 心エコー：小型軽量化された携帯型超音波測定装置が開発されており（8），在宅医療の場においても心機能評価に活用することができる．しかし，頻繁に評価を行うことができないこと，検査技術の個人差が大きいことが問題となる．

BNP (brain natriuretic peptide), NT-proBNP

心臓で合成され，分泌されるホルモンであり，心不全の診断や予後予測に有用．BNP，NT-proBNPガイド下の心不全治療に関しては，エビデンスが不足しているものの，在宅医療では胸部X線検査を行うことが困難であり，これらを指標とした治療が現実的であると考えられる．ただし，個人差が大きいため，経時的変化を追いながら，個別に適切な値を見出して治療に活かしていく必要がある．

Point of care

検査機器の小型軽量化により，訪問診療や往診時にNT-proBNPを測定し，その場で検査結果を確認，薬剤処方を含めた治療方針を決定することが可能になっている．小型超音波診断装置，携帯型心電計および小型軽量化が図られた12誘導心電計とあわせ，心不全の診療において活用されることが期待される．

8 在宅医療で心不全の経過観察に有用な検査機器

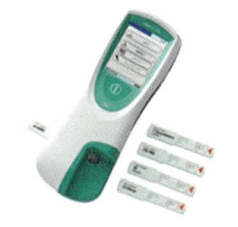

NT-proBNP測定装置
（コバスh 232, ロシュ・ダイアグノスティックス）

解析付心電計
（FCP-7101, フクダ電子）

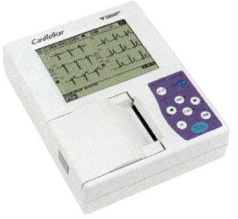

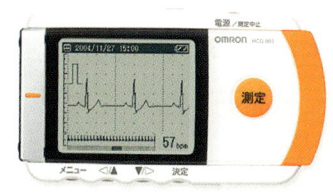

携帯型心電計
（HCG-801, オムロンヘルスケア）

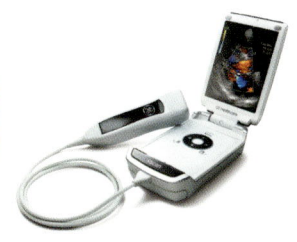

携帯型超音波測定装置
（Vscan®, GEヘルスケア・ジャパン）

Point

服薬アドヒアランス

心不全患者には多数の薬剤が処方される場合が多い．訪問診療の現場では，処方薬を指示通り内服せず，自己判断で内服する事例や，独居や認知症がある高齢者で，服薬忘れが目立つ事例が経験される．服薬アドヒアランスの低下が心不全悪化の要因になることも多い．訪問診療，訪問看護の際に服薬確認および指導を行うことに加え，訪問薬剤管理指導を活用したい．

⚓ 薬剤治療

- 服薬状況，副作用などについて確認し，**服薬アドヒアランス**の維持・向上に努める．訪問看護，薬剤師による訪問薬剤管理指導を活用する．
- **利尿薬**（フロセミド）：循環血漿量の減少により，うっ血状態を改善させる．
- **β遮断薬**：予後を改善させることが示されている．交感神経系が活性化した状態を改善させることにより，心機能の安定化を図る．
- **ACE 阻害薬・ARB**：心保護作用を有し，生命予後を改善する．ただし，高齢者においては，若年者と比べ腎機能が低下しているため，これら薬剤の投与により，糸球体濾過率がさらに低下し，薬剤の蓄積や，血清電解質異常をきたしやすくなることに注意する．薬剤は少量より開始し，血清クレアチニン値や血清カリウム値をモニタリングしながら，投薬量を調節する．
- **抗アルドステロン薬，アミオダロン，経口強心薬（ピモベンダン等），ジギタリス**などの有用性が検討されている．これらのうち，抗アルドステロン薬を投与する際には，血清カリウム値を測定する必要がある．アミオダロンを使用する際には，高齢者における有用性が明らかではないことを考慮するとともに，致死的不整脈を誘発する恐れがあること，間質性肺炎，甲状腺機能障害，肝障害などの重大な副作用を生じる可能性があることに注意し，定期的にこれらに対する検査を行いながら継続する．ピモベンダンを用いる際には，心室性期外収縮，心室頻拍等に注意しながら，投薬量を調節する．ジギタリスを投与する際には，血清カリウム値，ジギタリスの血中濃度をモニタリングしながら，投薬量を調節する必要がある．
- **ドブタミン，ミルリノンの持続点滴療法**：再入院率を減少させ，症状を改善する効果が示されている．在宅医療の現場で試みられることはあるが，まだ日常的に行われている治療法ではない．

⚓ 非薬剤治療

- 心不全では睡眠呼吸障害を合併することが多い．
- 睡眠時無呼吸には，**閉塞性睡眠時無呼吸**（obstructive sleep apnea：OSA）と**中枢性無呼吸**（central sleep apnea：CSA）のタイプがある．
- OSA は心不全を増悪させることが知られており，持続陽圧呼吸（continuous positive airway pressure：CPAP）により，心機能の改善が期待される．
- CSA は心不全の悪化に伴い生じることが多く，日中に**チェーン・ストークス呼吸を伴う中枢性無呼吸症候群**（central sleep apnea with Cheyne-Strokes respiration：CSR-CSA）では，心臓死のリスクが高くなることが知られている．
- CSA では，酸素療法，順応性自己調節性人工換気療法（adaptive servo-ventilation：ASV）が試みられている．ASV は，自発呼吸に類似した呼吸サポートを行う非侵襲的間欠的陽圧換気（non-invasive intermittent positive pressure ventilation：NPPV）の一種であり，チェーン・ストークス呼吸を

⑨「植込型補助人工心臓」実施基準（日本臨床補助人工心臓研究会，2010.11.16案）

	[1. 適応基準]	
対象選択基準	疾患・病態	心臓移植適応基準に準じた末期的重症心不全で，対象となる基礎疾患は，拡張型および拡張相肥大型心筋症，虚血性心筋疾患，弁膜症，先天性心疾患，心筋炎後心筋症などが含まれる
	心機能	NYHA：クラスⅢ-Ⅳ（Ⅳの既往あり）
	ステージ	D（重症の構造的疾患があり，最大限の内科治療にもかかわらず，安静でも明らかな心不全症状がある患者）
	薬物治療	ジギタリス・利尿薬・ACE阻害薬・ARB・硝酸塩・β遮断剤などの最大限の治療が試みられている
	強心薬・補助循環	ドブタミン・ドパミン・エピネフリン・ノルエピネフリン・PDEⅢ阻害薬などに依存，またはIABP，体外設置型補助人工心臓などに依存
	年齢	65歳以下が望ましい（身体能力によっては65歳以上も考慮する）
	BSA	システムにより個別に規定
	血行動態	ステージD，NYHAクラスⅣの既往
	条件	他の治療では延命が望めず，また著しくQOLが障害された患者で，治療に参加することで高いQOLが得られ，長期在宅治療が行え，社会復帰が期待できる患者
	治療の理解	補助人工心臓の限界や併発症を理解し，家族の理解と支援が得られる
除外基準	感染症	重症感染症
	呼吸器疾患	重度のCOPD 高度の肺高血圧症 30日以内に発症した肺動脈塞栓症
	循環器疾患	開心術後早期（2週間程度） 治療不可能な腹部動脈瘤や重度の末梢血管疾患 胸部大動脈瘤，心室瘤，心室中隔破裂 中等度以上の大動脈弁閉鎖不全症 胸部大動脈に重篤な石灰化
	神経障害	重度の中枢神経障害 薬物中毒またはアルコール依存の既往 プロトコールに従えない，あるいは理解不能と判断されるほどの精神神経障害
	その他の臓器不全	重度の肝臓疾患 重度の出血傾向，高度慢性腎不全，慢性腎不全による透析症例，がんなどの生命予後不良な悪性疾患，膠原病などの全身性疾患，インスリン依存性重症糖尿病
	妊娠	妊娠中
	その他	著しい肥満，輸血拒否など施設内適応委員会が不適当と判断した症例

（日本臨床補助人工心臓研究会：http://www.jacvas.com/standard_i.html より）

認める慢性心不全患者において，心機能や運動耐容能を改善させることが示されている．

- **心臓再同期療法**（cardiac resynchronization therapy：CRT）：重症心不全において，心機能，運動耐容能，QOL，生命予後の改善効果などが示されている．除細動機能を有するCRT-Dも用いられている．
- **植込み型除細動器**：心室頻拍や心室細動の治療に有効であるが，終末期，頻回に作動すると痛みや不安が増す．死期が迫った時に動作を停止するかどうかについては，事前によく話し合っておく必要がある．
- **植込み型補助人工心臓**（ventricular assist device）：小型軽量化が図られ，性能が向上している．心移植までのつなぎとして用いられる場合と，長期に使用される場合がある．一般的には，心移植待機中に心不全が悪化した時点で

10 心臓移植レシピエントの適応（日本循環器学会；心臓移植委員会，2013年2月1日）

I. 心臓移植の適応は以下の事項を考慮して決定する
　I. 移植以外に患者の命を助ける有効な治療手段はないのか？
　II. 移植治療を行わない場合，どの位の余命があると思われるか？
　III. 移植手術後の定期的（ときに緊急時）検査とそれに基づく免疫抑制療法に心理的・身体的に十分耐え得るか？
　IV. 患者本人が移植の必要性を認識し，これを積極的に希望すると共に家族の協力が期待できるか？
などである

II. 適応となる疾患
心臓移植の適応となる疾患は従来の治療法では救命ないし延命の期待がもてない以下の重症心疾患とする
　I. 拡張型心筋症，および拡張相の肥大型心筋症
　II. 虚血性心筋疾患
　III. その他（日本循環器学会および日本小児循環器学会の心臓移植適応検討会で承認する心臓疾患）

III. 適応条件
　I. 不治の末期的状態にあり，以下のいずれかの条件を満たす場合
　　a. 長期間またはくり返し入院治療を必要とする心不全
　　b. β遮断薬およびACE阻害薬を含む従来の治療法ではNYHA 3度ないし4度から改善しない心不全
　　c. 現存するいかなる治療法でも無効な致死的重症不整脈を有する症例
　II. 年齢は65歳未満が望ましい
　III. 本人および家族の心臓移植に対する十分な理解と協力が得られること

IV. 除外条件
　I. 絶対的除外条件
　　a. 肝臓，腎臓の不可逆的機能障害
　　b. 活動性感染症（サイトメガロウイルス感染症を含む）
　　c. 肺高血圧症（肺血管抵抗が血管拡張薬を使用しても6 wood単位以上）
　　d. 薬物依存症（アルコール性心筋疾患を含む）
　　e. 悪性腫瘍
　　f. HIV（Human Immunodeficiency Virus）抗体陽性
　II. 相対的除外条件
　　a. 腎機能障害，肝機能障害
　　b. 活動性消化性潰瘍
　　c. インスリン依存性糖尿病
　　d. 精神神経症（自分の病気，病態に対する不安を取り除く努力をしても，何ら改善がみられない場合に除外条件となることがある）
　　e. 肺梗塞症の既往，肺血管閉塞病変
　　f. 膠原病などの全身性疾患

V. 適応の決定
当面は，各施設内検討会および日本循環器学会心臓移植委員会適応検討小委員会の2段階審査を経て公式に適応を決定する．心臓移植は適応決定後，本人および家族のインフォームドコンセントを経て，移植患者待機リストにのった者を対象とする
医学的緊急性については，合併する臓器障害を十分に考慮する

付記事項
　I. 上記適応症疾患および適応条件は，内科的および外科的治療の進歩によって改訂されるものとする

（日本循環器学会；心臓移植委員会：http://plaza.umin.ac.jp/~hearttp/ より）

行われることが多い（**9**）．
- 心移植：国内では年間30例前後に限られる（**10**）．
- 植込み型補助人工心臓，心移植のいずれの治療についても，年齢，基礎疾患，最大限の薬剤治療にもかかわらず治療抵抗性である状態，などの条件に加え，補助人工心臓の植込みや心移植後の治療・ケアを適切に行うことができる者に限定される．

急性増悪時の治療

- 心不全の急性増悪に伴う再入院の頻度は高い．
- 心不全の急性増悪時には，通常，入院治療が必要になる．
- このような急性増悪時に，Hospital at Home モデルに基づく在宅治療を行うことにより，入院治療と比べ遜色がない予後が得られたという研究結果がある[12]．すなわち，入院治療と在宅治療を比較し，在宅治療が入院期間を短縮させ，予後も悪化させないことが検討されている．
- 在宅医療の現場で，ドブタミンやミルリノンの持続点滴を行うことはまだ一般的ではないが，今後，慎重に試みられてもよい治療手段の一つであると考えられる．
- そのためには，在宅医療において常時病態をモニタリングすることができる体制の確立，心不全治療に熟練した医師および看護師を含めた在宅医療チーム作りが必要である．

Hospital at Home
急性期病院に入院する代わりに提供される在宅ケア．Johns Hopkins Medicine を初めとする海外における試みにより，市中肺炎，慢性閉塞性肺疾患，慢性心不全，蜂窩織炎の治療で有効であることが示されている．

緩和ケア

- 心不全の緩和ケアで必要なこととして，①症状緩和を図ること，②患者・家族との良好なコミュニケーションを保つこと，③患者・家族の意思決定を支えること，④ケアを行う家族を支援すること，があげられる．
- 緩和ケアにおいては，① QOL の維持，向上，②不快な症状の軽減，③死に至る過程を自然なものとしてとらえること，④生きることを可能な限り前向きに支えること，が必要である．
- 心不全の終末期には，呼吸困難，疼痛，倦怠感，不安，抑うつを初めとしたさまざまな身体症状，精神・心理学的症状，スピリチュアル症状を生じる．これらに対し，患者・家族の悲嘆ケア，家族の支援を含め対応していく．
- 身体症状，精神症状の緩和を目的に使用された薬剤は，抗不安薬，モルヒネ，他のオピオイド，抗うつ薬，ハロペリドール，スコポラミン，向精神薬が多かったという調査がある．しかし，これらの症状に対する症状緩和の方法は確立しているとは言えない．
- 心不全においても緩和ケアが大切であることを認識し，悪性腫瘍における緩和ケアの方法を準用しながら，よりよい症状緩和，ケアを提供することができるよう努める必要がある．

重度心不全の症状と症状緩和

- 重度心不全・末期心不全の際によくみられる自覚症状については，The United Kingdom Regional Study of Care of the Dying（RSCD），および The study to understand prognoses and preferences for outcomes and risks of treatments（SUPPORT trial）を初めとする研究により調査されている．それらの結果，呼吸困難，疼痛，倦怠感，不安，抑うつなどの頻度が高いこ

とが示されている．

⚓ 呼吸困難・息切れ
- ACE阻害薬，ARB，利尿薬，亜硝酸薬（心筋虚血），ジギタリス製剤，β遮断薬，オピオイドを用いた薬剤治療，酸素吸入が行われる．モルヒネが有効であることは知られているが，タイトレーションの方法は確立しておらず，少量から開始し，緩徐に増量することにより投与量を調整する．

⚓ 疼痛
- 終末期では特によく認められる．狭心痛の場合には，亜硝酸薬，β遮断薬を用いる．心不全以外の原因による疼痛に対しては，WHO疼痛治療ラダーに沿った治療を行う．腎機能を悪化させるためNSAIDsを避けるべきである点を除き，通常の緩和ケアの手法に基づき管理する．オピオイドは疼痛，呼吸困難の両者に対して有効である．

⚓ 倦怠感
- 貧血，感染症，電解質異常，睡眠時無呼吸，不眠，疼痛など，原因治療を行う．ステロイドが有効である場合もある．

⚓ 不安，抑うつ
- 不安に対してはベンゾジアゼピン系抗不安薬，選択的セロトニン再取り込み阻害薬（SSRI），セロトニン・ノルアドレナリン再取り込み阻害薬（SNRI）などの抗うつ薬の使用に加え，傾聴に努める．
- 抑うつは，約1/3にみられるほど頻度が高いといわれているものの，見逃されたり，適切にケアされていないことが多い．心不全では抑うつをきたすことが多いことに加え，抑うつがあると生命予後が悪化する．SSRI，SNRIの使用に加え，カウンセリングも有用．

⚓ 嘔気，食欲不振
- 栄養低下につながる．空腹感が乏しくなること，食事制限，疲労，息切れ，不安，悲しみと関係する．高齢者では，早期の満腹感，味覚・嗅覚障害，一人で食事することが誘因となる．

⚓ 浮腫
- 利尿薬を使用する場合が多いが，下腿浮腫には弾性ストッキングが有効である場合がある．

⚓ 便秘
- 下剤，浣腸などを使用し，便通コントロールを図る．

スピリチュアル・ペイン

- 自分が生きる意味や価値を見失ったり，死後の不安や罪悪感などで苦しむ痛みを生じることがある．慢性，進行性の疾患であることが，疾患のとらえ方，スピリチュアル面に影響すると考えられる．スピリチュアル・ケアを行う体制は十分整っておらず，今後の課題である．

文献

1) 松﨑益德ほか. 循環器病の診断と治療に関するガイドライン（2009年度合同研究班報告）慢性心不全治療ガイドライン2010年改訂版（JCS2010）.
http：//www.j-circ.or.jp/guideline/pdf/JCS2010_matsuzaki_h.pdf
2) Hunt SA, et al. ACC/AHA 2005 Guideline Update for the Diagnosis and Management of Chronic Heart Failure in the Adult：a report of the American College of Cardiology/American Heart Association Task Force on Practice Guidelines（Writing Committee to Update the 2001 Guidelines for the Evaluation and Management of Heart Failure）：developed in collaboration with the American College of Chest Physicians and the International Society for Heart and Lung Transplantation：endorsed by the Heart Rhythm Society. Circulation 2005；112：e154-235.
3) 野々木宏ほか. 循環器病の診断と治療に関するガイドライン（2008-2009年度合同研究班報告）循環器疾患における末期医療に関する提言（JCS2010）.
http：//www.j-circ.or.jp/guideline/pdf/JCS2010_nonogi_h.pdf
4) Jaarsma T, et al. Palliative care in heart failure：a position statement from the palliative care workshop of the Heart Failure Association of the European Society of Cardiology. Eur J Heart Fail 2009；11：433-443.
5) Murray SA, et al. Illness trajectories and palliative care. BMJ 2005；330（7498）：1007-1011.
6) Tsuchihashi M, et al. Medical and socioenvironmental predictors of hospital readmission in patients with congestive heart failure. Am Heart J 2001；142（4）：E7.
7) Murray SA, Sheikh A. Palliative Care Beyond Cancer：Care for all at the end of life. BMJ 2008；336（7650）：958-959.
8) 眞茅みゆき, 筒井裕之. 心不全へのアプローチ その1 急性および慢性心不全の疫学. Medical Practice 2007；24（5）：770-774.
9) Tsuchihashi M, et al. Clinical characteristics and prognosis of hospitalized patients with congestive heart failure --a study in Fukuoka, Japan. Jpn Circ J 2000；64（12）：953-959.
10) Shiba N, et al. Analysis of chronic heart failure registry in the Tohoku district：third year follow-up. Circ J 2004；68（5）：427-434.
11) Stewart S, et al. More 'malignant' than cancer？ Five-year survival following a first admission for heart failure. Eur J Heart Fail 2001；3：315-322.
12) Tibaldi V, et al. Hospital at home for elderly patients with acute decompensation of chronic heart failure：a prospective randomized controlled trial. Arch Intern Med 2009；169：1569-1575.

参考文献

- Hauser JM, Bonow RO. Heart Failure. In：Palliative Care：Core Skills and Clinical Competencies.（Emanuel LL, Librach SL, eds）. USA：Saunders；2007, pp340-354.

病態別重度期のケアと終末期の緩和ケア

慢性腎臓病（CKD）の在宅管理

髙谷陽子
あおぞら診療所

- 在宅医療の対象の多くは高齢者であり，高齢者の多くはCKDを伴っている．
- 在宅医療はその人らしく生活することを支える医療であり，CKD患者においても治療だけではなく，QOLを重視したその人らしい療養ができるよう支援することが在宅医に求められている．
- 日本腎臓学会では，2007年に日本人に適した糸球体濾過量（glomerular filtration rate：GFR）推算式を作成し，「CKD診療ガイド」を発表した．在宅医としてCKDとどう関わっていくかをCKD診療ガイド2012に基づき述べる．

CKDの定義と診断基準

最新版である「CKD診療ガイド2012」は日本腎臓学会のホームページより無料でダウンロードできる．http://www.jsn.or.jp/guideline/ckd2012.php

- CKD（慢性腎臓病：chronic kidney disease）の定義・診断基準は以下のようになる．
  ① 尿異常，画像診断，血液，病理で腎障害の存在が明らか，特に0.15 g/gCr以上の蛋白尿（30 mg/gCr以上のアルブミン尿）の存在が重要．
  ② $GFR < 60$ mL分$/1.73$ m^2．
  　①②のいずれか，または両方が3か月以上持続する．

Point
生理的蛋白尿は一般的に，激しい運動をした後，発熱の後，ストレスのかかったとき，起立したときにも一過性にみられる蛋白尿のことをいうが，高齢者では発熱時に尿検査を行うとしばしば陽性になる．その際には平常時に再検し，持続した蛋白尿か否かを評価する必要がある．

ここに注目
試験紙法による尿蛋白の検査では濃縮尿や希釈尿では尿蛋白の評価が困難である．また，在宅患者での24時間蓄尿は尿カテーテル挿入患者以外では困難である．そこで，尿蛋白の存在を疑った場合，スポット尿で尿蛋白濃度と尿中クレアチニン濃度を定量し，尿蛋白をg/gCrで評価するとよい．糖尿病性腎症の早期ではアルブミン尿で評価する．

CKDの重症度分類

- 重症度は原疾患・GFR区分・蛋白尿区分を合わせたステージにより評価する（ 1 ）．
- CKD患者のうち，蛋白尿の多い患者は予後が悪く，心血管死のリスクも高くなる．

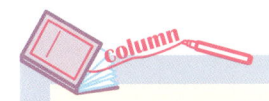

GFRの有用性

腎機能の評価として従来用いられていたCr（クレアチニン）は，腎機能障害が進行してはじめて値が上昇する，また筋肉量が少ない人（高齢者）で値が低くでるという欠点があった．

血清Cr・年齢・性別を用いて，成人では日本人のGFR推定式を用いて推算GFR（eGFR）を算出すると，より正確に腎機能を評価できる．臨床現場では，eGFR男女/年齢別早見表が簡便で利用されている（http://www.jsn.or.jp/guideline/pdf/CKDguide2012_3.pdf）．

■ 血清Crに基づくGFR推算式早見表（mL/分/1.73 m^2）

男性　eGFRcreat $= 194 \times Cr^{-1.094} \times$ 年齢（歳）$^{-0.287}$

女性　eGFRcreat $= 194 \times Cr^{-1.094} \times$ 年齢（歳）$^{-0.287} \times 0.739$

シスタチンCは新たなGFRマーカーとして保険適用となっており，3か月に1回の測定が可能である．18歳以上では血清シスタチンCに基づくGFR推算式により推定できるが，筋肉量や食事，運動の影響を受けにくいため，筋肉が少ない症例（四肢切断など）や多い症例（スポーツマンなど）では有用である．一方，妊娠，HIV感染，甲状腺機能障害では影響されるため注意する．

■ 血清シスタチンCに基づくGFR推算式早見表（mL/分/1.73 m^2）

男性　eGFRcys $= (104 \times $ Cys-C$^{-1.019} \times 0.996^{年齢（歳）}) - 8$

女性　eGFRcys $= (104 \times $ Cys-C$^{-1.019} \times 0.996^{年齢（歳）} \times 0.929) - 8$

1 CKDの重症度分類

原疾患	蛋白尿区分		A1	A2	A3
糖尿病	尿アルブミン定量（mg/日）尿アルブミン/Cr比（mg/gCr）		正常	微量アルブミン尿	顕性アルブミン尿
			30未満	30〜299	300以上
高血圧 腎炎 多発性囊胞腎 腎移植 不明 その他	尿蛋白定量（g/日）尿蛋白/Cr比（g/gCr）		正常	軽度蛋白尿	高度蛋白尿
			0.15未満	0.15〜0.49	0.50以上
GFR区分 （mL/分/1.73m^2）	G1	正常または高値 ≧90	緑	黄	橙
	G2	正常または軽度低下 60〜89	緑	黄	橙
	G3a	軽度〜中等度低下 45〜59	黄	橙	赤
	G3b	中等度〜高度低下 30〜44	橙	赤	赤
	G4	高度低下 15〜29	赤	赤	赤
	G5	末期腎不全（ESKD）<15	赤	赤	赤

重症度は原疾患・GFR区分・蛋白尿区分を合わせたステージにより評価する．CKDの重症度は死亡，末期腎不全，心血管死亡発症のリスクを緑のステージを基準に，黄，橙，赤の順にステージが上昇するほどリスクは上昇する．

（KDIGO CKD guideline 2012を日本人用に改変/「CKD診療ガイド2012」p3 表2より）

CKDの管理

原疾患を見極める

- 腎不全の3大原因疾患は，①糖尿病性腎症，②慢性糸球体腎炎，③腎硬化症である．
- 在宅医療ではCTやエコーなど画像検査を行うのが難しい患者も多いため，以下に示す特徴を手がかりに，原疾患を考える．

糖尿病性腎症
- 蛋白尿が多く，しばしばネフローゼの状態である．
- 網膜症や神経症など他の合併症を伴っていることが多い．
- 比較的進行が速く，ネフローゼを呈する場合は特に進行が速い．

慢性糸球体腎炎
- 蛋白尿や血尿などの検尿異常がある．
- 腎炎の種類はさまざまであるが，1g/日以上の蛋白尿があれば数年から数十年で進行する．

腎硬化症
- 長年の高血圧や動脈硬化が原因で，ゆっくりと進行する．
- 検尿異常を呈することは少ない．
- 近年，高齢者の透析導入患者の原因として割合が増加している．

> **ここに注目**
> 原疾患を見極めることは，進行のスピードを把握することにつながる．月単位で悪化しているのか，年単位で悪化しているのか，数年前からほとんど変化がないのか，それによって今後の治療方針が大きく異なってくるからである．
> - 透析療法が必要になる可能性がある進行の速いCKDの場合
>   →厳密な全身管理と透析導入の検討や意思決定支援
> - 余命を考慮し透析療法が必要ではないだろうと考えられる進行の緩徐なCKDの場合
>   →安定した生活を送るための継続したケア

定期検査

- UN，Cr，Na，K，Cl，UA，TP，Alb，Hbなどを，安定していれば3か月に1回程度，Ca，Pは6か月に1回程度検査を行う．変化があるときには，毎月検査を行いフォローする．
- 便秘で酸化マグネシウムを用いている場合は，Mgが腎排泄であるため，過剰になっていないか確認しておく．

- 腎障害が進行するとアシドーシスを呈するため，重炭酸イオンの測定が重要となる．しかし，在宅医療の現場で血液ガス分析を行うことは非常に困難であるため，生化学検査でCl高値，Na-Cl＜32の場合にはアシドーシスを疑うことができる．

腎臓専門医への紹介

- 70歳以上ではeGFR 40 mL/分/1.73 m² 未満から腎機能低下のリスクが高まるので，安定した70歳以上のCKD患者ではこの値を専門医への紹介の目安としている．
- 透析療法を考慮する必要のある進行の速いCKDの場合や，急激な腎機能の悪化を認める場合には，高齢者では急性進行性糸球体腎炎，ANCA関連腎炎，急性間質性腎炎などの発症の可能性もあるので，専門医への紹介が好ましい．

CKDの治療

- 慢性的に失われた機能は回復不可能であるので，可能な限り進行させず，症状をコントロールするのが治療となる．

食事療法

- 水分の過剰摂取や極端な制限は有害である．
- 浮腫のある場合は，800～1,200 mL/日程度の水分制限を行う．食塩摂取量は6 g/日以下を基本とする．
- 蛋白摂取量はCKDステージG3では0.8～1.0 g/kg/日を目標とし，G4～G5では0.6～0.8 g/kg/日の制限が推奨されているが，十分なカロリー摂取が必要である（25～35 kcal/kg/日）＊．
- 長年糖尿病食に慣れている患者は，カロリー制限を中心に考えていることが多いので，CKDの視点からはカロリーを十分に摂取する必要があることを説明する．
- 高カリウム血症の予防としてはカリウム制限（1,500 mg/日以下）を行うことが重要である．
- 高齢者の場合は制限を行うことで食欲自体が減退し，全身状態の悪化を招くこともあるので，個々の状況に合わせて対応することが好ましい．

高血圧に対する内服治療 [2]

- CKD患者の目標血圧は130/80 mmHg未満 だが，尿蛋白1 g以上を認める場合は125/75 mmHg未満を目標とすることが勧められている．
- 高齢者CKDにおける確立された至適降圧目標値はないが，収縮期血圧110 mmHg未満への過度の降圧は生命予後を悪化させるという報告もある．
- 近年発売された直接的レニン阻害薬は腎血流量増加作用があり，推算GFR（eGFR）を低下させることなく尿蛋白減少効果に優れていることが報告され

Point

在宅療養している患者でもっとも頻度の高い腎機能の急性増悪の原因は脱水である．発熱や感染症時に経口摂取量が低下すると脱水になりやすい．そのほか，市販の感冒薬やNSAIDsも原因となりやすい．以前もらったものや，他科から処方されているNSAIDsは見逃されやすいので留意する．Ca製剤やビタミンD製剤も増悪の原因になりうる．

＊ここでの体重は標準体重を用いる．

Point

患者が認知症を合併していたり，介護者も高齢者であったり，独居でホームヘルパーを利用して生活したりしていると食事療法を厳密に行うことは難しい．理解しやすい言葉で，最低限守るべきことを指導する．たとえばカリウムに関しては，生野菜を避ける，ゆでこぼしをする，煮物の汁はのまない，果物は缶詰にする，などである．塩分に関しては，減塩しょうゆを用いること，しょうゆをかけすぎないこと，酢の味付けを用いることなどアドバイスする．

2 CKD合併高血圧に対する降圧薬の選択

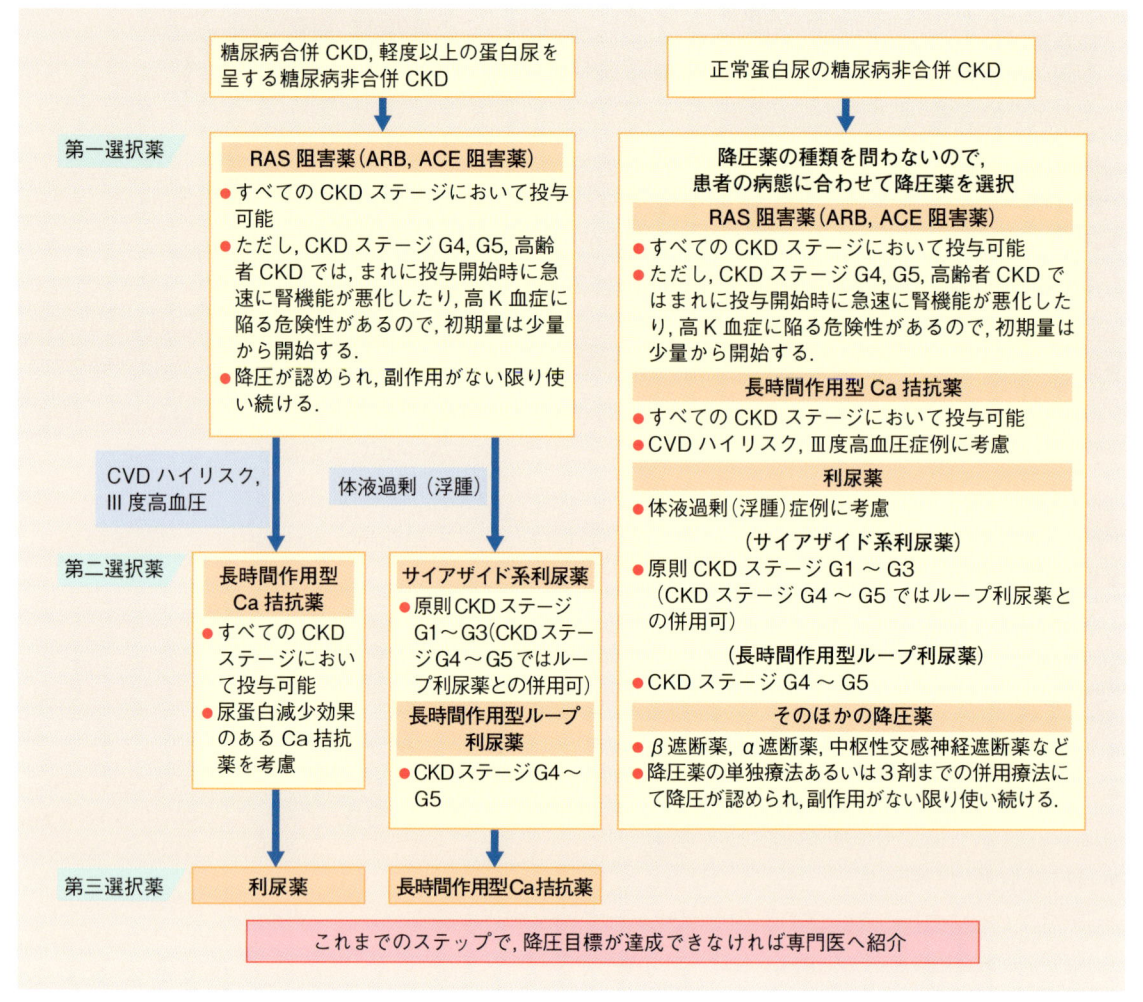

第一選択薬

糖尿病合併CKD，軽度以上の蛋白尿を呈する糖尿病非合併CKD
→ **RAS阻害薬（ARB, ACE阻害薬）**
- すべてのCKDステージにおいて投与可能
- ただし，CKDステージG4, G5，高齢者CKDでは，まれに投与開始時に急速に腎機能が悪化したり，高K血症に陥る危険性があるので，初期量は少量から開始する．
- 降圧が認められ，副作用がない限り使い続ける．

正常蛋白尿の糖尿病非合併CKD
→ 降圧薬の種類を問わないので，患者の病態に合わせて降圧薬を選択

RAS阻害薬（ARB, ACE阻害薬）
- すべてのCKDステージにおいて投与可能
- ただし，CKDステージG4, G5，高齢者CKDではまれに投与開始時に急速に腎機能が悪化したり，高K血症に陥る危険性があるので，初期量は少量から開始する．

長時間作用型Ca拮抗薬
- すべてのCKDステージにおいて投与可能
- CVDハイリスク，Ⅲ度高血圧症例に考慮

利尿薬
- 体液過剰（浮腫）症例に考慮

（サイアザイド系利尿薬）
- 原則CKDステージG1〜G3
（CKDステージG4〜G5ではループ利尿薬との併用可）

（長時間作用型ループ利尿薬）
- CKDステージG4〜G5

そのほかの降圧薬
- β遮断薬，α遮断薬，中枢性交感神経遮断薬など
- 降圧薬の単独療法あるいは3剤までの併用療法にて降圧が認められ，副作用がない限り使い続ける．

第二選択薬

CVDハイリスク，Ⅲ度高血圧 →
長時間作用型Ca拮抗薬
- すべてのCKDステージにおいて投与可能
- 尿蛋白減少効果のあるCa拮抗薬を考慮

体液過剰（浮腫）→
サイアザイド系利尿薬
- 原則CKDステージG1〜G3（CKDステージG4〜G5ではループ利尿薬との併用可）

長時間作用型ループ利尿薬
- CKDステージG4〜G5

第三選択薬
利尿薬 ／ 長時間作用型Ca拮抗薬

これまでのステップで，降圧目標が達成できなければ専門医へ紹介

（「CKD診療ガイド2012」p67図34より）

Point

在宅医療の現場で月2回の訪問診療をしている患者の場合は，薬剤開始前にチェックを行い，開始後は次の診察時にモニタリングをすると約2週間後になってしまう．もともと血清Kが高めの患者や，ステージが進んだCKD患者の場合には，もう少し早めにモニタリングすることも検討する．

ているが，CKD合併高血圧におけるエビデンスはいまのところ不十分である．他のRAS阻害薬との併用は特に注意する．

- RAS阻害薬，利尿薬の投与開始後は，eGFRと血清Kをモニタリングする．eGFRについては投与開始後3か月後までの時点で30%未満の低下はそのまま投与を継続してよいが，30%以上の低下が認められる場合は専門医にコンサルトし，中止も検討する．血清Kについては，RAS阻害薬では上昇し，利尿薬では低下しやすいので，異常を呈した場合には減量や中止，他剤への変更を検討する．

⚓ 高カリウム血症に対する内服治療

- 腎機能の低下によりカリウム排泄が低下して血清K値が上昇し，アシドーシスを合併するとさらに血清K値は上昇する．

3 高K緊急症の対応
心電図をモニタリングしながら下記の治療法を行う.

治療法	処方例
①Caの静注（不整脈の予防）	グルコン酸Ca 10 mLを5分で静注 （ジギタリス服用患者では禁忌）
②アルカリ化薬の静注 （Kの細胞内移行を促進）	7%炭酸水素Na 20 mLを5分で静注 （AG正常のアシデミアの場合に有効）
③グルコース・インスリン療法 （Kの細胞内移行を促進）	10%ブドウ糖500 mL＋インスリン10単位を60分以上かけて点滴静注（高血糖ではグルコースは不要）
④ループ利尿薬の静注 （Kを体外へ除去）	フロセミド20 mgを静注（尿が出ている場合のみ有効）
⑤血液透析（Kを体外へ除去）	

（「CKD診療ガイド2012」p87 表31より）

- 高カリウム血症は5.5 mEq/L以上と定義されており, 7 mEq/L以上では心停止の危険があり緊急治療の適応である（3）.
- 高カリウム血症に遭遇したときは, まずは採血時溶血などの偽性高カリウム血症がないか, 薬物が原因でないか（レニン・アンジオテンシン・アルドステロン系阻害薬など）を考える.
- 病院とは異なり, データをみながら時間単位での管理は在宅では困難である. 在宅でできる方法はカリウムフリーの補液や, ループ利尿薬（ラシックス®）を静注するなど, 日の単位での管理が限界である. 緩徐にKを下げる方法としては以下の方法がある.

陽イオン交換樹脂
- 便秘になりやすいので少量より開始, K値により量を調整する.
  - カリメート®（粉状, ドライシロップ, 経口液）
  - ケイキサレート®（粉状, ドライシロップ）
  - アーガメイトゼリー®（ゼリー状なので嚥下に問題がある場合には使用しやすい）

ループ利尿薬
- 高血圧や浮腫が認められる場合には少量の使用を検討する.

⚓ 代謝性アシドーシスの内服治療
- 腎臓からの酸排泄量が低下するため, 血液中の重炭酸イオンが消費され, 血清の重炭酸イオンは減少し, アシドーシスを呈する. 腎機能低下がさらに進行すると, 硫酸・リン酸塩など内因性の無機酸塩を排泄できなくなるためアシドーシスは悪化する.
- 血清の重炭酸イオン濃度20 mEq/L以上を目標に炭酸水素ナトリウム（重曹®）1.5〜3.0 g分3で開始する. これは血清Na－血清Clでは概ね32以上にあたる.

Point
在宅医療では, 採血結果が検査日に判明しないこともある. 高カリウム血症を疑い往診する場合には, 高カリウム血症による心電図変化の有無を確認することは有用である. 高カリウム血症でも心電図変化を呈さないこともあるので注意する. 緊急と判断した場合には血液検査が行える医療機関への受診を検討する.

尿毒症の内服治療

- CKDステージG4〜5では経口球形吸着炭素細粒（クレメジン®）により，尿毒症症状の改善と透析導入の遅延効果が期待できる．開始に際しては，ほかの薬剤とは同時に服用しないことを指導し，便秘や食欲不振などの消化器合併症が起こりやすいこと，細粒の飲みにくさやカプセルの場合の内服量が多くなること，などに注意する．
- 高齢のCKD患者によっては内服によりさらに食欲が低下するなど，使用が困難な場合もあるので，患者の理解力やQOLを考慮し内服を検討する．

浮腫の管理

- CKDにおける浮腫の原因は，低蛋白血症（尿蛋白陽性，低栄養）や心不全の合併であることが多い．
- 治療としては，水分制限（800〜1,200 mL/日程度）だけではコントロールがつかないときには利尿薬の内服を検討する．
- 利尿薬は特に高齢者で電解質異常を起こしやすいことや，脱水になると腎不全はさらに悪化することに留意する．

貧血の管理

- 腎不全になると造血ホルモンであるエリスロポエチンが作れなくなり，いわゆる腎性貧血になるが，CKD患者へのESA（erythropoiesis stimulating agent）投与は患者個別に有効性と副作用を検討し，適切に投与することが重要である．
- ESA開始はHb 10 g/dL以下とし，目標Hb値を10〜12 g/dLとして，12 g/dLを超えないように配慮する．
- ESAの投与例を4に示す．
- 保存期CKDのESA使用の対象は血清クレアチニン2 mg/dL以上，あるいはクレアチニンクリアランス30 mL/分以下とする．

> **Point**
> CKD患者では，明らかな鉄欠乏がなくても鉄剤投与により貧血の改善が期待できる．加えて，ESA投与により相対的鉄欠乏となるため鉄欠乏対策は重要である．しかし，過剰な鉄剤投与は有害であるため，開始基準は以下のように決められている．
> - TSAT*（鉄飽和度）20％以下
> *TSAT = Fe（血清鉄）/TIBC（総鉄結合能）
> - 血清フェリチン値 100 ng/mL以下
> 鉄剤の投与は経口投与が推奨され，鉄として1日あたり100〜200 mgを投与する．
> 血清フェリチン値100 ng/mLまたはTSAT 20％以上を目標とし，血清フェリチン値が250 ng/mL以上にならないようにする．

4 ESA投与の実際

エポエチンアルファ・ベータ
初回投与量　6,000 IU（国際単位）を週1回皮下投与
維持量　　　6,000〜12,000 IUを2週に1回皮下投与する．
　　　　　　（12,000 IU/2週が保険診療での上限）

ダルベポエチンアルファ
初回投与量　30 μgを2週に1回　皮下または静脈内投与
維持量　　　30〜120 μgを2週に1回　皮下または静脈内投与
　　　　　　（維持量が安定している場合には4週に1回で2倍量に相当する60〜180 μg投与も可であるが，最高投与量は180 μgとする）

エポエチンベータペゴル
初期投与量　25 μgを2週に1回　皮下または静脈内投与
維持量　　　25〜250 μgを4週に1回　皮下または静脈内投与
　　　　　　（最高投与量は250 μgとする）

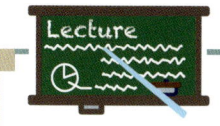

CKD 患者の血糖コントロール

糖尿病による CKD では腎機能の悪化速度が速い．血糖コントロールを HbA1c 6.9%（NGSP 値）未満とする．腎機能が低下してくると腎臓でのインスリン異化が低下し，血糖コントロールが改善するので，低血糖に注意する必要がある．

HbA1c やグリコアルブミンは，それぞれ貧血や低アルブミン血症があるとき，血糖の管理状態を正確に反映しない．患者個々において，どちらで評価を行うか決めておく．

5 CKD ステージ G4 以降における糖尿病治療薬

経口糖尿病治療薬		
αグルコシダーゼ阻害薬		用量調節不要，ただしミグリトールは慎重投与
チアゾリジン誘導体		禁忌
SU 薬		禁忌
ビグアナイド薬		禁忌
グリニド系	ナテグリニド	禁忌
	ミチグリニド	慎重投与
	レパグリニド	慎重投与
DPP-4 阻害薬	アログリプチン	慎重投与，用量調節　6.25 mg に減量
	ビルダグリプチン	慎重投与，用量調節　50 mg に減量
	シタグリプチン	禁忌
	リナグリプチン	用量調節不要
皮下注の糖尿病治療薬		
GLP-1 アナログ	リラグルチド	慎重投与，用量　0.3〜0.9 mg
	エキセナチド	禁忌
インスリン製剤		投与量の調節

（「CKD 診療ガイド 2012」p74 表 28 より）

CKD 患者への薬物療法の注意点

- 腎機能が低下しているときには，腎排泄性の薬物はその血中濃度が上昇し，薬効の増強や副作用の頻度が増大する．
- CKD 患者で特に注意すべき薬剤は NSAIDs，抗菌薬，H_2 受容体拮抗薬，ワルファリン以外の抗凝固薬などがあげられる．

『CKD 診療ガイド 2012』付表「腎機能低下時の薬剤投与量」(pp100〜128)に詳しい．
http://www.jsn.or.jp/guideline/pdf/CKDguide2012.pdf

透析療法の適応

- 従来，透析療法の適応が身体障害者の 1 級相当の sCr 8.0 mg/dL 以上とされてきたが，近年，筋肉量が少ない高齢者や糖尿病患者が増加しており，現状にそぐわなくなってきた．
- 厚生労働省による透析導入基準（6）をもとに eGFR < 15 mL/分/1.73 m² 未

6 厚生労働省による透析導入基準

保存的治療では改善できない慢性腎機能障害，臨床症状，日常生活能の障害を呈し，以下のI～III項目の合計点数が原則として，60点以上になった時に長期透析療法への導入適応とする．

I. 腎機能
- 血清クレアチニン8 mg/dL以上（クレアチニンクリアランス10 mL/分未満）30点
- 血清クレアチニン5～8 mg/dL未満（クレアチニンクリアランス10～20 mL/分未満）20点
- 血清クレアチニン3～5 mg/dL未満（クレアチニンクリアランス20～30 mL/分未満）10点

II. 臨床症状
- 体液貯留（全身性浮腫，高度の低蛋白血症，肺水腫）
- 体液異常（管理不能の電解質・酸塩基平衡異常）
- 消化器症状（悪心，嘔吐，食思不振，下痢など）
- 循環器症状（重篤な高血圧，心不全，心包炎）
- 神経症状（中枢・末梢神経障害，精神障害）
- 血液異常（高度の貧血症状，出血傾向）
- 視力障害（尿毒症性網膜症，糖尿病性網膜症）

これら1～7小項目のうち3項目以上のものを高度（30点），2項目を中等度（20点），1項目を軽度（10点）とする．

III. 日常生活障害度

尿毒症症状のため起床できないものを高度（30点），日常生活が著しく制限されるものを中等度（20点），通勤，通学あるいは家庭内労働が困難となった場合を軽度（10点）とする．ただし，年少者（10歳以下），高齢者（65歳以上）あるいは高度な全身性血管障害を合併する場合，全身状態が著しく障害された場合などはそれぞれ10点加算すること．

満を参考に透析療法の開始を検討する．
- 臨床的には透析開始の目安は，尿毒症の症状コントロールが困難になってきたときであり，溢水（肺水腫や心不全の悪化），高カリウム血症，食欲不振（悪心や嘔吐）が理由になることが多い．

透析方法の決定

- 血液透析か腹膜透析か，合併症や日常生活状況により透析方法が選択される．
- 通院困難な症例では腹膜透析が好ましいが，自己管理ないしは介護者の協力が必須であり，独居や老々介護などでは難しいことが多い．一方，ADLの低下した患者の増加に伴い，送迎サービスを提供している血液透析施設も増えてきている．
- 在宅医は，患者の病態・合併症・ADLやQOL，家族や介護者の協力体制，日常生活の状況をふまえ，より現実的な透析方法を検討する．

透析非導入の決定支援

- 在宅医療の現場では，透析療法を希望しない患者や，導入が困難な患者に遭遇することが少なくない．
- 透析非導入に関して1994年Hirshらによって発表された「患者または家族に対して慢性透析導入を薦めない状況」（7 [1]）によると，在宅医療の対象となる患者が多く該当することがよくわかる．
- 日本透析医学会では，近年の高齢者の末期腎不全の増加，維持透析患者の高

Point

透析治療が開始されると患者は心身ともに疲労しやすくなる．在宅医は安定した在宅療養が継続できるように，透析が患者の体調におよぼす影響を知り，体調管理や日常生活を支援していく．血圧の変動，シャントないしはカテーテルのケア，スキンケアなど医療的ことだけではなく，食欲や水分量の把握，排便は順調か，十分な睡眠や休息はとれているか，入浴できているか，楽しみがあるか，など患者がQOLを保てるよう生活面へのアプローチを大切にする．

7 患者または家族に対して慢性透析導入を薦めない状況

① 非尿毒症性認知症
② 転移性または切除不能の固形がん，治療に反応しない造血器の悪性腫瘍
③ 非可逆性の肝・心・呼吸器障害で臥床を強いられ，日常生活に常に介助者を必要とする
④ 非可逆性の神経障害のために身体活動ができない（高度の脳卒中，酸素欠乏性脳障害）
⑤ 生存が期待できない多臓器不全
⑥ 透析操作を行うために鎮静操作または抑制操作を必要とする

(Hirsh DJ, et al. Am J Kidney Dis 1994[1] より)

齢化や透析困難事例が増加していることをうけ，ガイドライン作成にむけ 2012 年「慢性血液透析療法の導入と終末期患者に対する見合わせに関する提言(案)」[2]を発表した．
- 十分な情報収集・情報提供を行い自己決定の援助を行うこと，自己決定を尊重するためにも患者に事前指示書・同意書の作成を勧めること，医療チームで関わること，などが提言されている．
- 患者の生活や価値観をより深く理解している在宅医が患者や家族と何度も話し合いを繰り返し，腎臓専門医と協力しながら意思決定を支援していく．

腎不全患者の緩和ケア

- 末期腎不全の状態になってから透析療法を行わない状態で患者がどのくらい生存できるかという報告は日本ではほとんどない．
- 自験例では透析非導入を決定した患者は原病や症状により予後が異なり，数か月〜数年にわたり治療ケアを行った症例もある．
- 腎不全の終末期も，他の非がん患者と同様に緩和ケアの対象であるが，主な症状は呼吸困難や浮腫，嘔気・嘔吐や食欲低下，全身倦怠感，搔痒感などである．他の疾患に比べ疼痛の訴えは多くない．
- 緩和ケアを必要とする時期には，尿量が少なくなっている症例も多く，呼吸困難や浮腫の原因になりやすいことから安易に点滴を行わない．心不全や浮腫に対してはループ利尿薬(ラシックス®)を用いる．
- 呼吸困難は低酸素血症に由来するものであれば，酸素投与が効果的であるが，貧血や全身倦怠感などに伴い生じることも少なくない．酸素投与で不十分な場合は，コデインリン酸塩や抗不安薬で症状の軽減を試みる．
- 尿毒症特有の嘔気や嘔吐は化学受容体誘発帯(chemoreceptor trigger zone：CTZ)を介する刺激で起こるが，さまざまな要因が関与していることから，まずはドンペリドン(ナウゼリン®)などの消化管蠕動促進薬を試してみる．効果がなければ，抗不安薬や抗精神病薬であるハロペリドール(セレネース®)，非定型抗精神病薬であるリスペリドン(リスパダール®)などを検討する．
- これらの薬剤は傾眠が強くなるので，開始時には患者や家族に十分説明し，少量から用いる．非定型抗精神病薬には糖尿病患者に禁忌のものがあるので

Point

呼吸困難，全身倦怠感，疼痛などが合わさり，他の療法では症状緩和が困難な場合には，本来腎不全患者には使用が難しいモルヒネ塩酸塩を頓服で少量使用（オプソ®内服液）することも検討する．

注意する．
- 疼痛には腎不全患者でも安全に使用できるアセトアミノフェン（カロナール®）を第一選択とする．
- オピオイドを使用する際には，腎排泄性ではないオキシコドン塩酸塩とフェンタニルの使用が勧められるが，副作用の出現に注意し慎重に投与する．
- 高カリウム血症や貧血などを合併しやすいので，CKDの治療で述べた原則に基づき治療を継続する．

CKDにおける在宅医の役割

- 在宅医療はその人らしく生活することを支える医療であり，CKD患者においても治療だけではなく，QOLを重視したその人らしい療養ができるよう支援することが在宅医に求められている．
- 在宅医療では，訪問診療や訪問看護，訪問介護という"点"の関わりを積み重ねる中で，刻々と変化しうる病状を把握し，患者や家族と寄り添い，思いや状況をリアルタイムに把握し，適切な介入を行わなければならない．情報共有やチームとしての協働がとても重要である．

文献

1) Hirsh DJ, et al. Experience with not offering dialysis to patients with a poor prognosis. Am J Kidney Dis 1994；23：463-466.
2) 岡田一義ほか．慢性血液透析療法の導入と終末期患者に対する見合わせに関する提言（案）．日本透析医学会雑誌 2012；45（12）：1090-1095.

参考文献

- 日本腎臓学会（編）．CKD診療ガイド2012．東京医学社：2012.
  http://www.jsn.or.jp/guideline/ckd2012.php
- 日本腎臓学会（編）．エビデンスに基づくCKD診療ガイドライン2013．東京医学社：2013.
  http://www.jsn.or.jp/guideline/ckdevidence2013.php

病態別重度期のケアと終末期の緩和ケア

肝不全の在宅管理

吉崎秀夫
札幌在宅クリニックそよ風

◆ 肝不全とは，重篤な肝疾患に伴う高度の肝機能低下により，黄疸，腹水，肝性脳症，出血傾向など多彩な臨床症状を生ずる状態をいい，非代償性肝硬変が慢性肝不全の代表疾患である．

◆ 肝不全の在宅管理は，終末期を含め，基本的にはそれまで行ってきた治療を継続することになるが，患者・家族の自己管理能力を高めながら，よりきめ細やかな管理を行っていくことが大切である．

◆ 頻回に腹水穿刺を行わなければならないような難治性腹水，治療に反応不良の遷延化した肝性脳症，大量の消化管出血は在宅管理の限界であり，肝臓専門医のいる後方支援病院での入院治療の適応である．ただし，明らかに終末期と思われる場合には，患者・家族の療養場所に関しての希望や介護力なども十分に考慮した上で入院適応を決定する．

はじめに

- 肝不全とは，重篤な肝疾患に伴う高度の肝機能低下により，黄疸，腹水，肝性脳症，出血傾向など多彩な臨床症状を生ずる状態をいい，**非代償性肝硬変**が慢性肝不全の代表疾患である[1]．
- 肝硬変は，ウイルス性肝炎（HCV 70％，HBV 20％），アルコール性肝障害（5％）などさまざまな原因で肝細胞壊死が起こった結果，線維化と肝小葉構造の改築が起こった状態である．また線維化によって末梢門脈枝が圧排されるため門脈圧が亢進し，食道胃静脈瘤などが生じる．肝細胞数が減少し，また門脈・大循環短絡が関係して，蛋白合成能や代謝機能が低下し，上記の症状が出現する．これらの症状が出現したものが非代償性肝硬変である．
- 肝不全はその管理に比較的専門性を要求されること，入退院を繰り返すため病院通院を継続することが多いなどの理由で，在宅医療の対象になる例は今まで少なかったものと思われる．しかしながら，急性期病院に長期にわたって入院することが困難となってきた昨今，病診連携を前提としながら，在宅医療の対象となるケースが増えてくることが予測される．
- 本稿では，肝不全管理に関する教科書的な知識を在宅医療の現場でどのように応用して終末期に至るまでの症状緩和を行っていくか，また在宅医療の限界，すなわちどのような場合に入院を検討するべきかについて述べる．

肝硬変の経過と予後

- 担当している患者が疾患全体の経過の中でどの段階にあるのか，また予後はおおよそどのくらい期待できるのかを把握しておくことは，急性増悪を起こした時などの入院適応を考慮する時，今後の療養場所を相談する時などに必要なことである．肝不全の成因として最も頻度の高い**ウイルス性肝炎**を例にとって概説する．

- ウイルス性肝炎は，長期間かかって慢性肝炎から肝硬変へと進行し，さらに肝硬変は，代償性から非代償性へと進行して，黄疸，腹水，肝性脳症などの肝不全症状を呈して死に至る（**1**）．経過中に肝がんを併発してくることが多く，B型肝硬変では年率3％前後，C型肝硬変では年率8％前後で肝がんが発生する．

- さらに肝硬変では門脈圧亢進症状の一つとして食道胃静脈瘤を併発してくることが多い．

- ウイルス性肝硬変の主な死因は，①肝がん（70％），②肝不全（15％），③食道胃静脈瘤破裂をはじめとした上部消化管出血（7％）があげられる[1]．

- 肝硬変の2/3では死亡までの間に肝がんの発生を見，特にC型では90％前後に肝がんが併発してくる．

- 肝硬変の予後予測はさまざまなものが知られている．**Child-Pugh** スコアは主に中期的，**MELD** スコアは短期的な予後予測に用いられている（☞ p237 **Lecture**）．いずれも採血と理学所見だけでスコア化できるので簡便性に優れている．ただし，予後は，肝疾患以外の併発症などにも左右されるので，予測は簡単ではない．

- 利尿薬やアルブミン投与で腹水コントロールができなくなり，定期的に腹水穿刺をしなければならなくなった場合，中等量以上の胸水の出現，Ⅱ・Ⅲ度の肝性脳症を繰り返すようになった場合，総ビリルビン値が4 mg/dL 以上でさらに上昇してくる場合は，予後不良の徴候と考えられ[2]，予後は月の単

1 ウイルス性肝炎の経過

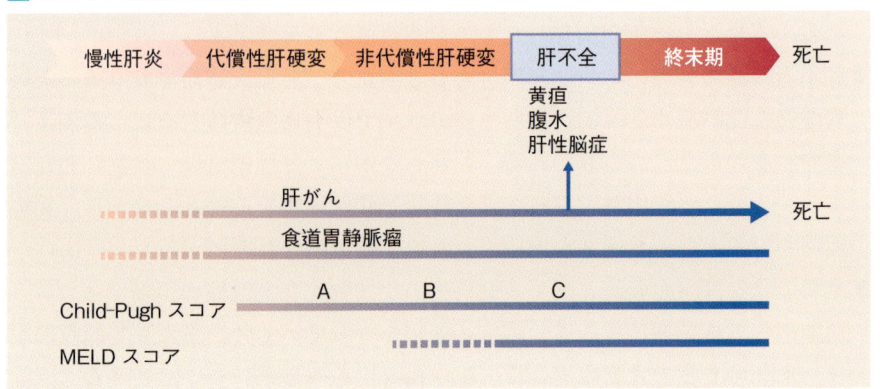

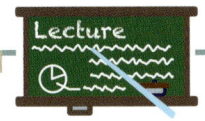

Child-Pugh スコアと MELD スコア

　Child-Pugh スコア（**2**）は主に中期的予後，MELD（Model for End Stage Liver Disease）スコアは短期的な予後予測に用いられている．

2 Child-Pugh スコア

	1 点	2 点	3 点
総ビリルビン値(mg/dL)	＜2	2〜3	3＜
アルブミン値(g/dL)	3.5＜	2.8〜3.5	＜2.8
プロトロンビン時間(%)(INR)	80＜（＜1.7）	50〜80（1.8〜2.3）	＜50（2.3＜）
腹水	なし	軽度	中等度
脳症	なし	I，II 度	III，IV 度
Grade：点数	Grade A：5〜6 点	Grade B：7〜9 点	Grade C：10〜15 点
1 年生存率	95%	80%	45%

(D'Amico G, et al. Natural history and prognostic indicators of survival in cirrhosis：A systematic review of 118 studies. Journal of Hepatology 2006；44：217-231 より)

　MELD スコアは，非代償性肝硬変の短期死亡を予測する計算式で，血清ビリルビン値，クレアチニン値，プロトロンビン時間（PT-INR）を下式に代入して，スコアを計算する．
　MELD スコア＝ $10 \times (0.957 \times \log Cr(mg/dL) + 0.378 \log 総ビリルビン値(mg/dL) + 1.120 \log プロトロンビン時間 INR + 0.643)$
　実際の計算は，下記のサイトで行える．
　http：//www.mayoclinic.org/meld/mayomodel5.html
　MELD スコアと 3 か月後の予後の関係は下記の通りである．

MELD スコア	〜9	10〜19	20〜29	30〜39	40〜
3 か月死亡率	2%	6%	20%	53%	71%

(Wiesner R, et al. Model for end-stage liver disease（MELD）and allocation of donor livers. Gastroenterology 2003；124：91-96 より)

　たとえば，年齢 75 歳，総ビリルビン 10 mg/dL，Cr 2.0 mg/dL，PT-INR 2.5 の患者の MELD スコアは 32 となり，3 か月以内に約半数の患者が死亡すると考えられる．

　　位である可能性が高い．特に**肝腎症候群**と呼ばれる，腎不全の急速な悪化を認める時は，予後は週の単位である可能性が高い．
- また，胆道感染症，肺炎をはじめとした他臓器感染症，重症糖尿病などの併発も肝不全の増悪，死亡に関係しており，予後不良の徴候である．
- 非がん疾患では，回復可能な急性増悪と終末期との区別は容易でないことが多いが，肝不全においても脳症や消化管出血のように，入院治療により予後延長の可能性のある病態があり，そのまま在宅治療を継続するかどうかについては慎重な判断が要求される．
- 頻回に腹水穿刺を行わなければならない**難治性腹水**，治療に反応不良の遷延化した**肝性脳症**，**大量の消化管出血**は在宅管理の限界であり，肝臓専門医の

いる後方支援病院での入院治療の適応である．特に消化管出血などでは緊急性があるため，病院との連携体制をあらかじめ十分確立しておく必要がある．
- ただし，明らかに終末期と思われる場合には，患者・家族の療養場所に関しての希望や介護力なども十分に考慮した上で入院適応を決定する．
- 肝不全では，病状が悪化してからでは本人の意思確認が困難なことも多いので，普段の診療時から，折に触れて，病状悪化時や終末期の療養場所についての希望などを患者・家族と話し合っておくことが望ましい．

肝不全の在宅管理の一般的事項

留意すべき身体所見と経過観察のための検査について
- 身体所見：黄疸，腹部膨満，浮腫，羽ばたき振戦，意識障害の有無などを確認する．
- 採血：下記項目を月1回程度チェックしておく．
  ①一般生化学検査，血算 ② NH_3，③腫瘍マーカー（AFP，PIVKA-Ⅱ），④B型肝炎の場合はHBV-DNA　など．
- 画像：在宅で非侵襲的に繰り返し施行できる腹部エコー（**3**）は極めて有用な画像検査である．腹部膨満の鑑別診断などでも有用な情報を得られる．

肝庇護療法について
- 肝不全の進行を抑えるため，AST，ALTは正常値上限以内を目標に下記の薬物療法を行う．
  ①ウルソ®錠（100 mg）　3〜6錠　3×
  ②強力ネオミノファーゲンC® 40〜100 mL　静注（週3回程度）

患者・家族教育について
- 肝不全の在宅管理では，患者・家族による自己管理が極めて大切である．病

Vscan®
携帯型の超音波画像診断装置（GEヘルスケア・ジャパン）．手の平サイズながらBモードとカラードップラーを備え，解像度も十分実用レベルである．

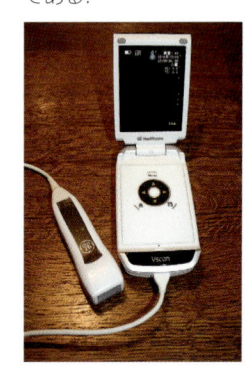

Point
中心静脈ポートについて
肝庇護剤の静注，アルブミン点滴静注，肝性脳症時の肝不全用アミノ酸輸液製剤（アミノレバン®）の点滴静注など，静脈ルートを使用した治療を行う頻度の高い肝不全患者では，在宅導入前に中心静脈ポートを留置しておくほうが望ましい．

---

3 腹部エコーの読影のポイント

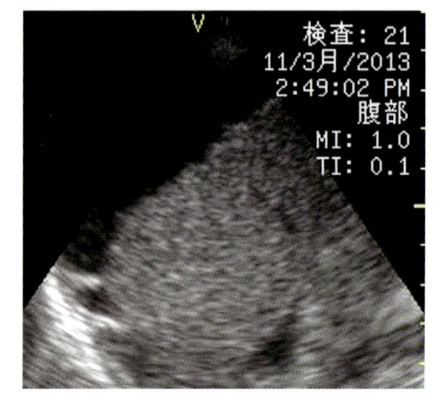

読影のポイントは下記のようなものがある．
①肝硬変の所見
　（肝萎縮，肝表面の凹凸不整，内部エコー粗）
②腹水貯留の有無
③肝がんのスクリーニング
この画像では，肝は萎縮しており，肝表面が凹凸不整，内部エコーが粗で腹水貯留も認めることから非代償性肝硬変であることが示唆される．

4 自己管理ノート

	/	/	/	/	/	/	/
血圧							
脈拍							
体温							
酸素飽和度							
体重							
食事・水分摂取量							
尿量							
排便(色)							
下剤内服							
羽ばたき振戦							
意識状態							
備考							

院・診療所の外来では忙しい診療の中で十分な時間をかけて自己管理に関する教育をしていくことは困難であるが，在宅医療では実際の生活の場でその患者に最適な方法を，時間をかけて繰り返し教育していけるというメリットがある．

- 肝不全患者は一般的に理解力・記憶力が減退していることが多いため家族の協力が必須で，上記のような自己管理ノート(4)を作成してもらうとよい．
- 自己管理ノートに体温，体重，食事・水分摂取量，尿量・色，排便回数・性状(色)などを毎日記入させ，訪問診療や訪問看護のたびに確認する[3,4]．
- 血圧，脈拍，酸素飽和度などは医師，看護師が記入する(自己管理ノートは，後述する目標体重の設定や脳症の誘因分析などにおいても有用な臨床情報となる)．
- 患者・家族に，これらの指標が持つ意味(急激な体重の増加は，"太った"ということではなく，"腹水がたまった"ことを意味するなど)，変化を早期にとらえて対処する(排便が1日なければ下剤をすぐ増量するなど)ことの大切さを繰り返し教育する．
- 教育は日常生活の多岐にわたるので，訪問看護師にも具体的に指導してもらうようにする．患者・家族による自己管理が困難な場合は訪問看護師に週2〜3回のチェックを依頼する．

肝不全の在宅管理で問題となる症状と症状緩和のためのアプローチ法

- 在宅管理において問題となる3つの主要な病態である**腹水，肝性脳症，上部消化管出血**については，在宅に移行してから始める特別な治療があるわけではなく，それまでの標準的治療をよりきめ細やかに継続するのが基本である．

腹水，肝性脳症，上部消化管出血以外の症状に対する治療

慢性肝不全の症状のうち，黄疸に対する有効な治療はない．

有痛性筋痙攣（こむら返り）はしばしば認める症状であり，ツムラ芍薬甘草湯エキス顆粒7.5g分3を投与する．

腹水治療指針となる体重測定

腹水は，「腹水と脳症のバランスを考えて」治療するのがコツである．

腹水量は体重が最も簡便な指標となるので，毎朝，体重測定をして自己管理ノートに記録させる．あらかじめ下記のような体重指示を与えておく．

(1) 目標体重を設定する

腹水中には，NH_3 が移行しており，血中 NH_3 が上昇しないように緩衝の役割を果たしている．腹水を減らしすぎると NH_3 が移行するスペースがなくなり，血中 NH_3 を上昇させ，脳症を誘発する[5]．

"脳症を起こさず，かつ自覚的に苦しくない程度の腹水が残っている"体重を，幅 2 kg 程度を目安に目標体重とする．

(2) 約束指示によって利尿薬の投与量を調整する

例えば，目標体重を 60～62 kg と設定し，定期投薬がラシックス®（20 mg）2 錠 分 1，アルダクトン A®（25 mg）2 錠 分 1 である場合には，毎日体重を測定して，

① 体重＜60 kg：ラシックス®（20 mg）1 錠 分 1 に減量
② 60～62 kg：変更なし
③ 62 kg＜体重：ラシックス®（20 mg）3 錠 分 1 に増量

と調整するように患者・家族に指示しておく．

自己管理が困難な時は，週 3 回程度の訪問看護を入れ，約束指示に従って"お薬カレンダー"（日にちと曜日の下に薬を入れるポケットのついているカレンダー）に次回訪問看護までの利尿薬（2～3 日分）をセットしてもらう．

調整する可能性のある利尿薬は，一包化しないように薬局に依頼しておく．

約束指示によってもさらに体重が増え続ける，あるいは減り続ける時は，患者・家族や訪問看護師から報告してもらうようにする．

腹水

保存的治療

- 食後の安静臥床，塩分・飲水制限，利尿薬投与など基本的な治療を継続する．
- 塩分は，1 日 5 g 前後に制限し，低 Na 血症（Na＜130 mEq/L）がある時は，食事以外の水分は 1,000 mL/日程度に制限する．
- 利尿薬の第一選択として，抗アルドステロン薬であるスピロノラクトン（アルダクトン A®）50～150 mg を投与し，効果不十分の時はフロセミド（ラシックス®）20～80 mg を併用する．
- 急激な体重減少は肝性脳症を誘発するので，1 日あたりの体重減少分を 0.5 kg 前後にしておくほうが安全である．
- 経口薬で効果が少ない時は，カンレノ酸カリウム（ソルダクトン®）（100～400 mg），フロセミド（ラシックス®）（20～40 mg）の静注に切り替える．
- 血清アルブミン値＜2.5 g/dL の時には，25％アルブミン 50～100 mL/日を適宜点滴する．
- 利尿薬はアルブミン点滴後に静注するとより効果的である．
- 食事摂取量が十分でも低アルブミン血症を呈する場合は，分枝鎖アミノ酸製剤（リーバクト® 顆粒 4.15 g/包 3 包 分 3）を投与する．

アルブミン
「肝硬変に伴う難治性腹水」が保険適用で，投与本数の目安は 1 日 2 V で月 3 日まで（合計 6 V）．3 日以上投与する時は，症状詳記が必要となる．

- 腹水は，「腹水と脳症のバランスを考えて」治療するのがコツである．腹水量は体重が最も簡便な指標となるので，毎朝，体重測定をして自己管理ノートに記録させる（☞ p.240 **Column**）．

⚓ 腹水穿刺

- 薬物療法でコントロールできない腹水は，穿刺排液を行う．1回の排液量は，2L程度までとする．
- 可能であれば，腹部エコー検査で穿刺部位を決定する（**5**）．腹壁直下に腸管が癒着していることもあり，安全域が広い穿刺部位を見つけるには腹部エコーは必須と言える．
- 低アルブミン血症が進行するので，25％アルブミンを 50 ～ 100 mL 程度点滴しておく（除去腹水1Lあたり，アルブミン8gを目安に補給する）．
- 腹水穿刺を頻回に繰り返すようになると，利尿剤の微調整を行って血管内脱水にならないようにしても，腎不全を併発してくることが多い．このような時期には，今後の療養場所（入院するか，在宅療養を継続するか）についての話し合いが必要である．

⚓ 腹水濾過濃縮再静注法

- 腹水濾過濃縮再静注法（cell-free and concentrated ascites reinfusion therapy：CART）は，難治性腹水に対して行われる治療法の一つである．
- 穿刺して得た腹水から濾過膜を通して血球，細菌などを除去し，さらに濃縮膜を通して除水し点滴で体内に戻す．病院と連携して1～2泊の短期入院で施行する．

⚓ P-Vシャント，TIPS

- P-Vシャント，TIPS（transjugular intrahepatic portosystemic shunt）などinterventional な治療は，在宅医療に移行する前の段階で考慮するほうがよい．

5 腹水穿刺のための腹部エコー

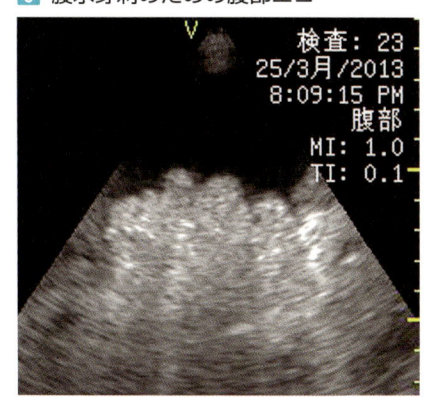

画像は，Vscan® を用いて右側腹部からスキャンしたものであるが，腹壁直下には癒着した腸管などがないこと，約5cmの深さまで腹水があることが一目で確認でき，安全確実に穿刺ができる．

CART では自己蛋白を再利用するのでアルブミン製剤の点滴が節約でき，尿量の増加や浮腫の軽減も期待できる．肝不全そのものを改善するわけではなく対症療法にすぎないので，腹水は1～2週間で再貯留し繰り返し施行することが必要である．在宅に機械を持ち込んで施行することも可能であるが，時間，マンパワーが必要であり，また安全性を考えると，病院と連携して1～2泊の短期入院で施行するほうがよい．

特発性細菌性腹膜炎

　特発性細菌性腹膜炎（spontaneous bacterial peritonitis：SBP）は，網内系機能低下や門脈大循環短絡により，主としてグラム陰性桿菌が腸管から血中を介して腹腔内に侵入することにより発症する．
　有腹水患者，特にコントロールできない腹水がある患者が発熱した時は，鑑別診断として必ず SBP を考える．
　診断が遅れると致死的な経過をたどるが，早期に診断して抗生剤を投与すれば救命できることが多い[6]．
　SBP は，消化管出血，肝腎症候群，播種性血管内凝固症候群（DIC）などを合併しやすく，きめ細やかな管理を必要とするので，入院治療を検討する．

①診断
　腹痛，腹部圧痛，腹膜刺激症状を認める頻度は必ずしも高くないため，可能であれば，試験穿刺をして，好中球算定と細菌培養に提出する．
　腹水中好中球数＞500/μL，または 250～500/μL でも上記の自他覚所見を伴う時は SBP と診断する[6]．

②在宅で治療する時は，下記の抗生剤を投与する
　セフトリアキソン CTRX（ロセフィン®）　1g　1日1回点滴静注
　経口摂取可能な時は，
　レボフロキサシン LVFX（クラビット®）　250～500 mg　分1

肝性脳症

- 介護者から「意味不明のことを言うようになった」「押し入れに排尿するようになった」などの異常言動の報告があれば，肝性脳症を強く疑うことになるが，昼夜逆転，言動が緩徐になった，表情が乏しくなったなどの変化にも注意するように家族を教育する．
- 肝性脳症を疑う症状があり，採血上 NH_3 が普段の値から著しく上昇していれば確定できるが，脳症の原因は NH_3 だけではないので，上昇がなくても肝性脳症を否定はできない．また，中枢神経系疾患や代謝性意識障害などの合併も鑑別しておく必要がある．症状や理学所見を総合して診断する．
- 昏睡度（6）Ⅱ度以上の脳症で出現するとされる羽ばたき振戦の見方を患者・家族に説明しておく．昏睡度Ⅱ度程度で診断し，早期に治療を開始して，それ以上悪化させないようにするのが大切である．
- **脳症急性期の治療**：昏睡度Ⅱ度以上になれば，治療を開始する．
- 肝不全用アミノ酸輸液製剤（アミノレバン®）500 mL を 3～4 時間かけて点滴（最大 1,000 mL/日）．門脈大循環短絡の要素の強い脳症では速効性があるが，肝不全終末期の脳症では覚醒効果が悪い．
- 肝性脳症誘発因子のうち患者・家族による自己管理が大切な部分は，便秘，脱水，食事の3項目である．
- 自己管理ノートを確認しながら誘発因子を分析し，対策を考えていく．

羽ばたき振戦
手関節を背屈させたまま手指と上肢を伸展させ，その姿勢を保持するように指示すると，手関節および中指関節が急激に掌屈し，同時に元の位置に戻そうとして背屈する運動のこと．
患者の中には自分で羽ばたき振戦に気がついて報告する人もいる．

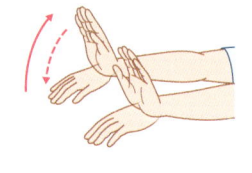

6 昏睡度分類

昏睡度	精神症状
I	睡眠・覚醒リズムの逆転，多幸気分，時に抑うつ，だらしなく気にとめない状態（retrospective にしか判定できない時が多い）
II	指南力障害，物を取違える，異常行動，時に傾眠状態（普通の呼びかけで開眼し会話ができる），無礼な言動があったりするが，医師の指示に従う態度を見せる，羽ばたき振戦あり，尿便失禁なし
III	しばしば，興奮状態またはせん妄状態を伴い，反抗的態度を見せる，嗜眠傾向（ほとんど眠っている），外的刺激で開眼し得るが，医師の指示には従わない，または従えない
IV	昏睡（完全な意識の消失），痛み刺激に反応する（刺激に対して払いのける動作，顔をしかめるなどが見られる）
V	深昏睡，痛み刺激にも全く反応しない

（第 12 回犬山シンポジウム，1981 年より一部改変）

⚓ 便秘

- 便秘は最もありふれた脳症の誘発因子であり，予防可能であるから訪問診療・訪問看護の度ごとに排便状況をチェックしておく．
- 繊維の多い食物（芋類，野菜，果実など）を積極的に摂取させるとともに，下記投与にて，「軟便で日に 2 回程度の排便」があるように調整を行わせる．複数の下剤（酸化マグネシウム，センノシドなど）を併用している時は，ラクツロースの投与量で調整する．過度の下痢にならないように注意が必要である．

    合成二糖類（ラクツロース）30〜90 mL 分 3
    （例えば，朝食後にラクツロース 20 mL を内服して午前中に排便がなければ，昼食後は 30 mL に増量し，午後に排便が 2 回程度あれば夕食後は 20 mL に戻すなどき
    め細かく調整する．）

- 意識障害のため，経口摂取が困難な時は，ラクツロース 100 mL ＋微温湯 100 mL による高圧浣腸（1 日 1〜2 回）を訪問看護師に指示する．

⚓ 脱水

- これもよくある誘発因子で，利尿薬の過剰投与や腹水穿刺除去により誘発される（腹水の項〈p.240〉参照）．
- 自己管理ノートで体重の推移をチェックし，体重が目標内で調整されているかを確認する．特に腹水治療をしている時は，1 日あたりの体重減少量を守る．腹水を一度に大量に排液しない．
- 採血上，血管内脱水の可能性が考えられれば，点滴で脱水を補正しつつ，利尿薬投与量の再調整を行う．

⚓ 蛋白過剰摂取

- 肝硬変患者のエネルギー必要量は，標準体重あたり 30〜35 kcal/kg/日，蛋白は 1.0〜1.5 g/kg/日であるが，腸管内で発生する NH_3 などの中毒物質

Point
肝不全における栄養管理

肝硬変では，エネルギー源として，また高 NH_3 血症を代償するために BCAA（分枝鎖アミノ酸）を利用するため，BCAA 濃度が低下する[8]．BCAA 濃度低下は芳香族アミノ酸の脳内への移行を促進して偽性神経伝達物質の増加をもたらし，脳症発症の一因となる．脳症回復後の食事療法では蛋白制限を行うが，そのままでは蛋白不足となるから，BCAA を豊富に含んだ製剤（肝不全用経腸栄養剤）を投与することで，アミノ酸インバランスを是正しつつ，栄養状態も維持することができる．アミノレバン EN®（50 g/包）は 150 g で蛋白 40 g，カロリー 630 kcal となることに留意して，1 日あたりの食事からの摂取カロリーを調整する．一方，肝硬変では早朝空腹時に強い飢餓状態となり，エネルギー代謝異常が生じている．その対策として，アミノレバン EN® 1 包を就寝前に内服するとよい（半包を就寝時，半包を起床時，あるいは夜間トイレに起きた時に内服でもよい[9]）．蛋白制限などにおける具体的な食事内容の指導に関しては，管理栄養士による「在宅患者訪問栄養食事指導」を行うとよい．

は食事蛋白に由来することが多いため，高 NH_3 血症がある場合は蛋白は 0.5 〜 0.7 g/kg/日とする．さらに脳症を予防しながら栄養状態を改善する効果のある肝不全用経腸栄養剤（アミノレバン EN®）を 2 〜 3 包/日内服させる．

その他の誘発因子と対策

誘発因子

- 消化管出血＊：脳症を起こした時は必ずタール便の有無を確認する．
- 感染：SBP などの感染症によって脳症を起こすことがある（☞ p242 **Lecture**）．
- 鎮静薬過剰投与：睡眠薬の使いすぎは，脳症を誘発するので注意が必要である．
- 低カリウム血症：K 保持性利尿薬（スピロノラクトン）で補正する．

＊後述「上部消化管出血」の項参照

対策

- 消化管清浄化：腸管細菌による NH_3 などの中毒性物質の産生を抑えるために，難吸収性抗生物質を投与する．腎障害などの副作用に注意する．
    カナマイシン 1 〜 2 g 分 3 〜 4
- 運動：肝不全状態では，本来の NH_3 を代謝する場である肝臓の代わりに筋肉が NH_3 を取り込んで代謝している．肝不全患者は，全身倦怠感，腹水貯留による腹部膨満などから動きたがらないことが多いが，廃用性の要素が加わって筋肉量が少なくなると肝性脳症をさらに起こしやすくなるから，食後 1 時間程度の安静を除いては，適度の運度を指導する．

> **ここに注目**
> 　上述の対策をしっかり行っても，肝不全終末期に近づくにつれ脳症を繰り返すことが多い．
> 　門脈大循環短絡型の脳症の要素が強く，肝機能が比較的保たれている時期は，治療に反応して速やかに回復することが多いが，アミノレバン® 500 〜 1,000 mL を点滴しても覚醒効果が不十分の時は遷延化することもあり，入院治療の適応である．
> 　しかし，肝がん終末期も含め，肝不全終末期症状としての脳症を併発してきた時は，治療による覚醒効果は限定的で，在宅療養の継続を強く希望する場合は，家族と十分に相談した上でそのまま在宅看取りになる場合もあり得る．
> 　最末期の時は，脳症が自然の鎮静になり，あえて治療しないこともある．

Point　亜鉛について
プロトンポンプインヒビター（PPI）に防御因子増強薬を併用する場合は，亜鉛含有のプロマック D® 2 錠分 2 がよい．肝硬変患者では，血清亜鉛濃度の低下により尿素サイクルの活性が低下して，高 NH_3 血症を遷延化させるとされ，また長期的には AST，ALT を低下させる効果も期待できる．

上部消化管出血

- 上部消化管出血は，食道胃静脈瘤破裂が代表的なものであるが，その他に門脈圧亢進症性胃症や，消化性潰瘍からの出血がある．
- 食道胃静脈瘤に関しては，在宅医療に移行する前に内視鏡的治療を済ませておく．また，出血予防目的でプロトンポンプインヒビター（PPI）を投与しておく．

7 シムズ体位

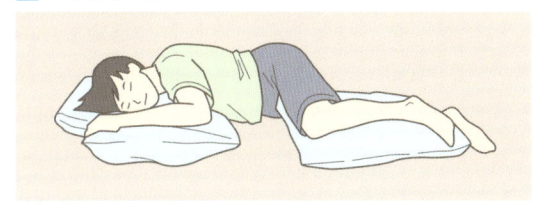

- 出血量が少ない時は，短期間の絶食で自然止血することもあるが，多量の場合は出血性ショックとなり，それを契機に肝不全が急速に悪化し，脳症を併発して昏睡状態になることが多い．
- 大量出血は在宅医療では対応が困難で，また内視鏡的治療によって延命できる可能性もあるため入院適応である．速やかに，後方支援病院に入院の依頼をする．
- 大量の消化管出血がいったん起こると容態が急変することが多く，また大量の吐下血を前にして家族も動揺する．終末期では入院治療を選択するか，在宅療養を継続するかを事前に患者・家族と相談しておくほうがよい．
- 入院治療を選択せず，在宅での療養継続を希望した場合，下記に留意する．
  ① 顔を横に向けるなど，吐いた血液を誤嚥しないように体位に注意を払う（シムズ体位，**7**）．
  ② 絶食の上，PPI を静注に切り替える．点滴をしすぎると腹水貯留につながるので，量を加減する．脳症を併発してくることが多いので，アミノレバン®を点滴するが多くの場合，覚醒効果は限定的である．このようなケースでは輸血の適応はない．
  ③ 家族には，血液を処理する際の手袋着用など感染予防対策を説明しておく．

肝がん合併について

在宅で経過観察中の肝不全患者に対する肝がんスクリーニング

- 通院が困難であるという在宅患者の条件を考えると，在宅でも可能な，①超音波検査，②腫瘍マーカー（どちらも 3〜4 か月ごと）で経過を見ていくのが現実的な選択肢である．
- 超音波検査は，十分な体位変換が困難な在宅患者では横隔膜下や左葉辺縁など死角がかなりあることを認識しておく必要がある．
- 積極的な肝がん治療の対象になり得る患者（下記）では，病院で造影 CT・MRI も含めた定期画像検査を考慮する．

在宅で経過観察中に新たに肝がんの発生を見た場合

- 肝不全症状が前面に出ている患者では，残存肝機能から考えて積極的な肝が

Point

肝がんのサーベイランス

肝癌診療ガイドラインでは，サーベイランスアルゴリズムとして，B 型，C 型肝硬変患者に対して 3〜4 か月ごとの超音波検査，AFP・PIVKA-II の測定，オプションとして 6〜12 か月ごとの CT，MRI 検査を推奨している．腫瘍マーカーに関しては，AFP と PIVKA-II の組み合わせが，3 cm 以下の肝がんに対して感度 83％，特異度 84％である[7]．

ん治療の対象にならないことがほとんどである[7].
- 一方,肝疾患以外に通院を困難としている原病（認知症,脳梗塞後遺症,心不全,呼吸不全など）があり,ADLの低下が著しくなく予後も期待できる患者では,残存肝機能が比較的良好（Child-Pugh A, B）であれば,侵襲の少ない局所療法（RFA）や肝動脈化学塞栓療法（TACE）などの適応について,後方支援病院の肝臓専門医にコンサルトする.

⚓ 在宅医療に移行した時点ですでに肝がんを併発している場合

- 肝がん併発患者が肝不全症状を呈してきた時,肝がんの広範囲進展に伴うがん終末期としての肝不全症状なのか,基礎疾患としての非代償性肝硬変が原因の肝不全症状なのかの診断は,治療により回復可能な病態かどうかの判断に影響することなので慎重に行う必要がある.その対策自体は上述した通りである.
- がん終末期としての肝不全症状の場合は,入院治療によっても回復は困難で,そのまま在宅看取りを選択することもあり得る.
- 肝不全以外に起こりうる問題として,① 肝がん破裂による腹腔内出血,② 肝がん門脈浸潤による食道胃静脈瘤の急速な悪化・破裂,腹水の難治化,③ 肝がん胆管浸潤による黄疸の急速な悪化,などが考えられる.
- 急激な腹痛の出現と血圧低下,吐下血,急速な黄疸の出現などの時にはこれらの病態を考えるが,がん終末期でない場合は治療による予後延長の可能性が残されており,後方支援病院に入院するという選択肢も十分検討されるべきであると思われる（☞ Point）.

Point

interventional な治療
①は肝予備能が許せば緊急肝動脈塞栓術（TAE），②は緊急内視鏡的静脈瘤結紮術（EVL），③は経皮経肝的あるいは内視鏡的胆道ドレナージ（PTBD，ERBD）などが考えられるが，いずれも緊急を要する病態である．

文献

1) 独立行政法人国立国際医療研究センター肝炎情報センター．肝硬変
   http://www.kanen.ncgm.go.jp/
2) 上本伸二．肝硬変に対する肝移植の位置づけと課題．日本消化器病学会雑誌 2010；107：22-27.
3) 竹越國夫．肝硬変の在宅医療．Frontiers in Gastroenterology 2001；6（4）：93-98.
4) 竹越國夫．肝癌の在宅末期医療．日本在宅医学会雑誌 2000；2：39-42.
5) 荒瀬康司ほか．難治性腹水の治療．臨床消化器内科 1993；8（12）：1967-1974.
6) 日本消化器病学会（編）．肝硬変診療ガイドライン．南江堂；2010. pp117-119, 134-137.
7) 日本肝臓学会（編）．科学的根拠に基づく肝癌診療ガイドライン，2009年版．金原出版；2009.
   http://www.jsh.or.jp/medical/guidelines/jsh_guidlines/examination_jp
8) 岩佐淳平ほか．肝硬変に対する分岐鎖アミノ酸製剤療法．臨床消化器内科 2008；23（6）：715-720.
9) 瀬川誠ほか．肝硬変に対する就寝前栄養投与の効果．臨床消化器内科 2008；23（6）：721-725.

参考文献

- 上野幸久．在宅医療とその実際—肝不全患者．医師のための在宅ケアと在宅治療ガイド，下巻（和田攻ほか編）．文光堂；1997，pp260-265.

病態別重度期のケアと終末期の緩和ケア

ALS（筋萎縮性側索硬化症）の在宅医療

小川朋子
国際医療福祉大学病院神経内科

- ◆ 日本人ALS患者では，進行期に約3割が人工呼吸器装着を選択しているが，その大半は在宅療養を行っている．
- ◆ ALS患者では，摂食・嚥下機能の評価と早期から栄養管理への介入が必要であり，時期を逸さず胃瘻（PEG）を導入する．
- ◆ 呼吸機能が低下した時の方針について，患者・家族ともに繰り返し話し合いを行っておく．気管切開による人工呼吸器（TPPV）導入後は，唾液や喀痰の効率的な吸引方法が重要である．
- ◆ ALS患者の呼吸困難に対し，少量のオピオイドと酸素投与が有効である．
- ◆ 介護者に対するケアは，患者自身に対するものと同様に重要である．
- ◆ TPPV導入後に "totally locked-in state"（全随意運動麻痺）へ移行することがある．

ALSとは

- ALS（amyotrophic lateral sclerosis；筋萎縮性側索硬化症）は，脳や脊髄の運動ニューロンが進行性に変性・脱落し，重篤な筋力低下・筋萎縮をきたす神経難病である．
- 発病率は10万人あたり約0.5～2人/年とされ，50代～60代に発症のピークがあるが，近年高齢発症例も増加している[1,2]．患者の約1割に家族歴が認められるが，ほとんどは原因不明の孤発例である．
- 一次運動ニューロンが障害されると，筋の痙縮・腱反射亢進・バビンスキー反射などの病的反射の出現を認める．二次運動ニューロンが障害されると筋萎縮が著明となり，筋肉がピクつく線維束攣縮が認められる．脳神経が障害されれば，嚥下障害や構音障害，舌の萎縮を認める．
- 典型例では，片側上肢の筋力低下・筋萎縮から始まって対側上肢に広がり，下肢は痙性をしめす（古典型）例が多いが，構音障害や嚥下障害から始まる球麻痺型，下肢の筋力低下と筋萎縮から始まって四肢に広がるが一次運動ニューロンの障害が目立たない下肢型（偽多発神経炎型）などがあり，また呼吸筋筋力低下による呼吸困難で発症することもある．
- 一部に認知症（前頭側頭型認知症）を伴うタイプがあり[1,2]，時にパーキンソン病様の錐体外路症状を伴う例も認められる．

ALSに罹患した有名人には，大リーグ野球の名選手のルー・ゲーリックがいる．このため米国ではALSを別名ルー・ゲーリック病と呼ぶ．日本人ALS患者では，徳洲会グループ理事長の徳田虎雄氏やフランス文学者でクイズ番組でも人気のあった篠沢秀夫氏が有名である．

- 症状は進行性で筋力低下・筋萎縮は全身に及び，やがては寝たきりとなる．
- また，咀嚼筋・咽頭筋・舌筋の障害により，摂食・嚥下障害が出現する．
- ALSでは代謝が亢進し必要な栄養量が増加する時期があり，嚥下障害による摂食不良があると急速に体重が減少し筋萎縮も進行する．このため，栄養管理が重要である．
- 唾液の嚥下も困難になるため，流涎に対しての対応も必要になる．ALS患者では，食事をしていなくても，唾液によると思われる誤嚥性肺炎の合併をしばしば経験する．
- 呼吸筋障害も進行性に悪化し，古典型では発症から3〜5年，球麻痺型では1.5〜3年で呼吸不全を生じ死亡もしくは人工呼吸管理が必要となる[2]．呼吸不全に陥った場合，日本のALS患者の約3割が人工呼吸器を導入している[1]．

> **ここに注目** 教科書的にはALS患者では外眼筋麻痺はないとされているが，人工呼吸器装着後に眼筋麻痺が進行することは稀ではない．眼瞼挙筋に麻痺が及べば開眼ができず，ものを見ることが困難となる．眼球運動が困難になれば，目の焦点を合わせることも，目の動きでコミュニケーションを取ることもできなくなる（全随意運動麻痺）．眼輪筋の麻痺のため閉眼が困難になると，乾燥性角結膜炎を生じ，角膜損傷を引き起こすこともある．

- 治療薬のリルテック®（リルゾール）には，病状の進行を遅らせる効果は認められているが[1,2]，根本的な治療に結びつくものは残念ながらまだない．

ALS患者の在宅医療開始にあたって

病状の評価
- 患者の病状の正確な評価を行う．在宅管理を依頼された時には既に病状が進んでいることが多い．医師だけでなく，看護師やリハビリテーションスタッフからの情報提供が有用である．
- 運動機能：上肢や下肢，躯幹の筋力低下を評価する．具体的には，日常生活動作(移動，食事，排泄，入浴)の自立度を確認する．
- 摂食・嚥下機能：体重と栄養状態の評価は必須である．嚥下障害の程度（普通食，軟食，ゼリー食）や胃瘻(PEG)が造設されているかも確認する．唾液の嚥下ができるか，できなければ持続吸引器などの対応がされているかも重要である．PEGの場合，経腸栄養剤の種類や下痢・便秘の有無も確認する．
- 呼吸機能：呼吸不全の程度，人工呼吸器導入に対する方針は必ず確認する．非侵襲的陽圧換気(NPPV)を使用している場合は，定期的に換気条件の見直しを行う必要があり，頻回の評価を要する．また，カフアシスト等の喀痰喀出補助装置の使用の有無や，喀痰吸引の状況も確認する．気管切開による人工呼吸器(TPPV)が導入されている場合は，使用している気管カニューレの種類と交換頻度，また人工呼吸器の種類と特徴を理解しておく必要がある．

- コミュニケーション力の評価：構音障害がある場合は筆談が可能であるか，もしくはコミュニケーションエイド（後述）やコンピュータなどの入力が可能であるかを確認する．口の動きを介護者が読唇している場合や，五十音表の読み上げを使っている場合，慣れないスタッフとのコミュニケーションに困難をきたすことが多い．

介護者の評価
- ALS 患者の在宅ケアにあたって，最も重要なポイントは介護者である．
- 介護者の心身の健康状態：介護者も何らかの病気を抱えている場合もある．あるいは，介護により腰痛や関節痛を生じることもある．また，先の見えない介護に精神的に追い詰められる介護者も少なくない．在宅医療では介護者の健康管理も重要であり，極力相談に乗るべきである．レスパイト入院を定期的に利用するのは，介護者の健康管理上も有用である．
- 介護負担：介護者が1人の場合，介護負担は極めて大きい．主介護者をサポートしてくれる副介護者が近隣にいることが理想的である．また，介護者に対する周囲の理解も重要である．
- 経済状態：在宅ケアでは，保険でカバーされない衛生材料や介護用品などの費用がかかる．また介護保険の利用にあたっての自己負担金額も問題となる．さらに患者本人や介護者が仕事を続けることができなくなり，収入が大きく減ることもありうる．長期の在宅生活を送れるだけの経済状態であるか，率直に相談できる相手（医療ソーシャルワーカーなどが適任）が在宅チーム内にいることが望ましい．また，必要に応じて障害年金等の手続きを行う．

社会資源の評価・活用
- 特定疾患受給者証，重症難病認定，身体障害者手帳，介護保険など公的援助の申請やサービスの有無を確認する．未申請であれば早急に導入する．
- ケアプランの作成：ALS についての専門知識を持った介護支援専門員によるケアプラン作成が望ましい．
- 訪問医療・訪問看護・訪問リハビリテーション：医療保険と介護保険によるサービスがある．医療保険では訪問診療，訪問看護，訪問リハビリテーションと，人工呼吸器を使用している場合には在宅人工呼吸指導管理，呼吸器やカフアシスト器のレンタル，衛生材料の支給などがある．経腸栄養剤は種類によって医療保険の適応でないものもあり，注意が必要である．介護保険では，ヘルパーや訪問入浴等のサービスや，自宅改修・特殊寝台等のレンタルなどのサービスが受けられる．しかし，患者の居住地域によって実際に利用できる状況は異なる．
- 患者会（ALS 友の会）：ALS 等の難病患者は数も少なく，情報や相談する相手も限られ，孤独に陥りやすい．患者や家族が困った時に相談できる患者会について情報提供を行う．

独居＋人工呼吸器装着の状態で在宅療養をされているケースもあるが，きわめて稀である．

レスパイト入院
レスパイトとは，「一時休止，息抜き，休息」という意味である．レスパイト入院とは，在宅介護で介護者が疲れきってしまう事態（燃え尽き症候群）を防ぐために短期間入院したり，一時的に介護不能となるやむをえない状況（冠婚葬祭や介護者の病気など）が起こった場合に，病院や施設に患者を一時的に移すことをいう．介護者と要介護者の共倒れや，要介護者への虐待の予防にも有効と考えられる．

1 ALSの栄養管理アルゴリズム

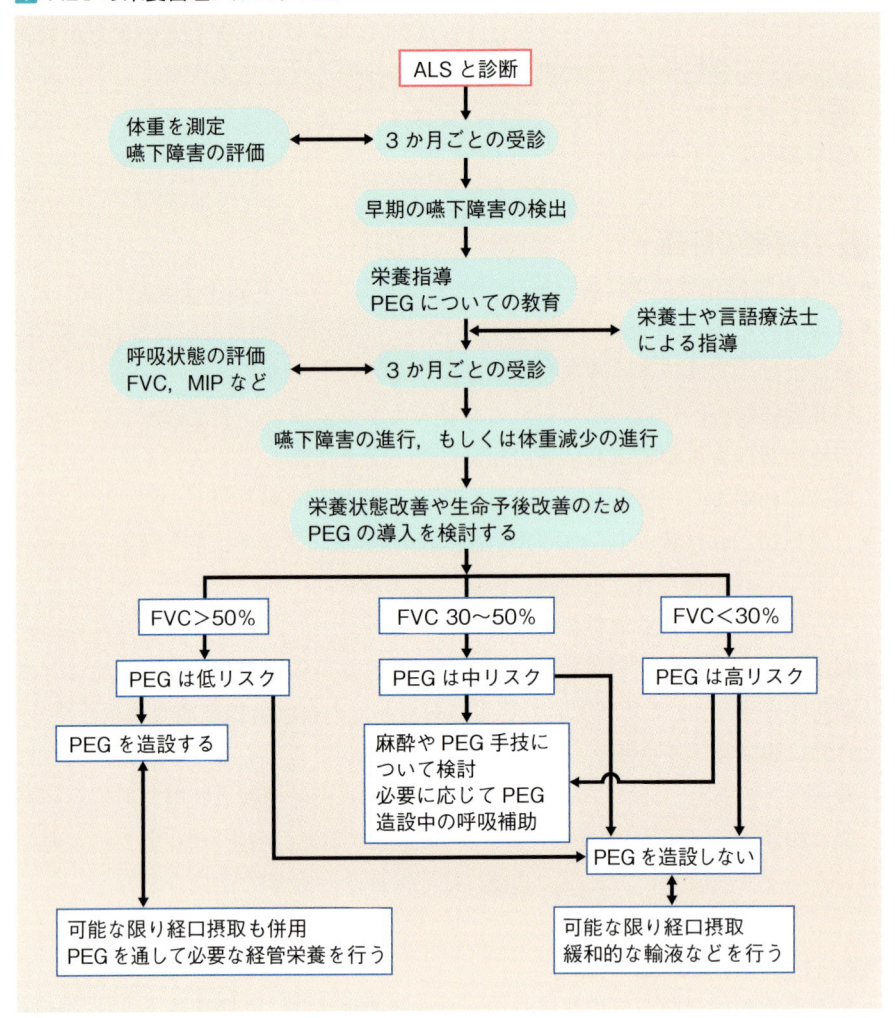

```
                    ┌──────────────┐
                    │  ALSと診断   │
                    └──────────────┘
                           │
  体重を測定        ┌──────────────┐
  嚥下障害の評価 ←→ │ 3か月ごとの受診 │
                    └──────────────┘
                           │
                    早期の嚥下障害の検出
                           │
                    栄養指導
                    PEGについての教育  ←→  栄養士や言語療法士
                           │                による指導
  呼吸状態の評価    ┌──────────────┐
  FVC,MIPなど   ←→ │ 3か月ごとの受診 │
                    └──────────────┘
                           │
                  嚥下障害の進行,もしくは体重減少の進行
                           │
                  栄養状態改善や生命予後改善のため
                  PEGの導入を検討する
                           │
        ┌──────────────────┼──────────────────┐
   ┌─────────┐        ┌──────────┐        ┌─────────┐
   │FVC>50%  │        │FVC 30〜50%│        │FVC<30%  │
   └─────────┘        └──────────┘        └─────────┘
        │                   │                   │
   PEGは低リスク      PEGは中リスク        PEGは高リスク
        │                   │                   │
   PEGを造設する    麻酔やPEG手技に
                    ついて検討
                    必要に応じてPEG
                    造設中の呼吸補助
                           │
                                       PEGを造設しない
        │                                       │
   可能な限り経口摂取も併用              可能な限り経口摂取
   PEGを通して必要な経管栄養を行う       緩和的な輸液などを行う
```

FVC:forced vital capacity（努力肺活量），MIP:maximal inspiratory pressure（最大吸気圧）．
（米国神経学会ガイドライン[3] より）

ALS患者の在宅医療継続にあたって

栄養管理

- ALS患者において，咀嚼・嚥下障害は必ず出現する症状である．
- 栄養管理は，経口摂取が可能な時点から介入する．
- 食形態を咀嚼・嚥下しやすいものにすること，液体やゼリー状の栄養剤の使用，嚥下しやすい体位（一般にテーブルに両肘をついてやや前かがみの体位が嚥下しやすい）の指導を行う．
- 1[3] に米国神経学会ガイドラインによるALS患者の栄養管理アルゴリズムを示す．
- 胃瘻（PEG）の導入は，呼吸不全や栄養障害が進行する前に行う．体重を維持

2 呼吸管理のアルゴリズム

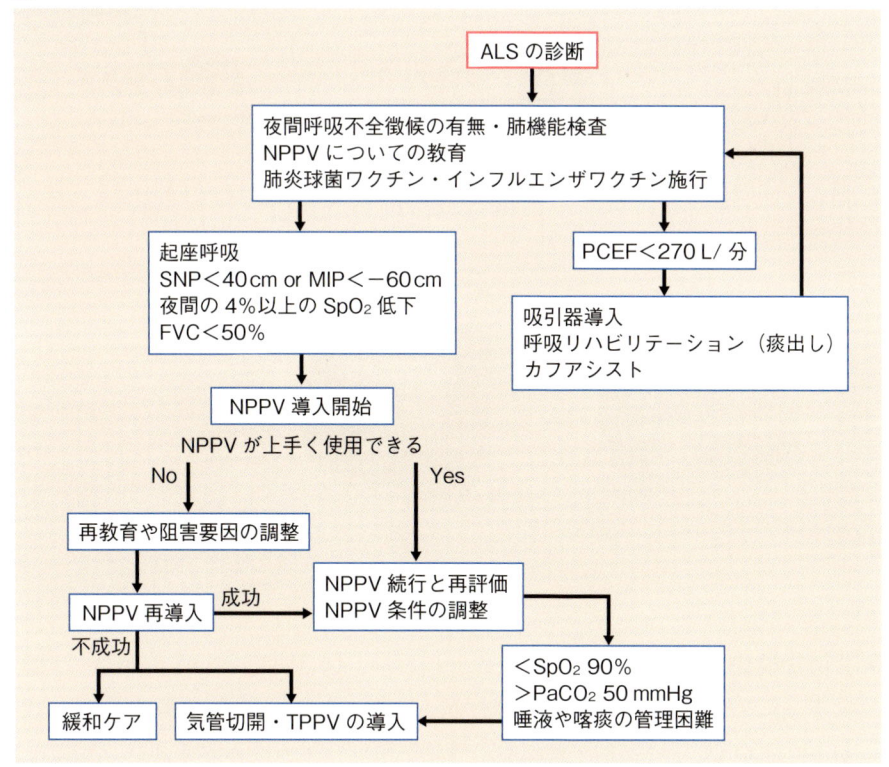

```
                      ALSの診断
                         ↓
              夜間呼吸不全徴候の有無・肺機能検査
              NPPVについての教育
              肺炎球菌ワクチン・インフルエンザワクチン施行
                    ↓           ↓
              起座呼吸         PCEF＜270 L/分
              SNP＜40cm or MIP＜−60cm     ↓
              夜間の4%以上のSpO₂低下      吸引器導入
              FVC＜50%                    呼吸リハビリテーション（痰出し）
                    ↓                    カフアシスト
              NPPV導入開始
              NPPVが上手く使用できる
              No ↓        Yes ↓
         再教育や阻害要因の調整
                ↓        成功   NPPV続行と再評価
           NPPV再導入 ──────→  NPPV条件の調整
           不成功                  ↓
        ↓    ↓                  ＜SpO₂ 90%
      緩和ケア  気管切開・TPPVの導入 ＞PaCO₂ 50 mmHg
                                  唾液や喀痰の管理困難
```

PCEF：peak cough expiratory flow（咳嗽時の最大呼気流量），SNP：sniff nasal pressure（鼻腔吸気圧），MIP：maximal inspiratory pressure（最大吸気圧），FVC：forced vital capacity（努力肺活量），NPPV：noninvasive positive pressure ventilation（非侵襲的陽圧換気）．

（米国神経学会ガイドライン[3] より）

するためには早期にPEGを造設し，しばらくは経口摂取を中心に行い不足分をPEGから注入するよう勧められている．
- 呼吸機能が低下してから（特に％VC＜30）のPEG造設は合併症のリスクが高く，呼吸管理なしでは勧められない．

> **ここに注目**
> いったん人工呼吸器（TPPV）が装着されると，必要なカロリーは急激に減少する．1日800 kcal程度で十分であり，漫然と同じカロリーを投与すると肥満や糖尿病などの合併を招く．

呼吸管理*

- 2[3]に米国神経学会ガイドラインによるALSの呼吸管理のアルゴリズムを示す．
- ALSの呼吸筋障害は，不眠・中途覚醒・早朝の頭痛・昼間の眠気と易疲労性などの睡眠時呼吸障害（sleep disordered breathing：SDB）に由来すると思われる症状で始まる．

*6章「在宅人工呼吸療法」（p298）参照

3 カフアシスト

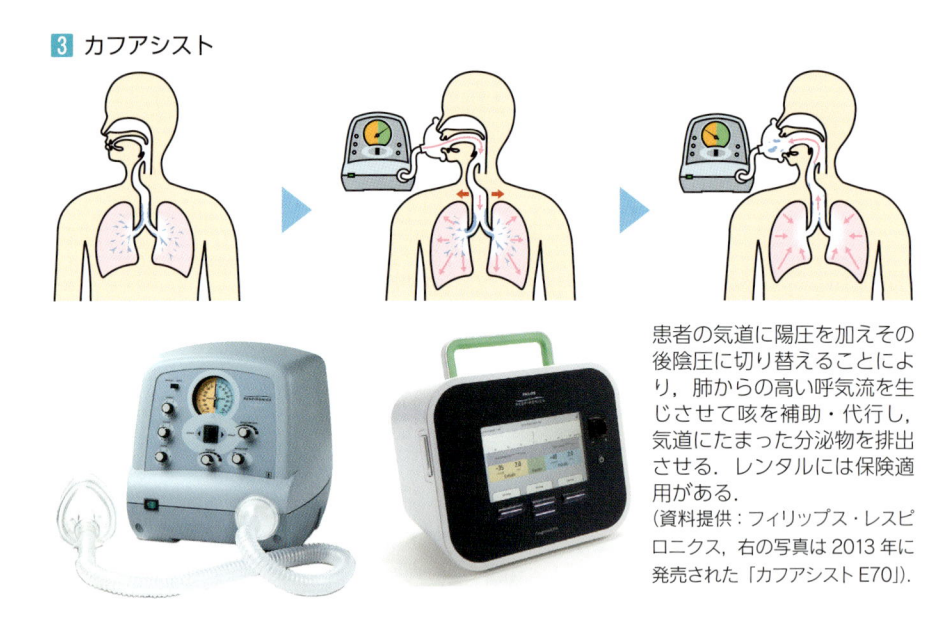

患者の気道に陽圧を加えその後陰圧に切り替えることにより、肺からの高い呼気流を生じさせて咳を補助・代行し、気道にたまった分泌物を排出させる。レンタルには保険適用がある。
(資料提供：フィリップス・レスピロニクス、右の写真は 2013 年に発売された「カフアシスト E70」)．

低圧持続吸引器(唾液用)
唾液用の設置型持続吸引器。インターネットで購入できる(1 万円以下)．

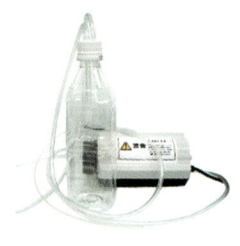

- 肺活量検査は少なくとも 3 か月ごとに行い、① $PaCO_2 > 45\,mmHg$、②睡眠中 SpO_2 88％以下が 5 分以上持続、③％FVC＜50％か最大吸気圧が $60\,cmH_2O$ 以下のいずれかを認めた場合、補助呼吸の導入を考える。
- NPPV は、初期には夜間を中心に使用する。マスクによる顔面の潰瘍を予防するために、2 種類のマスクを用意するのが理想である．
- 喀痰を陽圧で押し込むこともあるので、喀痰喀出補助装置(カフアシスト，3)を併用したい．
- 開始後は定期的に換気圧や使用時間などの条件を見直す必要がある．また、装着時間が長くなる前に PEG の造設が必要である．
- NPPV 単独で数か月から 2 年ほど呼吸を維持できる可能性があるが、球麻痺が悪化すると使いづらくなる．また、最初から上手く導入できないこともしばしばである．
- NPPV 開始時およびその後も、患者や家族と TPPV もしくは緩和ケアへの方針を繰り返し相談する．
- 気管切開を行っての TPPV を導入した場合、呼吸状態は安定する．しかし、発声はできなくなるので、コミュニケーションツールの使用が大切である．
- 気管切開後は、唾液の流入による肺炎や痰詰まりによる無気肺を生じさせないことが重要である．
- 喀痰吸引・体位ドレナージを指導する．
- 食事を取れなくても口腔ケアを行うことを忘れない．
- 流涎に対しては、三環系抗うつ薬の投与や、唾液の**低圧持続吸引装置**の使用が一般的である[1,4]．
- カフアシストは気管切開後も使用できる．

4 コミュニケーションエイド

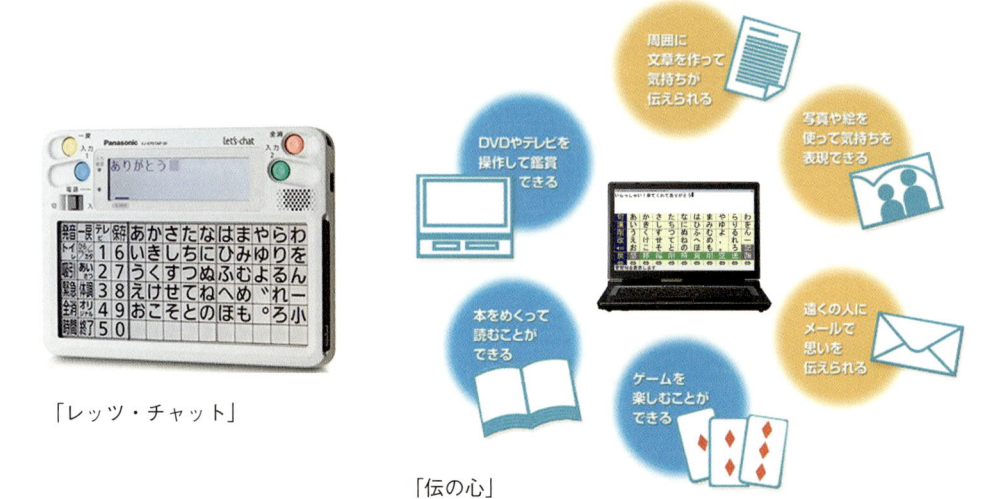

「レッツ・チャット」

「伝の心」

パナソニックエイジフリーライフテックの「レッツ・チャット」や日立ケーイーシステムズの「伝の心」などがある．障害者自立支援法の補装具費支給の対象である．
伝の心は，センサーを使用し，身体の一部のわずかな動きだけで，文字をパソコンに入力出来る．また文章を作るだけでなく，DVDやテレビなどの機器の持っているリモコンのコードを学習リモコンで操作できる機能も搭載されている．さらにインターネットや電子メールも利用できる（資料提供：日立ケーイーシステムズ）．

⚓ コミュニケーション

- ALSでは，発声によるコミュニケーションがいずれ困難になる．
- 診断後早期からパソコンの使用を勧める．また，手足の不自由度に応じてパソコン操作が可能な各種スイッチをリハビリスタッフとともに検討・導入する．
- コミュニケーションエイドとして「レッツ・チャット」や「伝の心」がある（**4**）．
- 患者にとっては，口の動きを読んでもらうことや五十音表の読み上げのほうが楽であり，コミュニケーションエイドの導入に消極的なこともありうるが，時期を逸すると疲労のためにパソコンの練習もできなくなり，コミュニケーションが乏しくなるリスクがある．また，家族や特定のスタッフとしかコミュニケーションができなくなり，チーム医療の機能不全やレスパイト入院ができない事態を招く．

⚓ 介護者の負担を軽減するために

- ALS患者の介護者が直面する問題の一つに，頻回の体位交換がある．
- 患者は体を動かせず自然な寝返りや体動ができないため体のあちこちの不快感を訴え，頻回に手足を動かしてもらうことを希望する．「ちょうどいい」位置を1mm単位で指定する場合も稀ではなく，介護者の疲労や困惑を招く．
- 鎮痛薬や安定薬を使用し，電動ベッドやエアマットを導入して患者の苦痛を緩和するとともに，100％の満足は無理であることを，患者・介護者ともに

📖column

全随意運動麻痺[5]

TPPV導入後も，ALS患者の運動麻痺は進行する．

外眼筋をふくめて随意運動のすべてが麻痺し，コミュニケーションがとれなくなる状態（totally locked-in state = TLS）に陥ることがある．

TPPVを導入されたALS患者の約13%がTLSに陥ったとのデータがある[5]．

呼吸運動系麻痺からTLSまでの期間は，平均2年9か月（19か月〜4年2か月）であった．TPPV期間が5年以上の患者では，18.2%がTLSと診断された．

現在のところ，TLSになった時に人工呼吸器を外す選択ができるかどうか，問題となっている（実行例の報告はない）．

5 持続吸引装置

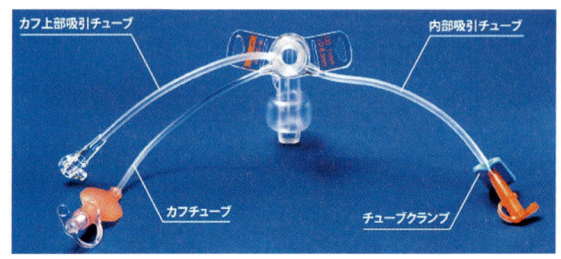

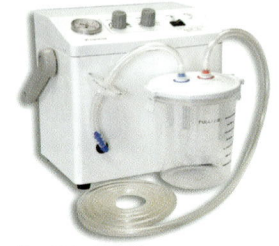

「コーケンネオブレス　ダブルサクションタイプ」　　「アモレSU1」

筆者らは気管内持続吸引用の気管カニューレは，高研製「ネオブレス ダブルサクション」を用いている．カフ上吸引チューブのほかにカニューレ内にも吸引チューブがついている．徳器技研工業(旧：徳永装器研究所)製「アモレSU1」が低量持続吸引装置である．通常は1秒10mL程度の吸引なので人工呼吸器の設定はそのままでも使用できることが多いが，患者の状態や吸引量によっては設定を変更する必要がある．必ず医師の指導のもとで導入する．

了解させる必要がある．

- 気管切開やTPPV装着後の頻回の気管内吸引も，介護者の疲労の原因となる．ホームヘルパーは一定の条件を満たせば，在宅において吸引行為を行うことができるようになったが，いまだ対応できないところも多い．また，24時間ヘルパーが対応できる地域はさらに少なく，夜間の頻回の気管内吸引は介護者の疲労・睡眠不足につながる．

- 近年，大分協和病院の山本真医師らが気管内持続吸引装置（**5**）*を開発し，医療機器として認可された[6]．私どもで導入を経験した患者さんによると，夜間に一度も吸引を行わなくても大丈夫であった，とのことであった．

- また，神経難病患者のレスパイト入院を行っている病院も徐々に増えている．介護者の休養のみならず，患者の全身状態や使用している医療機器のチェックを行う機会にもなる．対応できる医療機関が増えることを願っている．

*2013年12月に後継機種として「コーケンダブルサクションカニューレ」が発売されている．
http://www.kokenmpc.co.jp/products/medical_plastics/tracheal_tube/double_suction_cannula/index.html
(HP「Dr山本の診察室」
http://www3.coara.or.jp/~makoty/)

⚓ ALS患者への緩和医療

- ALSの経過中，半分以上の患者が何らかの疼痛を訴える．

- その原因としては，関節の硬直，筋力低下による亜脱臼（肩関節に多い），筋痙攣，動けないことによる皮膚や関節の圧迫などが考えられる．
- NSAIDs，抗痙縮薬，非麻薬性鎮痛薬などが使用されるが，高度のときはオピオイドの使用も行われる．
- 呼吸困難は，進行期ALS患者が直面する大きな問題である．
- 人工呼吸器導入を行わない場合，この苦痛の緩和は重要である．欧米のガイドライン[3,4]では，末期の神経疾患患者の呼吸困難の軽減にオピオイドを推奨しており，80％以上で効果がみられている．実際は，塩酸モルヒネを1回2.5 mg 1日2回から開始する[1]．1日20 mg以下でコントロールできることがほとんどである．
- また，酸素投与も低容量（0.5 L/分）からの吸入が推奨されている[1,2]．
- 呼吸困難に伴う不安感には，抗不安薬も使用される．末期の落ち着きのなさに対して，クロルプロマジンなどの抗精神病薬の非経口投与も行われる[1,2]．

Point
保険上適応ではないが，日本神経学会等からの申し入れにより，ALS患者の苦痛に対してモルヒネを使用しても査定されなくなっている．

おわりに

- ALSの在宅医療を支えていくためには，病院スタッフ（医師，看護師，リハビリテーションスタッフ，医療ソーシャルワーカーなど）に加えて，訪問看護ステーション（ケアマネジャー，訪問看護師，訪問リハビリテーション），在宅介護支援センター，往診医，行政（健康福祉センター），医療機器会社などで構築されるチーム医療を確立することが重要であり，在宅医療に携わる主治医はそのコーディネート役を担うことが必要である．

文献

1) 日本神経学会（監）．筋萎縮性側索硬化症診療ガイドライン2013．南江堂；2013．
2) 日本神経学会「ALS治療ガイドライン作成小委員会」（編）．ALS治療ガイドライン2002．日本神経学会；2002
3) Miller RG, et al. Practice Parameter update：The care of the patient with amyotrophic lateral sclerosis：Drug, nutritional, and respiratory therapies（an evidence-based review）：Report of the Quality Standards Subcommittee of the American Academy of Neurology. Neurology 2009；73：1218-1226.
4) Peter MA, et al. The EFNS Task Force on Diagnosis and Management of Amyotrophic Lateral Sclerosis：EFNS guidelines on the Clinical Management of Amyotrophic Lateral Sclerosis（MALS）-revised report of an EFNS task force. Eur J Neurol 2012；19：360-375.
5) 川田明広ほか．Tracheostomy positive pressure ventilation（TPPV）を導入したALS患者のtotally locked-in state（TLS）の全国実態調査．臨床神経 2008；48：476-480．
6) 法化図陽一ほか．自動吸引装置の研究開発とその応用―人工呼吸器を装着した患者，家族のQOL向上をめざして．臨床神経 2009；49；877-880．

病態別重度期のケアと終末期の緩和ケア

パーキンソン病関連疾患の在宅管理

難波玲子
神経内科クリニックなんば

- ◆ パーキンソン病関連疾患には，パーキンソン病，進行性核上性麻痺，大脳皮質基底核変性症の3疾患が含まれ，三者は異なる疾患である．
- ◆ パーキンソン病は，症状を明らかに改善する治療薬があるが，長期化・高齢化に伴い種々の問題が生じる．進行期に問題となる運動症状は，症状の日内変動，不随意運動，腰曲がりや首下がりがあり，非運動症状には，自律神経症状，精神障害，睡眠障害，感覚障害，悪性症候群などがある[1]．これらに対しては，専門医による抗パーキンソン病薬の細かな調整，DBS（深部脳刺激）の適応の検討，精神科医との連携が必要となる．介助を要する段階では，環境整備や在宅サービスの活用が必要である．
- ◆ 進行性核上性麻痺，大脳皮質基底核変性症は，明らかに症状を改善する治療法はなく，症状に応じた在宅サービスを活用し，患者のQOLの維持，家族の介護負担の軽減を図ることが重要である．
- ◆ いずれの疾患も，最終的には寝たきりとなり意思疎通も困難となることがほとんどで，経口摂取不能，誤嚥性肺炎や沈下性肺炎，分泌物の喀出困難・窒息，呼吸障害（閉塞性，中枢性，混合性）など生命に関わる問題が生じる．これらの症状にどう対処するかを，患者自身が意思表示をできる段階でよく話し合って決めておくことが重要である．

α-シヌクレイン
- 140のアミノ酸からなる蛋白質でレビー小体の構成成分．
- 不溶性となり凝集し神経細胞やグリア細胞内に蓄積する疾患をαシヌクレイノパチーといい，パーキンソン病，レビー小体型認知症，多系統萎縮症が代表的疾患．
- タウ蛋白が蓄積するアルツハイマー病など他の神経変性疾患でも出現することが判明．

パーキンソン病とその経過

- パーキンソン病の頻度は，日本では人口10万人あたり100〜150人と推定され，黒質を中心としたドパミン神経細胞が変性脱落し，残存神経細胞内にレビー小体（α-シヌクレインが異常に蓄積）が出現する疾患で，長期化に伴い，運動症状のみでなく非運動症状が大きな問題となり，病理学的にもレビー小体が中脳のみでなく大脳や自律神経系に広範にみられることがわかり，レビー小体の出現を特徴とする全身病と考えられている．
- パーキンソン病の多くは，一肢の安静時振戦から始まり，細かい動作がしにくい，字が小さくなる（小字症），片脚を引きずるなどの症状が加わり，次第に両側性となり，前屈姿勢，小股・すり足歩行，突進現象，すくみ足，姿勢反射障害が出現してくる．しかし，振戦が目立たず動作緩慢や歩行障害から発症する例が約2割ある．また，肩こりや腰痛，うつ状態が先行し，整形外

1 抗パーキンソン病薬

作用機序	一般名	特徴	副作用など
ドパミン前駆物質	L-ドパ+DCI配合剤, L-ドパ単剤	効果大, 長期服用でoffやジスキネジア, 作用時間短い	短期で悪心, 長期で不随意運動, オフ症状
ドパミン受容体作動薬			
麦角系	ブロモクリプチン, ペルゴリド, カベルゴリン	効果は弱い, 長時間効果, wearing-offの発現遅延・改善	短期で悪心, 心臓弁膜症
非麦角系	プラミペキソール, ロピニロール		短期で悪心, 長期で突発性睡眠
	アポモルフィン(皮下注)	off時のレスキュー	
MAOB阻害薬	セレギリン, ラサギリン	wearing-offの改善	抗うつ薬併用注意
COMT阻害薬	エンタカポン	wearing-offの改善	着色尿, 悪心
アデノシンA2A受容体拮抗薬	イストラデフィリン	wearing-offの改善	眠気, めまい
その他			
ドパミン遊離促進	アマンタジン	ジスキネジアに有効	
抗コリン薬	トリヘキシフェニジル	振戦・筋強剛などに有効	口渇, 認知症状・高齢者は不適
ノルアドレナリン前駆物質	ドロキシドパ	起立性低血圧に	
ドパミン合成促進	ゾニサミド	wearing-offの改善	眠気

*幻覚妄想, ジスキネジアの悪化は, すべての薬剤で共通してみられうる

科疾患やうつ病と間違われることもあるので注意を要する.
- 進行の程度や薬効が不安定になるまでの期間は個々人で大きく異なるが, 振戦のないもの(無動・強剛型), 高齢発症, 発症から1年以内に認知症を合併するものでは予後が悪い傾向がある[2].
- 抗パーキンソン病薬(1)は明らかに有効であり, 多くは服薬開始後から2〜7年くらい自立した生活を送ることが可能で, その間は仕事や家事, 趣味はできるだけ続け, 普通に生活するのがよい.
- パーキンソン病の治療開始時期, 治療薬の選択についてはパーキンソン病治療ガイドライン(2002[1], 2011[2])に詳しい(2). 治療開始時, 症状が進行し治療薬の調整が必要になったときは, 専門医に依頼するのがよい.
- パーキンソン病の運動症状を悪化させる薬剤として, 抗精神病薬, 非定型抗精神病薬, 抗うつ薬, 胃腸薬・抗潰瘍薬・降圧薬の一部など多くのものがあり, 特に急速に症状が進行した場合には服薬歴を聴取する必要がある[2]. また, これらの薬剤を使用せざるをえない場合は注意深い経過観察が必要である.
- 進行に伴って, 薬剤の効果が減弱し日常生活に支障をきたすようになり, さまざまな問題症状が出現する.

パーキンソン病のリハビリテーション

- 運動療法は, 姿勢異常, 活動性低下などによる二次的な問題に対して有効性が認められている[2]. 早期は, 日常生活をできるだけ普通に行うことがリハビリテーションになる. 中等度になると転倒への注意が重要となり, 重症では, 関節拘縮や褥瘡の予防, 嚥下障害や呼吸障害への対処が必要となる.

Yahrの分類
1度: 片側の症状
2度: 両側性の症状, 日常生活は自立, 歩行障害はないか軽度
3度: 前傾姿勢, 小股歩行, 姿勢反射障害がみられ, 仕事等に制限
4度: 歩行は介助なしで何とか可, 部分介助
5度: ベッドまたは車椅子生活で全面的介助要
*特定疾患申請は3度以上

パーキンソン病の運動症状が急に悪化したときには薬剤性パーキンソニズムを疑う.

2 早期パーキンソン病の治療ガイドライン

```
                    診断
         ┌───────────┴───────────┐
    日常生活に支障あり          日常生活に支障なし
  ┌──────┴──────┐                │
非高齢者で認知症(-)  高齢者または認知症(+)    そのまま観察
      ↓                ↓
 ドパミンアゴニスト    L-ドパ(DCI合剤)
      ↓                ↓
   改善が不十分        改善が不十分
      ↓                ↓
 L-ドパ(DCI合剤)併用  ドパミンアゴニスト併用
```

(日本神経学会「パーキンソン病治療ガイドライン2002」[1]より)

矛盾運動
kinésie paradoxale, paradoxical kinesia
平地では足がなかなか前に出ないが、階段はスムーズに足が出る.

- 小股歩行やすくみ現象が聴覚や視覚刺激により改善する矛盾運動(kinésie paradoxale)がみられる. 自分で「1, 2, 1, 2」とリズムをとりながら歩く, リズムを刻む音楽を流す, 床に患者の歩幅に線を引くなどの方法があるが, 効果は刺激がある間のみで慣れの現象も出てくる.
- 運動療法は, 日常生活のなかで継続的に行うことが大切である.『パーキンソン病の運動療法のすすめ』[3],『パーキンソン病の日常生活動作の工夫』[4] に図解入りで分かりやすい説明があり, 参考にするとよい.
- 生活に不自由をきたしたり介助が必要になったりすると, 生活の工夫, 環境整備が必要となるが, 経験のある療法士が介入し助言するのがよい. また, 介護者への介助法の指導などのサポートも重要である.

⚓ 進行期パーキンソン病の問題症状と対処

- 進行期になると, 症状の日内変動やジスキネジアなどの運動症状(**3**), 各種非運動症状(**4**)が高頻度に出現し[1], 専門医による細かな薬剤の調整を行う必要がある(**5**, **6**).
- 運動合併症の発生に影響する要因として, 抗パーキンソン病薬の投与量, 治療開始時の治療薬の選択, 年齢が挙げられている[2].
- 進行期は, 薬剤の種類や量が増加するため薬の相互作用や副作用などに注意を払う必要がある. 患者が自己判断で薬を減量あるいは増量していることもあり, 処方されたとおりに服薬しているかどうかを時々チェックする. 転倒が多くなり介助も必要になるため, 生活の工夫や環境整備を行うとともに, 在宅サービスや通所サービスを利用できる態勢を整え, 活用していくことも必要となる.

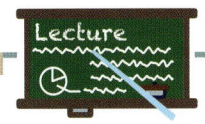

認知症を伴う患者への薬の使い方

認知機能の低下に対する有効な薬剤はないが，幻覚妄想や興奮状態には対処法がある．
幻覚妄想・興奮状態に対しては以下に留意する．

- 患者自身や周囲の人が困らないときは投薬なしで経過観察する．
- 困る場合は，運動症状の変化に注意しながら抗パーキンソン病薬を減量する．抗コリン薬を使用しているときは抗コリン薬から減量し，次いでドパミン受容体作動薬，ドパの順に行う．
- 運動症状が悪化する場合は，抗パーキンソン病薬の減量を中止し，錐体外路系副作用の少ない非定型抗精神病薬（スルピリド，クエチアピンなど）を少量から開始し増量する．抑肝散がよい場合もある．
- 幻覚妄想は変動するため，症状が消失したら使用薬剤の減量を試みる．
- 抗パーキンソン病薬を含め，服薬がきちんとできているかのチェックが必要である．

3 パーキンソン病の進行期運動症状（薬剤の調整は専門医に）

1. 症状の日内変動

① wearing-off 現象：L-ドパの薬効時間の短縮により，朝起床時や次の服薬前に薬効がきれて症状が悪化する（off 状態）現象であり，L-ドパ開始から 4, 5 年以後に出現することが多い．
② no-on/delayed on 現象：no-on 現象は，L-ドパを服用しても効果発現がみられない現象，delayed on 現象は効果発現に時間を要する現象で，末梢における L-ドパの吸収障害と考えられている．
③ on-off 現象：L-ドパの服薬時間に関係なく症状がよくなったり（on），突然悪くなったり（off）する現象で，L-ドパ開始から 7, 8 年後から出現することが多く，突然 off となるため ADL に大きな支障となる．

2. 不随意運動

① off-period ジストニア：足趾が底屈し痛みを伴い，早朝に起きることが多く不眠にもつながる．
② peak-dose ジスキネジア：ドパミンの血中濃度が高いときに出現するもの．
③ diphasic ジスキネジア：血中濃度の上昇期と下降期の二相性に出現する場合．

3. on 時のすくみ

進行すると，抗パーキンソン病薬を調整してもすくみ足のため歩行困難となる．

4. 腰曲がり，斜め徴候，首下がり

腰曲がり（著明な前屈位），斜め徴候（座位や立位で身体が斜めに傾く），首下がり（首が高度に前屈）も，進行期にみられ，臥位になると改善する．

5. 随伴する問題

① 転倒，骨折：転倒 87％，骨折 35％という報告もあり[5]，骨折を機に ADL が急速に低下することが多いので，環境整備を行い，四脚型歩行器や車椅子の使用も考慮し転倒の予防に努める．
② 嚥下障害，窒息：136 例の 20 年間の調査で，構音障害 81％，窒息 48％の報告がある[3]．

（日本神経学会「パーキンソン病治療ガイドライン 2002」[1] より作成）

4 パーキンソン病の非運動症状

1. 自律神経障害

① 便秘：便秘は約70％にみられ[6]，病初期から出現しうる．水分摂取，運動を勧めるとともに緩下剤で調整する．これらでコントロール困難な場合，座薬や浣腸を使用する．
② 排尿障害：過敏性膀胱による頻尿や切迫尿意，動作緩慢で間に合わないための失禁，進行期には排尿困難になることもあり，頻度は 60〜70％といわれている[6]．治療は，病態に応じた薬物療法を行う．
③ 起立性低血圧・食事性低血圧：進行期では有症状が48％にみられ[6]，失神発作にいたる例もある．治療は，塩分や水分を十分にとる，急激な立位を避ける，ヘッドアップや下肢挙上，弾性ストッキング着用（着脱困難なことが多い）などを行う．昇圧薬は著明な効果は期待できない．食事性低血圧をきたす場合は食後しばらく臥位安静にする．
④ 発汗障害：発汗過多は35％と報告されており[6]，病態の機序は不明である．夏季に悪化し，高度の場合，夜間に何回も下着を替えなければならないこともあり，室温調節，β遮断薬（血圧低下に注意）を試みる．
⑤ 性機能障害：勃起機能不全は30％という報告がある[5]が機序は不明である．うつ状態，使用薬剤の影響の可能性も考慮し対処する．
⑥ 末梢循環障害：寒いときに手足が冷える訴えは多く，時に冬季にしもやけになる患者もあり，温める，ビタミンE製剤などで対応する．

2. 精神障害

① うつ状態：約50％にうつ状態がみられ，QOL低下の一因となると報告されている[7]．治療が不十分，生活環境に問題などうつ状態をきたしうる要因があればこれらを改善し，そのうえで，抗うつ薬を使用する．抗うつ薬は，SSRI，SNRIから使用し，効果が乏しいときは四環系抗うつ薬，三環系抗うつ薬を使用するのがよい．
② 意欲低下（アパシー）：約30％に合併するといわれており，悲哀感情・自責念慮などの症状がなく，うつ状態とは別の症状で，有効な治療法がない．
③ 幻覚妄想：幻視が特徴で74％にみられ[5]，抗パーキンソン病薬の増量を契機に出現することが多く，内容は小動物や人物などが多い．悪化すると，興奮状態や問題行動が出現することもある．患者自身が日常生活に支障なく周囲も困らない状態では，無治療で経過をみる．困るようになったら，運動症状の悪化に注意しながら抗パーキンソン病薬の減量（抗コリン薬を使用している場合はこれから）を試みる．このとき，悪性症候群に注意する．減量・中止で効果がない，早急に症状の軽減を図る必要がある場合は非定型抗精神病薬や副作用の少ない定型抗精神病薬を使用するが，いずれもパーキンソン病の運動症状を悪化させる可能性があるため注意しなければならない．副作用の少ない抑肝散もよく使用される．
④ 認知機能障害：20年間の追跡で75％に認知症がみられ，20年めでは生存30例中25例（83％），平均発症年齢は71.5歳で，加齢と相関し経年的に増加し，レビー小体型が多くを占めるとの報告がある[5]．治療は③に準ずる．
⑤ 衝動抑制障害：ドパミン過剰による報酬系の刺激症状と考えられており，病的賭博 5.0％，買い物依存 5.7％，性行動亢進 3.5％，過食 4.3％，これらの2つ以上並存 3.9％との報告がある[8]．その他にも反復常同行動，爆発的攻撃行動，ドパミン調整異常症候群（ドパミン刺激薬を過剰に求める）などがある．

3. 睡眠障害

① 入眠障害，頻回の中途覚醒：うつ状態，夜間頻尿，restless legs症候群，動けないなど種々の原因があり，原因に対する治療をまず行い，必要なら睡眠薬を使用する．
② 睡眠時呼吸障害：鼾は一般 33.3％に対し，73％と高率にみられ，終夜睡眠ポリグラフィー検査で15例中9例に閉塞性，1例に中枢性無呼吸を認め，疾患の重症度に比例して増加するとの報告がある[9]．
③ REM睡眠行動障害：REM睡眠時に夢で体験していることが言葉や行動に出てしまう現象で，寝言，殴る，蹴るなどの暴力的な行動が多く，本人は覚えていない．α-シヌクレイノパチーとの関連が指摘されている[10]．L-ドパやドパミン受容体作動薬，クロナゼパムなどが有効．
④ 覚醒障害：突発的睡眠はすべての抗パーキンソン病薬で起こりうるが，最も起こりやすいのは非麦角系ドパミン受容体作動薬（プラミペキソール，ロピニロール）で，車の運転や高所での仕事などの人への使用は注意を要する．日中過眠の原因は，疾患に起因する睡眠覚醒リズムの障害，抗パーキンソン病薬，夜間の不眠，薬剤などがある．薬剤が考えられる場合は薬剤の調整を行う．

4. 感覚障害

腰痛や肩こりなどの，固縮や姿勢異常に伴うと考えられる痛みは多くみられ，抗パーキンソン病薬の調整やリハビリテーションを行う．筋収縮を伴う引きつるような痛みは，発作性に起こり，患者には非常に苦痛である．多くは足に生じるが，他の部位に起こることもあり，著しい場合は手足がジストニア姿位になることもある．抗パーキンソン病薬で軽減することが多いが，効果が乏しい場合は，クロナゼパムなどの抗けいれん薬や筋弛緩薬を使用する．

5. 悪性症候群

症状は，高熱，著明な筋固縮，意識障害，発汗，頻脈，頻呼吸，血圧変動で，CK高値を示し，早急な入院治療が必要である．夏季に多く，抗パーキンソン病薬の中断，脱水，感染症などが誘因となるので，服薬・食事や水分摂取をきちんと行うように指導することが重要である．

（日本神経学会「パーキンソン病治療ガイドライン2011」[2] より作成）

5 進行期パーキンソン病の治療ガイドライン（wearing-off・on-off 現象）

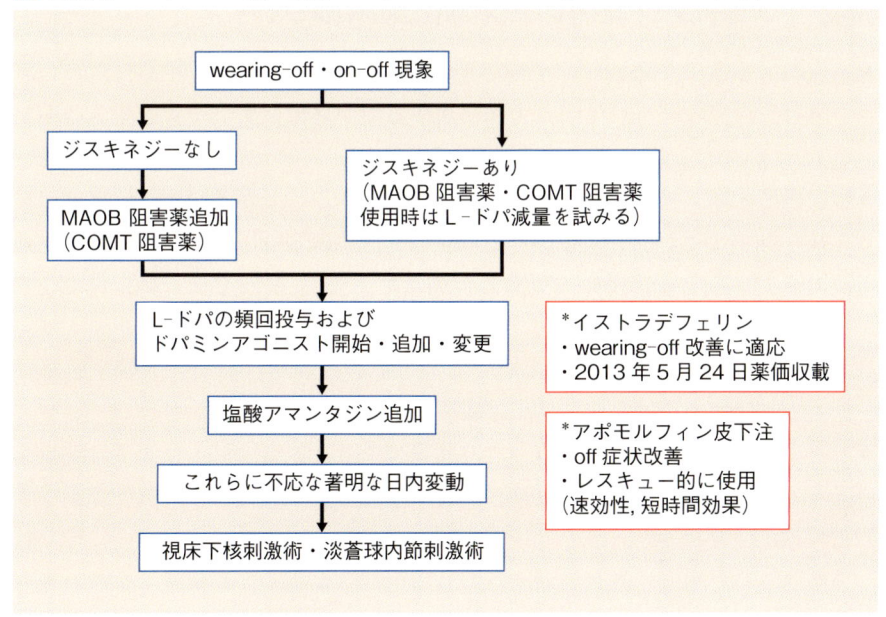

```
                    wearing-off・on-off 現象
                    │              │
         ジスキネジーなし      ジスキネジーあり
                              （MAOB 阻害薬・COMT 阻害薬
         MAOB 阻害薬追加        使用時は L-ドパ減量を試みる）
         （COMT 阻害薬）
                    │              │
              L-ドパの頻回投与および
              ドパミンアゴニスト開始・追加・変更       *イストラデフェリン
                    │                              ・wearing-off 改善に適応
              塩酸アマンタジン追加                    ・2013 年 5 月 24 日薬価収載
                    │
              これらに不応な著明な日内変動           *アポモルフィン皮下注
                    │                              ・off 症状改善
              視床下核刺激術・淡蒼球内節刺激術        ・レスキュー的に使用
                                                 （速効性, 短時間効果）
```

（日本神経学会「パーキンソン病治療ガイドライン 2002」[1] より，＊筆者追加）

6 進行期パーキンソン病の治療ガイドライン（ジスキネジー）

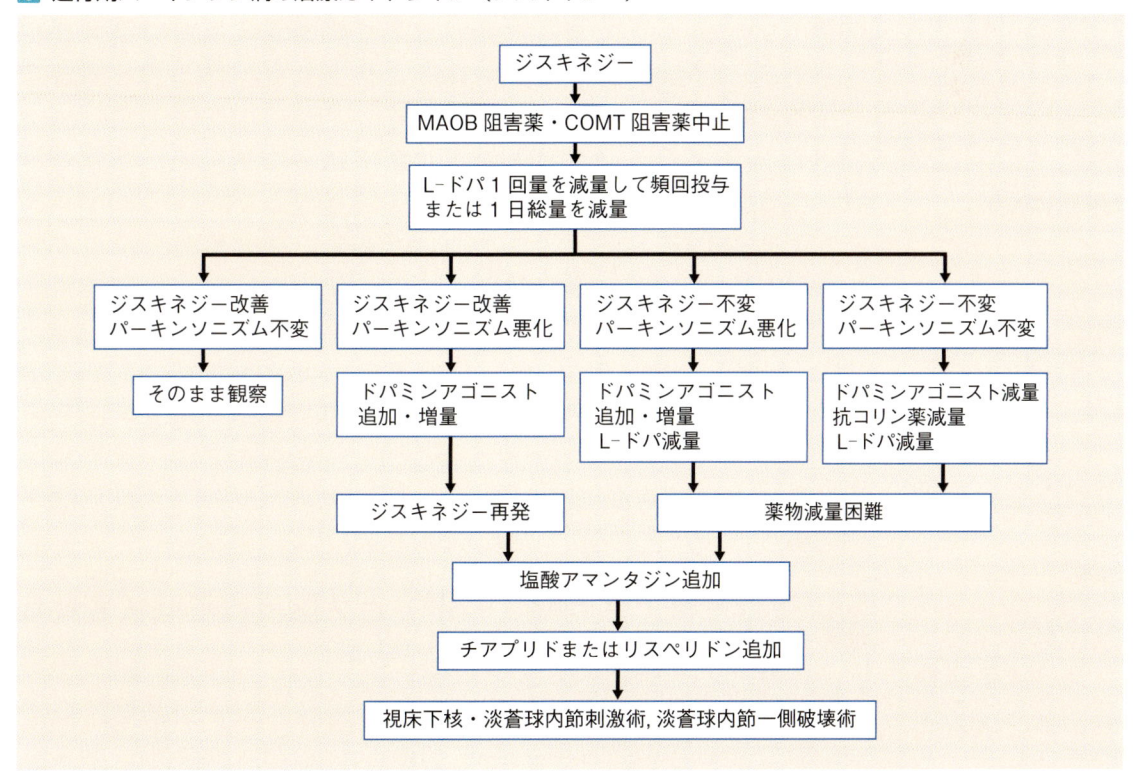

```
                         ジスキネジー
                              │
                    MAOB 阻害薬・COMT 阻害薬中止
                              │
                    L-ドパ 1 回量を減量して頻回投与
                    または 1 日総量を減量
                              │
  ┌──────────┬──────────┬──────────┬──────────┐
ジスキネジー改善  ジスキネジー改善  ジスキネジー不変  ジスキネジー不変
パーキンソニズム不変 パーキンソニズム悪化 パーキンソニズム悪化 パーキンソニズム不変
    │            │            │            │
 そのまま観察   ドパミンアゴニスト  ドパミンアゴニスト  ドパミンアゴニスト減量
              追加・増量      追加・増量      抗コリン薬減量
                            L-ドパ減量      L-ドパ減量
                │            │            │
            ジスキネジー再発      薬物減量困難
                        │
                  塩酸アマンタジン追加
                        │
                  チアプリドまたはリスペリドン追加
                        │
              視床下核・淡蒼球内節刺激術, 淡蒼球内節一側破壊術
```

（日本神経学会「パーキンソン病治療ガイドライン 2002」[1] より）

パーキンソン病の終末期と緩和ケア

- 治療による改善が認められず寝たきりとなり（Yahr 5度），生命に関わる嚥下障害，再発性肺炎，呼吸障害が出現する頃が終末期ケアを考慮する時期となる．
- 経口摂取困難：胃瘻を行うとその後何年も生きることが多いが，誤嚥性肺炎を繰り返すことが少なくない．認知症の合併率は7割以上であり，意思疎通も困難となることが多い．筆者の経験では，在宅/施設でなくなられた認知症を伴った例では，10名中6名は胃瘻を希望せず（患者の事前指示があったのは1名のみ），3名は家族の強い希望で施行，誤嚥性肺炎で入院中医師に勧められ胃瘻を設置した1例では家族は後悔をしている．
- 肺炎：嚥下障害が進行し，寝たきり状態になり，誤嚥性および沈下性肺炎を繰り返し，また自力で痰の喀出ができず窒息の危険も大きい．気管切開や人工呼吸療法を行うかどうかは大きな問題である．特に急性呼吸不全に陥り救急搬送された場合，救命処置が行われる可能性が高く，事前指示を行っておくことが重要であろう．また，肺炎を繰り返す場合，肺炎の治療をどこまで行うかという問題もあるが，この議論は日本ではまだ難しいように思われる．
- 睡眠期呼吸障害（閉塞性，中枢性，混合性）：呼吸障害に対して，気管切開や人工呼吸器装着を行うかどうかも問題となる．睡眠中であるため患者自身は呼吸苦を自覚しないが，家族が動転して緊急搬送という事態も考えられる．対応をどうするかを決めてもらっておくこと，睡眠中に呼吸が停止した場合の対処法を明確にしておくことが重要である．筆者は，気管切開患者を紹介されたことはあるが人工呼吸療法の例は経験していない．
- 延命処置を行わない場合は，救急車を呼ばない覚悟と看取りのための在宅医療・ケア体制を確立しておくことが必須である．苦痛緩和が必要となるが，認知障害が高度の場合は苦痛を訴えないことがほとんどである．認知症では，空腹感は訴えず，痛みや呼吸困難などの訴えもないことが多い．苦痛がある場合，低酸素には酸素療法，痛みや呼吸苦がある場合は，モルヒネなどの使用も考えていく必要があるかも知れないが，呼吸苦に対しては保険適用がない．延命処置を行った場合と行わなかった場合のその後の経過，利点と問題点を十分に情報提供し，患者さん自身のそれまでの生き方，人生観・死生観を考慮して決めてもらうことが必要であろう．

進行性核上性麻痺（PSP）と大脳皮質基底核変性症（CBD）の自然経過，対処 [7, 8]

- 進行性核上性麻痺（progressive supranuclear palsy：PSP）と大脳皮質基底核変性症（cortico-basal degeneration：CBD）は，いずれも神経細胞が脱落し，神経細胞およびグリア細胞内にリン酸化タウが蓄積するタウオパチーに属する疾患で，有効な治療法はなく，確実に進行していく疾患である．

パーキンソン病の罹病期間，死因（Helyら[5]）
- 20年間の調査 136名
- 100名（74%）が死亡
- 平均罹病期間 12.4年
- 死亡率を一般人口と比較すると4年目以後は経時的に増加．
- 15年間の調査で，疾患が関与している死因52%（肺炎〈27%〉，栄養失調，自殺，不動による心または脳血管障害）と報告．

経管栄養を行わない例が多く日本とは相違がある．

終末期への準備
- 各種延命処置を行うかどうかについての事前指示とその尊重．
- 延命処置を行わない場合は，救急車を呼ばない覚悟が必要．
- 在宅での看取りのための医療・ケア体制を整備し実践すること．
- 苦痛があれば，その緩和．

タウオパチー
- 神経原線維変化やピック球の構成成分の不溶性で凝集したリン酸化タウ蛋白が神経細胞やグリア細胞内に蓄積する疾患群．
- この他に，アルツハイマー病，ピック病などがある．

7 進行性核上性麻痺（PSP）

有病率	人口10万人あたり5.8人，男性が多く，女性の約2.4倍．
発症年齢	40歳以降，平均60歳代．
症状と経過	姿勢反射障害から始まり，注意力や危険に対する認知能力が低下するため，病初期からよく転倒するのが特徴．注視麻痺（核上性麻痺）が特徴で下方視，上方視，側方視の順に障害されるが，発症初期はなく発症後平均3年で出現する．進行すると頸部が後屈する．認知症を合併するが程度は軽く，見当識障害や記銘力障害はあっても軽い．前頭葉徴候（把握反射，視覚性探索反応，模倣行動など）が初期から出現し，無言・無動，保続などもよくみられる．言語障害，嚥下障害は中期以降に出現することが多く，進行すると閉塞性や中枢性呼吸障害が出現する．ADL低下の進行は速く，車椅子が必要となるのに2〜3年，臥床状態になるのに4〜5年，平均罹病期間は5〜9年という報告が多いが，生命予後は医療処置の選択により異なる．死因は肺炎，喀痰による窒息などが多い．
治療	抗パーキンソン病薬が多少効く場合があるといわれているが，あっても一時的で対症療法とケアが主体となる．
病変部位	淡蒼球，視床下核，小脳歯状核，赤核，黒質，脳幹被蓋が主体．

（厚生労働科学研究費補助金難治性疾患克服研究事業「神経変性疾患に関する調査研究」班．進行性核上性麻痺（PSP）診療とケアマニュアル，ver2．2008[11]）より作成）

8 大脳皮質基底核変性症（CBD）

有病率	人口10万人に2人程度，やや女性に多い．
発症年齢	40〜80歳代，平均60歳代．
症状と経過	①大脳皮質徴候：肢節運動失行，観念運動失行，皮質性感覚障害，把握反応，他人の手徴候，反射性ミオクローヌス，②錐体外路徴候：無動・筋強剛やジストニア，③症状に著明な左右差がみられるのが特徴であるが，左右差のない例，認知症が目立つ例など非典型例もある．ジストニアは動作で増強するため日常生活に非常に支障となり，失行と合わせ，リハビリテーションによるADL改善効果は乏しい．進行すると構音障害・嚥下障害，姿勢反射障害をきたし，核上性眼球運動障害や錐体路徴候もみられる．発症から寝たきりになるまでの期間は5〜10年，死因は肺炎や喀痰による窒息などである．生命予後は医療処置の選択により異なる．
治療	抗パーキンソン病薬が病初期に多少効果があることがある．ミオクローヌスに対してクロナゼパムが有効であるが，眠気やふらつきなどの副作用が出やすく使用困難なことが多い．ジストニアには有効な薬剤がない．
病変部位	大脳皮質，皮質下・黒質を含む脳幹の諸核．

（厚生労働科学研究費補助金難治性疾患克服研究事業「神経変性疾患に関する調査研究」班．大脳皮質基底核変性症（CBD）診療とケアマニュアル．2010[12]）を参考に作成）

- 有効な治療法がなく，症状に応じたケア，環境整備，各種サービスの活用を行い，介護者の負担の軽減を図ることが重要である．リハビリテーションの目的も関節他動運動，姿勢保持，体位交換など二次的問題の防止が主となる．また，介護者の不安を軽減するための精神的支援も非常に重要である．
- 終末期の症状は，経口摂取困難，肺炎の合併，痰による窒息，睡眠中の呼吸障害などパーキンソン病とほぼ同様であり，さらにほぼ全例で意思疎通が困難になるため，どこまでの医療処置を行うかを意思決定が可能な間に患者自身に決めておいてもらうことが重要である（パーキンソン病の項p.262を参照）．

文献

1) 日本神経学会「パーキンソン病治療ガイドライン」作成小委員会（編）．パーキンソン病治療ガイドライン2002．医学書院；2002．
http：//www.neurology-jp.org/guidelinem/pdf/parkinson_04.pdf
2) 日本神経学会「パーキンソン病治療ガイドライン」作成委員会（編）．パーキンソン病治療ガイドライン2011．医学書院；2011．
http：//www.neurology-jp.org/guidelinem/parkinson.html
3) 生駒一憲（監修）．パーキンソン病の運動療法のすすめ．ノバルティスファーマ株式会社；2006．
http：//www.comtan.jp/sizai/img/parkin_kinesitherapy.pdf
4) 大阪府作業療法士会．パーキンソン病の日常生活動作の工夫，第2版．2013．
http：//osaka-ot.jp//download/pamphlet/parkinsonpamph.pdf
5) Hely MA, et al. The Sydney Multicenter Study of Parkinson's disease：The Inevitability of Dementia at 20 years. Mov Disord 2008；23：837-844.
6) 宇尾野公義．パーキンソニズムと自律神経障害．自律神経1973；10：163-170.
7) Global Parkinson's Disease Survey (GPDS) Steering Committee. Factors impacting on quality of life in Parkinson's disease：results from an international survey. Mov Disord 2002；17：60-67.
8) Weintraub D, et al. Impulse control disorders in Parkinson disease：a cross-sectional study of 3090 patients. Arch Neurol 2010；67：589-595.
9) Maria B, et al. Sleep breathing disorders in patients with idiopathic Parkinson's disease. Respir Med 2003；97：1151-1157.
10) Claassen DO, et al. REM sleep behavior disorder preceding other aspects of synucleinopathies by up to half a century. Neurology 2010；75：494-499.
11) 平成20年度厚生労働科学研究費補助金難治性疾患克服研究事業「神経変性疾患に関する調査研究」班．進行性核上性麻痺(PSP)診療とケアマニュアル，ver2．2008．
http：//www.nanbyou.or.jp/pdf/psp2009_1.pdf
12) 平成21年度厚生労働科学研究費補助金難治性疾患克服研究事業「神経変性疾患に関する調査研究」班．大脳皮質基底核変性症(CBD)診療とケアマニュアル．2010．
http：//plaza.umin.ac.jp/neuro2/cbd.pdf

小児在宅医療

5章

小児在宅医療

小児在宅緩和ケアという概念からのアプローチ

戸谷　剛
子ども在宅クリニックあおぞら診療所墨田

- ◆高度救命医療の進歩により新生児の救命率が上昇したことで，高い医学管理とケアスキルを要する超重症児が増加しているが，わが国の現状は退院した児を受け止める在宅療養資源が十分とはいえない．
- ◆小児在宅医療で児を支える資源介入の本質は，小児緩和ケアである．
- ◆小児における在宅緩和ケアは，児をとりまく両親・家族・地域・社会をはじめとするコミュニティーを視点においた児の成長と発達を全人的に支援する取組みである．

小児在宅医療と緩和ケア[1,2]

- 小児の在宅医療が叫ばれる社会的背景には，高度救命医療の進歩によりNICUでの救命率が上昇して小児の死亡率が減少している反面，いわゆる後遺症により，高い医学管理とケアスキルを要する**超重症児**，**準超重症児**が出現したことがある．
- 小児在宅医療の対象となるのは医療依存度の高い重症児や超重症児（先天性神経・筋疾患，先天性代謝異常，後天性神経・筋疾患，事故後後遺症など），悪性腫瘍の終末期などであり，これらの疾患群は"Life-Threatening Conditions"と言われる緩和ケアの対象となる疾患群とほぼ一致する．
- Life-Threatening Conditionsは治癒が難しく早期に死に至る可能性が高い病態で，以下の4つに分類される[2]．予後6か月に限定せず，悪性疾患のみならず非悪性疾患を含む．
  ①根治療法が功を奏しうる病態（小児がん，心疾患など）
  ②早期の死は避けられないが，治療による延命が可能な病態（筋ジストロフィーなどの神経・筋疾患など）
  ③進行性の病態で，治療は概ね症状の緩和に限られる病態（代謝性疾患，染色体異常など）
  ④不可逆的な重度の障害を伴う非進行性の病態（重度脳性麻痺など）
- 小児在宅医療で児を支える資源介入の本質は，小児緩和ケアである．
- WHOの小児緩和ケアの定義を **1** に示す．

Life-Threatening Conditions
治癒が難しく長期に状態が悪化する可能性の高い状態にある病態の一群．小児期に発症し40歳までに約半数が死亡するとされる．

小児在宅緩和ケアという概念からのアプローチ　267

1 WHOの小児緩和ケアの定義

- 小児のための緩和ケアは特別である一方，成人に対する緩和ケアとも密接にかかわる
- 小児緩和ケアは子どもたちの身体・精神・社会・スピリット（生きる使命・願い）に対するトータルケア（全人的ケア）であり，家族への支援も含まれている．これらは，病気の診断時から始まり，子どもたちが病気に対する直接の治療を受けているか否かにかかわらず継続される
- 医療者は，子どもたちの抱える身体的，精神的，社会的，スピリチュアルな苦痛を評価し，それらを緩和しなければならない
- 効果的な緩和ケアのためには，多くの専門分野にわたったアプローチを必要とする．そこには家族も含まれ，適当な地域資源を利用して行われるが，たとえそうした資源が限られていても緩和ケアをうまく行うことができる
- こうしたケアは高次医療機関でも，地域の病院でも，たとえ子どもたちの自宅であっても提供されるべきであるものである

2 小児在宅緩和ケアの基本コンセプト

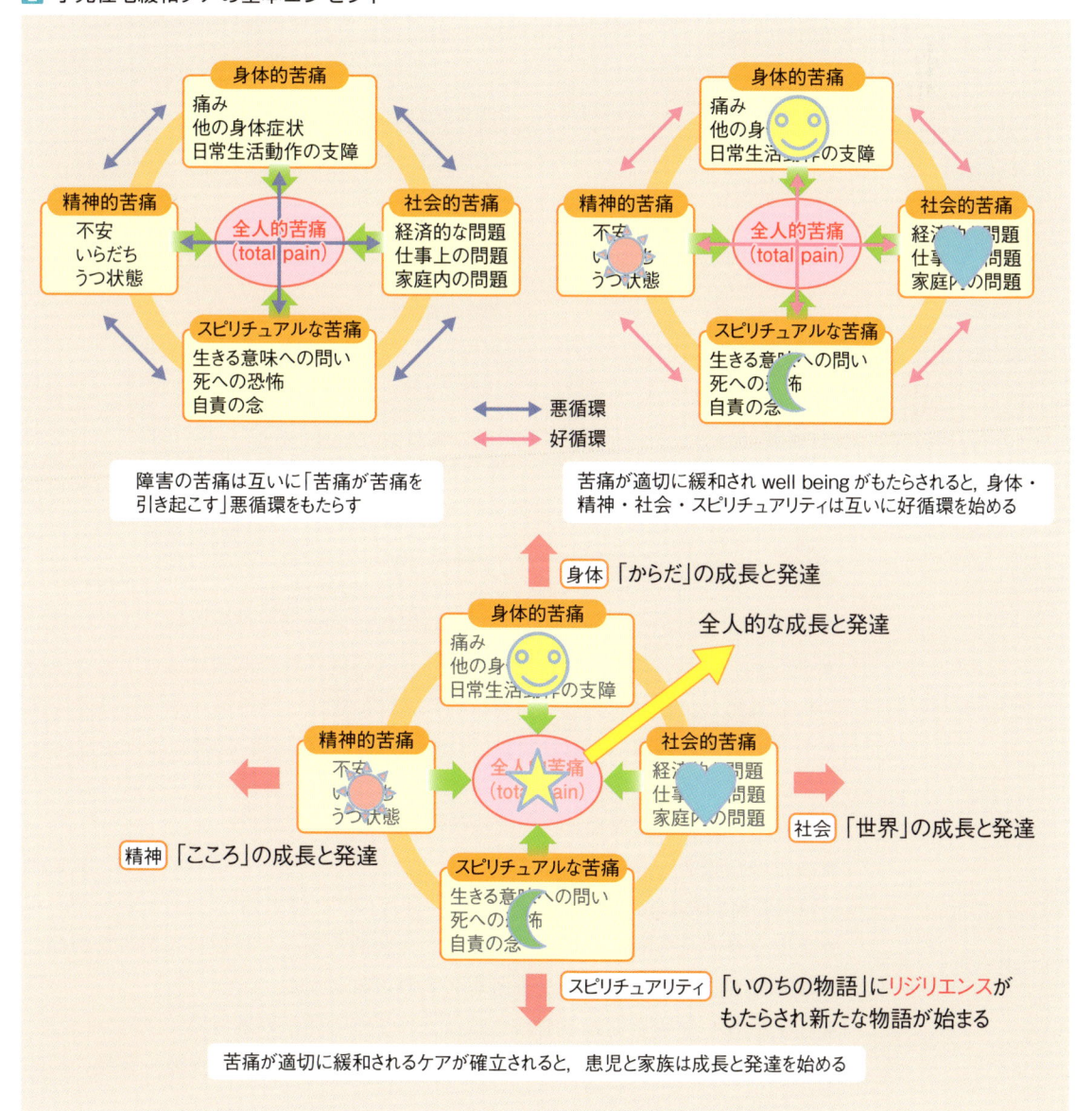

身体的苦痛
痛み
他の身体症状
日常生活動作の支障

精神的苦痛
不安
いらだち
うつ状態

全人的苦痛（total pain）

社会的苦痛
経済的な問題
仕事上の問題
家庭内の問題

スピリチュアルな苦痛
生きる意味への問い
死への恐怖
自責の念

⇔ 悪循環
⇔ 好循環

障害の苦痛は互いに「苦痛が苦痛を引き起こす」悪循環をもたらす

苦痛が適切に緩和されwell beingがもたらされると，身体・精神・社会・スピリチュアリティは互いに好循環を始める

身体　「からだ」の成長と発達

全人的な成長と発達

精神　「こころ」の成長と発達

社会　「世界」の成長と発達

スピリチュアリティ　「いのちの物語」にリジリエンスがもたらされ新たな物語が始まる

苦痛が適切に緩和されるケアが確立されると，患児と家族は成長と発達を始める

3 care to be cared theory

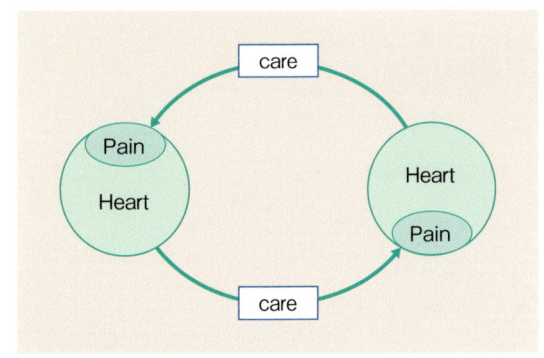

（前田浩利〈編〉「実践!!小児在宅医療ナビ―地域で支えるみんなで支える」2013[1] より）

4 ケアがうまくいかないと分離（separation）～孤立化（isolation）が生じる

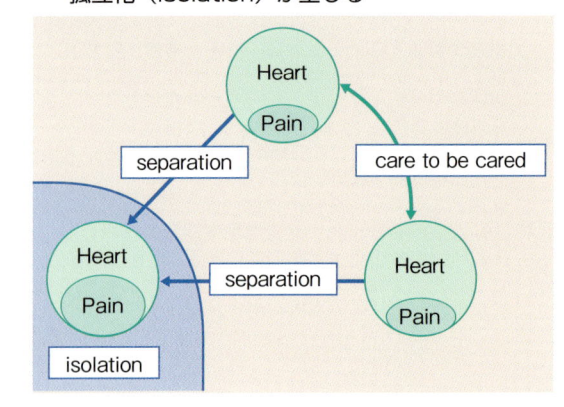

5 在宅患者の生活を支える3つの側面

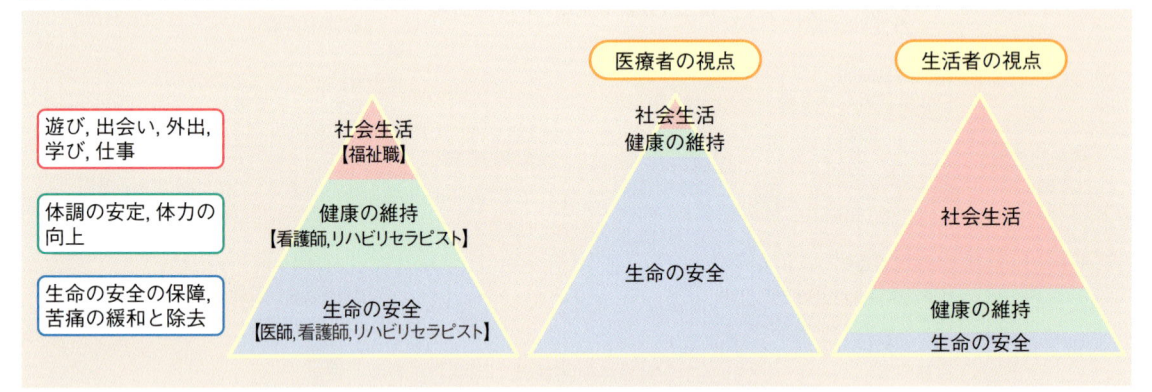

医療者の視点と生活者の視点は異なりがちであるが，バランスの良いケア構築（左）が必要である．
（前田浩利〈編〉「実践!!小児在宅医療ナビ―地域で支えるみんなで支える」2013[1] より）

🚢 小児在宅緩和ケアの考え方[1]

- 小児における緩和ケアの本質は，苦痛を癒し，いのちを育むスキルである（**2**）．
- コミュニティーという視点からみた人と人の関係性の本質は「ケアしケアされる関係」（care to be cared theory）[3]である（**3**）．
- ケアがうまく確立されないと孤立化（isolation）が生じ，さまざまな苦痛（distress）や無効なスキーマが引き起こされる（**4**）[4]．孤立化を防ぐことが，在宅緩和ケアの大切なポイントとなる．
- 小児の緩和ケアは「家族あるいは繋がる人たちが中心となって（family centered, relationship centered）実現すべきもの」とされる[5]．
- 患児自身の身体的苦痛，精神的苦痛，社会的苦痛，スピリチュアルな苦痛だけでなく，介護する家族の苦痛もケアの対象となる．
- 在宅患者の生活を支えるためには以下の3つの側面がある[1]．
  ①医療者が支える苦痛に対する医学的支援（生命の安全の保障，苦痛の緩和と除去）

Point
子どもにとって「退屈」は大きな苦痛である．「楽しい」を育む保育的なケア支援はとても重要な要素となる．

②リハビリテーション職や訪問看護職のかかわりが支える健康を維持・増進するケア支援（体調の安定，体力の向上）
③福祉職が主にかかわる生活をより豊かにする支援（遊び，出会い，外出，学び，仕事）
- 医療者側と生活者側では視点が異なりがちであるが（**5**），バランスの良いケア構築が必要である．

> **ここに注目**　どのような苦痛（困っていること）に対して，どのようなケア支援（介入・教育・相談）が行われ，どのような苦痛がケアされずに，孤立化を引き起こして療育を妨げているかという視点が重要である．

> 在宅医療では，療育スタッフの協働を調整したり，新たな問題に対して取組みを立て直すときにはケア担当者会議を開催し，問題点を明らかにして方針を決定することも大切である．

医療的アプローチによる苦痛の緩和と支援[6]

鼻
- 呼吸障害の児の多くが唾液と鼻汁のクリアランスが悪いために，慢性鼻炎，副鼻腔炎の病態を呈していることが多い．
- 抗アレルギー薬のモンテルカスト，ロラタジン（またはエピナスチン），有症状時のメキタジン，抗炎症作用のある低用量クラリスロマイシン（クラリス®）の併用が効果を発揮する．鼻閉の緩和のために当院では，レボカバスチン（リボスチン®）点鼻薬を適宜用いる．

呼吸器
- 気道障害の児の多くで微量の上気道分泌物が持続的に垂れ込んでいることが多く，モンテルカスト，カルボシステイン，時に低用量のクラリスロマイシンの投与で炎症が緩和される例を経験する．また気道の加湿のためのブロムヘキシジン，炎症緩和のためのブデソニドの吸入を併用することもある．
- 気道は，良好な換気状態，気道クリアランスの確保，良好な気道粘膜状態を実現することが重要である．また，呼吸苦や呼吸筋疲労の緩和は，児の呼吸機能の維持，増進のために今後一層推進すべき課題である．

消化器
- 慢性消化管機能障害を呈する児は消化管機能が弱く，体調不良により容易にサブイレウスを呈する．これらの児は，時に逆流も併発していることが多く，消化管機能を促すモサプリド，六君子湯，また胃・十二指腸の動きの低下が考えられる場合は消化管への末梢性ドパミン抑制作用のあるドンペリドンを併用する．そのほかには，漢方では，五苓散，大建中湯を使用する症例がある．
- 痙縮による疼痛や呼吸苦などによる強い苦痛により慢性の交感神経・副交感神経興奮過多にある児は，ファモチジンやオメプラゾール，ランソプラゾー

> 粘膜保護のための，アズレンや水酸化アルミニウムゲルなどは効果があるが，後者は投与方法に難点がある．

ルを緩和的に用いる．また唾液過多を伴う児では，スコポラミンやロートエキスが効果を発揮する場合がある．

⚓ 栄養

- 経管栄養剤の注入が長期にわたる児は，腸内フローラが貧弱なため栄養障害をきたすことが多い．微量元素欠乏はその中で大きな問題であり，亜鉛，銅，セレン，ヨウ素の欠乏はしばしば遭遇する．腸内フローラをいかに豊かにするかを考慮したプロバイオティクス（probiotics）を含む栄養摂取はこれからの大切な課題である．
- 経管栄養剤の長期投与は難治性の骨粗鬆症を呈することがあり，ビタミンD抵抗性である．これらは，高カルシウム尿症や時に胆石症を伴うことがしばしばあり，副甲状腺機能は異常が見られない．骨のコラーゲンの枯渇によるCaの保持機能が極度に低下していることが原因ではないかと筆者は考え，骨コラーゲン摂取のための魚蛋白の補充に現在取り組んでいる．
- 運動が慢性的に少なく，かつ低栄養管理のために，低代謝状態になっている児をしばしば見かける．これらの児では同時に低カルニチン食のために脂質代謝が極端に低下している症例もあり，適宜補充が必要である．
- これらの晩期合併症回避のための，ミキサー食の導入の取り組みが今後一層望まれる．

⚓ 皮膚

- 経管栄養が長期にわたる児は，さまざまな皮膚トラブルを経験することが多い．
- スキンケアは最も大切なものであるが，特に保湿や粘膜炎症緩和，再生保護に留意した軟膏の導入が効果を発揮する場合がある．当院では，ヒルドイド®とアズノール®の併用が皮膚ケアに効果があり頻用する．
- 皮膚が慢性的に炎症を呈する場合は，弱いステロイド作用を持つヒドロコルチゾン（ロコイド®）やアルクロメタゾン（アルメタ®）をアズノール®に少量混合することにより炎症を緩和する．
- 湿潤の場所で，発赤や剥離，落屑が見られ，一部衛星病変が見られる場合は真菌の刺激がからんでいることがある．テルビナフィン（ラミシール®）やケトコナゾール（ニゾラール®）といった抗真菌薬を軟膏に混合すると刺激の低減による炎症緩和を促す例を散見する．
- おしりかぶれは，このほかに繰り返す頻回の便による皮膚刺激が粘膜の炎症をもたらし難治性となる場合がある．この場合は，前述の軟膏の塗布の上から亜鉛華軟膏サトウザルベ®のパックを行うこともある．
- 褥瘡はしばしば遭遇する問題である．1stケアはアズノール®塗布とラップ保護だが，突出した骨が緊張により圧迫や"すれ"が強くなることが原因となる場合があり，ポジショニングや緊張の緩和を適宜行う．

- 気管チューブ入口部や胃瘻入口部の肉芽はしばしば問題となる．ベタメタゾン（リンデロン®V）軟膏の塗布が行われることが多いが，その発症の本態はデバイス*が動くことによる"すれ"と圧迫であり，褥瘡と同じ機序である．当院では，アズノール®塗布をたっぷり行ったり，ガーゼにしみこませて湿布様にすることで肉芽の炎症緩和と再生を促すことにより効果がある症例を散見する．リンデロン®と混合軟膏を作り併用する場合もある．
- 緑膿菌の感染などによる難治例や解決しない肉芽の増大に対しては外科的切除や処置を行う．

*各種デバイスについては後述（p273）．

泌尿器
- 排尿障害はしばしば遭遇する．1日に何回程度排尿が実現できているか確認し，排尿障害を起点とするような苦痛（発汗，顔面紅潮，頻脈，サブイレウスなど）がある場合は，間欠導尿を要する場合がある．
- 神経因性膀胱に対するタムスロシンが排尿障害や尿閉の症状緩和に効果を示す場合がある．

神経
- てんかんによる痙攣は，多岐にわたりかつ難治性の場合がある．
- 痙攣はさまざまな苦痛（感染による倦怠感，呼吸苦の増大，腹痛，痙縮の増悪，不眠など）により閾値が下がる場合があり，緩和的に用いることのできるジアゼパムなどが必要な場合がある．
- 病院の専門医に管理をされている場合が多く，在宅では，痙攣が児の苦痛を増し生活を困難にしているかを評価し，適宜コンサルテーションすることが望ましい．増悪時は，ジアゼパム坐薬のほか，フェノバルビタール坐薬をalternativeに使用できる児には，緩和的に使用することがある．
- 痙縮は，もうひとつの神経学的障害である．GABA作動性ニューロンの刺激作用のあるベンゾジアゼピン系薬剤がメインとなる．具体的には，ジアゼパム，クロナゼパム，バクロフェンや，唾液過多が問題となる児では，フェノバルビタールや，特に反り返りの強い児では，ブロマゼパムが効果を示す場合が多い．疼痛の強い児は，チザニジンが効果を示すことが多く，ベースの緊張が強い児は，ダントロレン（ダントリウム®）を併用することがある．
- 内服で緩和できない場合，筋肉を麻痺させることで解決しない強い緊張と疼痛を緩和するアプローチとして，ボトックス®療法がある．通常3か月程度ごとに行い，主に痛みが生じやすい股関節周囲，大腿内側，腰部の背部筋，時に頸部を行う．
- 外科的アプローチとして，脳神経外科的な部分神経後根離断術や整形外科的な選択的筋解離術は効果を発揮する．
- 緩和できない痙縮はさらに，DBS（deep brain stimulation：脳深部刺激療法）電極の留置，バクロフェンの持続髄注を緩和的に行うことがある

Point
ジアゼパムは副交感神経興奮を増すため，唾液が増す．唾液による呼吸障害が問題となる児ではロートエキスの併用が緩和的に使用できるため，当院では一部の児で用いている．

睡眠
- 脳原性疾患の児をはじめとしてしばしば遭遇するのが睡眠覚醒障害である．
- メラトニンやラメルテオンは効果があり，睡眠2～3時間前を目安に投与を行うことが多い．睡眠導入が必要な児や中途覚醒が多い児は，ニトラゼパムなどを併用すると効果があることがある．頓服としては，トリクロホスや抱水クロラールの低用量投与，ジアゼパムやフェノバルビタール，ブロマゼパムが効果を示す場合がある．

> **ここに注目** 難治性の不眠の場合，見逃してはならないのが，夜間の無呼吸や低呼吸が隠れているために慢性肺胞低換気症候群により不眠が生じている状態である．この場合 HOT（home oxygen therapy：在宅酸素療法）やエアウェイ，BIPAP（bilevel positive airway pressure）の導入を考慮することが望ましい例があり留意を要する．

リハビリテーションによる苦痛の緩和と支援
- 小児の緩和はリハビリテーションからといっても過言ではない．痙縮は小児におけるもっとも大きな苦痛であるため，痙縮を緩和し運動機能を育むことが大切になる．

呼吸機能の改善を支援する
- 呼吸は全身の筋肉を使っているため，呼吸筋と周囲筋の痙縮や固縮の緩和は非常に大切なスキルである．
- 傍脊柱筋・肩甲骨周囲・肩から後頸部のマッサージ，胸郭の徒手介助を用いた肋骨・肋間筋のマッサージ，座位の姿勢を用いてのひねりや伸展などのストレッチング，腹臥位保持装置やバランスボールを用いた腹臥位でのマッサージは効果を発揮する．

抗重力運動を支援する
- 足裏が接地し，抗重力が姿勢に入ることで運動発達が飛躍的に促される．したがって抗重力姿勢と学習をいかに支援するかは，運動発達支援の重要な要素である．
- 反り返りが強い，または縮みこみが強い児も，過敏性や緊張のベースを緩和するために，抗重力姿勢や運動をうまく取り入れることが大切である．
- 欲求を肉体的操作によって実現することも，児の主体性を育む上で重要な視点となる．

家族ができるマッサージ
- 手のひら，足の裏のマッサージは交感神経の過興奮を和らげ，GABA作動性ニューロンの直接的刺激作用を思わせる緩和的効果がある．

- tactile care などは有名であるが，次に手首から指の根元を丹念にこすると手の血色が改善し固縮した指が開き，指の根元から指先も同様にこすると手の固縮が和らぎ，一部の児は入眠を誘うこともある．体幹のマッサージとともに在宅で簡単にできるケアスキルである．

⚓ 手や目，鼻，口を用いた運動を支援する

- 手や目，鼻，口は欲求を主体的に満たしていくときの重要な要となる．療育早期は特に，これらの操作によって「楽しむ」を育むスキルを伸ばすことが大切な要素となる．

⚓ 摂食を支援する

- 摂食は情緒発達の起爆剤である．摂食が難しい児も，おしゃぶりや指をなめるといった，口腔内の触覚を育んだり，誤嚥を回避すべく，吸引装置等をうまく用いて味を楽しむスキルを伸ばすと，児は主体的に欲求を満たすことで，情緒発達を促すことができる．
- 味覚は3〜5歳までに完成しそれ以降は難治性の摂食障害につながるため，摂食の取り組みは状態の安定している時期の早期の取り組みが望ましい．
- 呼吸機能が改善すると嚥下機能が高まることが多い．呼吸の問題が緩和した場合，中長期的な摂食の視点を持つことが重要となる．

⚓ デバイスの使用による苦痛の緩和と支援

体温を安定させるデバイスの導入

- エアコンマットなどの不感蒸泄を助けるデバイスや，寒冷時の防災シーツなどは有用である．
- デバイス導入とともに部屋の温度と湿度を適度に保つことも重要である．

呼吸を支援するデバイスの導入

- 「吸いたい時に吸い，吐きたい時に吐く」ことが，安寧な呼吸を作る要である．呼吸が効果的に行えないと，呼吸苦と呼吸筋疲労を引き起こし呼吸状態が増悪するため，デバイスによる緩和的アプローチを行う

⚓ NPPV

- 呼吸障害による呼吸筋疲労の緩和に絶大な効果を発揮するのは，マスク装着型の非侵襲的陽圧換気療法（non-invasive positive pressure ventilation：NPPV）の人工呼吸器である（6）．
- 肺胞低換気症状などにより唾液過多と嚥下障害に悩まされる児も，分泌コントロール（唾液吸引，薬物療法による緩和）を併用しながら，上気道閉塞の問題を緩和すると，症状が緩和し良好な換気状態を実現できる．

マットに空気が効果的に通ることで不感蒸泄を促し，発汗過多を緩和するエアコンマット「そよ」（写真）などがある．

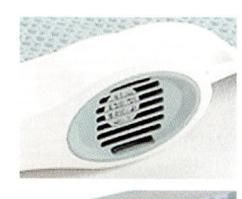

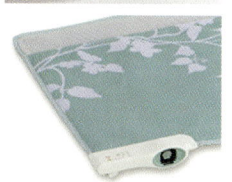

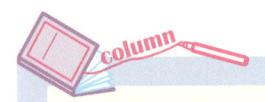

願いを引き出す　願いに寄り添う

　デバイスのステップアップ，特に気管切開などの侵襲的なデバイスの導入は，家族にとって，時に一種の喪失の体験になることがあるため，「デバイスによってどのように苦痛がいやされ，生活がどのように改善し健康に寄与するか」という視点を，児と家族が持てるように説明をすることが大切である．

　家族，特に意思表示のできない児を支える両親への説明は，「児にこれからどのような健康的な生活を送らせてあげたいか」という願いを引き出せるよう，支援的にかかわるスキルが望ましい．また児と家族が「願いを一つにする」ためにも，厳しい内容の告知は本人や家族が十分に冷静に受け止められるように，意思決定にかかわる人がそろったところでの説明が望ましい．

　説明は適切な距離をとり，家族に主体的に選択する余地を与える対話方法が必要となる．また，意思決定をエンパワーメントするために，気持ちを支え受け止めることが必要となることもある．常に留意したいのは，家族こそが適切な支えのもと，児にどのような希望ある生活を送らせてあげるかを選択することができ，またそれが最も倫理的であるということである．

　児と家族には，愛，献身，信念という3つのコンパスに支えられて，未来への願い（時に祈り）を定めるプロセスがある．しかし時に家族では支えきれず，これらを保ち選択していくには間接的な支えが必要となることがある．また時には，児や家族への提示を行いつつ，あえて選択を促さずに待つというスキルも重要となる．

　医学的に告知しなければならない Bad News は，児の生活を選択する上で必要なことは伝え，家族でよく話し合うように促すことも大切である．ポイントは必ず refugee する心理的な場所を用意することである．そのためにもデバイスの導入を含めた説明の際は児や家族と適度な距離を保つようにすることは，特に小児の在宅では重要な要素となる．

6 NPPV のマスク型デバイス

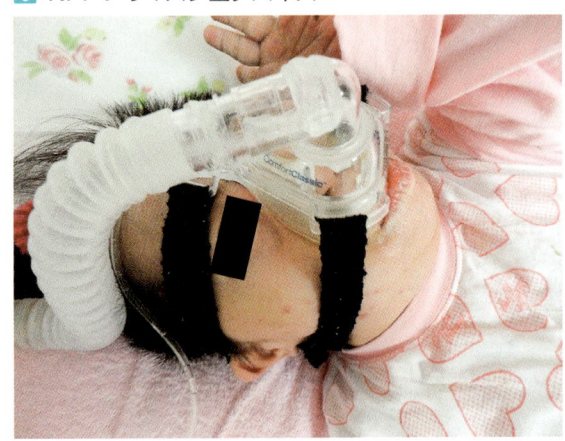

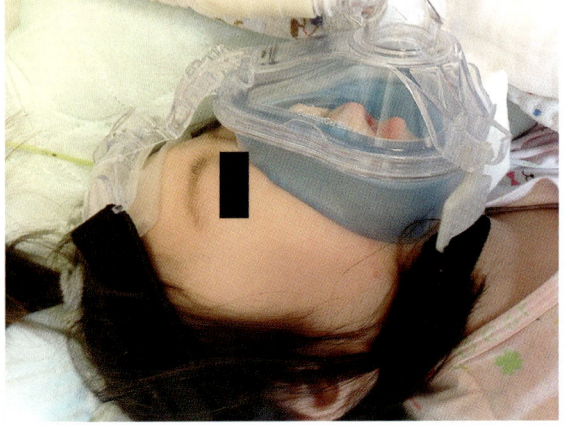

鼻マスク（左）と口鼻マスク（右）

- 最近は ASV（adaptive servo ventilation）や Spontaneous mode でも児の呼吸の自律性にあわせた低換気を緩和するさまざまなアルゴリズムを搭載する機器があり，一見導入が困難な児も当院では積極的に導入し良好な成績をあげている．

> **column**
>
> **スピーキングバルブ[7]**
> 　スピーキングバルブは，声を出すことができる有用な手段である．
> 　陰圧が問題となる気管軟化症（長期間の上気道閉塞に伴う気道陰圧から二次性の気管軟化症を呈している例はしばしば散見する）や垂れ込みが問題となる児は，スピーキングバルブが気道に陽圧をかけ，垂れ込む分泌物をとばし，微小誤嚥を緩和する効果がある．
> 　特に気道からの吸引が頻回となる場合は，吸気時の陰圧が分泌物の垂れ込みを誘発している場合があり，軽減することがある．
> 　カフなしカニューレに対するスピーキングバルブの導入は，①気管との間に十分な間隙がある，②呼気を上気道から排出するための咽喉の運動ができる，③呼気を上気道から排泄するだけの呼吸余力がある，の3点に着目する必要があり，「呼吸の学習と運動」という視点を持って，短時間から見守りの中で徐々に導入することが望ましい．

- 装着で最も大きな問題となるのがアドヒアランスである．呼吸苦の強い児は呼吸苦が緩和すると，睡眠に入ることが多く，その緩和的側面が比較的良好に実感できるが，動ける児やむずかりの強い児，過敏性の強い児は，マスクのアドヒアランスが成否のカギを握る．
- マスクには鼻マスク，口鼻マスク（フルフェイス），顔全体を覆うもの（トータルフェイス）などがあり，児のアドヒアランスに鑑みて適宜変更することが望ましい．

気管切開

- 緩和できない呼吸障害に伴う苦痛に対して，気管切開が効果を発揮することがある．気管切開は，上気道閉塞に伴う呼吸障害による苦痛に対しても効果がある．
- 大切なのは，気管切開がどのように児の呼吸を安寧に導き，生活を豊かにするかという視点である．
- 呼吸余力のある児は，スピーキングバルブの併用で発語が可能であり，「気管切開＝声を失う」わけではないことも留意すべきである．

TPPV

- 気管切開のみでは呼吸筋疲労が十分に緩和されない場合があり，呼吸余力の少ない児は，夜間睡眠時のTPPV（tracheostomy positive pressure mechanical ventilation）装置装着による呼吸筋疲労の緩和が必要な場合がある．
- 単なるCO_2の貯留などでは測れない側面があり，児の呼吸状態をよく観察し，肺胞低換気症状の出現などの有無も留意しながら適宜導入することが望ましい．
- 気管・気管支軟化症は，気道の陰圧による垂れ込みやそれによる咳き込み，胸郭の陥没，呼気時の肺による気管・気管支の圧迫とエアトラップ，増悪する呼吸苦による吸気時の陰圧の増大という悪循環を呈し，呼吸が著しく障害

> **Point**
> NPPVで最もよくあるトラブルは，マスクによる皮膚トラブルと目のトラブル，そして慢性鼻炎・副鼻腔炎の問題である．アズノール®塗布，ヒアルロン酸，コンドロイチン硫酸とアズレンの点眼，モンテルカスト，ロラタジン，カルボシステイン，クラリスロマイシンの内服と，リボスチン®点鼻薬の併用は効果がある．

される．この場合 CPAP（continuous positive airway pressure）の導入が効果を発揮することがあり，適宜観察を行い必要な場合は導入をマネジメントする．

⚓ 吸入器
- 気道の加湿のための吸入は効果的である．
- 特にブロムヘキシジンは気道に水分を引き込む効果があり，用量依存性に効果を発揮するため，緩和的に用いることができる．
- ブデソニドをはじめとしたステロイド吸入薬は，慢性の垂れ込みによる慢性気管支炎病態にも効果があり，用量依存性に炎症緩和をもたらす印象がある．
- プロカテロールは吸入の際に気道を広げ薬液を効果的に吸入する一助となるため，併用することが多い．

⚓ 吸引器
- 呼吸障害による排痰機能障害を持つ児は吸引器による緩和的な吸引が必要となる．
- 上気道への唾液の貯留や喉頭からの垂れ込みなどが起こりやすい場合は，経口・経鼻からの持続的・間欠的吸引が必要なことがある．

⚓ 上気道閉塞を緩和するためのデバイス
- 頸部緊張，または睡眠時の脱力による下顎のひきこみは，舌根を喉頭直上にシフトさせ気道閉塞を引き起こすため，チンリフトや経鼻エアウェイなどのデバイスを用いることがある．

⚓ 排痰を促すデバイス
- アンビューバッグ：アンビューバッグは，深呼吸を作り出す上で肺ケア上有用なデバイスとなる．末梢の気道を開き，排痰を促す一助となる．
- カフマシーン（7）：排痰機能障害に対するアプローチとして，陽圧をあらかじめかけて含気を作り，陰圧に転換し，咳と同様のエアフローを生じることで，排痰を促す．
- 腹臥位保持装置：児の腹臥位をとれる姿勢保持装置において，背部のマッサージングを行いながら排痰を行う．排痰クリアランスを向上し，肺炎予防と児の呼吸機能の増進に寄与する
- IPV（intermittent percussion ventilation）：肺胞レベルでの痰の貯留と排泄にも効果を発揮するのが，IPV である．排痰クリアランスの極度に低下した病態に関して効果を発揮する．

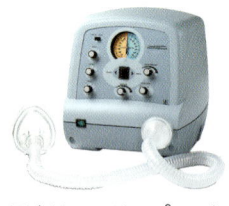

7 カフマシーン

写真はフィリップス・レスピロニクスのカフアシスト．2013年に後継のE70が発売されている（☞ p252）

📝 「食べる」ことを支援するデバイスの導入
- 食べたいのに十分に口から食べられないとき，経管栄養を併用することが望ましい．

8 経鼻経管栄養チューブ導入例

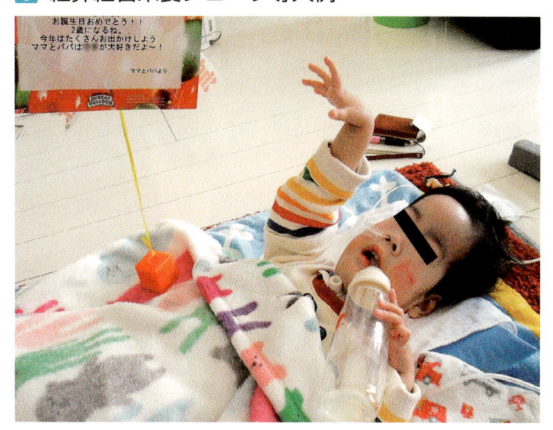

9 胃瘻

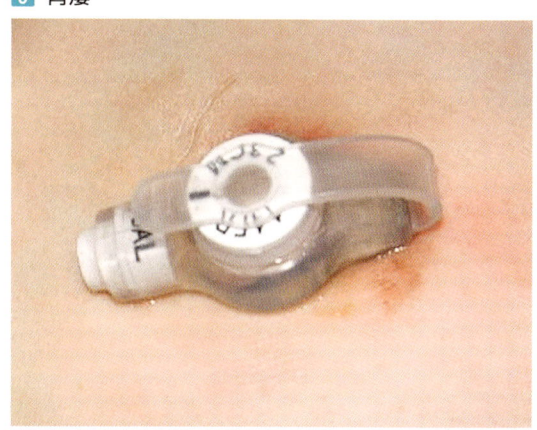

> **ここに注目** 摂食は，味や触覚を楽しむという面が重要で，量を十分にとることは必ずしも必要ではない．経口と経管栄養をうまく組み合わせて，好きなだけ食べ，栄養を効果的に摂取することが，摂食による発達支援の上で重要なカギとなる．

⚓ 経鼻経管栄養チューブ（8）

- 嚥下機能が弱い児には効果的である．
- チューブの位置をX線で確認する．難しいときは外耳孔から鼻孔までの距離＋鼻孔から心窩部（剣状突起）までの距離を参考に，チューブからの空気の注入によるガス音が急速に聞かれるようになる場所を見つけ，さらに十分に奥まで先進する．
- チューブの折れ曲がりがあると，音が聞こえるが注入すると逆流することがある．挿入後10 mL程度生理食塩水を注入し，喘鳴や逆流が見られないか確認する必要がある．
- 頸部緊張が強かったり，比較的嚥下ができる児では，挿入に対して咽頭をしめるためチューブの折れ曲がりの原因となりやすく，胃瘻のほうが望ましい場合がある．

⚓ 胃瘻（9）

- 胃瘻は，ミキサー食が入れられることが利点である．ミキサー食は，通常の栄養を効果的に摂取することができ，腸管のフローラを豊かにし，腸の機能の維持・向上に力強く貢献する．
- 長期の経管栄養児がミキサー食を開始する場合，貧弱なフローラにより高率に食物アレルギーを呈している場合があり精査を要する．アレルギーの強い児はモンテルカスト，クロモグリク酸をはじめとする腸管に作用する抗アレルギー薬を併用する場合がある．

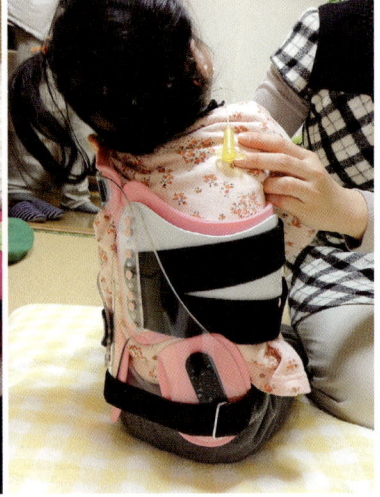

⑩ 小児用脊柱装具「プレーリーくん」（鈴木義肢装具）

⚓ CV ポート

- ライン確保が極端に困難な児や，採血が極端に難しい児，IVH（intravenous hyperalimentation）管理が必要な児に CV ポートを留置することがある．主に栄養状態が芳しくない代謝性疾患の重症児や，ヒルシュスプルング病をはじめとした腸疾患の児におかれることが多い．在宅では，1 か月に 1 回程度のフラッシュを行うことで管理できることが多く，十分に継続可能である．

📝 整形外科的問題を支援するデバイスの導入

- 小児の在宅医療において，側弯や股関節脱臼が問題となる．
- 側弯は，左右の筋トーヌスの違いによる片側の筋肉の固縮を起点として胸郭の変形も引き起こす重要な問題である．最近，運動を考慮した可動性のある「プレーリーくん」（⑩）などの動的脊柱装具が試みられている．
- 側弯は，左右一方の筋力低下がベースに隠れているため，予後を保証するゴールデンスタンダードな道のりができていない問題の一つであり，今後の緩和的なデバイスや療法の確立が期待される．
- 痙縮による緊張により股関節に内転，内旋が反復して加わることにより，股関節は容易に抜けやすくなる．骨頭と股関節の骨膜がすれることで激痛を生じることがあり，緊張が増して児の不安が強くなる場合は，股関節脱臼が隠れていることがあるので留意する必要がある．
- 股関節周囲の痙縮と固縮の緩和に選択的筋解離術が有用な場合がある．在宅医は，股関節脱臼が難治性の場合には，適宜これらの療法が併用できる施設へのコンサルテーションを求めるべきである．

⚓ 座位の保持や移動を支援するデバイス

- 抗重力姿勢は身体の全臓器の活動を促し非常に重要な運動的要素となる．座位保持装置の作成は，児の成長と発達を促すよいデバイスとなる．
- 姿勢において重要なのは，体幹に過度な負荷がかからないように周囲から体幹を支持する構造を作ることである．特に脳性麻痺をはじめとする児は低緊張がベースにあり，座位の骨盤が前旋する姿勢は力が抜けやすいため過度の負担が体幹にかかりやすい．
- 変形がある場合は浮く場所を作らずに，接地面が適度に支えるように留意する必要がある．
- 足裏が設置し密着することは，脳へのフィードバックを効果的に促し発達に寄与する．
- 上肢での作業をするための取り付け式の机の設置も重要な要素となる．
- **移動装置**の作成では，移動は楽な姿勢で周囲の刺激を効果的に楽しめるように工夫する．
- リクライニングができる機能は，長時間体幹が楽に保持しにくい児にとってはとても重要な機能である．
- 呼吸器を使用する児は，呼吸器・時に加湿器・吸引器を載せることができるようにあらかじめデザインすることが望ましい．
- 移動車などに積めるような配慮も十分に考慮されるべきである．

⚓ 家族の苦痛の緩和と支援[8]

- 小児在宅医療においては，介護する家族の苦痛を緩和することも重要である．

⚓ 行事やセレモニーへの参加，家族旅行のすすめ

- 行事やセレモニーには「幸せな思い出作り」という大切なスキルがあるが，介護する家族の疲労は時に「それどころじゃない」という気持ちに傾かせ，行事やセレモニーを否定しがちである．
- 在宅医療にかかわるスタッフは，家族を間接的にエンパワーメントする視点を持つ必要がある．
- 旅のスピリチュアルな意義として「旅は，願いを一つにし，協働する一連の認知行動的側面を持つ」ことがあげられる．旅が実現できることは，人生という旅を家族で行うことができるという確信（希望・信念）を導く，リジリエンスの affordance（獲得）という大切な緩和的側面がある．
- 終末期の児がもう死んでしまう，未来がない，という喪失の悲嘆にある母親や父親が，児の健康観を再構築し，旅行をするなどを実現すると，いかなる障害のステータスにおいてもかわらない児の本当の実存（生命）と向き合うことができ，最後の時間に思い出を作ることができる．
- 重症児であるときは，旅行中もケアの内容を変えずに行う必要がある．そのためには，信頼関係を築いているスタッフが中核となり，直接的・間接的に

リジリエンス（resilience）
逆境を乗り越えて得られる回復力のこと．「ちょうど積もった雪でしなだれた柳が，雪が溶けて落ちるとともに勢いよくもどるが如きもの」（日野原重明，2012 国際ホスピスワークショップ），「大きな脅威や深刻な逆境という文脈の中で，良好な適応（coping）をもたらすダイナミックなプロセス」（Luther, et al, 2000）などと説明されている．

Point
この際に留意するべきは，在宅でのケアを，旅に向けてなるべく簡便，簡単，安心，安全なシンプルなものに refine する取り組みを行い，旅行中も家族や付添スタッフによってそれらが継続できるようにデザインすることがカギとなる．

> **column**
>
> **レスパイトの重要性**
>   密接な療育の母子のかかわりは時に子育ての行き詰まりを生むが，適度な母子分離は早期から行き詰まりの苦痛を癒し，児への母の成育観を育む大切な機会となるため，発達センターやデイサービスセンター・療育資源での一時預かり，在宅レスパイト（訪問スタッフの滞在による家族のレスパイト），短期入所，ホスピスの利用なども検討する．
>   レスパイトは単なる"預かり"ではなく，児にとっては家族以外の人たちとの穏やかな交流の場所（コミュニティー）の側面を持ち，親にとっては，重度の介護負担による疲労を癒し，健康観を育む大事な時間となる．
>   レスパイトと家庭のケア構造の継続性は，児の健康を育み支える大切な取り組みとなる．

家族の主体的取り組みを支援することが望ましい．

⚓ 出産を支援する

- わが子の予期しない障害の告知や診断をされたときから，親は子どもの機能が失われた"喪失の悲嘆"の痛みと闘っている．特に，もっとも大切なスピリチュアル（命の物語＝子どもを授かり希望を感じ，愛と献身と信念を持ち続けることを支える体験に裏打ちされた主観的な親子のストーリー）な喪失体験は，主体的な取り組みと体験によってのみ乗り越えるスキルを生みだせる．
- 療育が安定し，児が伸びゆく存在であるということを家族が実感すると，両親は，「きょうだいを作ってあげたい」という気持ちが強くなり，妊娠・出産に結びつくケースがある．周産期の介護疲労は支援が重要となるため，家族だけでなく，レスパイトや短期入所・長期入所などを活用し，極度の母親の疲労を緩和する支援を考える必要がある．
- きょうだいを持たせてあげたい，という気持ちを持てることは，両親にとって児の出産に対する喪失の悲嘆に対するリジリエンスが出現したよい徴候であることがあり，受容的な支援を行うことが望ましい．

> **ここに注目　産後の支援**
>
>   障害児の介護のために，母親の出産直後の児へのかかわりが薄くなっているケースがある．月齢に比して体が硬く，手の開きが悪いなどがある場合は，赤ちゃんマッサージ（tactile care など）や抱っこを意識的に行う，ヘルパー資源と協働して，母親に出産児とかかわる時間を作ってもらうなどの取り組みが出産児の発達に効果を示す場合がある．

エンド・オブ・ライフケアの側面から見たケア構築支援

- 臓器の苦痛のケア構築を行いながら，最終末期を迎えると，身体の各臓器は「夕暮れに入る（休止期に入る）」と言ってよいような，全臓器の休止に向けた機能低下が同時並行的に見られることが多い．この場合は，各臓器のステータスにあわせて，栄養，呼吸，消化，皮膚，睡眠などに対する薬物療法を含むケア構築を refine していくことが望ましい．
- 具体的には，最終末期における栄養は，低代謝にあわせて輸液量を軽減したり，栄養を適度に軽くしていくことが必要な場合がある．
- 悪性腫瘍，非悪性腫瘍にかかわらず疼痛は大きな緩和すべきものであり，非薬物療法的・薬物療法的・緩和的アプローチを構築していく必要がある．
- 呼吸苦はもうひとつの重要な緩和的要素であり，低用量のベンゾジアゼピン系薬剤（ジアゼパム，ミダゾラムなど）とオピオイド（モルヒネ，ブプレノルフィン，ただし呼吸苦の緩和作用のないフェンタニル®〈旧名フェンタネスト®〉を除く）を用いる．低用量のミダゾラムは，anxiolysis（不安緩解）を効果的に実現し安定した管理をもたらす印象を持つ．
- 機能低下を急速に招く場合は，しばしばせん妄や抑うつを情緒的に引き起こす場合があり，家族がケアしきれない場合は，薬物療法的な緩和を随時行う必要がある．
- Critical な状態の有無にかかわらず，いかに全臓器が休止に入るまでをスローランディングで迎えることを実現できるかは，「児と家族が命に向き合う，天国への旅立ちの支援」を支える上で緩和ケアに携わるスタッフが最も重視すべきことである．

ビリーブメント・ケア(Bereavement Care)，グリーフ・ケア(Grief Care)

- 喪失の体験から，家族が新しい時間を得るまでは最低3年程度の時間を要すると言われている．
- ビリーブメント・ケアにかかわるスタッフは，共感的・受容的で継続的なかかわりに心がけ，生前の児の追憶を共有できることが望ましい．
- 家族の主体的な願いや活動が新たに見出されたときには，直接的・間接的な支援を行えることも重要な役割となりえる．
- 生前の児との世界を共有でき，児との大切な思い出を振り返り，そこから新しい命の物語を紡ぐことを支援することがビリーブメント・ケアにおける大切な取り組みとなる．

まとめ

- 小児における在宅緩和ケアは，両親・家族・地域・社会をはじめとするコ

ミュニティーに視点をおいた，児の成長と発達を全人的に支援する取り組みである．
- 終末期に一番重要となる「生老病死をこえて命と向き合い，生活を支え，旅立ちを支援する」在宅医療の根幹はなんらかわることがなく，かつ生命は亡くなる最期の一秒まで，また亡くなったあとも，成長と発達という大きな側面が存在するということを改めて考えさせてくれる．
- 私たちの真の敵は，生きることへの絶望であり，ストーリーを失うスピリチュアルな苦痛である．これらは主体性を放棄した生き方へとつながり，人間の尊厳を大きく損なう．これには，主体的な取り組みと体験そして世界観の変容が要となる．最期まで生きるという尊厳に対してインテグリティー（統合性）を失わず児と家族が愛と献身と信念を拠るべとして希望を持って生きることを支えるべく，われわれも，ともに生き，ともに笑い，ともに涙する姿勢を失わないでいきたいと願う．

文献
1) 前田浩利（編）．実践！！小児在宅医療ナビ―地域で支えるみんなで支える．南山堂；2013．
2) Goldman A, et al. Oxford Textbook of Palliative Care for Children. Oxford University Press；2006.
3) ミルトン・メイヤロフ（著），田村真（訳）．ケアの本質―生きることの意味．ゆみる出版；1987．
4) Beck AT, Alford BA. Depression：Causes and Treatment, 2nd ed. University of Pennsylvania Press；2009.
5) Papadatou, D. In the Face of Death：Professionals Who Care for the Dying and the Bereaved. Springer Publishing；2009.
6) 特集 小児在宅医療．小児科 2013；54（10月号）
7) 前田浩利, 岡野恵里香（編著）．NICUから始める退院調整＆在宅ケアガイドブック―疾患・障害を持つ赤ちゃんがお家へ帰るための52のQ＆A．ネオネイタルケア2013年秋季増刊．メディカ出版；2013．
8) 特集 小児のエンド・オブ・ライフケア．難病と在宅ケア 2013；19（7月号）．

在宅医療に必要な手技

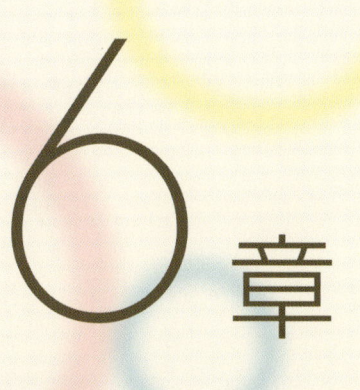

6 章

在宅医療に必要な手技

気管切開の管理

小森栄作
ももたろう往診クリニック

- ◆ 従前は，気管切開があって頻回に吸痰を要する病態の患者は長期入院で対応されていることが多かったが，在宅医療が広く認知されるに伴い在宅で管理されることが多くなった．
- ◆ 在宅患者の診療を行う上で新たに気管切開の管理が必要となるのは，気管切開が既に行われた状態で退院後の在宅療養管理を依頼される場合と，在宅療養中に病状の悪化を契機に入院し，気管切開を受けて退院してくる場合の2つが考えられる．
- ◆ 気管カニューレには，気管内腔に留置するチューブ型のものと，気管孔の開存を保つために留置するボタン型のもの（レティナ®）がある．
- ◆ それぞれの気管カニューレの特徴を知り，患者の状態に合わせた適切な種類を選択するとともにカニューレ・トラブルによる事故を防止する．
- ◆ 気管切開の管理について実践に則して解説することにより，少しでも在宅療養患者の受け入れ幅が広がることになれば幸いである．

気管切開が行われる病態

- 気管切開が行われる病態としては，主として次の3つがある．
  ① 長期的に人工呼吸器による管理が必要となり，それに伴って気管切開をおく場合．
  ② 喀痰や口腔から誤嚥される唾液など，気道分泌が多く自力で排痰できない場合．
  ③ 緊急に気道確保が必要な場合．
- 短期間の気道分泌過多や気道確保が目的であれば，通常の経喉頭気管挿管や輪状甲状間膜穿刺が選択されることが多い．

気管切開の利点

- 気管切開には経口・経鼻挿管と比較した場合に以下のような利点がある．
  ▶ 挿管の苦痛を軽減する（口腔・咽頭の異物がないため鎮静薬の使用が不要となることが多い）．
  ▶ 気道吸引が容易である．
  ▶ 死腔の減少から気道抵抗が軽減できる（呼吸仕事量が軽減し，吸気量の増

加から呼吸器使用中であれば離脱しやすくなる).
- ▶ チューブの管理や移動・固定が容易で, 口唇周囲の皮膚潰瘍やびらん, 声帯損傷が少ない.
- ▶ 口腔ケアが容易となり人工呼吸器関連肺炎(VAP)のリスクが軽減する.
- ▶ 嚥下トレーニングも可能である.

気管カニューレの種類と選択

- 多種の気管カニューレがあるが, それらの特徴を知ることで患者の状態にあわせて適切な種類を選択するとともにカニューレ・トラブルによる事故を防止する.
- 気管カニューレには, 気管内腔に留置するチューブ型のもの(一般的な気管内カニューレ)と, 気管孔の開存を保つために留置するボタン型のもの(レティナ®)がある.
- 気管内カニューレは更に, ①カフのあるものとないもの, ②1重管(単管式)と2重管(複管式), ③カフ上部吸引機能(サクション・ライン；エバックチューブ)の有無により大別される(**1**, **2**).

Point

在宅で気管切開処置を行うことは稀であるが, 入院中に病状が悪化して担当医から気管切開を勧められた家族からの相談を信頼関係のある在宅医が受けることもある. 利点欠点についてもある程度の説明ができるように知っておく必要がある.

1 カフあり, 1重管, サクション・ラインのある気管内カニューレ
(「MERA SofitFLEX」泉工医科工業)

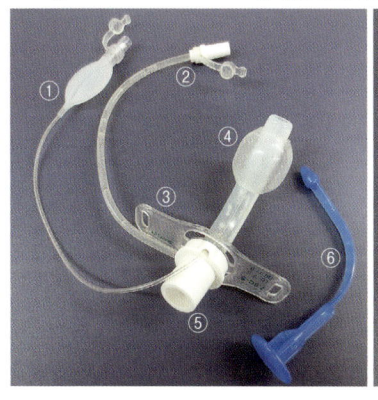

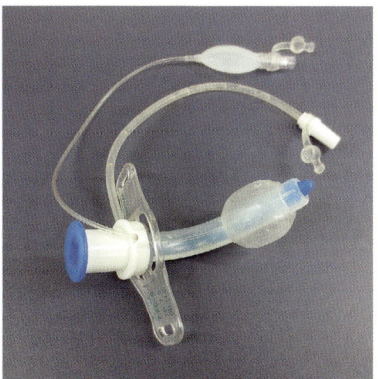

①パイロット・カフ, ②サクション・ライン, ③フランジ, ④カフ, ⑤コネクタ, ⑥スタイレット
右図はスタイレットを装着したところ. 挿入前にはカフを確認し, カフ・エアを抜いておく.

2 カフなし, 2重管の気管内カニューレ(「高研式気管カニューレ」高研)

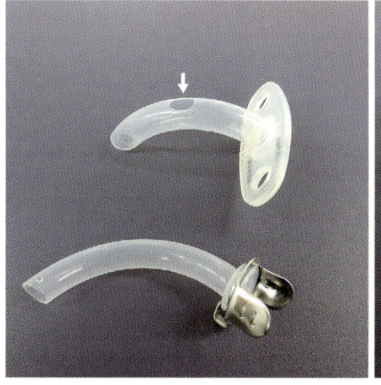

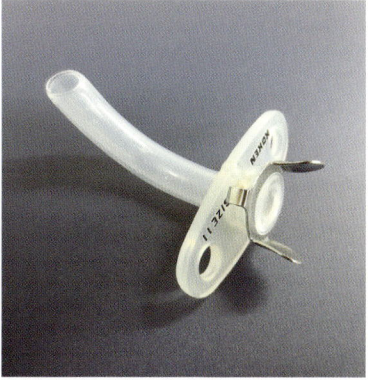

外筒(左図：上)と内筒(左図：下). 外筒には穴があいている(矢印)ので, 内筒を抜いてフランジ中央の孔を塞げば発声が可能. パイプ部分はフッ素樹脂製で厚さ0.5 mmと薄い.
右図は内筒を装着したところ. 金属部分のつまみを回転させるとロックが外れて内筒を取り出せる.

Lecture

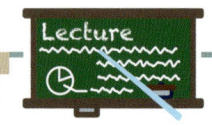

ランツ・システム

　パイロット・カフの部分にカフ内圧自動調整機能（ランツ・システム）を備えた気管カニューレがあり，人工呼吸管理をはじめ，長期にわたる管理を要する在宅療養には適している（ 3 ）．

　これはバルーンの膨張・収縮作用を利用してカフ内圧を 25 〜 33 cmH$_2$O に自動調節するもので，①気管切開チューブ本体とつながるインフレーション・ライン，②圧調整バルブ，③圧調整バルーン，④透明保護カバーで構成される．

　容量の大きなシリンジで約 30 〜 40 mL の空気を送り込み圧調整バルーンを拡張させておくだけの簡便な操作で使用でき，透明保護カバーを通して圧調整バルーンの状態が観察できる．圧調整バルーンの収縮がみられた際は透明保護カバーの径の 2/3 程度になるよう補正する．

3 ランツ付のカフ（「トラキオソフト™」，コヴィディエン ジャパン）

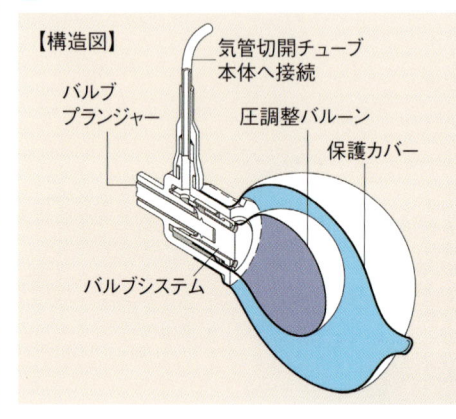

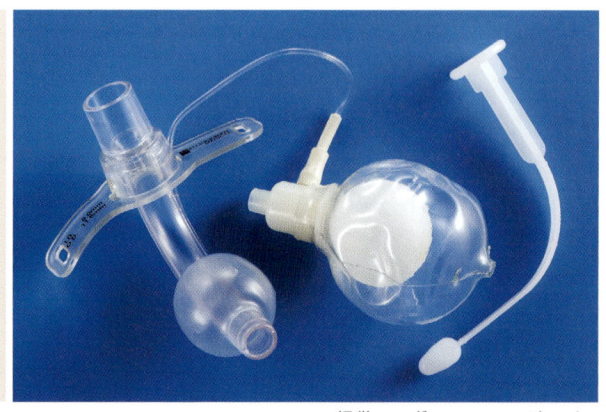

提供：コヴィディエン ジャパン

カフの有無

- カフは，口腔側からの唾液はじめ分泌物が気管側に流入して誤嚥を生じるのをブロックし，また人工呼吸器装着時には気道内の閉鎖回路を形成するために必要である．
- 人工呼吸器が不要で，かつ誤嚥や唾液の流れ込みの可能性が低い場合にはカフなしを選択できる．

1 重管（単管式）と 2 重管（複管式）

- 気管カニューレ内腔に粘稠な喀痰がこびりつき乾燥して，吸引でも除去できず固まった喀痰塊により狭窄を生じることがある（ 4 ）．このような場合に 2 重管のものに換えることにより，内筒を外して洗浄することで喀痰による気道狭窄を防ぐことができる．
- 単管式から複管式へ変更を考慮する場合，内径をあわせて用意すると外径は大きく異なるため，交換する際になってサイズが大きく入らないことになる．この場合は内径とともに外径(OD)を確認し，外径を同じにそろえて準備する．
- 2 重管にすることで内筒の内径は以前より小さくなる点に注意が必要である．

内筒を抜いたままにしておくと，外筒の内面に喀痰が付着して固まった場合，再度内筒を挿入した際に気管内に削り落としてしまう可能性があるため注意が必要である．

4 1重管カニューレのよごれ

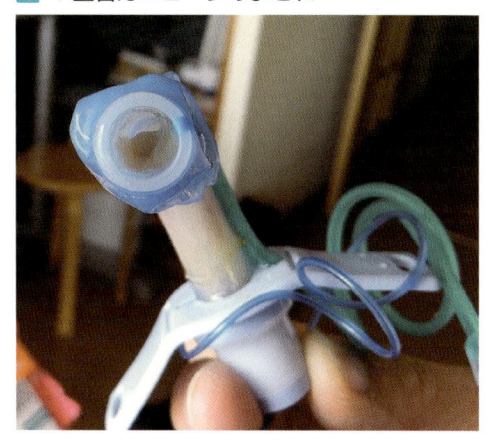

患者が呼吸苦を訴え，訪問看護師から吸引カテーテルが入らないと連絡を受けて臨時往診した症例．カニューレを抜去してみると粘稠痰がこびりつき固まって内腔断面積は約 1/3 になっていた．
気管カニューレを 2 重管に変更し，介護者が内筒を外して毎日洗浄することで解決した．

⚓ サクション・ライン

- カフ上部吸引（サクション・ライン；エバックチューブ）はカフ上部に開口しているため，このラインからの吸引により，口腔内から流れ込んでカフ上部（声門下腔）に貯留した唾液等の分泌液を吸引することが可能となる．

⚓ カニューレの材質

- 気管内カニューレには従前は金属製も用いられていたが（特に複管式），近年はもっぱらシリコン製となっている．

⚓ スピーチ・カニューレ

- スピーチ・カニューレは，2 重管の気管内カニューレの外筒の彎曲部に 7〜8 mm 程度の側孔（単孔）があいていて，内筒を抜きカニューレ開口部を塞ぐと呼気がこの孔から喉頭側へ流れ発声できるようになっているものである．
- 開口部を指で押さえて塞いでも一時的に発声は可能であるが，訓練には 1 方向弁（スピーチ・バルブ）を装着する．

> **ここに注目**　スピーチ・カニューレにバルブを装着する際には，必ず呼気が外筒の側孔から喉頭側へ流れることが必要である．誤って内筒を装着した状態でスピーチ・バルブを装着すると呼気の呼出ができず窒息となる．製造元のメーカーでは誤装着できないように構造を変えて安全対策をとっているが，複数のメーカーの製品が混ざることのないように注意が必要である．

⚓ 気管内カニューレのサイズ

- 気管内カニューレのサイズの表記には内径（ID；単位は mm）が用いられることが多い．
- 在宅で気管切開手術を実施する機会は稀と思われるため，あらかじめカ

ニューレが留置されている場合には基本的には同サイズを選択して交換を準備する．最初に交換する際には念のため1サイズ小さいものも用意しておくと，入りにくい場合に慌てずともすむ．
- 概して女性では男性よりも気管径が小さいため，カニューレサイズも小さいものとなる[3]．
- カフを膨らませる空気量が多く必要，かつ人工呼吸器装着時のエア・リークが多い，唾液等のカフ上部から気管内への流れ込みが目立つ場合には，体格・気管径に比して気管内カニューレのサイズが小さい可能性を考慮し，1サイズ上のものへの交換を考慮するか，あるいは病院主治医に相談するとよい．

気管内カニューレ交換

- カニューレ内腔の汚れは外部からは見えないため，喀痰などの分泌物が乾燥してこびりつくと吸引でも除去できなくなり閉塞・狭窄の原因となる．そのため吸引時にカテーテルの通過不良を感じたら早めに交換することを考慮する．
- 診療・看護時の処置のみならず，家族に対しても交換・洗浄方法の指導を行えば，診療・看護の負担軽減にもつながる．

交換頻度
- 入院中は週1回程度で交換されていることが多い．在宅療養中の患者においても，喀痰が多く狭窄・閉塞の可能性が高い場合は入院中と同程度の頻度での交換管理が必要となる．
- 状態が安定していれば間隔を延ばすことも可能である．

気管切開造設後初回交換時の注意
- 一般に気管切開手術から7日目以降に初回のカニューレ交換が行われることが多い．
- 在宅医として注意すべきは，入院中に気管切開が行われ，昨今の入院期間短縮の流れの中で早期に退院して在宅療養を再開する場合である．
- 術後初回交換の際には瘻孔の形成が不十分である可能性があり，交換時のカニューレ抜去後に瘻孔が不明瞭となって再挿入できなくなるリスクがある．
- 特に，首が太く短い患者や胸郭の厚い患者では注意が必要である．

> **ここに注目** 気道管理に不慣れなスタッフでの交換は避け，可能であれば初回交換は入院中に行ってもらうよう依頼するとよい．やむを得ず在宅で行う場合，挿入時に使用するスタイレットにガイドワイヤーを通せる穴のあいた気管内カニューレを用意し，ガイドワイヤーを用いる方法，あるいは気管挿管用チューブの交換困難時に用いるチューブ・エクスチェンジャーを用いる方法もある．

気管内カニューレの内径（ID）が7.5mm以上あれば通常の気管支鏡の挿入が可能とされている[3]が，実際には8mm以上あるほうが気管支鏡の操作を行う上で容易であった．
細径内視鏡では更に細い内径サイズでも挿入可能であるが，吸引チャネルがないため観察のみに限られる．

Point 術後5～7日以前のカニューレ交換は避けるべきとされている．

> **気管内カニューレ交換時のコツ**
>
> 　気管内カニューレ交換のたびに抵抗を感じたり，気道知覚過敏の患者では交換時の機械的刺激により交換後しばらく咳嗽が続いたりすることがある．
>
> 　研修医や交換に慣れない医師の交換手技を観察していると，入りにくい一因としてカニューレにつけたスタイレット先端が気管内腔に入る前にカニューレの彎曲に沿って入れようとしている傾向にある．特に太った頸の短い患者や体格の良い胸板の厚い患者では，カニューレ挿入時に術者の手元が上がってしまいがちで，カニューレ先端側の軸が頭側に傾いて気管長軸に対して垂直とならず，スタイレット先端が気管孔尾側の気管前壁や皮下組織に当たってしまい，その刺激で激しい咳嗽反射を生じる．無理に入れようとすると気管前壁の縦隔組織内に入ってしまうことになる．
>
> 　このような場合のちょっとしたテクニックとして，患者の頸部の右側に立ち（右利きの場合），カニューレを持つ手の前腕軸と患者の気管軸が 90°（普通は両軸は一致して交換されていることが多い）となる位置から，気管軸に垂直にカニューレ先端を挿入し，スタイレット先端が確実に気管内腔に達したと思われるところで右手前腕を回内・手関節を掌屈させ 90°×90°ひねるようにして挿入すると，先端が気管内腔へと入りやすく気管壁への刺激が少ない．
>
> 　枕を除いたうえで，場合によっては肩枕を使って，体位を基本通りに頸部伸展位とすることも重要である．

気管内カニューレ交換の実際

用意するもの

- 下記の物品を用意する．
  - ▶ 交換用気管内カニューレ
  - ▶ カフエア確認用シリンジ（10 mL を使用することが多い）
  - ▶ カニューレ固定用のバンド・紐
  - ▶ 潤滑用ゼリー

交換前の準備

- 患者体位は仰臥位で枕を外し頸部伸展位とする．頸の短い体型の患者では肩の下に枕を入れる等して頸部伸展を確保する．
- Y-ガーゼ等があるときは外しておく．ガーゼに膿瘍付着等あれば交換時に気管孔周囲の入念な観察が必要である．
- 事前に吸引を行って気管内・カフ上部に貯留した気道分泌液や唾液を除いておく．
- 交換する新しい気管内カニューレのカフを膨らませて，カフの破損がないことを確認しておく．
- 確認後に挿入のために再びカフエアを抜くが，このとき強い陰圧で虚脱させるとカフが屹立し刃のようになって周囲組織損傷を生じる可能性があるため，1〜2 mL 程度を入れておく．

交換手技

- 下記の手順で気管内カニューレを交換する．
  ① シリンジでカフエアを抜く．このときエアの量を確認しておく．
  ② 気管内カニューレの抜去．カニューレの彎曲に沿って抜く．
  ③ 気管孔の観察．人工呼吸器装着状態でなく呼吸状態が安定していれば，慌てることなく切開部の瘻孔周囲組織や内腔の気管膜様部の状態を，ペンライト等を用いて確認できる．気管孔部の感染による膿瘍や食道気管瘻などの合併症を未然に発見できるのもこの機会である．
  ④ 新しい気管内カニューレに潤滑用ゼリーをつけ，再挿入留置．気管内カニューレの先端側の長軸方向が気管の軸に垂直になるように挿入し，スタイレット先端が気管内に入ったところで気管軸に沿って90°のカーブを描くよう挿入し，留置後速やかにスタイレットを抜去して通気を確保する．抵抗があるときは無理せず，いったん抜いて体位や気管孔の状態を確認したのち再度試みる．
  ⑤ カフエアを入れる．抜去前に確認したエア量を参考にするとよい．
  ⑥ 固定バンドや紐などでの頸部への固定．皮膚との間に指1本入る程度の余裕をもたせる．
  ⑦ カフ圧の確認．カフ圧計を用い，25 cmH_2O 前後（20～30 cmH_2O）に調節する．

> **Point**
> パイロット・カフの空気量は基本的にカフ圧計を用いて調節する．適正圧となるときのカフエア量を確認・記録しておくと，カフ圧計が手元にないときでも適正圧を再現できる．"パイロット・カフは耳たぶの硬さに"と表現されることが多いが，実際には圧がやや高くなりがちである．こまめな確認が必要であったり調節が難しいときにはランツ付のカニューレ使用が有用であろう．

気管切開の管理の実際

- 気管切開の合併症として，気管狭窄，気管孔周囲の肉芽形成（気管カニューレを異物とみなし異物肉芽反応から肉芽形成が起こる），気管・食道瘻や気管・腕頭動脈瘻などがある．
- 造設早期には，処置に伴う出血・感染等の一般的な合併症を生じることがある．
- 合併症とは言い難いが，気管切開を置くと嚥下機能は低下するといわれている．

> 気管切開による嚥下機能の低下の原因としては以下のようなことが考えられる．
> - 喉頭挙上（可動域）の制限．
> - カフがある場合，食道側への圧排．
> - 気管孔から通気することで声門下の気道内圧が低下するため，嚥下後に咽頭部に残った食物塊が気管内へと流入しやすくなる．

感染について

- 気管切開孔は基本的に不潔野であるため，気管切開造設直後を除き，イソジン等消毒液での定期消毒は不要である．
- 気管内カニューレと皮膚の間に置くガーゼとして滅菌のY-ガーゼを使う必要性もなく，筆者は吸収がよく皮膚との擦れの少ないハイゼガーゼを支給している．

カフ圧

- 人工呼吸器装着時においてもエアリークがない状態でカフ圧が20～25 cmH_2O となることを目標とする．圧が高すぎると気管粘膜の虚血から潰瘍を形成し，気管食道瘻を生じたり，治癒過程で瘢痕形成を生じ気道狭窄の

5 人工鼻の装着例

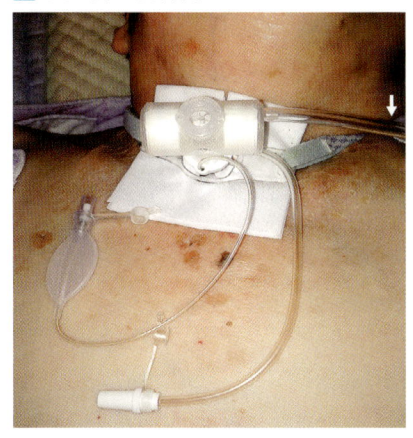

この患者では，皮膚とカニューレのフランジの間にY字型に切り込みを入れたハイゼガーゼをはさみ，固定バンドを装着している．気管カニューレはカフ付の1重管・吸引付で，サクション・ライン（右）とパイロット・カフ（左）の2つのラインが見える．在宅酸素を使用しているため，人工鼻には酸素濃縮器からのライン（白矢印）が接続されている．

原因となったりする．
- 人工呼吸器装着時に1回換気量の吸気・呼気の差が大きい場合[*1]，カフ圧を$30\,cmH_2O$以上とかなり高くしなければエアリークが止まらないことがある．
- 原因としては，①気道の狭搾・部分閉塞，②肺コンプライアンスの低下，③気管内腔径に対しカニューレ径が細い，の3つが考えられる．
- カフエアを加えてカフ圧を高くすればとりあえずエアリークは止まるが，それで終わりにせず，気道内異物や喀痰増加による部分的な気道閉塞・狭窄，肺実質の炎症の存在等を念頭に置かねばならない．
- 気道・肺に問題がなければ気管内カニューレのサイズを太い径のものに変えることを考慮する．

[*1] 吸気時のカフ周囲からのエアリーク音を契機に気付くことが多い．

⚓ 人工鼻装着による加温・加湿
- 人工鼻[*2]は呼気中の温度と水蒸気をフィルターに蓄えて吸気に取り込ませるもので，気管孔に接続することにより温度・湿度が保たれる（**5**）．
- フィルターが気道抵抗となるため，呼吸筋機能低下や呼吸筋疲労がある場合は病状により使用には慎重な検討が必要である．
- 血痰や泡沫状痰，粘稠な喀痰が多い場合にはフィルターの目詰まりから閉塞を来す可能性があるため，症状のコントロールを優先し落ち着いてから人工鼻装着を考慮したほうがよい．

[*2] サーモベントT（スミスメディカル製・単価600～700円前後）など．自発呼吸がある場合に使用する．人工呼吸器のものは別項参照．

⚓ 気管孔周囲皮膚トラブルの防止
- 喀痰やカフ上部に貯留した唾液が気管孔周囲に出てくる状態が続き，皮膚びらんや発赤を生じることがある．患者本人が気になって触ったりする頻度が増え自己抜去につながる．
- 特にY-ガーゼで気管孔を被覆している場合，唾液や喀痰がガーゼ～皮膚間に付着して湿潤したままになっていても表面から見えにくい．

6 低圧持続吸引用ポンプ（SEASTAR 社製）

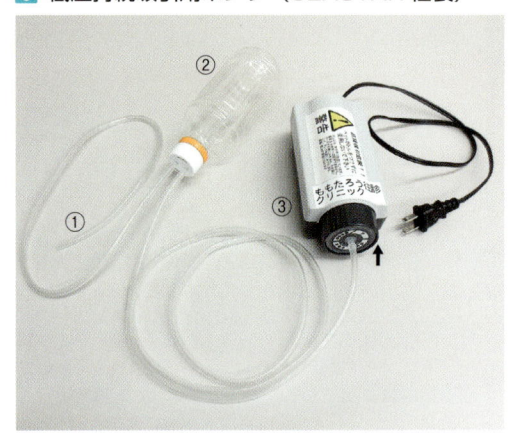

①患者側へのチューブ．これを延長しサクション・ラインへ接続する．②ペットボトルを吸引瓶として利用．③ポンプ本体．スイッチはなくプラグの抜き差しのみ．黒いリング（矢印）を回転させて吸引圧を調節する．
保険適用はなく実費購入となるが，セットで約1万円弱．インターネット経由で購入が可能である．
(http：//www.sea-star.jp/fs/seastar/c/)

- 吸引やガーゼ交換をこまめに行うことが予防となり，また発赤やびらんにはリンデロン®-VGやアズノール®等の軟膏類を使用している．
- 皮膚保護目的ではワセリンの塗布も有用である．
- 主として唾液が多いことによる発赤やびらんでは，清拭や洗浄で唾液成分を取り除くのが有効であることが多い．

⚓ 低圧持続吸引

- 唾液分泌が多くカフ上部へ貯留して気管内へ流れ込み頻回の吸痰を要する場合，口腔内またはサクション・ラインからの低圧持続吸引が有効なことがある．夜間のみ接続し使用することで吸引など介護負担の軽減が得られている症例もある．
- 在宅での低圧持続吸引では，ペットボトルを吸引ビンがわりに利用することもできる（**6**）．

⚓ 肉芽形成と対処

- 気管孔の皮膚・皮下・気管壁等から幼若な不良肉芽組織の増生を生じることがある．
- 肉芽組織は幼若で接触により容易に出血し，また皮膚に生じたものは疼痛を伴うこともある．

> **ここに注目** 気管内カニューレ交換のたび出血があるときは気管孔周囲や内腔に肉芽形成を生じていることがあるので注意する．交換時の機械的刺激により幼若な不良肉芽組織から生じる少量の出血は自然に止血することが多いが，気管内に凝血塊が残らないよう，交換後に気管孔，サクション・ラインそれぞれから吸引を行っておく．

- 気管孔周囲の肉芽組織が小さい場合，40%硝酸銀溶液を綿棒で肉芽組織に塗布して化学的に焼灼処置を行うと数日後に痂皮化し小さくなる．これを何度

Point 硝酸銀が処置者の手に付着すると皮膚に黒色斑を生じるため必ず手袋を着用されたい．

7 気管孔周囲の肉芽組織の焼灼処置

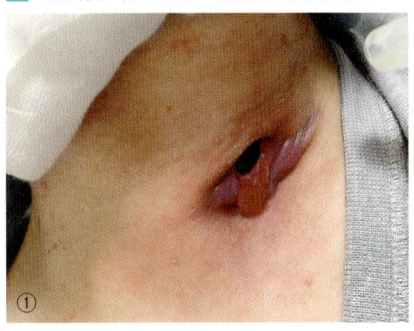

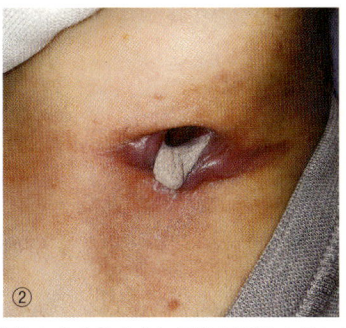

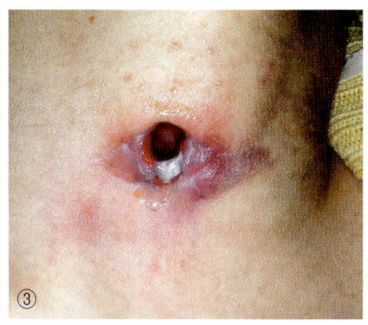

① 退院後初診時にみられた気管孔の状態．気管孔から8時方向に垂れ下がるように増生した肉芽組織．易出血性で，カニューレ接触によりガーゼへの血液付着が入院中からみられていた．気管孔のやや尾側寄り左右には手術時の切開創が肥厚性瘢痕となっている．
② 40％硝酸銀溶液を綿棒で肉芽組織に塗布した直後の様子．肉芽組織の表面は直後より白色調に色が変化する．数日後には痂皮化することもある．3，4日〜1週間おき（訪問診療の都度，観察する際）に処置を繰り返すとよい．
③ 1週間毎に硝酸銀塗布を行い，更に2週間を経過（計3週間）後の様子．肉芽組織に再び硝酸銀を塗布した部分は白色になっているが，明らかに縮小がみられる．

8 カニューレ交換時に観察された気管孔内腔の組織

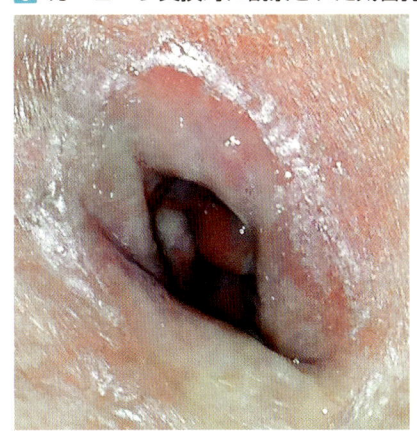

写真の上下が頭尾方向であり，瘻孔の皮膚面は11時-5時方向に斜めになっている．気管孔内腔の頭側に生じた組織塊は気管壁から生じたもののようである．カニューレ留置位置より頭側（末梢側）にあり，交換時に出血を生じることもないため経過観察中である．

か繰り返すことで肉芽組織の増生を抑えることができる（7）．胃瘻の瘻孔周囲に生じる肉芽同様に，日常の在宅診療管理として実施している．

- 気管孔表面には肉芽がみられずとも，肉芽組織が気管内腔を這うように，あるいは茎を形成して内腔に翻転する形で増殖している場合がある．気管孔周囲に出血はないのにカニューレ交換のたびに気管内吸引で血液が多く吸引される場合には，凝固系等の血液検査とともにこの可能性を念頭に置く（8）．
- カニューレ交換時にライトを用い気管孔からの入念な観察を行い，また気管支鏡や胃瘻交換に使用するような細径内視鏡が使用可能であれば内腔観察を試みるとよい．
- 内腔に翻転した肉芽組織が大きいと気道内に脱落し気道閉塞を生じる可能性もあり，電気メスによる切除など外科的処置を要するためコンサルトが必要である．

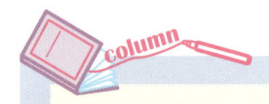

診療報酬算定について

在宅気管切開患者指導管理料（月1回）900点，また人工鼻を使用している場合はその支給に伴い気管切開患者用人工鼻加算（月1回）1,500点 が算定可能である（平成25年時点）．在宅時医学総合管理料以外で，気管切開のほかに指導管理料に該当する医学管理を行っている場合は，主たるもの1つのみ算定可能である．在宅気管切開患者指導管理料を算定している場合は創傷処置（気管内チューブ交換）や喀痰吸引は算定できない．気管カニューレは特定保険医療材料として算定可能である．

⚓ 瘻孔形成

- 気管内壁にカニューレ先端が当たって圧迫から潰瘍形成を生じ，これが深くなると近くを走る腕頭動脈に穿孔する（**気管・腕頭動脈瘻**）．ひとたび出血を生じると致死的な大量出血となる危険な合併症である．
- 気管・腕頭動脈瘻の頻度は0.7％以下と稀であるが，ひとたび生じると生存率は25％程度とされる[2]．
- 前兆として，気管内カニューレの拍動とともに少量の出血を生じることがある．すなわち気管内吸引時に微量の鮮血が吸引されることが最初の徴候となることがあるが，気管孔からの吸引でしばしばみられる気道粘膜損傷による出血との区別がつきにくい．
- 気管内カニューレがいつもに比べ拍動をもって揺れるときは要注意であり，瘻孔形成が疑われたら気管内カニューレのカフ圧を上げカニューレを固定して圧迫し，出血をコントロールしつつ血管外科への緊急コンサルトが必要となる．
- 同様の機序により気管膜様部から背側の食道へと瘻孔形成を生じる（**気管食道瘻**）．
- 気管食道瘻の頻度は1％以下と稀であり，気管内カニューレとともに経鼻胃管が留置されている場合に生じることが多い[2]．膜様部に潰瘍形成がみられたら念頭に置かなければならない．
- 瘻孔形成に対しては外科的処置が必要となる．

> 気管壁にカニューレ先端が当たって圧迫することにより潰瘍や瘻孔形成，肉芽形成を生じることがあるが，その原因として，特に人工呼吸器を使用しているとき，スイベル・チューブや蛇管の固定が不良であると，その重みにより気管内カニューレが引っ張られる形となり，気管の長軸と気管内のカニューレの長軸がずれて先端が気管壁に当たることが考えられる．
>
> したがって予防策としては在宅療養患者の環境の観察，特に呼吸器の蛇管類や気管内カニューレの位置が安定したものとなるよう管理を徹底することが肝要である．

9 レティナ®の概要（高研 製品添付文書より抜粋）

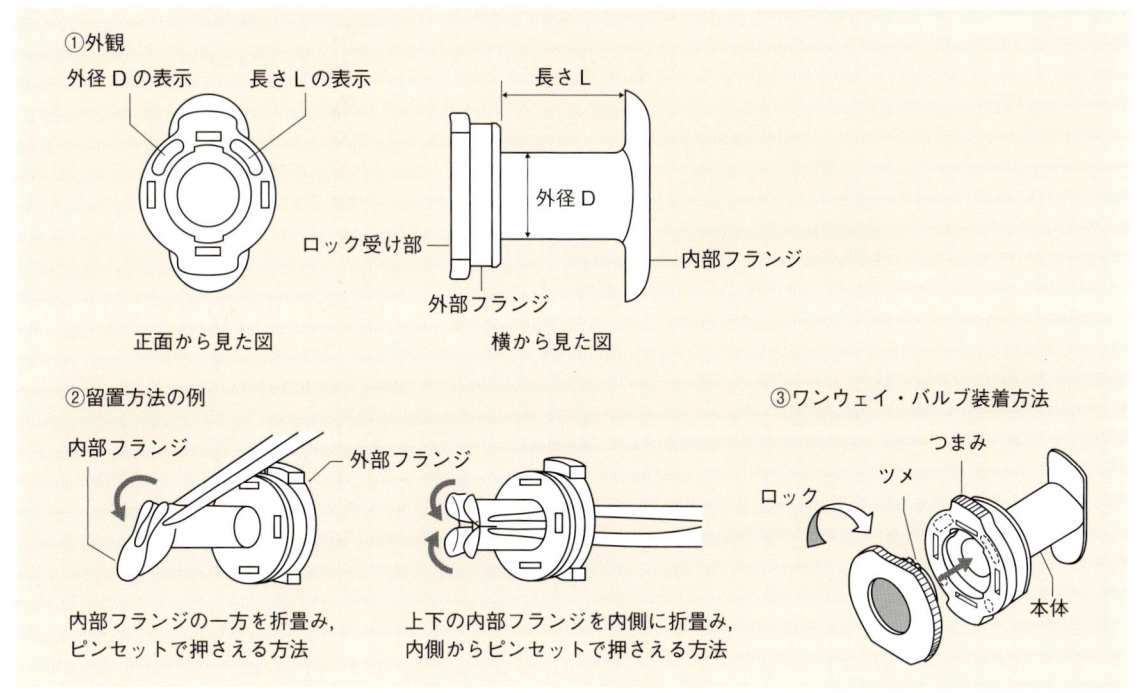

①外観
外径Dの表示　長さLの表示　　長さL　外径D　ロック受け部　外部フランジ　内部フランジ
正面から見た図　　横から見た図

②留置方法の例
内部フランジ　外部フランジ
内部フランジの一方を折畳み，ピンセットで押さえる方法
上下の内部フランジを内側に折畳み，内側からピンセットで押さえる方法

③ワンウェイ・バルブ装着方法
ロック　ツメ　つまみ　本体

ワンウェイ（スピーチ）・バルブ装着により発声が可能となる．同様にしてエアウェイ・キャップやジョイント（コネクタ）などの接続が可能．

気管拡張

- カフ圧が高い状態が続くことが原因で，気管が拡張してしまうことがある（人工呼吸器装着状態などで気道内圧が高くなりエアリークが増えるため，仕方なくカフ圧を次第に上げていくと生じうる）．
- この場合の確認にはCT検査が有用である．

レティナ®

- レティナ®は気管孔の開存を保つためのボタン状の特殊なタイプのカニューレで，気管内カニューレ同様に喀痰吸引が可能である．カフがないため唾液等の誤嚥の多い患者には適さない．

レティナ®の構造

- 本体部分の構造は，外部フランジ（体表から見えるボタン状の部分）と内部フランジ（気管内腔で脱出を防止するストッパーの役目をする部分）・両者をつなぐチューブ部分からなる（**9**, **10**）．
- 内部フランジ・チューブ部分はシリコンゴム製の柔らかい材質で，内部フランジが気管前壁に接するだけであるため異物感が少なく，頻回の交換を必要としない等のメリットもある．
- 本体の規格は，チューブ部分の外径（7～13 mm）とチューブ部分の長さに

10 レティナ®の装着例

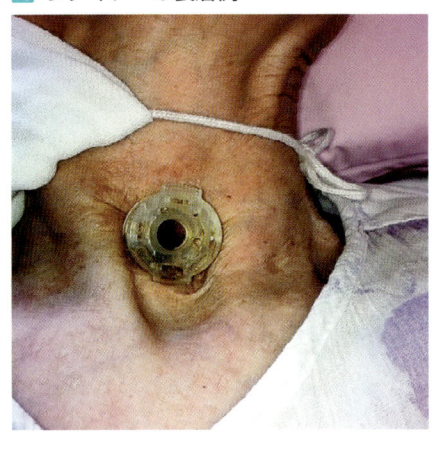

レティナ®が装着された状態．外部フランジが皮膚表面に見える．この患者ではガーゼを紐でエプロンのようにして頸に巻き，人工鼻の原理のごとく呼気からの加湿を図っている（翻転させてレティナ®を露出させたところ）．レティナ®が直接見えないように，という心理的美容的な要望からこのようにしている患者も多い．

よって表される．
- 外部フランジにはロック受け部があり，固定バンド用の穴のついたレティナフレームのほか，呼吸訓練を目的とした閉鎖用のエアウェイ・キャップ，発声訓練を目的としたワンウェイ・バルブ，他の器具の接続を可能とするジョイント等の装着が可能である．

レティナ®交換の実際

用意するもの
- 下記の物品を用意する．
  - ・交換用レティナ®
  - ・鑷子（ピンセット）またはペアン等の鉤のない鉗子
  - ・綿棒等

*外径呼称である点に注意する．

- 交換用レティナ®を用意する際には，外径・長さ，または製品番号をあわせる*．
- 長さの選定では頸部皮膚表面から気管前壁までの実長より 2〜3 mm 長めのものを使用する．

交換手技
- 下記の手順でレティナ®を交換する．
  ① 抜去：外部フランジを把持しそのままゆっくりと引けば内部フランジが曲がって抜去できる．
  ② 抜去後に気管腔内を観察．
  ③ 新しいレティナ®の挿入留置：内部フランジをチューブ部内腔へと翻転させて鑷子や鉗子で把持し挿入する．把持を離すと内部フランジがもとの形態に自然に戻る場合もあるが，内腔側に引き込んだ内部フランジが翻転したままの場合は綿棒等で押してもとの状態に戻す（**9**）．

> レティナ®がうまく装着されていないとき，患者本人がいつもと違う違和感を自覚していることも多いので，意思疎通可能な患者では患者本人にも確認するとよい．患者からの違和感の訴えや挿入時の異変を感じたときは，いったん抜去したうえで再挿入留置する．

まとめ

- 気管切開が新たに加わり管理ができないから，という理由でそれまで診ていたかかりつけ医が診療を継続できず，診療の依頼を受けるというケースも少なからず見受けられる．どのような状態であっても，病状が安定していて患者・家族が望むのであれば在宅療養は可能である，と言い切れるように研鑽したいものである．

文献

1) Mitchell RB, et al. Clinical consensus statement：Tracheostomy Care. Otolaryngol Head Neck Surg 2013；148（1）：6-20.
2) De Leyn P, et al. Tracheotomy：clinical review and guidelines. Eur J Cardiothorac Surg 2007；32（3）：412-421.
3) White AC, et al. When to change a tracheostomy tube. Respir Care 2010；55（8）：1069-1075.
4) 丸川征四郎（編）．＜集中治療医学講座13＞気管切開―最新の手技と管理．改訂第2版．医学図書出版；2011.

在宅医療に必要な手技

在宅人工呼吸療法

武知由佳子
医療法人社団愛友会いきいきクリニック

- ◆ 非侵襲的陽圧換気療法（NPPV）は，気管挿管や気管切開を回避させ，QOLを維持させる手段である．
- ◆ 在宅酸素療法（HOT）患者で安定期の$PaCO_2$が貯留したり，急性増悪を繰り返す際には，換気補助のためにNPPVの慢性期導入を検討する必要がある．
- ◆ 夜間の睡眠中の深度による低換気に追従する換気補助，従圧式＋最低換気量保証モードが現時点での最新モードである．
- ◆ ライフサポート目的に行う場合には，内部バッテリー搭載で，さらに十分な外部バッテリーが必要である．
- ◆ 神経筋疾患では，排痰補助装置で排痰が困難ならば，気道確保と気管内吸痰の目的で気管切開下陽圧換気（TPPV）が選択される．
- ◆ 慢性期の人工呼吸管理であるゆえ，急性期（より自発呼吸を出すように換気補助を弱くする設定）から慢性期（自発呼吸を減らし呼吸筋疲労をとるような十分な換気補助を行う設定）への人工呼吸管理のパラダイムシフトが必要である．

在宅人工呼吸療法（HMV）の現状

- 人工呼吸療法はこの20年で大きく進歩した．それまでは**在宅人工呼吸療法**（Home Mechanical Ventilation：HMV）の選択肢は**気管切開下陽圧換気**（Tracheostomy Positive Pressure Ventilation：TPPV）であった．HMVは1975年頃より神経難病領域で，熱心なご家族と情熱ある医療者の下，草の根的に開始された．
- 1990年に保険適用となり，その後診療報酬の改訂，かつ2000年には介護保険法が制定され，在宅療養に向けた制度の充実と，呼吸療法に大革命を起こした**非侵襲的陽圧換気療法**（Non-invasive Positive Pressure Ventilation：NPPV）の登場と技術革新により，HMV患者数は劇的に増加した．
- NPPVは，非常に侵襲的な気管挿管をせずにマスクで行う人工呼吸である．日本では2006年に日本呼吸器学会より『NPPVガイドライン』が作成された．
- 2010年に行われた厚生労働省の在宅呼吸ケア調査の結果が『在宅呼吸ケア白書2010』として出版された．その中で，在宅酸素療法（Home Oxygen

Therapy：HOT）が73％の施設で行われているのに対し，在宅NPPVは45％，在宅TPPVは18％であった．在宅TPPV患者は神経筋疾患が72％と大部分を占め，在宅NPPV患者の上位5疾患は，COPD（慢性閉塞性肺疾患）26％，結核後遺症23％，神経筋疾患18％，睡眠時無呼吸症候群14％，後側弯症5％であった．

- 在宅NPPV施行率には，施設間格差があることが指摘された．今後喫煙率の高い団塊の世代の高齢化に備え，確実に増える呼吸不全患者を総合医が担う必要がある．この呼吸不全患者が病院へ押し寄せたら，日本の医療は破綻するであろう．そのため，在宅で担う必要があり，NPPVは病院や診療所を担う総合医の必須の技術となる．

> **ここに注目**
> 本来は低酸素血症の原因が換気不全である場合には，病態生理的には換気補助が必要であるが，とかくHOTだけを導入することが少なくない．おのずと$PaCO_2$は増加するため，NPPV導入のタイミングを見逃さないようにしたい．疾患ごとの導入基準（『NPPVガイドライン』参照）はあるが，概ね$PaCO_2 > 55$ torrか，急性増悪を繰り返している状況なら，換気補助（NPPV）を導入する必要がある．筆者は在宅NPPV 46名のうち28名（60.9％）を在宅で新規導入している．

⚓ 慢性期の人工呼吸管理の目的と適応

- 人工呼吸管理の目的は，大きく2つに分けられる．**換気補助目的とライフサポート（生命維持）目的**である．
- 肺の内部障害や胸郭の変形ゆえに，呼吸筋疲労を呈し2型呼吸不全に陥った呼吸器疾患（COPD，結核後遺症，後側弯症，気管支拡張症，間質性肺炎 etc.）や，心不全，睡眠時無呼吸症候群などは換気補助目的で，現在ほぼ100％ NPPVが選択される．呼吸器疾患でも，急性期に重度の呼吸不全で挿管を余儀なくされ，その後挿管関連肺炎や誤嚥で喀痰の咯出に難渋する際には抜管できず，気管切開を余儀なくされ長期TPPVになることもある．
- 呼吸筋麻痺が起こるために，呼吸運動そのものができなくなる神経筋疾患，筋ジストロフィー症などは夜間低換気への夜間換気補助から，呼吸運動が失われた時期の24時間ライフサポートまでNPPVが用いられる．以前は，気道確保と気管内吸痰が必要になった場合や胸郭変形が高度の場合はTPPVへと移行されたが，現在では**排痰補助装置**を使うことで，十分排痰が可能なら，終生NPPVが使われるようになった．
- 神経筋疾患の中でもALSで球麻痺が進行するタイプは，歩行可能でも人工呼吸器が必要となり，排痰補助装置で排痰が難しければ，気道確保と気管内吸痰の目的でTPPVが選択される．

⚓ 人工呼吸器の選択

- 人工呼吸器は基本的に大きく分けて2種類の様式，従圧式と従量式がある．

1型呼吸不全と2型呼吸不全
1型呼吸不全は$PaCO_2 < 45$ torr，$PaO_2 < 60$ torr，2型呼吸不全は$PaCO_2 > 45$ torrである．1型呼吸不全は酸素化不全，2型呼吸不全は換気不全である．

排痰補助装置
吸気時に陽圧をかけ肺に空気を押し込み，咳をして痰を出す際に陰圧で吸い取るという，まさに咳を助ける器械．低換気は咳の力も低下させ，排痰に必要な咳が不可能になる．咳最大流速（CPF：Cough Peak Flow）を測定し，CPF＜270 L/分では気道感染の際に排痰困難，CPF＜160 L/分では日常生活での気道分泌物の咯出困難となる．CPFが270 L/分を切った時点で，排痰補助装置の練習を開始する．現在，在宅人工呼吸を行う神経筋疾患でのみ保険点数が算定できるが，指導管理に対する点数は器械のレンタル代相当の少ない点数である．

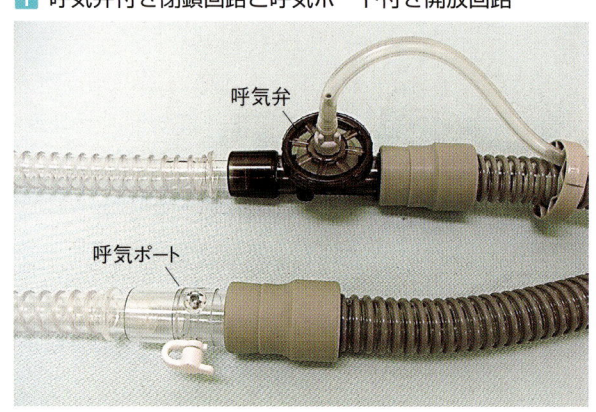

1 呼気弁付き閉鎖回路と呼気ポート付き開放回路

呼気弁
呼気ポート

- 従圧式は設定した圧を保ち，空気を押し込み，従量式は設定した1回換気量を押し込む．
- 使用する呼吸回路も2パターン，呼気ポートのある開放回路，呼気弁の付いた閉鎖回路とがある（**1**）．

⚓ NPPV（非侵襲的陽圧換気療法），マスク式

- ライフサポート目的で24時間使用される場合には，災害時や停電時のための内部バッテリー搭載の器械を選ぶ．さらに内部・外部バッテリーの駆動時間，充電時間も調べておく必要がある．外部バッテリーは人工呼吸器メーカーが何時間の駆動を保証しているかも選択の基準となる．
- 呼吸器疾患では，Target Volume（ViVO40®, 50®：チェスト），AVAPS（Trilogy®, BiPAP Synchrony2®, BiPAP AVAPS®, BiPAP A40®：フィリップス・レスピロニクス），iVAPS（NipV®：帝人），Target VT（Puritan Bennett™ 560®：Covidien）などが搭載された器械を選ぶことをお勧めする．最低換気量を設定し，これに達しない低換気の場合は，設定範囲でIPAPが上がる（☞ p302「換気モードの選択」の項参照）．
- 神経筋疾患では上述の従圧式換気以外に，1回換気量と呼吸回数を設定した従量式換気や，呼気仕事量を最大限減少させる目的でPEEPをゼロにする必要があり，そのために呼気弁式の閉鎖回路が使用できる機種を選ぶこともある．従量式対応があり，かつ呼気弁式閉鎖回路のある機種はViVO50®, Trilogy®, Puritan Bennett™ 560® である．
- 更に在宅では病棟に比べ，夜間睡眠中のNPPVの観察が十分できないゆえ，一呼吸一呼吸ごとの圧波形，フロー波形，1回換気量，リーク量など，ログデータがメモリーされる器械が有用である．波形の形やリズムをみて，至適設定を追求できる．この機能が搭載された在宅用人工呼吸器は，現時点でViVO50®（**2**），BiPAP A40®, NipV®, Puritan Bennett™ 560® である．

IPAP（inspiratory positive airway pressure；吸気圧）
PEEP（positive end expiratory pressure；呼気終末陽圧）＋PS（pressure support）に相当する．

EPAP（expiratory positive airway pressure；呼気圧）
PEEPと同様，NPPVは呼気ポートから呼気を排出させるため，マスクと呼気ポートまでの死腔にあるCO_2の高い呼気を再呼吸しないように洗い流す目的で，呼気圧は最低でも2〜4 cmH_2O必要である．

> **TOPICS**
>
> 　設定範囲でIPAPを上下させ，最低換気量を保証するモードに，EPAPが上下する機能が付いたBiPAP A40®も登場した．気道に呼気時1 cmH$_2$Oの圧を5 Hzでかけて生じる流量の変化が少ない場合に，閉塞と判断し，EPAPを設定幅で上昇させる．
>
> 　元々欧米のCOPD患者は体型的に睡眠時無呼吸症候群を合併しやすく，上気道の閉塞を感知し，EPAPを上げて閉塞を開通させようと開発された．
>
> 　筆者自身が期待するのは，COPD特有の気管支の虚脱を感知でき，内因性PEEPに抗するEPAPが自動設定できるかどうかである．今後の有用性を検討したい．

2 ViVO50®のログデータ

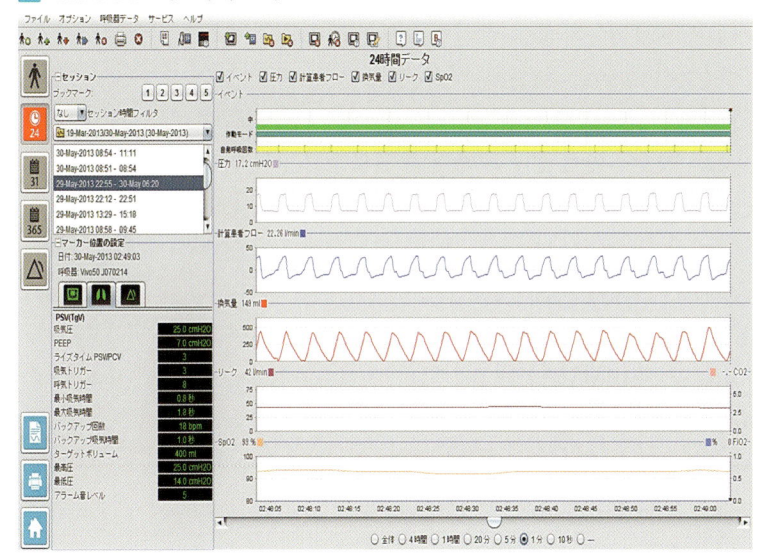

1分画面に拡大した波形を示す．呼吸ごとの圧フロー，患者フロー，換気量のフローのタイミングや形を解析することで，至適設定を追求できる．

⚓ TPPV（気管切開下陽圧換気）

- ライフサポート目的では，必ず内部バッテリーが搭載され何時間対応するか，外部バッテリーは人工呼吸器メーカーが何時間対応まで提供可能か，なども選択の基準となる．
- 従量式の人工呼吸器は換気量を保証する目的で使うことが多い．高度な胸郭変形のある場合には，従圧式よりも確かな換気ができる．粘稠な痰が詰まり無気肺など起こした際の圧外傷を避けるため，最高気道内圧は30 cmH$_2$O以下になるように設定する．
- しかし，自発呼吸がある場合には，自発吸気に応じた吸気流量や換気量を呼吸ごとに調節するので，より同調しやすい従圧式を好む方もいるが，気道分泌物があると換気量が保証されなくなるので，必ず＋最低換気量保証モードを併用する．

換気モードの選択

呼吸器メーカーにより同じモードでもさまざまな名称（略称）で呼ばれ，これが混乱を招き，人工呼吸器は苦手！ 嫌い！ と思う医療従事者が多い．病院からも容赦なく最新の器械が導入され，自宅に帰ってくる．換気モードを理解できれば，人工呼吸器の作動が読めるようになり，苦手意識は克服される．さらに患者の呼吸状態と合わせて設定を評価し，変更できれば，人工呼吸器が自分の在宅医療のツールとなる．以下に解説する基本的なところを押さえれば，それほど難しいものではない．

最新のモード～機器による相違～

Target Volume（ViVO 40, 50®：チェスト），AVAPS（Trilogy®, BiPAP Synchrony2®, BiPAP AVAPS®, BiPAP A40®：フィリップス・レスピロニクス），Target VT（Puritan Bennett™ 560®：Covidien）は最低保証の1回換気量を設定し，IPAPが上下する．イメージしやすく設定しやすい．しかし，iVAPS（NipV®：帝人）は目標肺胞分時換気量を設定し，肺胞分時換気量＝呼吸回数×肺胞1回換気量であるゆえ，2つのパラメーターがautoで動くため，イメージしにくく設定しにくい印象である．

睡眠深度による低換気

REM期とNREM期の両方で低換気は起こるが，NREM期に比べ，REM期には呼吸筋がより弛緩し，より強い低換気が起こる．本来はREM期の低換気にも対応した圧の設定をすべきだが，かなり強い圧が必要となる．そこで少なくともNREM期での低換気を換気補助できるような設定にすべきである．

NPPV, TPPV両方対応し，呼気ポート式開放回路と呼気弁式閉鎖回路の両方使える機器は，ViVO 50®（チェスト），Trilogy 200®（フィリップス・レスピロニクス），Puritan Bennett™ 560®（Covidien)である．

● 換気モードを以下に示す．

① 自発呼吸だけをトリガーし換気補助するモード．

　　従圧式：S（Spontaneous mode）

② 最低のバックアップ呼吸回数で換気しそれ以上に自発呼吸が起こった際にはトリガーし，設定した固定圧 or 固定換気量で換気補助するモード．

　　従圧式：PSV（Pressure Support Ventilation），S/T（Spontaneous/Timed），P A/C（Pressure Assist/Control），P SIMV（Pressure Synchronized Intermittent Mandatory Ventilation）etc.

　　従量式：VCV Assist（Volume Control Ventilation Assist），V A/C（Volume Assist/Control），V SIMV（Volume Synchronized Intermittent Mandatory Ventilation）

③ 自発呼吸はトリガーせず設定した呼吸回数だけ換気するモード．

　　従圧式：PCV（Pressure Control Ventilation），T（Timed）

　　従量式：VCV（Volume Control Ventilation）

④ ②＋最低換気量を保証するモード．

　　従圧式：PSV + Target Volume, S/T + AVAPS（Average Volume-Assured Pressure Support），iVAPS（intelligent Volume-Assured Pressure Support）etc. は最近の技術革新であり，最適なモードと思われる．

⑤ ④＋気道閉塞を感知し，EPAPがautoで変わるモード．

　　AVAPS-AE（Average Volume-Assured Pressure Support-Auto EPAP），今後有用性を検討する．

● 呼吸器疾患では，上述の④のモードは，夜間の睡眠深度による低換気に追従する換気補助が行え，非常に効果的であり，現時点での最適なモードと考える．BiPAP A40®のみに搭載された⑤のモードが果たして効果的かどうかは今後検討する必要がある．

● 神経筋疾患では，吸気仕事量をより軽減させる目的で自発呼吸をトリガーせず設定した呼吸回数で換気するモードが好まれる．従圧式ではPCV, Timed mode（上述③）があるが，気道分泌物があると換気量が保てなくなるため，最低換気量保証モード（上述④）が必要．またNPPVはとかく呼気ポー

> **急性期から慢性期への人工呼吸管理のパラダイムシフト**
>
> 在宅で設定呼吸回数 3 回/分，自発呼吸が弱くトリガーされず換気サポートなしで 40 回/分と浅頻呼吸を行い，血液ガスで $PaCO_2$ 70 torr という患者とめぐり合う．
>
> 慢性期にも急性期呼吸ケアのウィーニングの設定をそのまま継続されて，呼吸筋疲労で呼吸筋萎縮を起こし，すでに胸郭が硬くなっている．自発呼吸をなくさないようにとの考えのようであるが，換気補助の役目さえ果たしていない設定に驚く．在宅で設定を変更せざるを得ない．
>
> 家族は病院主治医の方針より自発呼吸がなくなることを恐れるが，換気が足りなければ，いつでも自発呼吸は再開すること，それよりも呼吸筋疲労をとる設定がいかに重要かをお話する．そして，呼吸回数と換気量（吸気圧）を増やし，自発呼吸がなくなり完全に器械換気に委ねられる設定を目指す．ただし，$PaCO_2$ が急激に低下しすぎてアルカローシスにならないよう，血液ガス pH 7.35〜7.45，$PaCO_2$ 40 torr 台を保てるように設定調整する．

ト式開放回路で行われるが，呼気弁式閉鎖回路で EPAP をゼロにすることで，呼気仕事量を軽減させ，IPAP が低くても EPAP がゼロゆえ，圧格差が広がるので換気量が確保できる．従量式換気は，喀痰を喀出するための有効な咳を行うため，Air stacking（複数の吸気を吐き出さずに肺内に貯める）ができる最適なモードとなる．

人工呼吸器の設定

- 急性期呼吸ケアと慢性期呼吸ケアのパラドックスがここにあり，一番強調したいポイントである．急性期は人工呼吸器を離脱するために換気補助を弱めていく（ウィーニング）のに対し，慢性期は呼吸筋疲労を取るように，十分な換気補助が可能な設定を行う必要がある．つまり急性期は自発呼吸を出すような設定，慢性期は自発呼吸を抑えるような設定が必要である．
- 慢性期人工呼吸管理の最大の目的は，呼吸仕事量を最大限減らし，呼吸筋疲労を起こさないようにする．神経筋疾患では容易に人工呼吸器に完全に依存する＝完全に自発呼吸がなくなり，器械換気になってしまう．しかし COPD や結核後遺症などの呼吸器疾患でも，NPPV で必要十分な換気ができれば，完全に器械換気になってしまう．まさに最大限の呼吸仕事量の軽減につながる．夜間 NPPV の装着で日中の自発呼吸による呼吸筋疲労を充分とることが可能である．そのような設定を追求すべきである．

インターフェイス

- NPPV にとってはマスク，TPPV にとっては気管カニューレである．

マスク

- マスクは甚だしい進歩と改良をとげている．

疾患による EPAP の役割

神経筋疾患で，肺の内部障害や気道閉塞がない場合は EPAP（PEEP）は，ゼロの方が呼気仕事量を軽減できる．しかし，COPD や睡眠時閉塞性無呼吸症候群の併存する場合は，呼気時の気道の虚脱に対し至適な EPAP を設定することで，吸気トリガーが改善し，吸気仕事量が軽減する．さらに至適な EPAP の設定は，肺内にエアートラップされている残気を減らすことになり，肺過膨張の軽減にもつながる．また末梢気道，肺胞の虚脱があるような心不全や痰が多く末梢無気肺になりやすい症例には，EPAP をかけ，末梢気道を開くことで有効な換気と酸素化がはかれる．

3 各種マスク

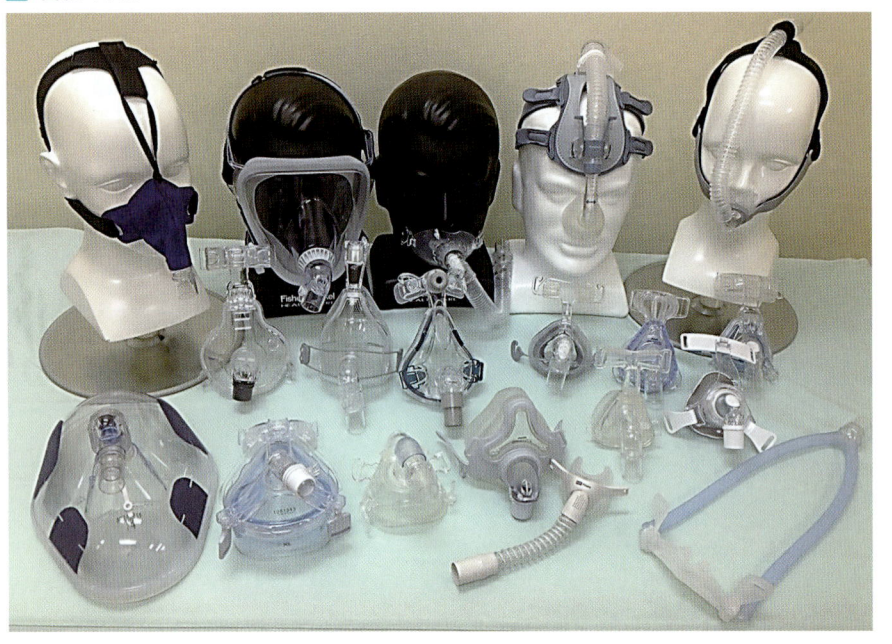

- 鼻マスク，鼻プラグ，フルフェイス（口鼻）マスク，トータルフルフェイスマスク（お面のようなマスク），ヘルメット式マスク，マウスピースなどさまざまある（3）．
- さまざまなマスクがあるが，Nipシリーズ（帝人，RESMED）はRESMED社のマスクしか使用できないので要注意．なぜならアルゴリズムに関与する，呼気ポートを含む想定リーク量が事前に器機に組み込まれている．ViVOシリーズ（チェスト）はあらゆるマスクに対応できるため，さまざまなマスクがチェスト社から提供可能であり，患者に最適なマスクを選択できる．
- ポイントは，死腔が大きいと換気に不利であることを念頭に置き選択する．鼻呼吸が一番生理的であるが，開口し口から空気がもれることで有効な換気ができないときは，フルフェイスマスクを使用する．しかしライフサポートで使用することの多い神経筋疾患には，フルフェイスマスクでは口から流出する唾液を誤嚥，窒息する可能性もあり，口は覆わないことが原則．
- 長時間NPPVを使用する方では，マスクにより皮膚トラブルが生じやすい．同時に複数のマスクを使用することで，マスクごとに皮膚への接触面が変わるので，皮膚トラブルを避けることができる．
- ほかに皮膚トラブル対策として，マスク接触面に皮膚保護剤を貼付する方法がある．シリコンジェルシート（シカケア® スミス＆ネフュー）やフィルムドレッシングは効果的であるが高額である．前者は厚みがあるため，隙間から空気が漏れる（リーク）ことがあり，注意を要する．

4 Blom® スピーチカニューレシステム（インターメドジャパン）

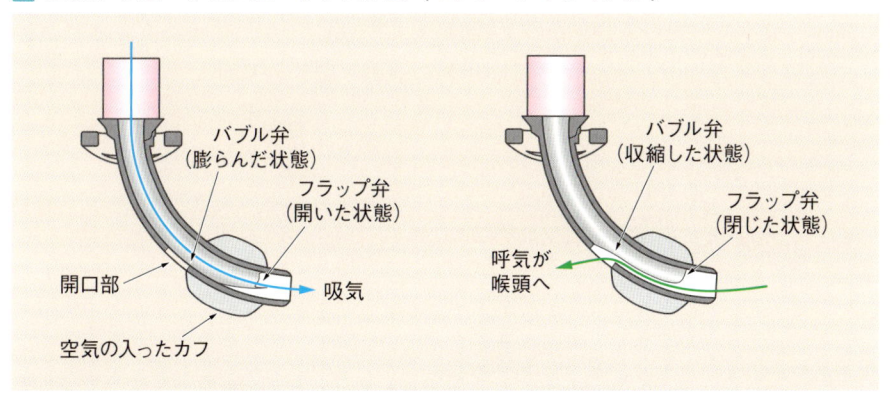

内筒は非常に柔らかい素材．
①吸気時：バブル弁が膨らみ，外筒の側孔を塞ぐ．フラップ弁が開き，肺内に空気が送り込まれる．
②呼気時：フラップ弁が閉まり，吐き出される空気の圧でバブル弁が収縮し，呼気が側孔から咽頭へ吐き出される．
内筒自体が先細りであるため，従圧式の場合は同じ圧設定では換気不良となる．さらに呼気の排出孔が図のように細いため，十分呼気が吐き出されるか観察が必要．
呼吸回数を減らし，呼気時間を長くとり，呼出障害が起きないように十分配慮する必要がある．
呼気がライン外へ排出されるため，器械でモニタリングができない．
筆者は話す目的に，通常設定とは別の設定にしている．先細りのカニューレの特性を鑑み，Size 6 のカニューレの場合，従圧式では 400 mL の換気量を保つのに 35 cmH$_2$O 以上の吸気圧が必要であると思われる．

⚓ 気管カニューレ*

*6 章「気管切開の管理」（p284）参照

- いろいろな気管カニューレがあるが，実際，気管切開術を受けた病院が何を採用しているかで決まるため，紹介元の病院ごと気管カニューレは違う．長く使用していると最初に使用した気管カニューレの形状に気管孔の形状もあってくるので，より良いものに変更するには気管カニューレの外径（O.D.），彎曲の角度など検討し，変更する必要がある．
- 気道分泌物が粘稠な場合は，気管カニューレ内腔に喀痰が付着し換気不全が起こることがないように，毎日内筒を洗浄できるよう，2 重管の気管カニューレに変更するようにしている．
- さらにカフ上に貯留した唾液などが気管内に垂れ込むと誤嚥性肺炎の原因にもなるため，カフ上部吸引機能付きの気管カニューレを選ぶ．
- 気管切開，人工呼吸器は使用したくないと決断される理由の大きな一つに，声を失うことがあげられる．いくつかのメーカーで製造されているのは，気管カニューレの声帯側（上面）に側孔をあけ，声帯に呼気を流すことでスピーチ可能となる気管カニューレである（コーケンネオブレス® スピーチタイプ，メラ ソフィット RCF-S タイプ）．気管カニューレに一方向弁を付け，吸気時は一方向弁が開き，呼気は一方向弁が閉じ，側孔より声帯に流れることで，自発呼吸下で発声できるというシステムだが，ある程度の自発換気量がないと発声できない．しかし，神経筋疾患以外で吸痰の目的で気管切開している患者では自発呼吸が十分にあれば発声に十分な呼気量が得られ，発声が可能である．

・最近，新しいスピーチシステムを備えた気管カニューレBlom® スピーチカニューレ（インターメドジャパン）が登場した（**4**）．人工呼吸器を装着したまま使用できるので，十分な呼気が声帯に流れ，発声が可能である．しかし人工呼吸器を日常使用の設定のままで装着してもうまく発声できず，発声するためには新たな設定（内径が細くなるため，従圧式の場合は吸気圧を上げる必要があり，またしゃべりやすいように呼吸回数も下げる必要がある）に変更する必要がある．筆者は在宅で2例導入し，現在1例で継続使用している．

5 在宅人工呼吸器患者を引き受ける際に確認しておくべきこと

① 病名，病態：何ゆえに換気補助が必要になったか？併存症の有無，退院後はなかなか画像検査など困難ゆえ，在宅ケアに参考となる検査（呼吸不全ゆえ，心循環機能の把握は重要）はあらかじめ行ってもらう．栄養状態の把握も重要．
② 人工呼吸器の1日使用時間：夜間のみか？24時間か？神経筋疾患の場合は自発呼吸があるのか？
③ 24時間の場合は，内部バッテリーの駆動時間，充電時間，外部バッテリーの駆動時間，充電時間を確認．東日本大震災後は，十分な外部バッテリーの供給を含めたレンタル契約になっている．
④ 人工呼吸器の種類，設定モード，実際の設定は？
⑤ 在宅ケア体制の整備：24時間訪問看護体制は必須．在宅呼吸リハビリテーションも必須であり，理学療法士や作業療法士を依頼する．ケアマネジャーによる居宅介護サービス（ヘルパー，訪問入浴サービス，福祉用具，etc.）を退院前に整備する必要あり．
⑥ SpO_2モニター：自治体によって助成あり．
⑦ 日常の緊急対応の確認：病院側の緊急受け入れ体制を保証してもらう，人工呼吸器メーカーや酸素会社の緊急体制（24時間対応の電話番号，停電時にも通じるかどうか），緊急訪問するのにどのくらい時間がかかるか？

以下は特にTPPVの場合

⑧ 診療体制の確認：クリニックがどこまで担うか？定期的な気管カニューレの交換を担えるか？病院で交換する場合には在宅人工呼吸指導管理料は病院で算定することになる．算定する側が必要物品（吸引チューブや人工鼻etc.）を支給する．胃瘻の交換時期と病院側の受け入れ体制．
⑨ 気管カニューレの種類，太さ，交換頻度2回/月or1回/月，吸引の頻度，喀痰の量，気管カニューレ交換時の注意点（出血しやすいとか，交換が難しいなど，いつも交換している医師に聞いておく必要あり．）特殊な気管カニューレ（スパイラル鋼線入り）は高額であり，在宅ではまかなえないので要注意．
⑩ コミュニケーションエイドの使用：何でコミュニケーションをとっているか？
⑪ 人工呼吸回路の交換の頻度は？誰が行うか？
⑫ 人工鼻の交換頻度，人工呼吸器メーカーが供給する場合は器機レンタル料に含めている．
⑬ 家族のケア体制の確認：家族間，親族間の協力体制をうかがう．
⑭ 緊急時の入院の受け入れを保証してもらう．
⑮ レスパイト入院の可否：在宅で引き受ける代わりに，病院側に保証してもらうと良い．自治体ごとにレスパイト保証制度もあるゆえ，うまく利用する．（川崎市は安心見守り制度）
⑯ 呼吸ケアのための必要物品（施設により差異あり）を確認する．
　（病院から提供されるもの）吸引チューブ，酒精綿，気管切開カニューレの下に敷くガーゼ，加湿器用の精製水etc.
　病院では院内感染予防のための基準で行われていた清潔操作であり，在宅では院内レベルと同等の清潔操作は必要ないことをあらかじめ患者，家族にお話しし，在宅では必要とは思われないが，本人や家族が必要と判断したものは，自費で購入いただくか，日用品での代替え品を提案する．
⑰ アンビューバッグ：自治体ごとに助成あり．
⑱ 吸引器：自治体ごとに助成あり．停電時のために充電式内部バッテリーがあるものを選ぶ．手動式のものを準備しても良い．
⑲ 災害時の緊急対応の確認：詳しくは文献5)参照．

訪問診療を開始する前に

- 本人・家族にとってもはじめてのことゆえ，それを選択されたことに敬意を表し，在宅で安心して生活していただくために，在宅ケアチームを組織し，最大限のサポートができるよう最善を尽くす．
- 在宅ケアチームが安心してケアできるように，必要に応じて学習会などを開き，チームスタッフと顔が見えるコミュニケーションをとり，いつでもコンサルトに応じる構えを持つ．必要に応じ新しい職種を加え，病態に即した最善の呼吸ケアが行えるように努める．
- 在宅で，人工呼吸器患者を引き受ける際に確認しておくべきことを，5 にあげる．

参考文献

1) 日本呼吸器学会「在宅呼吸ケア白書作成委員会」(編)．在宅呼吸ケア白書 2010．日本呼吸器学会；2010．
2) 日本呼吸器学会「NPPV ガイドライン作成員委員会」(編)．NPPV（非侵襲的陽圧換気療法）ガイドライン．日本呼吸器学会；2006．
3) 岡本和文(編)．エキスパートの呼吸管理．中外医学社；2008．
4) 石川悠加(編著)．〈JJN スペシャル〉No83．NPPV（非侵襲的陽圧換気療法）のすべて．医学書院；2008．
5) 厚生労働省精神・神経研究委託費「筋ジストロフィーの療養と自立支援のシステム構築に関する研究」班（編）．神経筋難病 災害時支援ガイドライン「在宅人工呼吸器装着患者の緊急避難体制」．2007．
   http://www.jmda.or.jp/4/4-pdf/saigai-guide.pdf

経管栄養の管理

小野沢 滋
北里大学病院トータルサポートセンター

◆ 医学的に適応があれば，経管栄養に踏み切るという時代は急速に終焉を迎えつつあり，患者，家族，市民とともにこの問題を考えるべき時に来ている．
◆ 本稿では，一般的な経管栄養についてのガイドラインと，現在得られる知見と筆者の経験から，在宅での管理についての必要な事項と注意点を中心に述べる．

はじめに

- 在宅患者のうち経管栄養患者がどの程度の割合でいるのか，という正確なデータはない．亀田クリニック在宅医療部では150名の利用者のうち，経管栄養患者は約20名程度で推移している．ほぼ全員が胃瘻であり，経鼻胃管の患者は2名である．多くが脳血管障害，もしくは神経難病の方たちで，介護度も高く多くは要介護4，5の患者である．
- 残念ながら，未だに，これらの後期高齢患者に経管栄養を長期に行う場合のきちんとした指針は存在しない．しかし，一般的な経管栄養については日本，欧米共にガイドラインは存在する[1-3]．
- 本稿ではそれらのガイドラインと，現在得られる知見と筆者の経験から，在宅での管理についての必要な事項と注意点を中心に述べたいと思う．
- 平成25年(2013年)3月に全国国民健康保険診療施設協議会から出た胃瘻の実態調査報告書によれば，胃瘻造設者のうち約30％が在宅療養中であるとされている．また，胃瘻の造設数自体は減少傾向にある．
- このところ，胃瘻造設や経管栄養についての風当たりは厳しく，あたかも悪であるかのように扱われるが，このことについては慎重になる必要がある．私達医師の本分は命と健康を守ることであり，胃瘻の可否については患者本人や本人の意思を代弁しうる家族が決めることだと筆者は考える．
- 今後も経管栄養の可否についての議論は行われていくことと思う．本文では患者・家族の意思決定に必要な予後や転帰先データについての自験例を可能な範囲で掲載したので参考にされたい（後述，5 を参照）．

1 呼気ガスディテクタ「コンファーム・ナウ™」

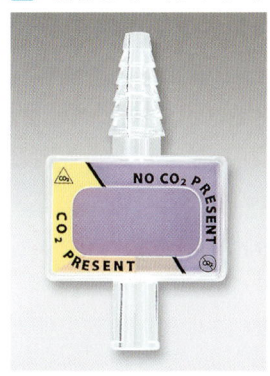

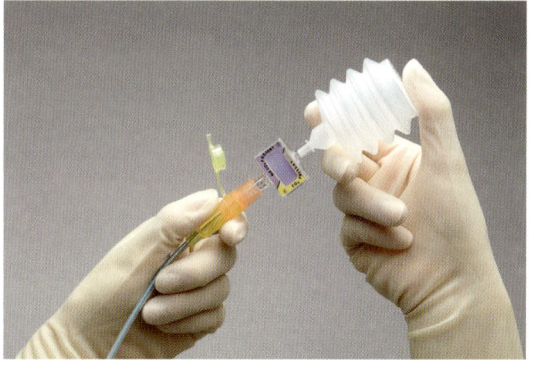

(提供：日本コヴィディエン)

経管栄養経路の種類とその特徴

- 経管栄養の経路には一般的に行われているもので，①経鼻胃管，②胃瘻，③空腸瘻，④ P-TEG などがある．以下にそれぞれの特徴を述べていく．

経鼻胃管

- 経鼻胃管は最も古くから行われている経腸栄養法の一つである．
- 一般的に，生命予後などについては胃瘻と差がないとされており*，胃瘻造設ができない症例や，経管栄養は希望するが胃瘻造設は望まない場合などには良い適応となる．
- 利点としては，造設時のリスクが少ないこと，期間限定で経管栄養の効果を確認する場合などに比較的容易に導入できることなどがある．
- 在宅で経鼻胃管を行う場合の最大の欠点は交換時にある．
- 近年，経鼻胃管の入れ替え時の誤挿入が比較的高頻度で起きることが指摘され，入れ替え後，理想的には全例のX線撮影が推奨されている．しかし，在宅の現場でこれを行うことはかなり困難であり，CO_2ディテクタ（**1**）などを用いて気管内に先端がないことを推定するという方法を取らざるをえない．
- もう一つの欠点が，事故抜去や閉塞などのトラブルが多く，そのためか近年，デイサービスや施設などで経鼻胃管の患者の受け入れを制限する例が散見される点である．

*筆者らのデータでも経鼻胃管と胃瘻患者の予後に差はなかった．

胃瘻

- 現在，最も多く行われている経管栄養法だと考えられる．
- 管理が容易なこと，経鼻胃管に比較してトラブルが少ないことなど管理面の利点，コスメティックな点で経鼻胃管よりも優れていること，違和感がほとんどないことなど本人のQOL面では優れている．
- 一方欠点としては，造設時に合併症が起きる可能性があり，死亡例も見られ

> **Point**
> 外径3mmほどの内視鏡で交換後の胃瘻チューブを経由して胃内に在ることを確認することも可能となっている．しかし，一般的な方法ではない．

ること，交換時に誤挿入のリスクがあることなどがあげられる．
- 胃内への留置の確認で最も確実な方法は内視鏡である．
- 通常は色素を交換前に胃内に注入し，交換後にその逆流を確認する方法が在宅での交換の場合，最も安価できちんと評価がなされている方法であろう．
- この方法は胃内に在っても逆流が見られないことが10%前後あり，時として，病院への搬送が必要となる場合があることが最大の欠点といえる．

⚓ P-TEG
- 近年，胃瘻が困難な症例などで頸部食道へ外部から瘻孔を作り，胃管を挿入するP-TEG（Percutaneus Trans-Esophageal Gastro-tubing）という方法が日本で開発され使用されるようになってきている．
- 胃瘻と比較し，交換時の腹腔内誤挿入が原理的になく，胃全摘後や胃前面に横行結腸が位置するなど，胃瘻造設が困難な症例などでも増設可能なこと，扱いが容易であることなど利点は多い．
- 欠点としては，新しい手技であるため，施設や療養型病院での受け入れに難渋すること，頸部に瘻孔が位置するために胃瘻より目立ちやすいこと，初期に違和感が強いこと等がある．

⚓ 空腸瘻
- 胃瘻の造設が困難な症例などで，手術的に作られることが多い．しかし絶対数は少なく，稀に内視鏡的に造設されることもある．P-TEGが開発され，更に症例数は減るものと思われる．
- 小腸に直接栄養剤が流れ込むため，投与速度の影響を受けやすく，早く投与することが困難である場合が多い．
- 他の方法と比べた長所はないといってもよい．通常はやむを得ない選択として選ばれる手技である．

経管栄養に特有な栄養上の注意事項
- 経管栄養は長期にわたり行われることが多く，長期間の栄養剤投与についてはさまざまな問題を考慮する必要がある．
- 経管栄養を必要とする患者の多くは空腹を訴えることができない．つまり投与量が足りなければ足りないままとなってしまう．
- また，多くの場合，同じ栄養剤を年余にわたって投与し続けることが多く，完全な「偏食」といってよい状況にある．
- さらに，保険収載栄養剤の選択肢は減少しており，2010年以後は，エンシュア・リキッド®，エンシュア®・H，ラコール®NF，ツインライン®，エレンタール®の5種類しかない（**2**）．このような特殊な経管栄養という状況下でわれわれが注意すべき点をあげておく．

2 医薬品扱いの栄養剤の種類

品名	種類	形状	包装	たんぱく質量（栄養剤100 kcal中）	熱量を27 kcal/kgとした場合のたんぱく質量
エレンタール®	成分栄養剤	粉末	200 kcal 袋入り	4.7 g	1.27 g/kg
ツインライン®NF	消化態栄養剤	液体	A液 200 mL ＋ B液 200 mL 袋入り	4.05 g	1.09 g/kg
エンシュア・リキッド®	半消化態栄養剤	液体	250 mL 缶入り	3.52 g	0.95 g/kg
エンシュア®・H	半消化態栄養剤	液体	250 mL 缶入り	3.52 g	0.96 g/kg
ラコール®NF	半消化態栄養剤	液体	200 kcal 袋入り・経管栄養用 400 mL バック入り	4.38 g	1.18 g/kg

3 高齢者の栄養摂取推奨量と保険収載栄養剤 1,000 kcal 中の栄養量

成分名	推奨量		1,000 kcal 中の栄養量	
	70歳以上男性	70歳以上女性	エンシュア・リキッド®	ラコール®NF
たんぱく質	60 g	50 g	35.2 g	43.8 g
糖質（カロリー比）	50～70%	50～70%	137.2 g (54.9%)	156.2 g (62.5%)
脂質（カロリー比）	20～25%	20～25%	35.2 g (31.7) %	22.3 g (20.1%)
鉄	7 mg	6 mg	9 mg	6.6 mg
亜鉛	11 mg	7 mg	15 mg	6.4 mg
銅	0.8 mg	0.7 mg	1 mg	1.25 mg
マンガン	11 mg	11 mg	2 mg	1.33 mg
ヨウ素	130 μg	130 μg	―	―
セレン	30 μg	25 μg	―	25 μg
クロム	35 μg	30 μg	―	―
モリブデン	25 μg	20 μg	―	―

⚓ 微量栄養素の問題

- 腸管機能が正常で，通常の食事をとっていれば，微量元素不足が問題となることはまずない．意識しなくとも必要な量は摂取している．しかし，経管栄養時の微量栄養素については，長期投与時に不足する可能性がある．

- 経腸栄養時の欠乏症が報告されているものには亜鉛，銅，セレンがあり，3 にあるように，保険収載の栄養剤の場合，単一の栄養剤を通常高齢者が使う 800～1,600 kcal 程度の量で使用した場合，推奨量を満たすことは難しいことを知っておくべきである．特に1,000 kcal 前後では，ラコール®では亜鉛が，エンシュア・リキッド®ではセレンが不足になる可能性がある．

- 対策としては，通常の食品のうち含有量が多く，かつ，経管栄養で入れられるものをミキサーにかけて入れる方法や，微量元素を強化したサプリメントを使う方法などがある．食品でいえば，卵1個でセレンは18 μg 含有されており，牡蠣50 g に亜鉛は6.5 mg 程度含まれている．このようなものを定期的に使用することで欠乏症は防ぐことが可能である．

Point

経管栄養で1日カロリー量が1,200 kcal以下のような場合には，経管栄養剤のみでは食塩として2 g程度の摂取となる．通常の腎機能であれば問題ないが，高齢者のように腎機能低下がある場合や，利尿薬，ACE阻害薬などの内服をしていると，容易に低ナトリウム血症となりうる．特に嚥下機能障害があると呼吸器感染から抗利尿ホルモン不適切分泌症候群（SIADH）を合併し，高度の低ナトリウム血症となってしまう．これらを防ぐ意味から，平時に血清ナトリウムが135 mEq/L を下回る場合には，予防的に3 g程度の食塩を加えるようにしている．

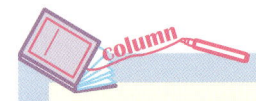

成長期の栄養量

　外傷や先天性の障害などで重度障害を負い，経口摂取ができない子どもが長期間経管栄養となった場合の経管栄養の投与カロリーをどうするかは悩ましい問題である．基本的に成長途上にあるために身長や体重は増加する．

　必要栄養量は，年齢に応じて，基礎代謝と身体活動による消費に成長によるエネルギー蓄積量を加えて決まる．注意しなければならないのは，基礎代謝量もエネルギー蓄積量も年齢によって大きく変わるということである．

　カロリー量をきちんと計算して投与しなければ，成長が阻害されてしまう可能性があるが，たとえ，成長が阻害されていても重度障害児の場合には，障害によるものなのか，それとも低栄養によるものなのか，親も医師も気が付きにくいということを念頭に置く必要がある．

　4に『日本人の食事摂取基準』2010年版による基準量を載せておくので参考にされたい．

4 年齢ごとの基礎代謝基準値と成長によるエネルギー蓄積量（日本人の食事摂取基準 2010 年版より）

年齢	男性		女性		身体活動係数 (普通)
	基礎代謝基準値 (kcal/体重kg/日)	組織増加分 (kcal/日)	基礎代謝基準値 (kcal/体重kg/日)	組織増加分 (kcal/日)	
1～2歳	61	20	59.7	15	1.35
3～5歳	54.8	10	52.2	10	1.45
6～7歳	44.3	15	41.9	20	1.55
8～9歳	40.8	25	38.3	25	1.6
10～11歳	37.4	35	34.8	30	1.65
12～14歳	31	20	29.6	25	1.65
15～17歳	27	10	25.3	10	1.75
18～29歳	24		22.1		1.75
30～49歳	22.3		21.7		1.75
50～69歳	21.5		20.7		1.75
70歳以上	21.5		20.7		1.7

推定エネルギー必要量＝活動係数×基礎代謝量＋組織増加分
寝たきりの場合活動係数は 1.2 を用いることが多い

ビタミンの問題

- ビタミンについても微量栄養素と同様の問題がある．
- 保険収載品の経管栄養剤はビタミンの推奨量を満たすように作られているが，寝たきりの高齢者のように必要カロリーが 1,000 kcal を切るような場合には推奨量を満たさない場合がある．
- したがって，マルチビタミン剤を処方するか，もしくは野菜ジュースなどを経管栄養と一緒に入れてもらうのが現実的であろう．

たんぱく質量の問題

- 3 に示したように，通常の経管栄養に用いる保険収載品については 1,000 kcal あたり 40 g 程度であり，体重あたりの必要カロリーを通常用いられる

27 kcal/kgとするとエンシュア・リキッド®では0.95 g/kg，ラコール®では1.18 g/kg程度となり，通常は問題がない．
- しかし，この比率は栄養剤によって決まってしまっており，柔軟な対処が難しい．例えば，褥瘡などで蛋白喪失がある場合にはたんぱく質量が足りず，また，腎不全などで蛋白制限をしたい場合にはたんぱく質量が多すぎるという状況が生じる．
- 蛋白不足の場合にはスキムミルクなどを加え，蛋白制限が必要な場合には食品扱いのリーナレン（明治）など蛋白制限用の栄養剤を併用する．

投与栄養量と処方

熱量・たんぱく質量の決定
- 特に代謝的な負荷のない成人では，摂取カロリーは27 kcal/kgとして計算してよい．計算値を元に投与し，体重の増加やアルブミンなどの改善を見ながら，増減する．
- 通常，この値で計算した場合，保険収載の栄養剤ではたんぱく質量は0.8～1.0 g/kgの間に入るように調整されており，高齢者や成人の場合には通常は投与カロリーのみを決定すると自然にたんぱく質量は推奨値となる．
- 小児の場合には，Column で述べたように成長分を加える必要があり，4を参照して初期投与量を決定するとよい．

微量栄養素・ビタミン対策
- 疾患で特に禁忌がなければ，野菜ジュースや家族が食べている味噌汁や，その他のミキサー食などをシリンジを使用して胃瘻から注入する場合がある．
- 先にも述べたように，微量栄養素については，経管栄養では不足症状が出てしまうことが稀に起きる．
- 微量元素やビタミン不足を予防する意味からも，野菜ジュースなどの通常経口摂取するものを経管栄養から入れることは有意義だと筆者は考えている．介護力が許せば，是非勧めたい方法である．
- 栄養剤の処方は保険収載品で在宅で用いることができるものは，2のとおりであり，選択肢は少ない．
- 嚥下障害から経管栄養を行う患者の場合，エンシュア・リキッド®，エンシュア®・H，ラコール®NFの3種類からの選択となる．
- ラコール®は以前ビタミンK含有量が多いという特徴があり，ワーファリンとの相互作用が問題となったが，現行品はラコール®NFでビタミンK含有量は少なくなっている．
- ビタミンやミネラルは日本人の食事摂取基準を満たすようにする．足りない場合には総合ビタミン剤を処方したり，サプリメント，野菜ジュースなどで補うことを考える．前述のように摂取カロリー量が1,000 kcal前後では不足

が生じる可能性が高いので注意が必要である．

栄養剤の半固形化

- 栄養剤を寒天などを用いて固形化して用いる，もしくは増粘剤で粘度を高めて用いたり，元々粘度の高い栄養剤を用いたりする場合がある．これらを総称して半固形化栄養とよんでいる．質の高いエビデンスはない[4]が，筆者らの経験では有用な場合が多い．
- 筆者らは蟹江らが紹介している寒天を用いた方法を主に用いているが，安価であること，多くの栄養剤にほとんど含まれていない食物繊維が豊富であること，老人の力でも注入可能なことなど利点が多い．経験的には逆流の減少，経管栄養時間の短縮（2時間→15〜30分），便通の改善などがある．

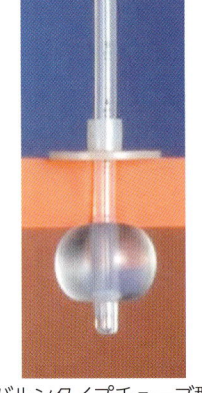

作成方法は成書やネット上の情報を参照されたい．
(http://www.fukiage-clinic.com/kokeika.htm)

胃瘻の管理とトラブル対策

交換用胃瘻キットの種類とそれぞれの長所・短所

- 交換用キットは大きく分けて4種類ある．
- 胃内がシリコンなどの傘でできているバンパータイプ，バルンで固定するバルンタイプ，体表部がチューブで長いチューブ型，経管栄養用のチューブを取り外せるボタン型で，体表部と胃内との組み合わせで，合計4種類となる．それぞれの利点と欠点は以下のとおりである．

バルンタイプ

［長所］
- 交換が容易：交換用ガイドワイヤ付きのものは自宅でも容易に交換できる．
- 交換時に苦痛が少ない．
- 交換に内視鏡を行う必要がない．

［短所］
- バルン破裂による事故抜去がバンパー型に比べて多い．
- 交換頻度が1〜2か月ごとと頻回．

バルンタイプチューブ型
（メディコン）

バンパータイプ

［長所］
- 交換が6か月に1回程度でよい．
- 事故抜去が非常に少ない．

［短所］
- 交換時に内視鏡を行うことが望ましい．
- 交換にある程度の熟練が必要．
- 交換時に多少痛みがある．

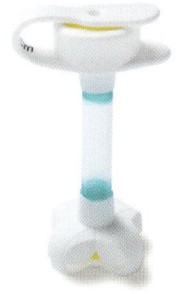

バンパータイプボタン型
（提供：日本コヴィディエン）

⚓ ボタン型

[長所]
- 表皮に出ている部分が小さく，見た目が比較的良い．
- コネクタを外せば注入チューブは洗うことが可能．

[短所]
- 操作がチューブ型より多い．
- コネクタ部が狭窄しており，詰まりやすい．
- コネクタ部の破損が時々生じる．

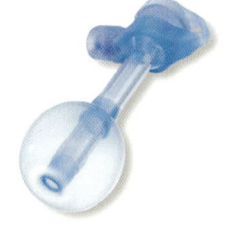

バルンタイプボタン型
（ニプロ）

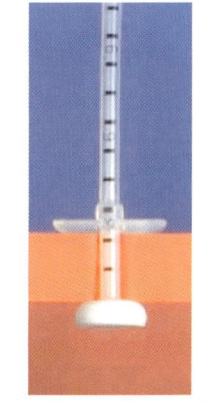

⚓ チューブ型

[長所]
- 操作がしやすい．
- 内径に狭窄部がないため，ミキサー食なども入れやすい．

[短所]
- チューブが汚れても洗うことができない．
- 移乗時などに気をつけないと引っかかる．
- 見た目が悪い．

バンパータイプチューブ型
（メディコン）

📝 日常の診療での観察点

- 胃瘻周囲の皮膚の発赤，熱感に注意：特に造設直後は感染から膿瘍を作ることがある．
- 胃瘻が軽く回り，皮膚を圧迫していないことを確認する：表皮と同じ力で胃粘膜も圧迫されるので，瘻孔から外固定板までは1～2cm程度の余裕をもっておく必要がある．特に皮下脂肪がついてくると，座位で胃瘻が食い込んでしまうこともあり，ボタン型では長さの変更が必要となる．
- バルンタイプの場合には，バルン内の蒸留水の量を週1回程度，確認する．

📝 胃瘻のトラブル

⚓ 胃瘻周囲から栄養剤が漏れる

- 胃瘻のトラブルで最もよく経験し，そして時に対処困難なものの一つに，瘻孔からの栄養剤の漏れがある．
- 少量の場合には，ティッシュをこより状によじって，胃瘻に巻きつけると皮膚トラブルが防げて有効だが，大量の場合には対処不能となる．
- 胃瘻の漏れの大きな原因の一つにバンパーの圧迫による胃粘膜の萎縮があると言われており，胃内にあるバンパーやバルンを胃粘膜から離して固定する，つまり胃瘻を押し込んで固定する，ということが有効な場合が多い．
- 他の対策としては，注入前の胃内のガス抜きを徹底し，胃内圧を下げてから栄養剤を注入すると軽快することがある．
- 栄養剤の半固形化も有効な場合がある．

5 亀田総合病院における 2007〜2009 年の胃瘻造設患者の転帰先と予後

有料老人ホーム 4%
介護老人福祉施設 3%
介護老人保健施設 6%
リハビリ病院 9%
死亡 11%
一般病院 15%
介護療養型医療施設 28%
自宅 24%

	生存率	[95%信頼区間]	
1か月	95.2%	91.6%	97.3%
6か月	72.5%	65.1%	78.6%
1年	66.1%	58.2%	72.8%
2年	54.8%	46.0%	62.8%
3年	47.6%	38.3%	56.3%

> **ここに注目** 胃瘻を引っ張って，内側のバンパーやバルンを密着させることや，胃瘻カテーテルのサイズを上げることは逆効果になる場合がほとんどで，行うべきではない．

⚓ 注入後に栄養剤を嘔吐する

- 注入後に嘔吐する，もしくは口元まで栄養剤が上がってきてしまうという場合が時に見られる．
- このような場合には栄養剤注入前の胃内のガス抜きがきちんと行われているかどうか，注入時の姿勢が上半身を 30°以上起こしているかを確認する．
- 本来は注入前にはガス抜きを行うべきなのだが，多くの場合省略されてしまっている．注入時の体位も寝たまま行われている場合も少なくない．これらを確認し，行っていないようであれば確実に行う．
- それでも改善しなければ，栄養剤の固形化を考慮する．
- 大量の嘔吐が頻回に見られるような場合には，胃瘻の合併症の一つである逆蠕動を念頭に置く．このような場合にはエリスロマイシン（エリスロシン®）など胃の motility（運動性）を改善する薬が有効な場合がある．

⚓ 日本における経管栄養患者の予後と倫理的な問題

- 経管栄養の予後については Finucane らの論文[5]が引用されることが多いが，本邦での胃瘻の予後についての報告[6]では胃瘻造設後の平均余命は 2 年とされ，欧米での報告に比べて良好である．
- 筆者らの経験でも予後は非常に良いという印象があり（**5**），自験例のデータでは経口摂取可能な脳血管障害患者と胃瘻患者の予後はほとんど変わらなかった．
- 患者・家族に胃瘻の説明をする場合や事前指示書を書く場合の情報提供とし

てこの事実は重要である．その理由はともかく，日本では胃瘻造設後2年以上生存できる可能性が半分あるということをきちんと伝えるべきであろう．

> **ここに注目**
> 多少哲学的な話になるが，意識のない経管栄養患者さんと共に生きることを生きがいだとおっしゃる介護者も少なからずいる．
> 胃瘻造設や経管栄養についての事前指示を取る場合には，「あなたの家族が，あなたが意識がないとしても生きていて欲しいと強く望んだら，あなたはどうするか」ということを必ず問いかけるようにするべきだと筆者は考えている．
> 高齢者に胃瘻は作りたいか，と聞くとほとんどの方が，「そうまでして生きたくない」と答えるが，前述の質問をすると，約半数の方は，「わからなくなった」と答える．この事実に日本という文化の中にいる私たちはきちんと向き合うべきであろう[7]．

経管栄養を取り巻く環境は大きく変わりつつある．医学的に適応があれば，経管栄養に踏み切るという時代は急速に終焉を迎えつつあり，患者，家族，市民とともにこの問題を考えるべき時に来ている．

しかし，一度，経管栄養を始めたのであれば，最大限の努力を払って最善の方法を取るべきであろう．本稿がその一助になれば幸いである．

文献

1) 日本静脈経腸栄養学会（編）．静脈経腸栄養ガイドライン，第3版．照林社；2013．
2) Kovacevich DS, et al. Standards for specialized nutrition support：home care patients. Nutr Clin Pract 2005；20（5）：579-590.
3) ASPEN Board of Directors and the Clinical Guidelines Task Force. Guidelines for the use of parenteral and enteral nutrition in adult and pediatric patients. JPEN J Parenter Enteral Nutr 2002；26（1 Suppl）：1 SA-138 SA.
4) 一政晶子ほか．半固形化栄養法における，理論・論文のレビュー．静脈経腸栄養 2010；25（6）：1207-1216.
5) Finucane TE, et al. Tube feeding in patients with advanced dementia：a review of the evidence. JAMA 1999；282（14）：1365-1370.
6) Suzuki Y, et al. Survival of geriatric patients after percutaneous endoscopic gastrostomy in Japan. World J Gastroenterol 2010；16（40）：5084-5091.
7) 日本老年医学会．「高齢者の終末期の医療およびケア」に関する日本老年医学会の「立場表明」2012．（2012年1月28日理事会承認）
http：//www.jpn-geriat-soc.or.jp/tachiba/jgs-tachiba2012.pdf

在宅静脈栄養

望月弘彦
クローバーホスピタル消化器科・NST チェアマン

- 在宅静脈栄養（HPN）の適応は「医師が必要と認めた場合」であるが，より生理的な経口・経消化管から十分な栄養投与ができないということが絶対条件となる．
- HPN の合併症として，カテーテルに関連した感染症，カテーテルやポートの閉塞，静脈血栓，血糖や水・電解質異常，肝機能障害などに注意する必要がある．
- 在宅療養への移行にあたっては，十分な患者・家族指導とともに，輸液製剤を提供する調剤薬局も含めた在宅担当者との緊密な連携が欠かせない．
- アクセスデバイスにはブロビアック/ヒックマンカテーテルや CV ポート，通常の CV カテーテルや PICC カテーテルがあるが，予想される HPN 施行期間や患者の活動性，余命などを考慮して選択する．
- 終末期や高齢者の脱水治療では，皮下輸液も選択肢の一つである

HPN は在宅中心静脈栄養とも訳されるが，本稿ではその対象を拡げて皮下輸液も取り上げるので在宅静脈栄養という訳語をあてた．

TPN (total parenteral nutrition)
以前は中心静脈栄養を高カロリー輸液や IVH（intravenous hyperalimentation）と称していた．しかし，最近ではカロリー＝糖の過剰投与に伴う合併症や予後の悪化が問題となり，適切な量の栄養分を経静脈的＝消化管以外から投与するという意味で，TPN という呼称に統一されている．
同じように，「在宅 IVH」→「HPN」，「IVH カテーテル」→「CV（central venous）カテーテル」が正式名称である．

在宅静脈栄養（HPN）とは

- 在宅静脈栄養（home parenteral nutrition：HPN）とは，経口や経消化管で必要な栄養や水・電解質などを補えないが，在宅での生活が可能である，あるいは患者や家族が在宅での療養を強く希望する場合に，在宅で**中心静脈栄養**（total parenteral nutrition：TPN）を行って栄養・水・電解質などを投与する方法である．
- 医療スタッフの指導の下で患者や家族が適切な管理を行うことができれば，長期入院を避け，日常生活や社会生活を営むことが可能となるため，QOL（quality of life）の向上につながる．
- HPN は 1985 年に主として小腸機能不全患者に対して保険適用となったが，適応疾患が限られ，器具や製剤，対応可能な医療機関などが整備されていなかったため，広く普及するには至らなかった．1992 年に悪性疾患が適応に含まれ，1994 年には疾患を問わず医師が必要と認めたもの（1）となったことから取り組む医療機関が増えてきた．
- 最近では，HPN の導入は地域の中核病院で行い，在宅でのフォローアップは在宅療養支援診療所が行うといった機能分担も拡がりつつあり，輸液製剤の提供も，以前は HPN を導入した病院の薬剤部が主に行い，宅配便を利用

1 HPNの診療報酬での取り扱い

区分C104　在宅中心静脈栄養法指導管理料　3,000点
＊在宅中心静脈栄養法を行っている入院中の患者以外の患者に対して，在宅中心静脈栄養法に関する指導管理を行った場合に算定する．
＊輸液セット又は注入ポンプを使用した場合は，所定点数にそれぞれ2,000点又は1,250点を加算する．

＞在宅中心静脈栄養用輸液セットを1月に7組以上用いた場合，7組目以降は特定保険医療材料の「在宅中心静脈栄養用輸液セット」で算定

(1) 在宅中心静脈栄養法とは，諸種の原因による腸管大量切除例又は腸管機能不全例のうち，安定した病態にある退院患者について，在宅において患者自らが実施する栄養法をいう．
(2) 対象となる患者は，原因疾患の如何にかかわらず，中心静脈栄養以外に栄養維持が困難な者で，当該療法を行うことが必要であると医師が認めた者とする．
(3)，(4) 略

するなどしていたが，最近は院外処方箋を用いて院外調剤薬局に配達まで依頼することが多い．

前提条件と対象疾患

- 『在宅中心静脈栄養ガイドライン』[1]はHPNを実施するための前提条件として，以下の点を挙げている．
  ① 原疾患の治療を入院して行う必要がなく，病態が安定していて（末期癌患者を除く），在宅中心静脈栄養によって生活の質が向上すると判断されるとき．
  ② 医療担当者の在宅中心静脈栄養指導能力が十分で，院内外を含む管理体制が整備されているとき．
  ③ 医師が静脈栄養の代謝およびその失調を理解しており，医師・看護師が注入管理に関連した合併症とその対処法をよく心得ている．
  ④ 病院におけるTPN管理を，医師，看護師，薬剤師，栄養士が協調して問題なく行っていること．在宅管理も訪問看護師や往診を含む協調のよいチーム医療体制で行える．
  ⑤ 患者と家族がTPNの理論やHPNの必要性をよく認識して，両者がHPNを希望し，家庭で輸液調整が問題なくでき，注入管理も安全に行えて合併症の危険性が少ないと判断されるとき．
- 医師が必要と認めれば，保険診療上は「疾患を問わず」施行が可能であるが，HPNではカテーテル敗血症などの感染症，代謝障害，カテーテルトラブルなどの合併症の危険性があり，より生理的で安全性が高い経口摂取や経腸栄養が可能な場合はそちらを優先させる，あるいはHPN中でも経口摂取や経腸栄養へ移行する可能性を常に追求することが望ましい．
- HPNの絶対的な適応は消化管が使用できず，長期的にTPNを必要とするが一般状態が安定している患者で，腸管大量切除後やクローン病などの炎症性腸疾患，腸管運動障害，放射線性腸炎，消化吸収不良症候群，難治性下痢

2 疾患別 HPN 症例数の推移

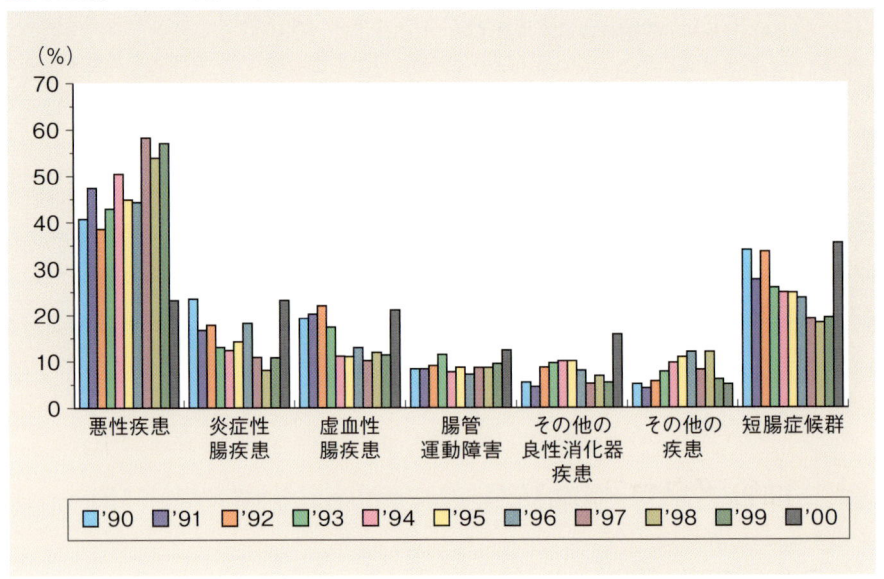

(高木洋治. 日消誌 2003[4] より)

症などである．相対的な適応としては，悪性疾患終末期で TPN を必要とするが家庭生活を希望する患者や化学療法中などで経口・経腸栄養の不能または不十分な期間が長い場合である．

- また，最近の超高齢社会を反映して摂食・嚥下障害に胃・食道逆流症が合併して肺炎を繰り返す高齢者に TPN が導入されることが増えてきており，今後，在宅でもそういった患者が増えてくる可能性が高い．

高齢者終末期における人工栄養の予後

高齢者の終末期における栄養摂取方法と予後の関係についての報告が AHN 導入にあたっての参考になる．宮岸らは入院患者について，経管栄養選択症例；827 日，中心静脈栄養選択症例；196 日，人工栄養非選択症例（末梢静脈栄養）；60 日と報告している[3]．在宅患者での報告でも生命予後は経口摂取＞経管栄養＞HPN の順になっている．これは AHN 導入時の身体状況や AHN 施行中の合併症などが原因と考えられる．

ここに注目　良性疾患での終末期における AHN

　高齢による終末期における AHN（artificial hydration and nutrition：人工的水分・栄養分補給）の問題は倫理的な側面も大きく悩ましい問題である．
　AHN の開始，減量や中止においては日本老年医学会の「高齢者ケアの意思決定プロセスに関するガイドライン」[2] を参考に，患者本人や家族と十分コミュニケーションを重ねながら検討したい．

- 日本での 2000 年までの全国集計では HPN となった原疾患は悪性疾患が最も多く，短腸症候群，虚血性腸疾患，炎症性腸疾患の順になっている（2）．医療制度や社会状況の違いからか，ヨーロッパ 7 か国での集計では国ごとに多い疾患が異なっているが，やはり悪性腫瘍が原因となっている国が多い（3）．

3 ヨーロッパでのHPNの疾患別割合

	患者数	クローン病	血管性	悪性腫瘍	放射線性	AIDS	その他
フランス	173	16%	23%	27%	15%	0.5%	18.5%
イギリス	72	44%	14%	5%	2%	—	35%
ベルギー	26	12%	15%	23%	15%	35%	—
デンマーク	15	20%	13%	8%	26%	—	33%
オランダ	45	13%	11%	60%	—	—	16%
スペイン	31	16%	13%	39%	—	6%	25%
ポーランド	14	14%	50%	—	14%	—	22%

赤字は各国で一番頻度が高い疾患を示す

(Bakker H, et al. Clin Nutr 1999[5]より、赤字強調は筆者による)

血管アクセスと器具

アクセスルート

- 通常のCVカテーテル留置と同じで、カテーテル関連血流感染症（catheter-related bloodstream infections：CRBSI）や静脈血栓の予防を考えると鎖骨下静脈からの挿入が一番であるが、気胸や血胸などの合併症、あるいは活動性が高い患者では鎖骨と第1肋骨の間にカテーテルが挟まれて破損してしまうカテーテルピンチオフ損傷に注意が必要である.
- 内頸静脈や上腕静脈も利用できる.
- HPNでは長期にわたってカテーテルを留置する必要があり、カテーテルの入れ替えが必要となることもあるため、血腫の形成やカテーテル先端の位置異常などを極力避けるためにエコー下穿刺や透視下での挿入が望ましい.
- 大腿静脈も利用可能だが、CRBSIの危険性や血栓形成の危険性が他の部位よりも高い. 大腿静脈から挿入する際には挿入部の汚染を避けるために皮下トンネルを作製してカテーテルを鼠径部から離れた位置で固定することが望ましい.

アクセスデバイス

- ブロビアック（Broviac）®カテーテル、ヒックマン（Hickman）®カテーテル（4）：材質は特殊加工シリコンで長期留置に優れている. 万が一カテーテルが破損してもリペアキットで修復可能である. ダクロンカフが皮下組織と線維性結合を作り、事故抜去と皮膚刺入部からの感染を防止する. ブロビアック®カテーテルは2.7 Fr, 4.2 Fr, 6.6 Frの単孔式で、ヒックマン®カテーテルには9.6 Frの単孔と7・9・10・12 Frの多孔式がある. 良性疾患で長期間にわたるHPNが必要な場合や小児での使用が推奨される.
- 完全皮下埋め込み式ポート・カテーテル（CVポート）（5）：CVポートは非使用時にはカテーテルが露出しないため、自然抜去や挿入部の感染が起こり

カテーテル選択についてのガイドライン上の記載

原則として長期の在宅経腸栄養管理では、ブロビアック®/ヒックマン®カテーテルやCVポートのような長期留置型中心静脈カテーテルを用いる.
AⅡ：強く推奨する、RCTではない比較試験、コホート研究による実証（『静脈経腸栄養ガイドライン』第3版[6]より）

4 ヒックマン® カテーテルキット

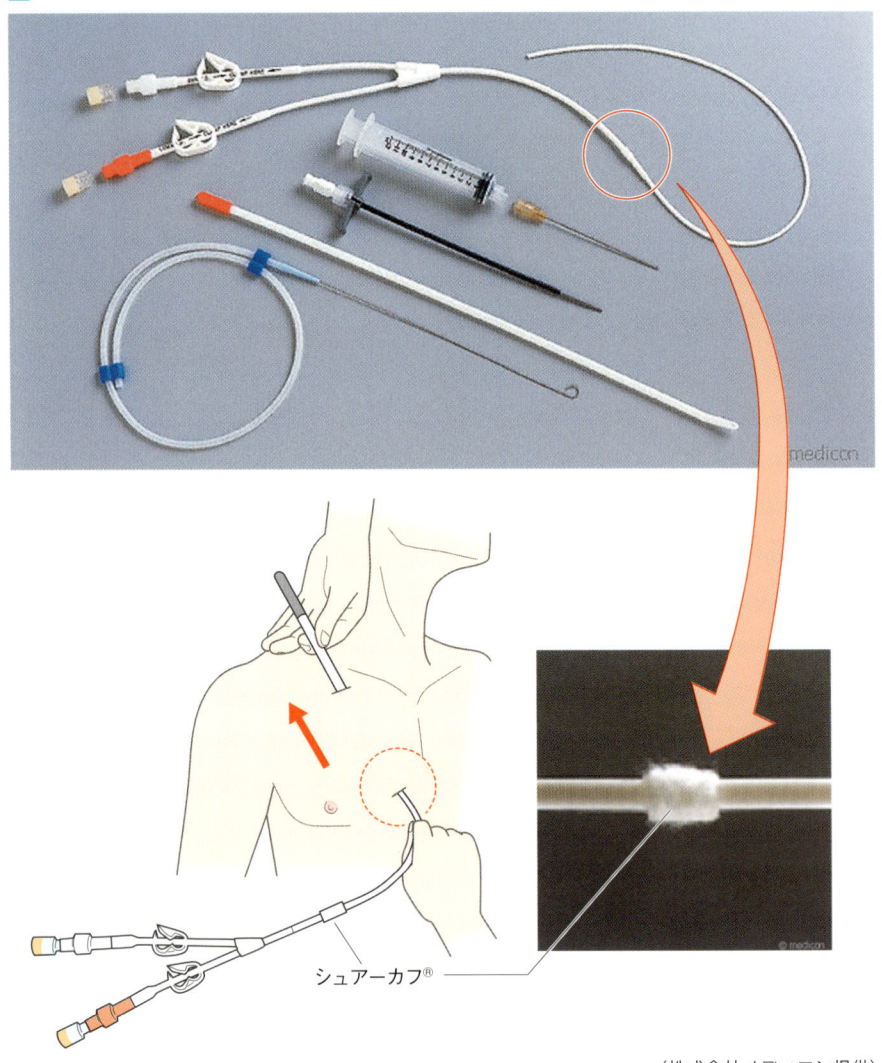

（株式会社メディコン提供）

にくく，入浴などの際にも邪魔にならないのでQOL向上に有利である．最近では，外来での化学療法などに利用されることも多く，扱っている病院も多い．しかし，輸液を施行するときにはポート部皮膚を専用のヒューバー針で穿刺しなければならないため，疼痛や穿刺部皮膚の感染・壊死が問題となる．また，脂肪乳剤投与によるポート部の閉塞にも気をつける必要がある．CVポートを患者本人が穿刺する場合は，穿刺しやすいようにCVポート造設位置に注意を払う必要がある．

- 通常のCVカテーテルやPICCカテーテル：悪性疾患末期などで予想されるHPNの施行期間が限定されており，すでに通常のCVカテーテルが留置されている場合には，上記のカテーテルへの入れ替えを行って入院期間を延長するよりは，現状のままでの早期退院も一つの方法である．ただし，CRBSI

CV
central venous；中心静脈

PICC
peripherally inserted central catheter；末梢留置型中心静脈カテーテル

5 完全皮下埋め込み式ポート・カテーテル

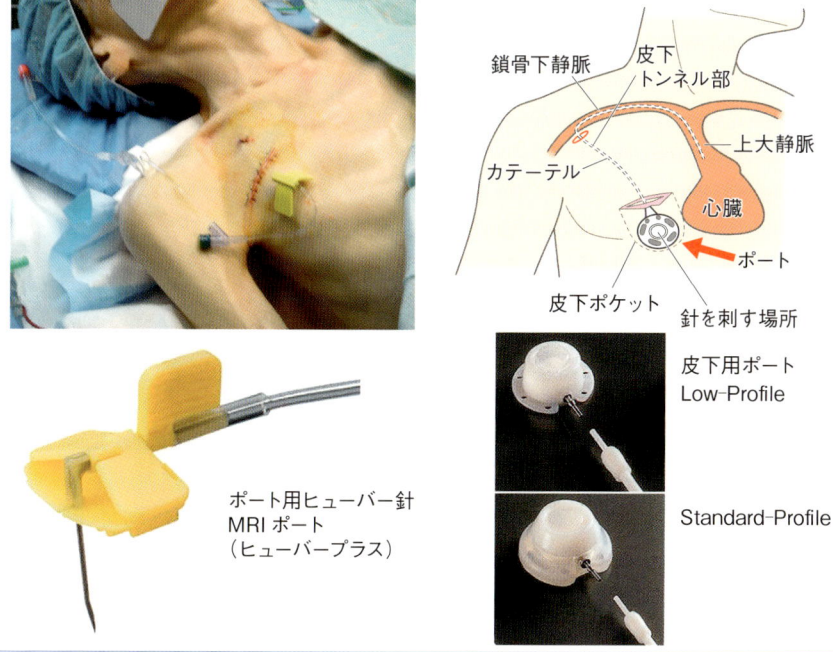

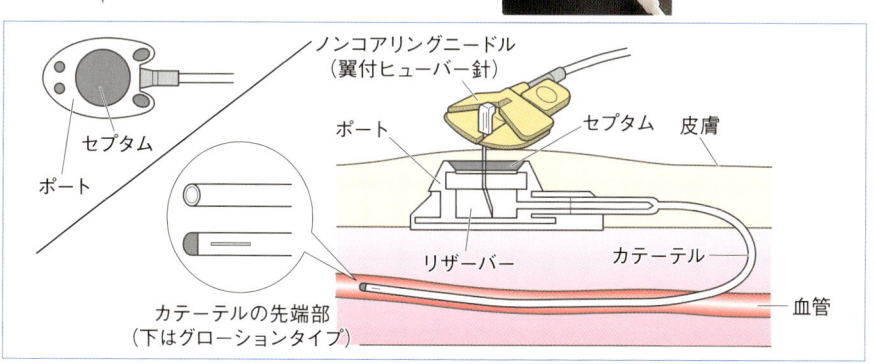

（株式会社メディコン提供）

6 HPN用輸液ポンプ

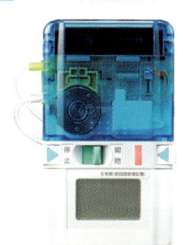

「カフティー®ポンプS」
（エア・ウォーター）

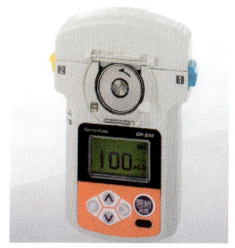

「キャリカ®ポンプCP-330」（ニプロ）

の危険性は高くなるので，在宅での主治医との連携が重要である．

- **輸液ポンプ（6）**：在宅での使用に合わせた専用の小型軽量な輸液ポンプを使用する．輸液ポンプはポンプ加算を算定することができるので，病・医院で購入して貸し出すことも可能である．また，在宅療法支援を行っている会社からリースを受けることもできる．
- **輸液ライン**：それぞれのポンプ専用のラインを使用する．CRBSI予防のため，三方活栓は使わない．側管注入が必要な場合はクローズドシステムを使用する．
- **輸液製剤**：基本的な糖・アミノ酸・電解質・ビタミンを投与する場合はワンバッグ型の製剤が扱いやすい（ネオパレン®：大塚製薬工場，フルカリック®：田辺三菱製薬）．微量元素も含めたワンバッグタイプの製剤（エルネオパ®；大塚製薬工場）も販売されている．ビタミンや微量元素製剤を混注する際には，感染を予防するために，プレフィルドシリンジを使うことが望ましい．無菌

Point

脂肪乳剤をワンバッグで同時に投与可能な製剤（ミキシッド®L，H：大塚製薬工場）もあるが，添付文書に「在宅では使用しないこと」という記載がある．

- 調剤ができる在宅療養支援薬局と連携がとれれば，輸液製剤の宅配も含めてスムーズに運びやすい．
- 在宅において保険診療で投与可能な輸液製剤は細かく定められており，中心静脈栄養剤の他はインスリン製剤やブプレノルフィン製剤，塩酸モルヒネ製剤，抗悪性腫瘍薬，血液凝固阻止剤，サンドスタチン，生理食塩液などに限定されているため，注意が必要である．

投与量

- 基本的に必要な水分，カロリー（糖，脂肪），アミノ酸，電解質，ビタミン，微量元素を投与する．

> ここに注目
> 標準的な投与量は体重をもとに計算し，水分 30 mL/kg，カロリー 30 kcal/kg，アミノ酸 1 g/kg であるが，年齢や病状などに応じた調整が必要で，体重，尿量，血液検査所見などをモニタリングしながら調整する．

- 小児では成長に必要な分を上乗せする必要がある．
- 終末期患者では浮腫や代謝の乱れが起きやすいため，水分量やカロリー量などを控えめにしたほうが，良い QOL を保てる場合が多い．
- 必須脂肪酸欠乏を予防するために，10％脂肪製剤の 200 mL を週に 1～2 回投与する．中心静脈ラインの側管から投与する際は，ラインや CV ポート閉塞を避けるために，投与後に生理食塩水でのフラッシュを行う．必須脂肪酸欠乏による症状が現れるまでには数週間～数か月かかるので，終末期での HPN では脂肪乳剤の投与はあえて行わないことも多い．
- キット製剤やプレフィルドシリンジタイプの総合ビタミン剤では成人における 1 日必要量を含有しており，1 日 1 セット投与する．
- 本邦で市販されている微量元素製剤の処方は 1 種類（鉄，マンガン，亜鉛，銅，ヨウ素）であり，この含有量は成人における 1 日必要量として設定されたものであるが，セレンが含まれていないので，長期 HPN 症例ではセレン欠乏症に注意する．

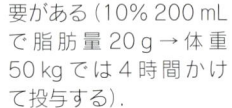

輸液注入法

⚓ 24 時間持続注入法

- 心・肺・腎の機能が低下していて急激な水分負荷が危険な場合や耐糖能異常がある場合は生体の代謝変動を少なくするために，1 日量を 24 時間かけて注入することが望ましい．しかし，日常の行動が制限され束縛感も強い．
- 一定の速度を保つことが重要なので輸液ポンプを用いる必要がある．
- 輸液ラインの交換は週に 1～2 回でよい．

脂肪乳剤の投与速度
血中トリグリセリドの上昇を予防するために，脂肪乳剤は 0.1 g/kg/時以下の速度で投与する必要がある（10％ 200 mL で脂肪量 20 g → 体重 50 kg では 4 時間かけて投与する）．

セレン補給
市販されている注射剤がないため，亜セレン酸注射液を自家製剤している病院もある．自家製剤されている薬品については『病院薬局製剤』[7]という成書が参考となる．経口摂取が可能であれば，セレンを強化した栄養補助食品（テゾン®：テルモ，一挙千菜®：フードケア，ブイ・クレスゼリー®：ニュートリー）などを利用する手もある．

7 間欠注入法

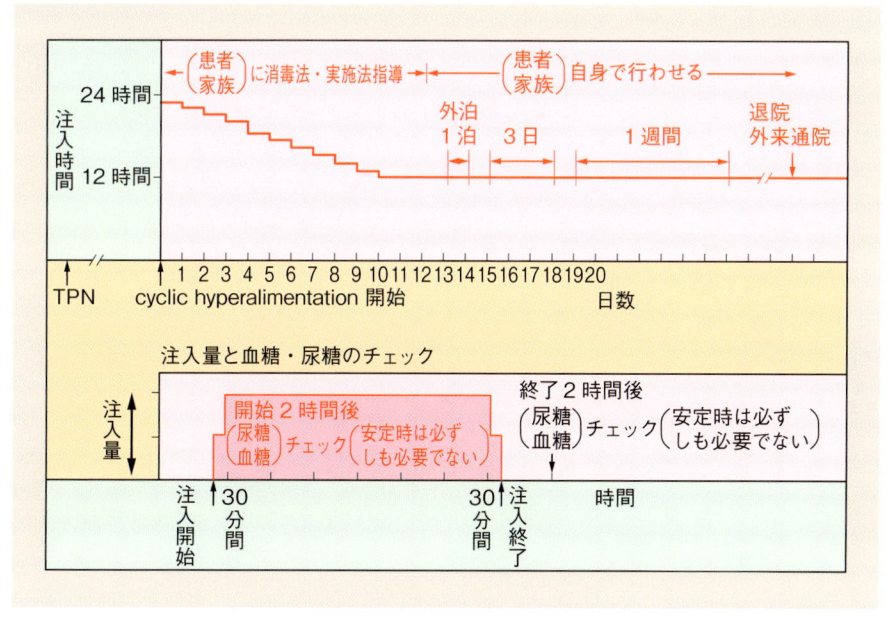

（総合健康推進財団〈編〉「在宅中心静脈栄養法ガイドライン」1995[1] より）

⚓ 間欠注入法

- 代謝性の基礎疾患や心不全などの合併症がない場合や，経口摂取が可能で活動性が高い症例に適している．1日のうち6〜12時間のみ注入を行い，それ以外の時間はヘパリンロックをしてラインを外しておけるため QOL の向上に役立つ．
- 通常，24時間持続注入法で始め，2週間ぐらいかけて少しずつ時間を短縮していく．
- 急激な血糖変動を避けるため，最初と最後の30分は投与速度を1/2とする（**7**）．
- 輸液終了後，次の輸液開始までの間の低血糖症状の発現に注意する必要がある．
- 注入後はラインを外すため，毎日ライン交換が必要となる．

⚙ HPN の合併症

- HPN 施行中の合併症はカテーテルに関連するものと代謝性のものがある（**8**）．患者や家族に起こりうるトラブルととりあえずの対処法，緊急時の連絡方法についてしっかりと教育することが重要である．
- **カテーテル関連血流感染症**(CRBSI)の感染経路は，①皮膚挿入部，②輸液の汚染，③接続部からの侵入，④他の感染巣からの血行性転移があり，①の経路が最も多い．
- TPN 施行中に発熱や頻脈，悪寒戦慄，血圧低下といった全身の感染症状，カテーテル皮膚挿入部や皮下トンネル部，CV ポート周囲の発赤，硬結，浸出などの感染兆候がある場合には CRBSI を疑う．

8 中心静脈栄養時にみられる合併症と対処法

原因	合併症	症状	対処法
カテーテルに基づくもの	血栓	上半身・上肢の腫脹・疼痛・発熱	抗血栓性に優れたカテーテルを使用．血栓溶解剤の使用．
	空気塞栓	呼吸困難・チアノーゼ	輸液中止．予防が第一．カテーテル挿入時，息を止めてすばやく挿入．
	カテーテル感染	38℃以上の弛張熱が持続	逆血培養．抗菌剤血栓溶解剤でロック．必要ならカテーテル抜去．
	カテーテル位置異常	鎖骨周囲の疼痛性腫脹	低張性液に切り替える．X線にて先端位置確認．カテーテル再挿入．
	穿刺部皮膚壊死・感染	針刺入部の皮膚損傷，疼痛，発熱(Port)	穿刺部位を日々変える．局所消毒．抗生剤全身投与．
	皮膚腫脹	皮下注入，血腫(Port)	輸液中止．場合によっては穿刺吸引，切開．
代謝に基づくもの	高血糖	浸透圧利尿ならびに口渇感，尿糖の出現	感染・脱水の是正．輸液注入速度を緩徐に．レギュラーインスリンの使用．
	低血糖	四肢冷汗，顔面蒼白，けいれん	輸液を急に中止しない．インスリンの過剰投与に注意．末梢より10%糖液の輸液．
	電解質異常	多量の発汗，嘔吐，下痢などをおこした時，けいれん，シビレ感，意識混濁	血清レベルのチェック．電解質補正液の使用．
	必須脂肪酸欠乏症	皮膚の乾燥，湿疹，脱毛	脂肪乳剤の定期的投与．
	微量元素欠乏症	貧血症状，皮疹の出現（顔面，陰股部，四肢末端），口内炎，脱毛	血中レベルのチェック．微量元素製剤の投与．
	ビタミン欠乏症	夜盲，くる病，乳酸アシドーシスなど	血中レベルのチェック．総合ビタミン剤の投与．
	その他	黄疸の出現	過剰熱量の投与を控える．糖の投与を減少し脂肪乳剤を増量する．感染を防止するなど．

（総合健康推進財団〈編〉「在宅中心静脈栄養法ガイドライン」1995[1]より）

- 他に感染源がないか全身の検索を行い，血液培養とカテーテルからの逆流血の培養を行う．治療の原則はカテーテルの抜去である．特に敗血症性ショックを認める時にはカテーテルの抜去をためらってはいけない．
- 抗菌薬の全身投与やカテーテル内への抗菌薬の充填が試みられているが[8]，CVカテーテル表面に形成されるバイオフィルムやフィブリン鞘の影響もあり，効果は限られる．
- 真菌によるCRBSIでは真菌性眼内炎に留意して眼科的診察を行い，深在性真菌症に進展している可能性があるので，抗真菌薬による治療を行う．
- **血液の逆流**が認められた場合には，ヘパリンナトリウムキットによるフラッシュを行う．
- **輸液の滴下が不良**の時には，ルートのねじれや屈曲による閉塞や，CVポートの場合にはヒューバー針が抜けてないかをまず確認する．
- 血栓などで閉塞している場合には，血液の逆流があるかどうかの確認とヘパリンナトリウムキットによるフラッシュをまず試してみる．それで対応できない場合には，カテーテルの入れ替えが必要となるが，ウロキナーゼによるカテーテルのロック（保険適用外）や純エタノール，HCl，NaOHなどの院内

Lecture

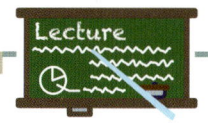

CRBSIの予防

CRBSIを予防するためには感染経路を考えた対策が重要である．

各医療施設の状況に応じたカテーテル管理実施マニュアルを作成し，適切な管理を実施する．ポイントを **9** にまとめた．

基幹病院だけでなく，日々のケアを行う患者や家族，訪問診療医，訪問看護師，保健調剤薬局薬剤師にも周知する必要がある．

また，発症した場合は基幹病院での入院治療となるが，再度在宅に戻る前には，管理方法や手順を見直すとともに患者や家族へ再教育を行うことが必要である．

9 CRBSI予防対策

①クローズドシステムのバッグ入り輸液剤を用いる
②混注する薬剤を可能なかぎり減らす
③フィルター付きの一本化した注入ラインを用いる
④側管注をなるべく行わない
⑤カテーテルは皮下トンネルを通す
⑥注入ラインの交換やカテーテルの皮膚挿入部の消毒，ドレッシングは最低週2回とする

(総合健康推進財団〈編〉「在宅中心静脈栄養法ガイドライン」1995[1] より)

製剤を利用して再開通をはかる方法もある[9]．

- 代謝性合併症では高血糖や低血糖が最も頻度が高い．定期的な血糖値，尿糖，尿中ケトン測定が必要となる．
- 脂肪乳剤の投与速度が速いと高トリグリセリド血症や肝臓の細網内皮系への負担が起こる．
- 糖の過剰投与では高血糖のみでなく肝臓の脂肪変性を引き起こす可能性がある．
- アミノ酸の投与量が多い場合はBUNの上昇や腎機能への負担が起こりやすい．
- 電解質異常や水分不足による脱水，水分過剰による心不全や浮腫にも注意する必要がある．
- ビタミンB_1欠乏による乳酸アシドーシス，必須脂肪酸欠乏，微量元素欠乏なども起こりうる．

モニタリング

- 合併症の予防や早期発見のために，定期的なモニタリングが必要である．
- 外来受診や訪問診療，訪問看護などで最低でも2週間に一度，病状や全身状態，栄養状態，カテーテル刺入部の確認，TPN管理手技の確認などを行う．
- 医師，看護師，薬剤師，管理栄養士など複数の職種によるチーム(NST：nutrition support team)であたることができれば一番である．
- 経口摂取が可能な場合には，経口摂取量を確認し，HPN投与量を調節する必要がある．

*口腔ケアについては2章「嚥下障害のアセスメントと嚥下リハビリテーション」(p53),「在宅での歯科医療」(p131)参照

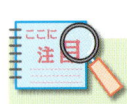

> **ここに注目　口腔ケアを忘れずに！**
>
> 経口摂取を全く行っていない場合，口腔ケアは忘れがちになる．しかし，口腔内を不潔にしておくと細菌汚染が起こり，その細菌が気管内にたれこんで肺炎の原因となる．
> 積極的な口腔ケアは，リゾチームや分泌型IgAなどの抗菌物質が豊富な唾液の分泌を促す効果も期待できる．また，口腔ケアによる口輪筋のストレッチや舌，口腔粘膜の刺激が経口摂取再開のきっかけとなることもある．
> 訪問歯科診療や訪問歯科衛生指導をもっと活用したい．

- 毎回行うべきモニタリング項目としては，バイタルサイン（血圧，脈拍，体温），浮腫や脱水の有無の確認，体重測定，身体計測（上腕周囲長：AC，上腕三頭筋部皮下脂肪厚：TSF，上腕周囲長：AMC，など）がある．
- 血液生化学検査は，患者や疾患の状況に応じて1か月から3か月間隔で行うが，消化液の喪失が多いときや腎機能障害や耐糖能異常がある場合などは間隔を短くする．
- 検査項目は末梢血液検査，血清アルブミン値，肝機能（AST，ALT，ビリルビン，γGTP，ALP），腎機能（BUN，クレアチニン），電解質（Na，K，Cl，P，Ca，Mg），血糖，脂質，CRPなどである．
- ビタミン（A，E，$25\text{-}OHD_3$，葉酸，B_{12}，可能ならばB_1），微量元素（鉄，亜鉛，銅，セレン，など）も年に1回チェックすることが推奨されている．
- 長期のHPNでは骨粗鬆症や病的骨折の危険があり，年に1回のDEXA（dual-energy X-ray absorptiometry）による骨密度の評価が推奨されている[10]．

退院に向けて

情報収集

- 患者の病状について十分に把握するのは当然として，在宅へ移行させるためには，家族の介護力や居宅環境，経済状況といった療養環境についての把握が必要である．さらに，訪問診療や訪問看護，調剤薬局といった医療的な連携に加えてケアマネジャーを中心とした介護・福祉分野でのリソースについても手配して，十分な支援体制を整えることが重要である．

患者・家族指導

- 患者や家族への十分な指導が在宅での予後を大きく左右する．また，入院中の指導だけではなく，退院後も繰り返し手技の確認を行うことが大切である．

具体的な指導内容

- ①薬剤の管理方法や保管方法，②輸液の準備と交換方法，③輸液バッグへの薬剤の混注方法（ビタミン剤や微量元素製剤などの混注の必要がある場合），

④輸液セットの取り扱い方法，⑤携帯型輸液ポンプの使用方法，⑥輸液セットと中心静脈カテーテルの接続方法，⑦ヘパリンロックの方法，⑧側管からの薬剤注入方法（脂肪乳剤などの必要があれば），⑨入浴方法の指導，⑩カテーテル挿入部の消毒方法やドレッシングの交換，⑪緊急時やトラブル発生時の対処方法，⑫使用物品の廃棄方法などである．
- 特に手技を行う前の衛生的手洗いによる手指の清潔と無菌操作の指導がCRBSIの予防に重要である．
- この内容は患者の療養環境や訪問サービスでカバーできる分などを考慮してアレンジしていく．指導用のパンフレットやビデオなどを作製して後から参照や確認できるようにしておくとよい．

退院前カンファレンス
- 事前に退院前カンファレンスを開き，病院担当医と看護師，退院コーディネーターなどや在宅かかりつけ医や訪問看護師，ケアマネジャー，在宅療養支援薬局の薬剤師などが集まって，患者や家族を交えて具体的な退院後の支援体制を検討する．
- 患者や家族も退院後の担当者と面識ができるため，退院後の不安も軽減できる．診療報酬上では退院時共同指導料や地域連携診療計画退院時指導料などが算定できる．

皮下輸液
- 皮下輸液は静脈輸液が普及する以前に行われていたが，最近，悪性腫瘍の終末期ケアや高齢者の脱水治療において見直されてきている．静脈からの血管確保が困難な場合や認知症やせん妄のため静脈注射が危険な場合，経口摂取・静脈からの輸液ができないが，補液が必要といった状況で中心静脈からの輸液を希望しない場合に適応となる．禁忌となるのはDICや出血傾向，浮腫の強い患者である．
- 胸部上部，腹部，大腿上部などの，皮下脂肪があり浮腫がないところや，皮膚がたるんでいる部分，体動があっても抜去されにくい場所に20〜24ゲージの静脈留置針や翼状針で投与する．20〜100 mL/時間程度で開始し，痛みがある場合は減速する．
- 薬液は一時的に皮下にたまってから（浮腫になってから）ゆっくり吸収される．
- 皮下輸液の方法についての動画を紹介しているサイトもある＊．

＊ステップ緩和ケアムービー
http://gankanwa.umin.jp/movies.html

文献
1) 総合健康推進財団（編）．在宅中心静脈栄養法ガイドライン（医療者用）．文光堂；1995．
2) 大内尉義．「高齢者ケアの意思決定プロセスに関するガイドライン 人工的水分・栄養補給の導入を中心として」について．日老医誌 2012；49：632-644．
http://www.jpn-geriat-soc.or.jp/info/topics/pdf/jgs_ahn_gl_2012.pdf
3) 宮岸隆司ほか．高齢者終末期における人工栄養に関する調査．日老医誌 2007；44：219-223．

4) 高木洋治. わが国における在宅栄養療法の現状と展望. 日消誌 2003；100：819-828.
5) Bakker H, et al. Home parenteral nutrition in adults：a european multicentre survey in 1997. Clin Nutr 1999；18（3）：135-140.
6) 日本静脈経腸栄養学会(編). 静脈経腸栄養ガイドライン，第3版. 照林社；2013, pp171-176.
7) 日本病院薬剤師会(監修). 病院薬局製剤，第6版. 薬事日報社；2008, pp45-47.
8) 小野沢滋（編）. 在宅栄養管理―経口から胃瘻・経静脈栄養まで. 南山堂；2010, pp149-150.
9) 馬場裕之. TPNの合併症. 〈PEGドクターズネットワーク〉PDNレクチャー；2012. http：//www.peg.or.jp/lecture/parenteral_nutrition/02-14.html
10) 田部井功，望月弘彦. 在宅栄養サポート―成人患者における在宅経静脈栄養. 静脈経腸栄養 2013；26（3）：765-794.

索引

和文索引

あ

アイソボリン® 165
亜鉛 244
アーガメイトゼリー® 229
悪液質 47, 48, 161
アズノール® 270
アセスメント **12**
アセスメントシート 14
アセトアミノフェン 144, 234
アドバンス・ケア・プランニング 31
アドバンス・ディレクティブ 31, 32
アドリアシン® 164
穴あき粘着フィルム療法 99
アバスチン® 160, 165
アピキサバン 185
アービタックス® 165
アベロックス® 108
アミオダロン 218
アミトリプチリン 189
アミノプラス® 69
アミノレバン® 238, 244
アリミデックス® 164
アルダクトンA® 240
アルツ® 118
アルツハイマー病 192
アルブミン 69, 240
アレビアチン® 189
アロマシン® 164
アンビューバッグ 276

い

胃がん 165
息切れ 222
イグザレルト® 185
意識障害 181
意思決定支援 208, 209
意思決定者 15
溢流性尿失禁 125
イリノテカン 163
医療ケア関連肺炎 102
医療保険 75, 92
医療用麻薬 146
医療・介護関連肺炎（NHCAP） **102**
———診療ガイドライン 102
———の原因菌 104
———の治療区分 106
イレッサ® 164
胃瘻 277, 309
———の管理 314
———のトラブル 315
胃瘻キット 314
咽頭期 55
インフルエンザ 23, 103
インフルエンザワクチン 67

う

ウイルス性肝炎 235, 236
植込み型除細動器 219
植込み型補助人工心臓 219
うつ 189
うつ状態 82
運動療法 71

え

エアコンマット 273
エアリーク 291
栄養アセスメント **36**
栄養管理法の適応基準 40
栄養計画 37
栄養状態の把握 37
栄養処方 **36**, 40
栄養スクリーニング 37
栄養補助食品 37
栄養マネジメント 68
栄養モニタリング 49
エスクレ® 189
エバックチューブ 285
エビナスチン 269
エポエチンアルファ 230
エポエチンベータ 230
エポエチンベータペゴル 230
エリキュース® 185
エルプラット® 165
エルロチニブ 164
エレンタール® 310
嚥下障害 **53**
嚥下内視鏡 55
嚥下の5期 53
嚥下リハビリテーション **53**, 58
塩酸バンコマイシン® 109
エンシュア®・H 69, 310
エンシュア・リキッド® 41, 69, 310
エンド・オブ・ライフケア 281
エンピリックセラピー 104

お

横隔膜呼吸 70
嘔気 152, 222
黄色壊死組織 98
嘔吐 152
オキシコドン 145
オキノーム® 147
オーグメンチン® 106
おしりかぶれ 270
オピオイド 145
———の換算 147
———の副作用 146

オプサイト® 97
オプソ® 155, 234
オルガドロン® 118
オルセノン®軟膏 99

か

介護サービス 87
介護者の心身の健康状態 249
介護者への配慮 190
介護負担 86, 249, 253
介護保険 4, 75, 92, 249
解析付心電図 217
改訂水飲みテスト 58
下顎呼吸 30
過活動膀胱症状スコア 120
過活動膀胱診療ガイドライン 120
喀痰喀出補助装置 252
家族アプローチ 17
家族図 17
家族の不安 16
下腿潰瘍 100
顎骨壊死 115
家庭医 6
家庭医療 6
家庭医療学 7
カデックス® 99, 100
カテーテル関連血流感染症 321, 325
カテーテルの自然抜去 129
カテーテルピンチオフ損傷 321
カテーテル留置中の血尿 129
ガバペン® 189
ガバペンチン 189
カフアシスト 252, 276
カペシタビン 165
ガランタミン 195
カリメート® 229
カルバマゼピン 189
カルベニン® 108
カルボカイン® 118
カルボシステイン 269
カロナール® 234
簡易栄養状態評価 37
簡易嚥下誘発試験 110, 198
肝がん 166

肝がんスクリーニング 245
環境整備 74, 87
患者・家族教育 238
患者・家族指導 328
肝腎症候群 237
がん性疼痛 142
肝性脳症 237, 242
関節可動域 77
関節内ステロイド投与 118
関節リウマチ 77
がん治療の進歩 162
がんの在宅緩和ケア **142**, **152**
がんの終末期の緩和ケア 159
がんの浸潤 161
がんの転移 161
がんのリハビリテーション 81
肝庇護療法 238
肝不全 235
　——における栄養管理 243
　——の在宅管理 **235**
カンプト® 163, 165
カンレノ酸カリウム 240
緩和ケア 170, 203, 211, 221
緩和ケア病棟 167

き

機会誤嚥 56
気管カニューレ 285, 288, 305
気管孔周囲皮膚トラブル 291
気管食道瘻 294
気管切開 **284**
気管切開下陽圧換気 298, 301
気管切開患者用人工鼻加算 294
気管内持続吸引装置 254
気管腕頭動脈瘻 294
義歯 131
器質的口腔ケア 183
キシロカイン® 118
企図時振戦 77
機能的口腔ケア 183
機能的自立度評価表 82
キーパーソン 30
吸気圧 300
急性期医療 8
急性期対応 20
急性期のアセスメント **20**

吸着型酸素濃縮器 67
胸郭可動域訓練 70
胸郭性拘束性換気障害 68
行政的高次機能障害診断基準 77
協調運動障害 77
居宅療養管理指導 15, 16
筋萎縮性側索硬化症 **247**
筋衛星細胞 46
緊急往診 15

く

空腸瘻 310
口すぼめ呼吸 70
口鼻マスク 274, 304
クラビット® 108
クラミドフィラ属 104
グラム陰性腸内細菌 104
クリゾチニブ 164
グリーフ・ケア 281
グループ診療 19
クレブシエラ属 104
クロナゼパム 189
クワシオルコル 47

け

ケアプランの作成 249
ケアマネジャー 92
経管栄養の管理 **308**
経肝動脈化学塞栓療法 166
ケイキサレート® 229
経口摂取困難 262
痙縮 271
痙性麻痺 187
携帯型心電計 217
携帯型超音波(測定)装置 22, 217
経腸栄養剤 41
経鼻胃管 309
経鼻経管栄養チューブ 277
経皮的アルコール注入法 166
経皮的内視鏡下胃瘻造設術 53
痙攣 271
痙攣発作 188
血管性認知症 199
結石形成 128
ゲフィチニブ 164
ゲーベン®クリーム 98

ゲムシタビン 163
ゲルテックス® 118
倦怠感 222
現代的在宅医療 3
現代ホスピス運動 167
原発性骨粗鬆症 115
原発性サルコペニア 44

こ

抗EGFR抗体 165
構音障害 181
高カリウム血症 228
口腔期 55
口腔機能リハビリテーション 56
口腔ケア 55, 58, 133, 183, 328
口腔ケアチェックリスト 57
口腔体操 133
高血圧 227
咬合プレート 136
高次機能障害 77
抗てんかん薬 189
抗認知症薬 195
抗パーキンソン病薬 257
高齢者総合機能評価 216
高齢者の骨折の特徴 112
高齢者用うつ尺度短縮版—日本版 84
高齢者リハビリテーション 74
誤嚥 55
誤嚥性肺炎 50, 102, 133, 187
呼気圧 300
呼気終末陽圧 300
呼吸器疾患終末期の意思決定支援 208
呼吸筋ストレッチング体操 70
呼吸困難 222
呼吸困難感 152, 155
呼吸不全 155
呼吸不全患者の急性増悪 67
呼吸不全患者の必要カロリー 69
呼吸リハビリテーション 63, 72, 79
国際生活機能分類 48, 74
国際前立腺症状スコア 120
黒色壊死組織 98
骨折 112

骨折リスク評価ツール 116
骨粗鬆症 115
骨盤底筋体操 125
コデイン 145, 175
古典的在宅医療 2
コミュニケーション 170
コミュニケーションエイド 253
コミュニケーション障害への対応 181
昏睡 242
コンディショニング 69
コンファーム・ナウ™ 309

さ

細菌尿 23
最善の利益判断 197
在宅悪性腫瘍患者指導管理料 149
在宅医学 6
在宅医療の医療費 16
在宅医療の基本的価値 5
在宅医療の限界 15
在宅医療の導入 **12**
在宅医療の未来 7
在宅医療の歴史 2
在宅医療・介護あんしん2012 5
在宅患者訪問栄養食事指導 42
在宅患者訪問点滴注射管理指導料 24
在宅気管切開患者指導管理料 294
在宅経腸栄養法 41, 42
在宅酸素療法 67, 80, 298
在宅時医学総合管理料 15
在宅静脈栄養 **318**
在宅人工呼吸療法 67, **298**
在宅図 18
在宅ゼロ次救急 8
在宅中心静脈栄養ガイドライン 319
在宅リハビリテーション **74**
——の処方 87
在宅療養計画 18
在宅療養支援診療所 4, 20
座位保持装置 279
サイボックス® 109

サクション・ライン 285
ザーコリ® 164
坐薬 148
サルコペニア **44**
酸素療法 218
残存機能の維持 182
三大栄養素 37
残尿測定 120

し

ジェニナック® 108
ジェムザール® 163
歯科医療 131
歯牙喪失 131
ジギタリス 218
持久力増強訓練 49
視空間無視 77
自己管理ノート 239
事故防止 190
歯周病 131
ジスキネジー 261
シスプラチン 163
ジスロマック® 110
事前インテーク 14
事前指示 32, 197
事前指示書 31
死前喘鳴 30
持続痛 148
持続皮下注射 149
持続陽圧呼吸 218
疾患の軌道 169
失語症 181
湿潤療法 98
シーブリ® 66
シプロキサン注® 109
死亡診断書 32
死亡診断書（死体検案書）記入マニュアル 32
シムズ体位 245
重症難病認定 249
修正ボルグスケール 71
住宅改修 88
重度サルコペニア 45
重度心不全 213, 216
——の在宅管理 **211**
重度認知症の在宅ケア **192**

終末期呼吸器疾患の緩和ケア **201**
終末期の機能軌道パターン 169
主観的包括的栄養評価 37
腫瘍学 159
腫瘍随伴症候群 161
準超重症児 266
順応性自己調節性人工換気療法 218
消化管清浄化 244
小児緩和ケア 267
小児在宅緩和ケア **266**
小児用脊柱装具 278
上皮増殖(成長)因子受容体 160
上部消化管出血 244
情報提供 170
食形態のステップアップ 59
食事療法 227
褥瘡 270
　　──の国際的定義 97
　　──の治療 95
　　──の予防 94
褥瘡ケア 91
褥瘡治療の原則 98
褥瘡治療のゴール 93
褥瘡発生リスクアセスメントツール 94
褥瘡マネジメント **90**
食道胃静脈瘤 236
食道期 56
食止め 58
食欲不振 222
初診時のアセスメント 16
初診前インテーク 14
除痛ラダー 143
侵害受容性疼痛 142
神経障害性疼痛 142
腎硬化症 226
進行期パーキンソン病 258
人工呼吸管理 299
人工呼吸器 248
　　──の選択 299
進行性核上性麻痺 262
人工鼻 291
侵襲刺激 47
滲出液 98
腎性貧血 230

心臓移植 220
心臓再同期療法 219
心臓リハビリテーション 78
身体障害者手帳 249
身体的感情 195
心不全 211
　　──の在宅医療 215
　　──の末期状態 213
腎不全患者の緩和ケア 233
深部損傷褥瘡 93
深部知覚障害 77
シンメトレル® 187
腎瘻 130

す

睡眠覚醒障害 272
睡眠期呼吸障害 262
スパイロメトリー 80
スピーキングバルブ 275
スピーチカニューレ 287, 305
スピリチュアル・ペイン 194, 223
スピリーバ® 66
スピロノラクトン 240
スベニール® 118

せ

生活モデル 4
脆弱高齢者 45
成人院内肺炎診療ガイドライン 102
成人市中肺炎診療ガイドライン 102
精神的感情 195
制吐薬 153
世界保健機関 74
脊髄障害リハビリテーション 78
脊髄小脳変性症 78
脊髄損傷 77
脊椎圧迫骨折 114
絶食 110
摂食嚥下機能障害 77
摂食嚥下機能評価チーム 198
摂食嚥下・栄養管理 182
摂食嚥下・栄養フローチャート 56
セレネース® 157, 233

セレン 324
セロクエル® 157
ゼローダ® 165
前悪液質 48
全国在宅歯科医療・口腔ケア連絡会 61
前サルコペニア 45
全人的苦痛 175
全随意運動麻痺 254
前頭側頭型認知症 199
前頭側頭葉変性症 199
せん妄 152, 156
　　──のケア 157
　　──の診断基準 157

そ

喪失の体験 281
創床環境調整 98
創の評価スケール 96
続発性骨粗鬆症 115
咀嚼 131
咀嚼期 55
ゾシン® 108
ソルダクトン® 240

た

ダイアップ® 189
体圧分散用具 92
体位ドレナージ 70, 111
体位排痰法 70
退院時カンファレンス 13
退院前カンファレンス 179, 329
タイケルブ® 165
代謝性アシドーシス 229
代償性嚥下 56
大腿骨近位部骨折 77, 114
大腸がん 165
大腸菌 104
大脳皮質基底核変性症 262
代理判断者 197
タウオパチー 262
唾液用持続吸引器 252
タキソテール® 163
タキソール® 163, 165
多系統萎縮症 78
タゴシッド® 109

多職種連携ネットワーク　183
脱水　243
ダビガトラン　185
ダラシン®　109
タルセバ®　164
ダルベポエチンアルファ　230
ダントリウム®　188
蛋白過剰摂取　243
たんぱく質・エネルギー低栄養状態　37
蛋白尿　224, 226

ち

地域包括ケア　4, 7
チエナム®　108
チェーン・ストークス呼吸　30, 218
チーマンカテーテル　127
中心静脈栄養　318
中心静脈ポート　238
中枢性疼痛　189
中枢性無呼吸　218
チューブトラブル　23
超高齢社会　4
超重症児　266
直接的レニン阻害剤　227
治療抵抗性心不全　214
治療モデル　4, 209
鎮痛補助薬　149, 151
鎮痛薬　144

つ

ツインライン®　310

て

低圧持続吸引　292
定期往診　3
テガダーム™　97
デカドロン®　118
テグレトール®　189
デパケンR®　189
デブリードマン　100
デュオアクティブ®CGF　97
デュオアクティブ®ET　97
デュロテップ®MTパッチ　174
テルフュージョン®　154

テロメア　160
転移性肝腫瘍　162
転移性骨腫瘍　162
転移性脳腫瘍　162
転移性肺腫瘍　161
転倒　**113**
伝の心　253
電話相談　190
電話対応　24

と

橈骨遠位端骨折　115
動作評価　87
透析導入基準　232
透析療法　231
疼痛　222
疼痛管理　**142**
疼痛コントロール　150
導入面接　13
糖尿病性腎症　226
投与栄養量　313
特定疾患受給者証　249
特発性細菌性腹膜炎　242
特発性肺線維症　66
ドセタキセル　163
トータルフルフェイスマスク　304
突出痛　148
ドネペジル　195
ドブタミン　218
ドミノ骨折　112
トラキオソフト™　286
トラスツズマブ　165
トラマドール　145
トラムセット®　174
トリプタノール®　189
ドレッシング材　92, 97
頓用薬　25

な

内反尖足　77
ナウゼリン®　233
ナベルビン®　163
軟膏の選びかた　99
難治性腹水　237

に

ニーケア®　118
二次性サルコペニア　44
日常生活動作　82
日本在宅医学会　3
日本在宅医療学会　4
入院医療　2
入院適応　24
乳がん　164
ニューキノロン　107
尿失禁　125
尿道皮膚瘻　128
尿道留置カテーテル　126
尿毒症　230, 233
尿閉　123
尿路カテーテル　126
尿路感染症　23
尿路性器感染　128
認知期　53
認知機能低下　189
認知症　82

ね

熱型カレンダー　61
ネブライザー　70

の

脳血管障害　77
脳卒中再発予防　185
脳卒中に特徴的な診察準備　179
脳卒中の在宅医療　**178**
脳卒中発症者の診察項目　180
膿尿　23
残り時間を知るツール　170
ノルスパンテープ®　174
ノルバデックス®　164

は

肺炎　262
肺炎患者のポジショニング　111
肺炎球菌　104
肺炎球菌ワクチン　67
肺がん　163
敗血症性ショック　326
排痰補助装置　299

排尿困難　123
排尿障害　**120**, 183
背部痛　114
背面開放端座位保持テーブル　182
廃用症候群　46, 80
廃用性筋萎縮　46
肺容量減少術　66
パイロット・カフ　290
パーキンソン病　78, **256**
　　——の進行期運動症状　259
　　——の非運動症状　260
　　——のリハビリテーション　257
パーキンソン病治療ガイドライン
　　2011　257
パクリタキセル　163
パシル注®　109
長谷川式（認知症）スケール　84
ハーセプチン®　165
バーセル指数　82
発熱への対応　23
鼻カニューレ　67
鼻マスク　274, 304
パニック時の対処法　68
羽ばたき振戦　242
ハベカシン®　109
バリアフリー　88
パルスオキシメータ　103
パルスフィット　103
反復唾液嚥下テスト　77

ひ

ピアカウンセリング　189
ヒアルロン酸　118
非オピオイド　144
皮下輸液　329
光選択的前立腺蒸散術　124
非がん疾患の緩和ケア　**167**
非がん性慢性疼痛へのオピオイド
　　処方　173
膝関節内注射　118
膝装具　118
非侵襲的間欠的陽圧換気　218
非侵襲的陽圧換気療法　298, 300
　　——人工呼吸器　273
ビスホスホネート製剤　112, 115
非代償性肝硬変　235

悲嘆ケア　211
ヒックマンカテーテル　321
必要栄養量の求め方　40
必要カロリー量　40
必要水分量　40
必要たんぱく量　40
ビノレルビン　163
病的骨折　162
ビリーブメント・ケア　281
ヒルドイド®　270
ピレスパ®　66
貧血　230
頻尿　120

ふ

ファルモルビシン®　164
不安　222
フィジカルアセスメント　80
フィニバックス　108
フィブラスト®スプレー　99
フェンタニル　145, 147
不応性悪液質　48
腹臥位保持装置　276
腹式呼吸　70
福祉用具　87
腹水　240
腹水穿刺　241
腹水濾過濃縮再静注法　241
腹部エコー　238
服薬アドヒアランス　218
浮腫　222, 230
フードテスト　58
ブプレノルフィン　145
プラザキサ®　185
不良肉芽組織　292
フルフェイスマスク　304
プルモケア　69
フルルビプロフェンナトリウム注
　　144
プレガバリン　189
プレタール®　187
プレーリーくん　278
ブロアクト®　109
フロセミド　240
プロバイオティクス　270
ブロビアックカテーテル　321

ブロメライン軟膏　98

へ

閉塞性睡眠時無呼吸　218
ベクティビックス®　165
ヘルメット式マスク　304
変形性膝関節症　117
便秘　222, 243

ほ

包括的呼吸リハビリテーション
　　63, 202
膀胱タンポナーデ　129
膀胱瘻　129
訪問医療　249
訪問看護　3, 249
訪問看護師との連携　24
訪問歯科診療　134
　　——依頼　137
　　——に関連する診療報酬　139
訪問診療　15
訪問リハビリテーション　249
ホスピスケア　214
ホスピスプログラム　168
補装具　88
ポータブル X 線　22
ボツリヌス毒素　188
ボトックス®　188, 271
ボルグスケール CR-10　80
ホルミウムレーザー前立腺核出術
　　124

ま

マキシピーム®　108
マクロライド　107
末期心不全　213
マッサージ　272
麻薬　146
麻薬処方せん　146
マラスムス　47
マラスムス性クワシオルコル　47
慢性糸球体腎炎　226
慢性腎臓病（CKD）　**224**
慢性心不全　211
慢性肺胞低換気症候群　272

慢性閉塞性肺疾患（COPD）　63, 79, **201**

み

看取り　**27**, 36
看取り教育　29
みなし末期　196
ミルリノン　218
「身を引く」時期　29

む

虫歯　131
矛盾運動　258
紫色尿バッグ症候群　128

め

メキタジン　269
メマンチン　195
メロペン®　108

も

モイスキンパッド　99
モルヒネ　145, 175, 207
　——の副作用　146
モルヒネ不耐症　147
モルペス®　207
モンテルカスト　269

や

夜間頻尿診療ガイドライン　120

ゆ

ユナシン®　106, 108, 109

ユーパスタ®　99, 100

よ

陽イオン交換樹脂　229
抑うつ　222
ヨードコート®　99
予備的ガイダンス　208

ら

ラコール®　41, 69
ラコール®NF　41, 310
ラシックス®　240
ラップ療法　99
ラパチニブ　165
ラミクタール®　189
ラモトリギン　189
ランツ・システム　286

り

リオレサール®　188
リザーバー付マスク　207
リジリエンス　279
リスパダール®　157, 233
六君子湯　51
リーバクト®　69, 240
リバスチグミン　195
リハビリテーション　182
リハビリテーション栄養　**44**, 48
リハビリテーションプログラム　77
リバーロキサバン　185
リフラップ®軟膏　99
リボスチン®　269

リボトリール®　189
リラクゼーション　70
リリカ®　189
リン酸コデイン　175, 184
臨時往診　2, 21
臨時往診携行品　21
臨時往診事由　22
リンデロン®　155

れ

レジスタンストレーニング　49, 50
レスキュー　148
レスパイト　280
レスパイト入院　190, 249
レスピマット　66
レッツ・チャット　253
レチナ　295
レビー小体型認知症　199

ろ

瘻孔形成　294
老人病院　3
老人保健施設　3
ロセフィン®　23, 106, 108
ロペミン®　184
ロラタジン　269

わ

ワーファリン®　41
ワルファリン　186

数字・欧文索引

数字

1型呼吸不全　299
2型呼吸不全　299
6分間歩行試験　80
8020運動　131

A

α-シヌクレイン　256
A-DROP（Japan Respiratory Society community associated pneumonia severity index）　106
ABI（Ankle Brachial Pressure Index）　100
ACCP/AACVPR ガイドライン 2007　63
adaptive servo-ventilation（ASV）　218
ADL（activities of daily living/life）　82
ADL トレーニング　71
ADO index　205
advance directive　197
advanced care planning（ACP）　31, 208, 209
ALS（amyotrophic lateral sclerosis）　247
ALS 患者の栄養管理　250
ALS 患者の呼吸管理　251
ALS 友の会　249
anticipatory guidance　208
artificial hydration and nutrition（AHN）　110
ask-tell-ask アプローチ　209

B

Barthel index　82
behabioral and psychological symptoms of dementia（BPSD）　55
Bereavement Care　281
best interest judgment　197
bisphosphonate-related osteonecrosis of the jaw（BRONJ）　115
BODE index　205
brain natriuretic peptide（BNP）　217
Brunnstrom stage 分類　76

C

C 反応性蛋白（CRP）　104
CADD-Legacy®　154
cardiac resynchronization therapy（CRT）　219
care to be cared theory　268
catheter-related bloodstream infections（CRBSI）　321
cell-free and concentrated ascites reinfusion therapy（CART）　241
central sleep apnea（CSA）　218
central sleep apnea with Cheyne-Strokes respiration（CSR-CSA）　218
Child-Pugh スコア　236
CKD（chronic kidney disease）　**224**
CKD 診療ガイド 2012　224
CKD の在宅管理　**224**
CO_2 ディテクタ　309
coarse crackles　103
continuous positive airway pressure（CPAP）　218, 276
COPD（chronic obstructive pulmonary disease）　63, 79, **201**
COPD の軌道モデル　204
COPD の予後予測　204
cortico-basal degeneration（CBD）　262
CV ポート　278, 321

D

deep tissue injury（DTI）　93
dementia with Lewy bodies（DLB）　199
DESIGN-R®　96

E

epidermal growth factor receptor（EGFR）　160
erythropoiesis stimulating agent（ESA）　230
EWGSOP（European Working Group on Sarcopenia in Older People）　44
expiratory positive airway pressure（EPAP）　300

F

FAST 分類（Functional Assessment Staging of the Alzheimer type）　194
FITT　71
FOLFILI 療法　165
FOLFOX 療法　165
FRAX®　116
frontotemporal dementia（FTD）　199
functional independence measure（FIM）　82

G

GDS-S-J　84
General Practitioner（GP）　167
GFR　225
Grief Care　281

H

HAP ガイドライン　102
Harris-Benedict の公式　40
HDS-R　84
healthcare-associated pneumonia（HCAP）　102
home mechanical ventilation（HMV）　298
home oxygen therapy（HOT）　298
home parenteral nutrition（HPN）　318

HPN 用輸液ポンプ　323
Hospital at Home　221

I

I-ROAD（Japan Respiratory Society hospital community associated pneumonia severity index）　104
IADL（instrumental activities of daily living）　82
ICF（International Classification of Function, Disability and Health）　48, 74, 181
idiopathic pulmonary fibrosis（IPF）　66
inspiratory positive airway pressure（IPAP）　300
intermittent percussion ventilation（IPV）　276
intravenous hyperalimentation（IVH）　318
IP 療法　164
IPSS（International Prostate Symptom Score）　120
IRIS 療法　165

K

kinésie paradoxale　258

L

LH-RH アゴニスト　164
Life-Threatening Conditons　266
lung volume reduction surgery（LVRS）　66

M

MELD スコア　236
mini nutritional assessment（MNA）　37
MMSE（Mini-Mental State Examination）　84
modified CGA　174
Moist wound healing　98
MRC（Medical Research Council）　80
MSSA　104

N

NICE Study（Nippon COPD Epidemiology Study）　201
NOAC（Novel Oral AntiCoagulants）　185
noninvasive positive pressure ventilation（NPPV）　67, 273, 298, 300
NPUAP 分類　97
NSAIDs　144
NST　37
NT-pro BNP　217
nursing and health care-associated pneumonia（NHCAP）　**102**
NYHA 分類　211

O

O-H スケール　94
OABSS（Overactive Bladder Symptom Score）　120
obstructive sleep apnea（OSA）　218
on-off 現象　261

P

P-V シャント　241
PE 療法　164
percutaneous endoscopic gastrostomy（PEG）　53
percutaneus trans-esophageal gastro-tubing（P-TEG）　310
periodontal medicine　134
positive end expiratory pressure（PEEP）　300
progressive supranuclear palsy（PSP）　262
protein energy malnutrition（PEM）　37
PSA の測定　125
PSI（pneumonia severity index）　106

R

resilience　279

restrictive thoracic disease（RTD）　68

S

S-SPT（Simple Swallowing Provocation Test）　198
shared decision making（SDM）　209
Sittan　182
SOX 療法　165
SPPB（Short physical Performance Battery）　82
subjective global assessment（SGA）　37
Supportive and Palliative Care Indicators Tool（SPICT™）　170

T

tactile care　273
TIPS　241
Total Pain Theory　175
total parenteral nutrition（TPN）　318
tracheostomy positive pressure ventilation（TPPV）　67, 275, 298, 301

V

vascular dementia（VaD）　199
ventricular assist device　219
VES-13（Vulnerable Elders Survey）　82
ViVO50®　301

W

wearing-off　261
WHO　74
WHO がん疼痛治療法　143
WHO 三段階除痛ラダー　188
wound bed preparation　98

Y

Yahr の分類　257

Z

Zarit 介護負担尺度・日本語版　86

スーパー総合医

在宅医療のすべて

2014年3月10日　初版第1刷発行 ©
〔検印省略〕

シリーズ総編集 ――― 長尾和宏
専門編集 ――――― 平原佐斗司
発 行 者 ――――― 平田　直
発 行 所 ――――― 株式会社 中山書店
　　　　　　　　　〒113-8666 東京都文京区白山 1-25-14
　　　　　　　　　TEL 03-3813-1100（代表）
　　　　　　　　　振替 00130-5-196565
　　　　　　　　　http://www.nakayamashoten.co.jp/

装丁 ―――――――― 花本浩一（麒麟三隻館）

印刷・製本　　株式会社 真興社

Published by Nakayama Shoten Co.,Ltd.
ISBN 978-4-521-73900-7　　　　　　　　　　　　　　　　　Printed in Japan
落丁・乱丁の場合はお取り替え致します.

・本書の複製権・上映権・譲渡権・公衆送信権（送信可能化権を含む）は株式会社中山書店が保有します.

・ JCOPY 〈（社）出版者著作権管理機構 委託出版物〉

本書の無断複写は著作権法上での例外を除き禁じられています．複写される場合は，そのつど事前に，（社）出版者著作権管理機構（電話 03-3513-6969, FAX 03-3513-6979, e-mail:info@jcopy.or.jp）の許諾を得てください．

本書をスキャン・デジタルデータ化するなどの複製を無許諾で行う行為は，著作権法上での限られた例外（「私的使用のための複製」など）を除き著作権法違反となります．なお，大学・病院・企業などにおいて，内部的に業務上使用する目的で上記の行為を行うことは，私的使用には該当せず違法です．また私的使用のためであっても，代行業者等の第三者に依頼して使用する本人以外の者が上記の行為を行うことは違法です．

スーパー総合医

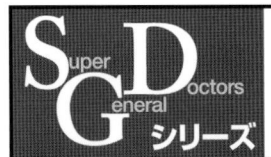

Super General Doctors シリーズ

超高齢社会を支える地域の開業医のための
まったく新しいシリーズ！2014年2月刊行開始！

全10冊
- B5判, 上製, オールカラー, 各巻250〜350ページ
- 各本体予価9,500円

●特色

- ▶ かかりつけ医・家庭医・総合医として第一線で活躍するエキスパートが編集・執筆！
- ▶ 従来の診療科目別に拘泥せず, 現場の医療活動をテーマ別・横断的にとらえ, 新しい視点で巻を構成
- ▶ 地域の開業医が日常診療で直面する身近なテーマが中心
- ▶ 地域総合診療という大きいテーマから必要な実践のポイントを厳選して, 簡潔にまとめた診療の指針を収載
- ▶ 視覚的にわかりやすいよう, 図表, イラスト, フローチャートを多用
- ▶ 在宅医療への目配りとして, 高度な機器がなくても可能な検査, 処置, 小手術などに重点を置く
- ▶ トピックスや新しい概念, 診療こぼれ話など, お役立ち情報も満載

◎全10冊の構成と専門編集

在宅医療のすべて
平原佐斗司（東京ふれあい医療生協）　定価（本体9,500円＋税）〈2014年2月〉

認知症医療
木之下徹（こだまクリニック）〈2014年6月〉

高齢者外来診療
和田忠志（いらはら診療所）〈2014年10月〉

地域医療連携・多職種連携
岡田晋吾（北美原クリニック）／田城孝雄（放送大学）〈2015年〉

大規模災害時医療
長 純一（石巻市立病院開成仮診療所）／永井康徳（ゆうの森）〈2015年〉

コモンディジーズ—診療の技を磨く
草場鉄周（北海道家庭医療学センター）〈2015年〉

地域包括ケアシステムと在宅医療マネジメント
太田秀樹（おやま城北クリニック）〈2015年〉

予防医学
岡田唯男（亀田ファミリークリニック館山）〈2016年〉

緩和医療・終末期ケア—生と死の臨床
長尾和宏（長尾クリニック）〈2016年〉

スーパー総合医の果たす役割
名郷直樹（武蔵国分寺公園クリニック）〈2016年〉

※配本順, タイトルなど諸事情により変更する場合がございます. 〈　〉内は刊行予定.

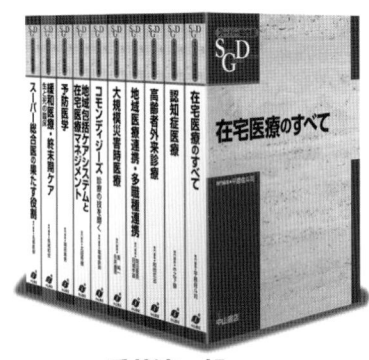

監　　修◎垂井清一郎（大阪大学名誉教授）
総 編 集◎長尾　和宏（長尾クリニック）
編集委員◎太田　秀樹（おやま城北クリニック）
　　　　　名郷　直樹（武蔵国分寺公園クリニック）
　　　　　和田　忠志（いらはら診療所）

お得なセット価格のご案内

全10冊予価合計　95,000円＋税
セット価格　90,000円＋税
5,000円おトク!!

※お支払は前金制です. ※送料サービスです.
※お申し込みはお出入りの書店または直接中山書店までお願いします.

中山書店　〒113-8666　東京都文京区白山1-25-14
TEL 03-3813-1100　FAX 03-3816-1015
http://www.nakayamashoten.co.jp/